AF343422

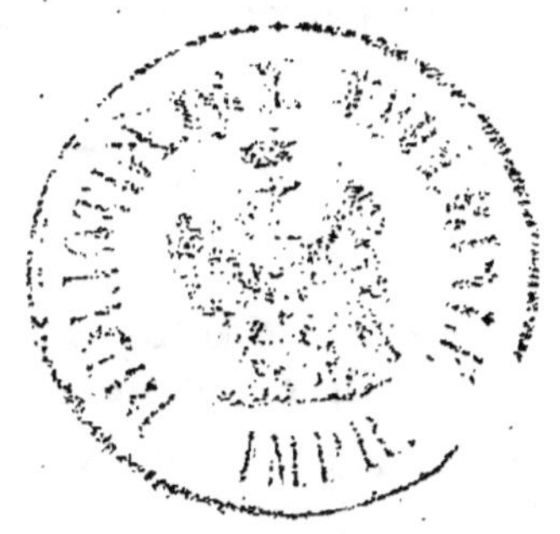

TRAITÉ

DE

L'AFFECTION CALCULEUSE

DU FOIE

ET DU PANCRÉAS.

PUBLICATIONS DU MÊME AUTEUR.

La Bile et ses maladies, ouvrage couronné par l'Académie d[e]
médecine. (T. XIIIe de ses Mémoires.)

Mémoire sur l'inflammation du système veineux abdominal. (*Gazett[e]*
médicale de Paris.)

Des calculs biliaires et des accidents qui en résultent. (*Revue méd[i]-*
cale.)

Notice médicale sur les bains d'Ems (Bad-Ems). (*Id*)

De la curabilité des abcès hépatiques. (*Id.*)

Du crétinisme, de ses causes, des établissements de l'Abendberg et[de]
Bicêtre. (*Id.*)

Essai de pancréatologie. (*Union médicale.*)

Mémoire sur les hémorragies du foie. (*Id.*)

Etude historique sur l'hépatocèle. (*Id.*)

De l'ouverture par les bronches des abcès et des kystes acéphalocys[tes]
suppurés du foie. (*Id.*)

Considérations sur le diagnostic et le traitement des calculs bili[ai-]
res. (*Id.*)

Traitement chirurgical de la tumeur biliaire. (*Id.*)

Des ressources alimentaires de la France. — De l'infibulation. (*Id.*)

Maladie et suicide du célèbre peintre Léopold Robert. (*Id.*)

Notices sur Michel Servet, Bordeu , Bourdois de la Motte, Gu[is-]
sant. (*Id.*)

Etude médicale sur Molière. (*Id.*)

TRAITÉ

DE

L'AFFECTION CALCULEUSE

DU FOIE

ET DU PANCRÉAS

(AVEC CINQ PLANCHES LITHOGRAPHIÉES)

PAR

V. A. FAUCONNEAU-DUFRESNE,

DOCTEUR EN MÉDECINE DE LA FACULTÉ DE PARIS,

Médecin des Épidémies, des Bureaux de Bienfaisance et des Crèches, membre de la
Société de Médecine de Paris, correspondant de celle de Poitiers et de l'Académie chirurgicale de Madrid Chevalier de la Légion-d'Honneur.

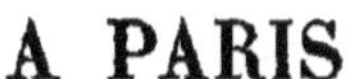

A PARIS

CHEZ VICTOR MASSON,

LIBRAIRE DES SOCIÉTÉS SAVANTES PRÈS LE MINISTÈRE DE L'INSTRUCTION PUBLIQUE,
Place de l'École de Médecine, n° 1.
Même maison, chez L. MICHELSEN, à Leipzig.
1851.

A mon excellent Père,

Dont la belle vieillesse

Fait le bonheur de tous les siens.

F.-D.

PRÉFACE.

Je pourrais presque dire que le *Traité de l'affection calculeuse du foie*, que je publie en ce moment, est à sa troisième édition. En effet, en 1841, j'ai inséré dans la *Revue médicale* un long mémoire sur les *calculs biliaires et les accidents qui en résultent*; et, depuis, l'Académie de médecine a placé dans le tome XIIIe de ses Mémoires un travail considérable que je lui avais adressé, et qui a obtenu son prix en 1846. Ce travail, qui a pour titre : *La bile et ses maladies*, contient à peu près, dans l'une de ses parties, sauf les observations qui n'y sont qu'indiquées, tout ce que j'ai introduit dans l'ouvrage actuel.

Malgré que ces deux publications n'aient été tirées qu'à un petit nombre d'exemplaires, elles ont cependant assez appelé l'attention pour qu'un bon nombre de personnes affectées de coliques hépatiques m'aient été adressées par des confrères, ou soient venues me consulter d'elles-mêmes. Plusieurs savants médecins se sont aussi empressés de me faire part des faits qu'ils avaient recueillis dans leur pratique. En réunissant les observations qui me sont propres, celles qui m'ont été communiquées, ainsi que celles qui étaient éparses dans les auteurs, j'ai pu en insérer dans mon Traité environ cent trente : c'est avec ces matériaux que j'ai fait toutes les descriptions qui le constituent.

J'ai pensé qu'il ne serait pas sans utilité de donner une plus grande publicité à tout ce qui concerne les concrétions biliaires. Les lésions qu'elles déterminent, et qui sont si nombreuses et si graves, étant à peine mentionnées dans les livres les plus modernes, je les ai décrites avec le plus grand soin, et je me suis efforcé de faire sortir de leur exposition méthodique les symptômes qui en sont l'expression et qui servent à en établir le diagnostic. J'ai particulièrement insisté sur la variété que ces symptômes présentent à mesure que les concrétions cheminent et parcourent la filière qui sépare la vésicule de l'intestin. Le traitement, d'une autre part, étant encore un objet de doutes parmi les plus célèbres praticiens, j'ai cherché à en poser les bases et à bien préciser les indications qu'il offre à remplir ; j'ai discuté la valeur du remède de Durande et fait voir comment il fallait comprendre son action ; je me suis attaché ensuite à bien établir ce qu'on pouvait attendre d'avantageux du traitement par les alcalins.

Dans cette revue minutieuse et dans les appréciations auxquelles je me suis livré, je n'ai marché qu'appuyé sur des faits et sur des recherches positives ; j'ai toujours banni les hypothèses ou ne les ai présentées que pour ce qu'elles sont. En faisant quelques excursions soit dans les études chimiques relatives à la bile, soit dans l'anatomie et la physiologie comparées, je n'ai pas cessé d'avoir pour but d'en tirer quelque lumière propre à éclairer, surtout sous le rapport pratique, la maladie dont il va être question.

Ce petit Traité sera bientôt suivi du *Traité général des maladies du foie et du pancréas*, dont je m'occupe depuis longtemps.

TRAITÉ

DE

L'AFFECTION CALCULEUSE

DU FOIE.

On désigne sous le nom de PIERRES ou de CALCULS [1], des concrétions qui se forment dans certaines parties du corps. Ces calculs sont plus fréquents et plus variés chez l'homme que chez les animaux. On en a observé dans tous les organes de sécrétion; mais c'est surtout dans les réservoirs des grosses glandes, comme la vésicule biliaire ou la vessie urinaire, qu'ils se forment et s'amassent le plus souvent. Il n'est pas rare non plus d'en constater dans les divers conduits excréteurs de ces mêmes organes.

Les calculs qui se forment dans les voies d'excrétion de la bile sont beaucoup plus communs que dans aucun autre organe. On en a trouvé dans toutes les parties des voies biliaires, depuis leurs origines hépatiques les plus ténues jusqu'à leur terminaison dans le duodénum. On en rencontre aussi fréquemment dans les diverses sections du canal intestinal par lequel ils passent pour se porter à l'extérieur. Dans quelques cas, au lieu de parcourir cette

[1] *Lapis seu calculus.*

filière naturelle, ils se frayent une route pathologique, soit directement au dehors, soit dans un autre organe. Enfin, non-seulement ils peuvent prendre naissance dans le tube digestif, et même dans des trajets fistuleux, mais encore, chose singulière ! cela peut avoir lieu dans le sang de la veine porte, sans qu'il soit nécessaire que ce sang ait communiqué avec les organes chargés de l'excrétion de la bile.

Pour exposer tout ce qui a rapport à l'affection calculeuse du foie, je donnerai d'abord un historique des travaux publiés sur cette maladie. Je présenterai ensuite un aperçu des voies d'excrétion de la bile, de leurs fonctions et de la composition de cette liqueur ; je décrirai les caractères physiques et chimiques des calculs de l'homme, et je dirai quelques mots de ceux des animaux. J'entrerai, après ces préliminaires, dans le domaine de la pathologie proprement dite. Je passerai en revue toutes les circonstances qui peuvent favoriser la production de ces concrétions ; je ferai connaître les lésions anatomiques qui sont le résultat de leur présence dans les diverses parties des voies biliaires, les symptômes qui sont occasionnés par leur passage ou leur séjour dans ces organes. Je suivrai le trajet des cholélithes dans les voies digestives, et je noterai encore les symptômes qu'ils y déterminent. Viendra, après, l'histoire des fistules biliaires, et le fait si extraordinaire de calculs formés au milieu du sang de la veine porte. Enfin, après m'être occupé du diagnostic et du pronostic, je terminerai mon travail en établissant avec détail le traitement médical et chirurgical. — J'ajouterai un appendice sur les faits relatifs aux calculs du pancréas, parce que cet organe, congénère du foie, peut évacuer ses concrétions, comme il verse son liquide, dans le même intestin que cette dernière glande.

J'ai cru devoir mettre sous les yeux du lecteur toutes les

pièces justificatives, et, à cet effet, j'ai répandu, à la suite des divers chapitres et articles, les observations qui étaient éparses dans les recueils, ainsi que celles qui me sont propres ou qui m'ont été communiquées. Ce sujet étant cir conscrit et encore peu connu, il m'a semblé utile de réunir dans ce petit traité, non tous ses éléments, mais ceux qui sont essentiels et qui m'ont principalement servi à le constituer.

CHAPITRE PREMIER.

EXPOSÉ HISTORIQUE DES TRAVAUX PUBLIÉS SUR L'AFFECTION CALCULEUSE DU FOIE.

L'antiquité médicale ne nous fournit que des traces équivoques sur la connaissance des calculs biliaires. Il n'en existe dans les écrits d'Hippocrate aucune mention, et celle-ci est on ne peut plus obscure dans ceux de Galien. Elle est encore assez vague dans un passage d'Alexandre de Tralles [1], qui vivait à Rome à la fin du VIe siècle ; un chapitre sur l'obstruction du foie contient ces mots : « *Nam humores nimium exsiccati assatique, lapidum instar concreverunt, adeo ut lapidum discuti potuerint.* » Doit-on s'étonner de l'ignorance de ces premiers maîtres de la science sur cette maladie, si l'on veut se rappeler que, dans ces temps-là, l'ouverture des cadavres était interdite ?

[1] *De Arte medicâ* (lib. VIII, cap. 11).

Les choses changèrent bientôt lorsque les médecins purent s'y livrer. Ils ne tardèrent pas alors à découvrir des concrétions dans la vésicule. D'abord, ils n'en parlèrent que comme d'une chose curieuse, sans soupçonner quels accidents pouvaient en résulter ; mais des observations subséquentes firent reconnaître que ces matières pierreuses pouvaient se transporter du cholécyste au duodénum, et de là être expulsées par les selles. Toutefois, ces phénomènes excitèrent beaucoup plus de surprise qu'ils ne fixèrent une attention soutenue.

Marcellus Donatus [1], qui a rassemblé toutes les observations relatives aux pierres trouvées dans les diverses parties du corps, cite Jean Tornamira et Gentilis de Foligno comme étant les premiers qui aient trouvé des calculs biliaires. Dans le même temps, en 1565, Jean Kentmann, célèbre médecin de Dresde, détruisait l'erreur qui consistait à croire que les calculs ne peuvent se former que dans les reins et la vessie, en rassemblant de précieuses remarques sur les pierres qui se rencontrent dans toutes les parties du corps humain. Il envoya ce recueil à Conrad Gesner, qui l'inséra dans son *Livre des Fossiles* [2] ; on y voit que Kentmann trouva dans la vésicule biliaire de Maternus Badehorn des pierres cristallisées à cinq angles, et qu'il découvrit aussi des concrétions pierreuses dans les intestins [3]. Cependant Benivieni [4], Vésale [5] et Fallope [6] furent les premiers qui examinèrent et décrivirent avec soin les calculs biliaires.

---

[1] L. c. lib. IV, c. 30, f. 264.

[2] *De omni rerum fossilium genere, geminis, lapidibus, metallis, etc., opera C. Gesneri*, in-8°. Tigur. 1565.

[3] *Histoire de la médecine*, par Kurt Sprengel, t. III, p. 140.

[4] *Abdit. Morb. causs.*, c. 3, 94, p. 140, 263. *Ad. Cals. Dodon. observ.*

[5] *Epist. de radic. chyn.*, p. 642.

[6] *Obs. anat.*, p. 401.

Depuis cette époque, les auteurs ne manquèrent pas d'en parler, et déjà en 1645, Fernel [1] indique leurs caractères, leurs causes et leurs symptômes comme des choses connues. Il en est de même de Glisson [2].

Voici maintenant, par ordre chronologique, les auteurs qui, dans le cours du dernier siècle, se sont principalement occupés de l'affection calculeuse du foie : Frédéric Hoffmann [3], l'ornement de la Faculté de Halle, frappé de la fréquence des calculs biliaires, s'attache à en établir les signes diagnostiques. Bianchi [4] consacre un chapitre à ces concrétions et rapporte des observations intéressantes. La lettre trente-septième de Morgagni [5], remplie d'un très-grand nombre de faits des plus curieux, peut être considérée comme le tableau pittoresque des connaissances acquises de son temps. En 1733, Jean-Louis Petit communique à l'Académie royale de chirurgie son ingénieux mémoire sur les tumeurs biliaires, où l'on voit les calculs jouer un rôle important. L'ouvrage de Cajetan Tacconi [6] doit aussi occuper une place à cette époque, ainsi que celui de Vanswieten [7]. Haller ne fait que citer, dans sa *Physiologie* [8], les nombreuses observations publiées jusqu'en 1764 ; déjà, en 1749, il avait réuni, dans un programme pour Oder, un grand nombre d'observations ; il ne s'était occupé de ce sujet qu'à titre de complément à ses recherches physiologiques. Dans la collection de ses

---

[1] *De morbis universalibus et particularibus.* Lugduni Batavorum, t. II, p. 251.

[2] *Anatomia hepatis*, in-12. Hag. com. 1681.

[3] *Med. ration. syst.*, t. VI, in-4°. Haller 1718.

[4] *Historia hepatica.* Genève, 1725.

[5] *De sedibus et causis morb.* 1730.

[6] *De raris quibusdam hepatis, aliorumque viscerum affectibus observationes.* Bononiæ, 1740.

[7] *Commentaria in Boerrhaviæ aphorismos*, t. III, p. 82. *Hepatis et icterus multiplex.* Lyon, 1753.

[8] Au livre XXIII, *Hepar et bilis.*

thèses, trois auteurs ont traité des pierres biliaires : Bezold, Wislin et Petermann. Notons, enfin, Sauvages [1], Sydenham [2] et Walther [3], célèbre anatomiste de Berlin; ce dernier a étudié principalement leur structure et a établi des divisions fondées sur elle. Vicq-d'Azyr [4], en 1779, décrit avec soin, dans son mémoire, un certain nombre de calculs, cite des faits curieux, et indique un classement d'après leur composition. Durande [5], en 1790, dans les Mémoires de l'Académie de Dijon, propose un traitement spécial, en citant à l'appui un grand nombre d'observations. Sœmmering [6], enfin, reprend la suite des recherches de Morgagni, et publie, en 1795, une excellente monographie sur les concrétions biliaires, et dans laquelle il s'occupe beaucoup des causes.

Dans le siècle où nous sommes, les recherches n'ont pas été moins nombreuses. Prochaska [7], professeur à Vienne, donne une observation intéressante et commentée d'un calcul biliaire, en déclarant qu'il s'abstient de composer une monographie sur ce sujet, parce que le traiter après Haller et Morgagni, ce serait vouloir écrire l'Iliade après Homère. Cependant, peu après, un médecin de Castres, Alexis Pujol [8], publie un excellent mémoire sur la colique hépatique, dans lequel les symptômes qui résultent des calculs sont établis et discutés avec le plus grand

---

[1] *Hepatalgiâ calculosâ, in nosol. meth., class.* 7, *gen.* 23, *sp.* 1. Amsterdam, 1768.

[2] *Observ. med.,* sect. 4, cap. 7, *de colicâ biliosâ, et dissert. medicin. de calculo humano.* 1769.

[3] *Observ. anat. concrementa terrestria,* 1775, in-fol. et *Museum anatomic,* in-4°. Berolini.

[4] T. III de l'*Hist. de l'Acad. roy. de médecine.*

[5] *Mém. sur les pierres biliaires et sur l'efficacité d'un mélange d'éther sulfurique et d'huile volatile de térébenthine, etc.*

[6] *De concrementis biliaris corporis humani.*

[7] *Opera minora,* t. II, *de calculo felleo.* 1800.

[8] Quatrième volume de ses Œuvres de médecine pratique. 1802.

soin. Ses considérations sur le traitement décèlent un grand praticien, et son travail est couronné par le récit d'un bon nombre d'observations où la maladie est traitée avec succès. L'ouvrage de Saunders [1] contient aussi quelques recherches propres. Portal [2] réunit aux faits de sa pratique un grand nombre d'autres faits tirés des auteurs. Ce médecin décrit avec exactitude les calculs biliaires ; mais au chapitre des coliques hépatiques, il entremêle leurs symptômes avec ceux d'une foule d'affections diverses, ce qui fait que son traitement se ressent de ce défaut de précision.

Parmi les travaux plus récents, il ne faut pas oublier de citer un excellent mémoire de M. Bricheteau, inséré parmi ceux de la Société médicale d'émulation [3] ; les recherches qui sont contenues dans la clinique médicale de M. Andral. La thèse de M. Guilbert, soutenue en 1838, est un bon résumé qui mérite d'être mentionné.

Un grand nombre de chimistes se sont occupés de l'analyse des calculs biliaires ; j'aurai soin d'indiquer leurs recherches en temps opportun.

Nos divers journaux de médecine contiennent en abondance des matériaux épars, des faits intéressants, dont l'analyse m'a été du plus grand secours pour constituer cette monographie.

Enfin, en terminant cet exposé, je me fais un devoir de mentionner la partie de l'ouvrage de M. Bouisson [4] où il est question des calculs biliaires. Les observations microscopiques auxquelles il s'est livré ont jeté une vive lumière sur la formation des cholélithes, surtout en ce qui concerne

---

[1] Trad. française de 1804.
[2] *Obs. sur la nature et le traitement des maladies du foie.* 1813.
[3] Tome IX.
[4] *De la bile, de ses variétés physiologiques, de ses altérations morbides.* Montpellier, 1843.

leurs rapports avec la composition physico-chimique de la bile. Je ne dois pas oublier non plus un très-bon mémoire que M. Duparcque nous avait communiqué, il y a quelques années, à la Société de médecine de Paris, avant de l'insérer dans la *Revue médicale*, ainsi qu'une correspondance échangée entre cet excellent confrère et le professeur Mojon, de Gênes, au sujet de quelques concrétions intestinales qui, évacuées, peuvent faire croire à la dissolution des calculs biliaires.

CHAPITRE DEUXIÈME.

ANATOMIE ET PHYSIOLOGIE DES VOIES D'EXCRÉTION DE LA BILE.

Pour bien comprendre tous les accidents qui résultent du séjour et du passage des calculs dans les voies biliaires, il me paraît nécessaire de donner une description succincte de ces organes et de leurs fonctions. Je ne négligerai pas non plus de répandre, çà et là, quelques considérations tirées de l'anatomie et de la physiologie des diverses classes d'animaux, parce qu'elles seront susceptibles de jeter quelque lumière sur le sujet dont j'ai à traiter.

ARTICLE PREMIER.

ANATOMIE DE L'APPAREIL EXCRÉTEUR DE LA BILE.

L'appareil excréteur de la bile est formé d'un système

de conduits dont une partie est contenue dans le foie, et dont l'autre partie, communiquant avec un réservoir, se trouve en dehors de cette glande. Dans le foie, ce sont les radicules et les racines du canal hépatique ; en dehors du foie, le canal hépatique lui-même, le canal cystique, la vésicule et le canal cholédoque. Après avoir décrit cet appareil, je m'occuperai de son organisation.

§ 1er. Partie des voies biliaires contenue dans le foie.

Cette partie des voies biliaires prenant son origine au sein de chaque lobule hépatique, il est indispensable de dire quelques mots de la composition de celui-ci, avant de parler des radicules et des racines du canal hépatique.

1° *Composition du lobule hépatique*. On s'accorde, aujourd'hui, à considérer le foie comme étant composé d'une foule de granulations polyédriques, dont le diamètre varie suivant les différents mammifères, et aussi dans le même foie, depuis un demi jusqu'à 2 millimètres, et quelquefois plus. Ces granulations ou lobules, en s'adaptant, laissent des intervalles plus petits sur leurs faces, plus marqués à leurs angles. Divers ordres de vaisseaux entrent dans leur composition : deux sont afférents, la veine porte et l'artère hépatique ; deux autres sont efférents, les veines sus-hépatiques et les conduits biliaires. Le tout est enveloppé, excepté à la base du lobule, d'une coiffe celluleuse, prolongement de la capsule propre du foie, qui, après s'être interposée entre toutes les granulations, se répand ensuite sur elles. La veine porte se divise à l'infini sur la capsule du lobule, se *tamise* à travers cette capsule, pénètre dans le lobule lui-même, et se perd autour des espaces qui constituent, comme on va le voir, les *utricules biliaires*. L'artère, se divisant à peu près de même, finit par se perdre dans la veine porte. Les veines sus-hépatiques prennent origine dans le lobule en faisant suite aux dernières divisions de la veine porte, se réunissent en une branche centrale, laquelle sort de ce même lobule. Enfin un grand nombre d'utricules, situées entre les veines portes et les veines sus-hépatiques, prenant aux premières les matériaux de la bile et rendant aux secondes le superflu, communiquant les unes avec les autres, donnent naissance à un seul conduit biliaire, qui sort constamment par un des côtés du lobule et jamais par sa base. — Chaque lobule hépatique ayant absolument la même organisation, on peut dire qu'il constitue à lui seul un petit foie.

2° *Radicules et racines du canal hépatique.* On vient de voir qu'une seule radicule sort de chacune des granulations de l'organe hépatique. Les radicules, sortant donc de leurs granulations respectives, cheminent dans tous les espaces interlobulaires, sans s'anastomoser entre elles, et viennent se jeter dans les racines du canal hépatique. Ces racines, le plus souvent, prennent origine dans des espèces de sinus par une certaine quantité de radicules très-visibles qui y aboutissent. Conjointement avec l'artère hépatique, elles côtoient la veine porte dans toutes ses divisions, se trouvent enveloppées avec celle-ci dans la capsule de Glisson et contenues dans les canaux-portes. Les racines, ainsi placées dans ces canaux, se réunissent en branches successivement plus fortes et moins nombreuses, accompagnant toujours les divisions de l'artère hépatique et de la veine porte et enveloppées comme elles par la capsule de Glisson. Ces branches se rassemblent en deux troncs principaux, l'un provenant du lobe gauche et l'autre du droit. Ceux-ci sortent par la scissure transverse de la face inférieure du foie, convergent l'un vers l'autre, accolés aux branches correspondantes de la veine porte, et s'abouchent à angle droit pour former le *canal hépatique.* Dans le point même de leur réunion, quelques petites racines, en nombre indéterminé, et d'un volume variable, viennent se joindre à ces deux troncs.

§ II. Partie des voies biliaires située en dehors du foie.

J'ai déjà dit qu'elle consistait dans les conduits hépatique, cystique, la vésicule et le conduit cholédoque.

1° *Conduit hépatique.* D'une longueur d'environ trois centimètres et d'un diamètre d'à peu près trois millimètres, il descend obliquement en dedans, entre les feuillets de l'épiploon gastro-hépatique et au milieu de beaucoup de tissu cellulaire graisseux, au devant de la veine porte, derrière la branche droite de l'artère hépatique. Il donne naissance au conduit cystique, mais se continue principalement avec le cholédoque.

2° *Conduit cystique.* Intermédiaire du précédent avec la vésicule, son volume a un tiers de moins et sa longueur est aussi moindre généralement ; mais l'un et l'autre sont on ne peut plus variables. Son intérieur est garni de valvules très-irrégulières dans leur nombre et leur forme. Leur existence, et surtout leur disposition, ont été l'occasion de discussions parmi les anatomistes. Il est peu intéressant de rappeler que Glisson, Spigel, Bauhin, Ruysch, Duverney, Vieussens, Casse-Bohen, y prirent part. Ceux qui leur croyaient une grande importance leur ont attribué une forme spéciale très-régulière : après Heister, Vater, Techmeyer, Riolan, cette thèse a été présentée par M. Amussat, qui a comparé leur action à la vis d'Archimède ; comparaison inexacte, d'abord en ce qu'il n'y a pas de rotation ni d'axe autour duquel ramperait l'hélice, et, ensuite, en ce que, comme nous l'avons dit, ces valvules manquent de régularité. En effet, il n'y en a ordinairement, d'après M. Leroy d'Etiolles, qui les a examinées sur près de trente

cadavres [1], que deux ou trois très-apparentes près du col
de la vésicule ; elles diminuent ensuite de grandeur pour
se transformer en plis ou rugosités, ou même elles dispa-
raissent à mesure qu'on se rapproche du conduit hépatique. Rien n'est plus rare que de rencontrer la disposition
en spirales régulières dans toute l'étendue du canal. Il y a
longtemps que nous avions fait des remarques analogues.
C'est à tort qu'on a attribué la découverte de ces valvules
à Heister ou à Ruysch ; longtemps avant eux, Bauhin et
Spigel se disputaient à leur sujet. Le conduit cystique,
placé, comme l'hépatique, dans l'épaisseur de l'épiploon
gastro-hépatique, est dirigé à droite, en arrière et un peu
en haut. Il se sépare de l'hépatique sous un angle aigu. En
rapport avec l'artère cystique, il a derrière lui l'arrière-
cavité des épiploons.

3° *Vésicule*. Pyriforme, ses dimensions variables peuvent s'évaluer, chez l'adulte, à 4 à 5 centimètres de
longueur, et vers sa base à un peu plus de 2 de diamètre. Direction oblique, grosse extrémité en avant, à
droite, en bas ; sommet dirigé en arrière, à gauche, en
haut. Située dans un enfoncement superficiel de la face inférieure du foie, cette poche adhère par la face supérieure à
la substance du viscère, dans une étendue variable, par l'intermédiaire de tissu cellulaire et de petites ramifications
vasculaires ; ailleurs, elle est recouverte par le péritoine.
Elle s'appuie sur le pylore, l'origine du duodénum, la partie
droite du colon. Dépassant la circonférence du foie., elle
répond aux parois abdominales vers sa base. Son col offre
deux courbures dues à des brides cellulo-fibreuses.

4° **Conduit cholédoque.** Ce conduit résulte de la jonction des conduits hépatique et cystique, mais continue
plutôt le premier. Sa longueur est de 5 à 6 centimètres.

---

[1] *Mémoires sur le cours de la bile.* 1843.

Placé comme les précédents dans l'épaisseur de l'épiploon
gastro-hépatique au milieu de tissu cellulaire, de gan-
glions et de vaisseaux lymphatiques, il se porte derrière
l'extrémité droite du pancréas et la 2ᵉ portion du duodénum, s'abouche ou s'accole avec le canal pancréatique, et
pénètre obliquement entre les tuniques musculaire et muqueuse du duodénum près de sa dernière courbure. Entre
ces tuniques, son trajet est d'environ un demi-centimètre,
et son embouchure aboutit à un petit mamelon où se trouve
un repli.

Dans les animaux supérieurs, la bile est toujours versée
dans la partie supérieure de l'intestin, plus ou moins près
de l'estomac ; et généralement, chez les mammifères, cette
humeur ne se déverse dans l'intestin que par une seule
embouchure. Dans les classes inférieures, les rapports du
foie avec le canal digestif présentent les dispositions les
plus opposées ; ainsi, par exemple, dans les mollusques, la
bile est ordinairement versée en totalité ou en partie dans
l'estomac lui-même, tandis que, chez les insectes, il est commun qu'une partie considérable de ce produit n'arrive au
canal alimentaire qu'à sa terminaison. Dans les oiseaux,
des canaux biliaires aboutissent à l'intestin d'une part, et
d'une autre part, des branches, traversant le réservoir, se
rendent à l'intestin par un canal cystique isolé des premiers. Cela se voit aussi chez les reptiles, quoique moins
souvent. Dans les poissons, les canaux hépatiques aboutissent tous à la vésicule ou à son canal, qui conduit ainsi
toute la bile dans l'intestin. Enfin, dans les invertébrés, la
bile paraît arriver dans le tube digestif par des canaux
d'autant plus nombreux que son organe sécréteur est à un
état plus rudimentaire.

§ III. Organisation des voies biliaires.

Les divers conduits excréteurs de la bile ne sont constitués que par deux membranes distinctes. L'extérieure, dont les fibres sont blanchâtres, longitudinales, paraît de nature fibro-cellulaire. L'interne, muqueuse, très-mince, se continue avec les membranes intérieures de la vésicule et du duodénum ; elle présente deux séries linéaires de follicules, très-bien représentées dans une des planches de M. Kiernan ; elles sont la source de la sécrétion muqueuse qui a lieu à l'intérieur de ces conduits. Cette sécrétion est sans doute alimentée par les rameaux de l'artère hépatique, qui y abondent. Ces rameaux sont surtout en grand nombre autour des radicules biliaires, à tel point même que, lorsque l'injection de cette artère a bien réussi, leurs parois paraissent remplies du liquide injecté. Bichat fait remarquer qu'il y a moins de nerfs autour des conduits biliaires qu'autour de l'artère hépatique ; cependant les douleurs si vives qui résultent du passage des calculs dans les voies de la bile, ne permettent pas de douter de leur grande sensibilité. L'élasticité de ces conduits est démontrée par le retrait de leurs parois à la suite de leurs grandes distensions. La contractilité des conduits biliaires a été constatée dans des vivisections ; elle avait déjà été reconnue, au rapport de Morgagni, par Fanton et Borrichius sur des pigeons vivants. Le mouvement vibratoire, qui se continue après la mort dans beaucoup d'organes, a été vu, à la surface interne des canaux dont nous nous occupons, chez les aphrodites, les arénicoles, les gastéropodes et peut-être les acéphales [1]. Si cette contractilité n'a pu être observée chez l'homme, il est probable pourtant qu'elle y existe. A l'appui, nous devons reproduire une observation faite par M. Bouisson [2]. Ce professeur a remarqué, chez une

---

[1] *Diction. manuel de physiologie*, publié par le docteur Rodolphe Wagner, profess. à Goëttingue. Brunswick, 1842 ; article *Mouvement ciliaire ou vibratoire*.

[2] *De la bile*, etc., note de la page 141.

femme dont le cholédoque était hypertrophié, qu'il y avait un double plan très-évident de fibres musculaires près de l'extrémité duodénale de ce canal ; le plan superficiel se composait de fibres longitudinales, et le profond de fibres circulaires ; quelques filets nerveux se détachaient du plexus hépatique pour se rendre à ces faisceaux musculeux.

L'organisation de la vésicule est un peu plus complexe que celle des conduits, car on peut y distinguer trois membranes. L'*extérieure* est formée par le péritoine se réfléchissant de la face inférieure du foie pour se continuer avec le feuillet supérieur de l'épiploon gastro-hépatique ; elle n'appartient qu'à la surface libre de la vésicule. — La membrane interne est *muqueuse* ; son épaisseur est assez considérable ; elle est presque toujours teinte par la bile. Un peu plissée sur elle-même, elle offre, dans toute son étendue, des aréoles arrondies ou polygonales, variables en largeur et en profondeur, et surtout apparentes vers son milieu. Près du col, elle forme des replis valvulaires qui se continuent avec ceux du canal cystique ; les principaux sont au niveau des courbures que décrit ce col. On n'aperçoit pas de cryptes muqueux dans cette membrane ; entre les plis ci-dessus, cependant, existent quelques petits grains analogues à ces organes. Mais ils deviennent apparents dans certains cas pathologiques, et le microscope fait découvrir habituellement un mucus assez abondant à la surface interne de la vésicule, mucus qui semble destiné à préserver ce réservoir de l'action irritante de la bile. Chez quelques animaux, le cochon, par exemple, le mucus disparaît, toutefois la membrane présente encore une structure papillaire ; chez le bœuf, ce n'est plus une membrane papillaire, mais un tissu lisse et glabre, de la nature de celui auquel M. de Blainville a donné le nom de *séro-muqueux*. — Entre ces deux membranes en existe une autre de nature *fibro-cellulaire* ; son tissu est aréolaire, assez serré ; dans son épaisseur rampent les vaisseaux sanguins et lymphatiques ; elle établit l'adhérence de la vésicule au foie ; les cellules voisines du col contiennent quelquefois un peu de graisse. Dans certains cas pathologiques, les fibres qui la composent deviennent évidemment musculaires, changement analogue à celui qui, physiologiquement, s'opère dans l'utérus. MM. Amussat et Andral ont noté cette altération, et j'ai eu moi-même occasion de la constater dans des vésicules distendues et hypertrophiées. — Les artères de la vésicule viennent du rameau cystique de l'hépatique ; ses veines se rendent dans la veine porte ; le plexus hépatique lui fournit ses filets nerveux, et ses vaisseaux lymphatiques se joignent à ceux du foie. — Les parois du réservoir de la bile jouissent d'une grande élasticité, car on les voit revenir sur elles-mêmes après avoir éprouvé de la distension.

Il ne paraîtra pas sans intérêt de suivre les variétés d'existence et de disposition qu'offre la vésicule biliaire dans l'échelle animale. Dans la classe des *mammifères,* on la trouve toujours dans l'ordre des quadrumanes. Elle existe aussi dans l'ordre des carnassiers; mais parmi ceux-ci les phoques en sont dépourvus. Dans l'ordre des rongeurs, beaucoup d'animaux n'en ont pas, tandis qu'elle se montre dans celui des édentés proprement dits. Elle manque souvent dans l'ordre des pachydermes, par exemple, chez l'éléphant et le cheval. Il en est de même dans celui des ruminants, où le cerf et tous les animaux à bois en sont privés, pendant qu'elle existe dans les ruminants à cornes. L'ordre des cétacés n'en présente que dans le genre steller. Dans les classes, *oiseaux,* *reptiles* et *poissons,* la vésicule se montre dans la plus grande partie des ordres. Chez les serpents à langue enfermée dans un fourreau, elle offre une singularité remarquable en ce qu'elle est toujours séparée du foie, et même à une distance plus ou moins grande de cet organe. La même particularité s'observe chez les typhlops ; le réservoir est d'ailleurs toujours rapproché du commencement de l'intestin où la bile doit arriver. On trouve chez les oiseaux des *vaisseaux hépato-cystiques* qui font arriver la bile de l'intérieur du foie dans la vésicule. Suivant Carus [1], ils existeraient aussi chez quelques mammifères. On sait qu'ils avaient été autrefois admis pour l'homme.

ARTICLE DEUXIÈME.

PHYSIOLOGIE DE L'APPAREIL EXCRÉTEUR DE LA BILE.

L'examen du cours de la bile et des forces qui la font mouvoir donnant souvent l'explication des causes et des symptômes de l'affection calculeuse du foie, je dois m'y arrêter quelques instants. Comme les calculs peuvent se former non seulement dans les voies.biliaires, mais encore dans le canal intestinal, il importe de se livrer à cet examen dans ces deux parties.

§ 1er. Cours et séjour de la bile dans les voies biliaires.

La bile, formée dans les nombreuses et microscopiques cellules qui entrent dans la composition du lobule hépatique, s'échappe de chaque lobule par le seul conduit qui en émerge. Elle chemine ensuite dans les radicules interlobulaires, puis dans les racines de moins en moins ténues du conduit hépatique, et arrive à ce conduit lui-même. Jusque là sa progression paraît égale et uniforme.

Parmi les causes qui déterminent cette progression, on

[1] *Anat. comp.* t. II, p. 270.

doit mettre au premier rang la continuité de la sécrétion, la bile déjà sécrétée étant incessamment poussée par celle qui l'est plus récemment ; *vis à tergo,* comme on l'a tant de fois répété, qui force le liquide à accomplir son trajet. Le battement des artères contiguës, les mouvements de la respiration, enfin la force élastique et contractile dont on a vu que les conduits excréteurs sont doués, viennent se joindre à la première cause. Il faut remarquer que les précautions pour le cours de la bile sont moins multipliées que pour la circulation veineuse, parce qu'il a moins d'obstacles à surmonter et qu'il se fait en partie de haut en bas.

Arrivée à la fin du canal hépatique, la bile, qui s'est concentrée dans ce canal en une seule colonne, se divise en deux portions : l'une reflue, par le canal cystique, dans la vésicule, et l'autre s'écoule dans le duodénum par le canal cholédoque.

Voyons maintenant par quel mécanisme la bile reflue dans la vésicule, quelles sont les conditions du séjour de cette humeur dans son réservoir et à quelles forces elle en doit son expulsion.

1° *Mécanisme par lequel la bile reflue dans la vésicule.* On a donné sur ce mécanisme des explications très-diverses, les unes fondées sur de simples suppositions, les autres sur d'ingénieuses expériences.

Selon Saunders, les fibres musculaires du duodénum, en se contractant, ne permettent pas une entrée continue de la bile dans cet intestin, et cette contraction, formant à cette humeur un point d'appui, favorise son passage dans la vésicule.

Le docteur Judas [1] admet une cause mécanique et ne donne qu'un rôle très-accessoire à la contraction musculaire. D'après lui, la bile remonte dans la vésicule pendant

[1] *Gaz. méd. de Paris,* 1835, n° 16.

que la masse chymeuse occupe le duodénum. Cette masse y séjourne à cause des courbures et de la fixité de cet intestin. A mesure qu'elle s'y accumule, elle en dilate, en distend les parois, et presse de dedans en dehors la membrane muqueuse contre le canal cholédoque, en même temps que de dehors en dedans ce canal est comprimé par la tunique musculeuse qui réagit contre la distension exercée par l'accumulation du chyme. Ces effets sont, il est vrai, restreints, mais on ne doit les comparer qu'avec la force d'impulsion qui meut la bile. Ainsi, l'ouverture du canal cholédoque serait fermée par ces deux forces ; la bile stagnerait entre cette ouverture et celle du canal cystique. Mais du canal hépatique arrive toujours une nouvelle quantité de bile ; celle-ci, arrêtée par celle qui se trouve dans le cholédoque, pressée par celle que le foie ne cesse de sécréter, ne trouvant enfin issue que par le canal cystique qui oppose moins de résistance, monte par cette voie jusque dans la vésicule, comme dans un diverticulum, et y séjourne jusqu'à ce que l'obstacle soit levé.

Mais voici des faits et des expériences bien propres à éclairer le mécanisme du reflux de la bile dans la vésicule.

M. Bouisson fait remarquer que le diamètre de l'embouchure du canal cholédoque est plus petit que le diamètre du reste de son trajet, d'où il résulte que la colonne de fluide qui le remplit, ne pouvant s'écouler en totalité par cette ouverture, se décompose en deux colonnes plus petites, dont l'une se déverse dans le duodénum, tandis que l'autre reflue dans la vésicule. On peut s'assurer, dit-il, de ce fait en poussant une injection par le canal hépatique dans la direction que suit la bile ; on voit très-bien alors la formation de la colonne directe du liquide qui s'échappe en jet délié par le pore duodénal, et de la colonne récurrente qui se dirige vers le réservoir biliaire.

M. Amussat, qui, longtemps avant le professeur de Montpellier, avait cherché à se rendre compte des causes qui font refluer la bile, avait fait cette expérience devant la section de chirurgie de l'Académie royale de médecine (en 1827) ; il l'avait même reprise en sens inverse, en poussant l'injection par le canal cholédoque, et avait fait voir que le liquide a beaucoup plus de tendance à entrer dans la vésicule qu'à remonter dans le canal hépatique.

Ces expériences ne sont pas nouvelles, ainsi que l'a prouvé notre spirituel confrère, M. Leroy d'Etiolles, dans un petit mémoire critique que nous avons déjà cité. Il y a plus de deux cents ans, Laurentius, médecin d'Henri IV, qui soutenait que la totalité de la bile venait séjourner dans la vésicule avant d'arriver au duodénum, contre l'opinion de Fallope, qui faisait arriver directement cette humeur du foie dans l'intestin ; Laurentius, disons-nous, cherchait à prouver, par l'expérience suivante, que la communication est plus facile entre la vésicule et le duodénum qu'entre le canal hépatique et cet intestin : « Si vous placez un tube dans le canal hépatique et que vous souffliez, vous verrez la vésicule se gonfler plutôt que l'intestin ; si vous placez le tube dans la vésicule, le conduit de l'intestin s'enflera, mais non celui du foie. Ainsi, la bile arrive du foie à la vésicule, d'où elle est reprise pour être portée dans le duodénum. »

M. Leroy d'Etiolles a répété l'expérience de Laurentius et l'a trouvée exacte seulement dans le premier point, c'est-à-dire que si l'on souffle par le canal hépatique, l'air passe plus facilement dans la vésicule que dans le duodénum. Mais si l'insufflation a lieu par la vésicule dans les conduits biliaires, l'air reflue dans le canal hépatique et le distend avant de passer dans l'intestin. Ce résultat de M. Leroy d'Etiolles s'explique très-bien par l'étroitesse et l'obliquité de l'ouverture de communication du canal cholédoque dans le duodénum ; tandis que l'on ne comprendrait pas pourquoi l'air, poussé par la vésicule et le conduit cystique, ne pourrait pas refluer par le canal hépatique, puisque ce dernier, plus large que le cystique, semble plutôt que lui donner naissance au cholédoque.

Il résulte de ce que je viens de rapporter que le méat du cholédoque offre par lui-même un certain obstacle à l'écoulement de la bile dans le duodénum. Il est impossible de faire passer la plus petite sonde par son ouverture. La disposition de celle-ci, disposition naturelle et à laquelle peuvent se joindre d'autres circonstances, favorise le reflux de la bile dans la vésicule.

Quel est le rôle que jouent les valvules du canal cystique ? Nous ne reviendrons pas sur la prétendue vis d'Archimède, dont l'action entraînerait la bile dans la vésicule ; nous en avons fait justice en traitant de l'anatomie du canal. Il paraîtrait, au contraire, que ces valvules seraient destinées à empêcher que le flux et le reflux du liquide du canal cholédoque dans la vésicule, et de la vésicule dans le cholédoque, n'eussent lieu d'une manière trop brusque. Si l'on veut apprécier la perméabilité du canal cystique, on éprouve une difficulté presque égale à faire cheminer un stylet d'un bout comme de l'autre. Il semblerait même que l'humeur biliaire devrait entrer dans la vésicule avec un peu plus de lenteur qu'elle n'en sort ; car, d'après une observation déjà faite par Vieussens, la plupart des valvules ont leur concavité tournée du côté de l'intestin. La position du foie éprouvant des changements assez marqués dans la station, le décubitus, l'incurvation du corps en avant, etc., il importait que la communication ne fût pas très-facile. Dans quelques quadrupèdes, une autre organisation remplace les valvules : c'est une torsion de tout le canal produite par des brides celluleuses ; cela est surtout remarquable dans la panthère, ainsi qu'on peut le voir dans une planche du grand ouvrage de Buffon.

2° *Du séjour de la bile dans la vésicule*. M. Magendie dit que la vésicule paraît se remplir plus particulièrement hors le temps de la digestion, lorsque la pression abdominale est moindre. Les expériences que nous avons relatées viennent à l'appui de cette opinion, en montrant que, en temps ordinaire, il doit refluer dans la vésicule à peu près autant de bile qu'il s'en écoule dans l'intestin. Le docteur Judas suppose, à tort sans doute, que, pendant la vacuité de l'appareil digestif, le pore duodénal peut être de temps en temps pressé, d'où il résulterait quelque obstacle passager à l'écoulement de la bile, ce qui favoriserait son reflux; mais, suivant ce médecin, ainsi que nous l'avons dit, cette humeur remonterait surtout dans la vésicule au moment où le duodénum est rempli par la masse chymeuse.

La vésicule de l'homme contient, terme moyen, quarante-cinq à cinquante grammes de bile. Celle-ci y est d'autant plus abondante que la diète a été plus longue. Pendant la digestion stomacale, qu'on peut prolonger assez longtemps en donnant aux chiens de gros morceaux de viande, qu'ils avalent sans les mâcher, la vésicule reste remplie. La bile de ce réservoir est d'abord d'une couleur jaune-clair et d'une amertume peu prononcée; mais, à mesure qu'elle y est retenue, elle acquiert, par l'absorption de sa partie séreuse, de la consistance, de la viscosité, de l'âcreté et une teinte d'un vert foncé.

3° *Des causes qui font que la vésicule se vide dans l'intestin*. L'arrivée du chyme exalte la vie du duodénum, rend plus actives ses sécrétions muqueuse et perspiratoire, et l'excitation toute spéciale que le chyme produit en passant sur l'orifice du canal cholédoque, excitation qui se transmet à la vésicule, sollicite la contraction de ce réservoir. Suivant M. Blondlot [1], ce serait en raison de l'acidité que le chyme a acquise qu'il provoque l'arrivée de la bile. Mais la cause active de l'issue de cette liqueur est évidemment dans la contractilité dont jouissent ses parois. Comme nous n'avons pas le sentiment de leur contraction, il est probable que, dans l'état ordinaire, elle se fait avec lenteur et par un mouvement ondulatoire. Les anatomistes du xviie siècle supposaient que la structure de la vésicule était musculaire ; Bergerus décrit même trois plans de fibres, dont l'un, selon lui, serait de cette nature. Quoique, dans quelques cas pathologiques, il se forme, ainsi qu'on l'a vu, des fibres véritablement musculaires, il n'en est pas moins vrai que, dans l'état normal, le microscope ne peut faire découvrir sur la membrane moyenne autre chose qu'une trame uniforme, très-serrée et dont les mailles se croisent à angles droits. Il faut reconnaître aussi certaine influence aux mouvements ondulatoires du canal intestinal, lesquels communiquent à la vésicule des succussions qui sont quelquefois très prononcées pendant la digestion. Les muscles abdominaux et le diaphragme ont également leur influence.

Pour que la vésicule puisse se vider, le concours de forces d'une certaine énergie est nécessaire, car il faut vaincre la direction presque horizontale des conduits excréteurs, les spirales du canal cystique, l'épaisseur et la viscosité de la bile, et enfin le passage étroit et tortueux du méat duodénal du cholédoque. Ce qui peut faire croire à la nécessité des contractions musculaires, c'est que la cause qui contribue le plus à expulser la bile est le vomissement ; on a observé, en effet, que la vésicule était presque toujours vide sur les animaux morts par l'effet d'un poison vomitif.

[1] *Traité analytique de la digestion*, 1843.

Certaines positions dans lesquelles on se place peuvent n'être pas sans influence sur l'écoulement de la bile. C'est ainsi que nous voyons les animaux, libres de suivre leurs instincts, se coucher, pour digérer, sur le côté ou sur le ventre, de façon qu'il en résulte de la part des viscères une pression sur la vésicule. La déclivité du foie et du réservoir biliaire augmentant avec l'âge, il peut en résulter un peu de lenteur dans le retour de la bile cystique.

§ II. Arrivée et cours de la bile dans le canal intestinal.

La bile est versée dans le duodénum en même temps que le suc pancréatique. Chez quelques animaux inférieurs, elle arrive directement dans l'estomac. Des calculs pouvant être retenus dans l'intestin et s'y accroître, il ne sera pas hors de propos d'étudier comment cette humeur y arrive et y chemine. Les choses se passant différemment, selon qu'on les observe hors le temps de la digestion ou pendant celle-ci, il faut examiner ces deux circonstances.

1º *Hors le temps de la digestion.* Si l'on n'a jamais vu, sur un homme vivant, la manière dont s'effectue, à la surface de l'intestin, l'écoulement de l'humeur biliaire, on l'a constatée fréquemment sur les animaux, chez les chiens par exemple. Lorsque la digestion n'a pas lieu, cet écoulement, d'après M. Magendie, se fait par intervalles, c'est-à-dire que, environ deux fois par minute, on voit sourdre, à l'orifice du canal cholédoque, une goutte de bile qui se répand en nappe sur les parties environnantes. Cette liqueur s'avance en conservant pendant quelque temps ses caractères; mais, peu à peu, la partie récrémentitielle est absorbée.

Chez l'homme, après la mort, on trouve toujours une certaine quantité de bile dans le tube digestif. La surface interne de celui-ci n'en est que le plus souvent colorée ; cependant quelquefois la matière jaune imbibe la membrane muqueuse, se combine avec elle, et il en résulte une teinte que le lavage même ne fait pas disparaître. Cette coloration peut exister par plaques isolées ou occuper uniformément une grande étendue. M. le professeur Andral fait remarquer que c'est aux environs de l'estomac, vers le pylore surtout, que l'on observe cette coloration fixe, qu'il explique par la précipitation de la matière jaune par l'acide gastrique. On verra que ces détails sont loin d'être inutiles, car nous aurons occasion de parler d'incrustations calculeuses dans ces parties.

La bile remonte aussi dans l'estomac, et donne habituellement aux mucosités contenues dans cet organe une couleur jaunâtre très-marquée. Ce reflux, d'après Haller, n'aurait pas toujours lieu ; Morgagni prétend, au contraire, qu'il est constant chez l'homme. Bichat dit l'avoir toujours trouvé chez les chiens qu'il a ouverts pendant la vacuité de l'estomac, surtout si cette vacuité avait lieu depuis quelque temps. Lorsque l'estomac reste longtemps sans recevoir d'aliments, il se trouve donc dans des conditions propres à admettre beaucoup plus de bile. Pendant la plénitude de ce viscère, Bichat n'a pas toujours pu apprécier le reflux de la bile, mais il a vu, dans quelques cas, des fluides gastriques jaunâtres entre la masse alimentaire et les parois de l'estomac ; jamais la masse alimentaire elle-même ne lui a paru pénétrée de cette teinte. Selon ce célèbre physiologiste, les cadavres ne sont pas un bon moyen de décider la question, car la nature de la maladie a pu altérer le cours et la couleur de la bile. Pendant la digestion duodénale, le chyme sortant continuellement par le pylore, empêche la bile de pénétrer dans l'estomac. Dans l'état de santé, c'est seulement la bile hépatique qui reflue dans le ventricule ; on la reconnaît à sa coloration peu foncée. Dans ses nombreuses expériences, Bichat n'a rencontré que cette bile. Mais les vomissements verts, *porracés,* qu'on observe dans les maladies, sont manifestement formés par de la bile venant de la vésicule.

L'arrivée de la bile sur la membrane muqueuse du tube digestif y détermine une légère injection des vaisseaux capillaires, et, par suite, l'activité sécrétoire de cette membrane est augmentée. Eberle a remarqué, dans ses expériences, que la bile provoque aussi une sécrétion plus abondante de suc intestinal sur les points de la muqueuse qu'elle touche directement, et que le phénomène est encore plus marqué lorsqu'on l'observe sur un animal qui a été privé de nourriture pendant un certain temps. Mais l'action de la bile sur l'intestin se manifeste surtout par les. contractions qu'elle détermine dans la membrane musculeuse. D'abord, ces contractions ne se montrent que d'une manière assez lente ; puis bientôt elles constituent les ondulations péristaltiques qui, agitant ensemble le chyme et les autres fluides, les mêlent d'une manière intime et favorisent leur progression. On sait, du reste, qu'un flux de bile abondant détermine dans les intestins des contractions fortes et douloureuses qui expulsent cette humeur par les selles. Pour prouver l'excitation que la bile peut déterminer, on a prétendu que le cholédoque est d'autant plus près de l'estomac que l'animal est plus carnassier ; mais cette assertion, qui paraît exacte dans la généralité des cas, supporte cependant d'assez nombreuses exceptions. On a même rapproché de l'observation précédente certaines aberrations de la nature, celles rapportées par Vésale et d'autres auteurs, concernant des individus qui avaient été remarquables par une extrême voracité, et qui s'étaient trouvés avoir aussi le cholédoque inséré près du pylore.

2° *Pendant la digestion.* On admet généralement que, lorsque les aliments convertis en chyme passent dans le duodénum, la bile hépatique coule tout entière et en plus grande abondance dans cet intestin, et que, d'autre part, la vésicule se contractant, y pousse une grande partie de ce qu'elle contient. Mais le docteur Judas prétend que si la bile coulait dans le duodénum pendant que le chyme s'y trouve, elle ne serait pas mélangée avec celui-ci et n'en pénétrerait pas la masse; que, au contraire elle s'accumulerait inutile, sinon nuisible, en un seul point aux environs de l'orifice du canal cholédoque. Nous devons répondre que les expériences si nombreuses faites pour observer la manière dont s'opère la digestion sont loin d'être de nature à confirmer cette assertion. En effet, M. Magendie, qui a étudié avec tant de soin ces phénomènes, ne nous apprend-il pas que le chyme passe peu à peu par le pylore, par gorgées en quelque sorte ? Comment serait-il alors impossible à la bile de se mêler à cette bouillie à mesure qu'elle passe devant elle?

CHAPITRE TROISIÈME.

DE LA COMPOSITION DE LA BILE.

Les concrétions qui feront le sujet du chapitre suivant étant formées par les éléments de là bile, il est de toute nécessité de traiter dans celui-ci de la composition de cette humeur. Après l'avoir étudiée chez l'adulte, je parlerai des modifications qu'elle éprouve suivant les circonstances.

individuelles et hygiéniques, et je terminerai en disant quelques mots des variétés qu'elle offre dans la série animale.

ARTICLE PREMIER.

DE LA BILE DE L'HOMME ADULTE.

La bile offre des différences qui en ont fait distinguer plusieurs espèces : 1° la bile *hépatique*, qui s'écoule dans le duodénum à mesure qu'elle se forme dans le foie ; 2° la bile *cystique*, faisant partie de la première, mais qui, refluant dans la vésicule, y acquiert des qualités spéciales ; 3° enfin, la bile *intestinale*, qui est tantôt de la bile hépatique seule, et tantôt un mélange de celle-ci avec la bile cystique. Je m'occuperai d'abord de la bile cystique, parce que, comme on se la procure facilement, c'est sur elle que les recherches ont principalement eu lieu.

§ 1. De la bile cystique.

Cette bile subit dans son réservoir une concentration qui met en relief ses propriétés. Bien que je doive traiter principalement de la composition chimique de cette humeur, je ne dois pas omettre d'exposer, succinctement du moins, ses caractères physiques et microscopiques, parce qu'ils servent à expliquer la formation des cholélithes.

1° *Caractères physiques de la bile*. Ils consistent dans la couleur, la consistance, l'odeur, la saveur, la densité, la température et l'état électrique.

a. La *couleur* de la bile cystique, même sans aucune altération, est variable ; mais elle est le plus ordinairement d'un jaune verdâtre. Ces deux colorations *jaune* et *verte* paraissent appartenir spécialement à ce liquide, car elles se retrouvent dans toute l'échelle animale. Tantôt la couleur jaune domine et peut prendre une teinte paille, orangée, plus rarement rougeâtre ; tantôt c'est la couleur verte, et celle-ci peut offrir des teintes bleuâtres, brunâtres et même noirâtres. La bile imprime sa coloration sur les objets qui sont en contact avec elle.

b. Consistance. Cette bile est généralement assez épaisse ; elle peut même l'être beaucoup, sans qu'on puisse la considérer comme altérée, le séjour prolongé dans la vésicule lui donnant ce caractère par suite de l'absorption de ses parties les plus fluides et par son mélange avec le mucus sécrété par la membrane interne de ce réservoir. Cette humeur est aussi très visqueuse, ce qu'elle doit en partie à la présence de ce mucus. Elle donne au toucher la sensation d'une matière savonneuse. Si on l'agite dans un vase, elle mousse comme une dissolution de savon. M. Bouisson a expérimenté que ce phénomène ne tient pas à la présence du mucus, car il est encore très prononcé lorsqu'on en a séparé cet élément. L'aspect mousseux se manifeste spontanément si l'on place la bile sous la machine pneumatique et si l'on fait le vide à un assez haut degré. Soustraite à l'influence de l'organisme, on n'y observe aucun phénomène de coagulation ou de séparation spontanée de ses éléments, comme cela a lieu pour le sang, le chyle, le lait.

c. L'odeur est fade, plus ou moins nauséabonde, persistante. Tiedemann et Gmelin la rapportent à un principe odorant volatil qui passe à la distillation. La bile est souvent presque inodore au moment où on l'extrait de la vésicule ; mais quand elle n'est pas récente, et surtout que la température est élevée, son odeur se développe sensiblement. Cette odeur est complexe quand la bile a pénétré dans l'intestin ou dans l'estomac. Il a paru alors à M. Bouisson qu'elle variait suivant les animaux, en rappelant l'odeur spécifique de leur canal intestinal.

d. La *saveur* est désagréable, amère à des degrés variables. Souvent elle laisse un arrière-goût fade et douceâtre ou légèrement sucré, appréciable quelquefois dans le vomissement ; ce caractère a été constaté par quelques malades. Cette saveur se communique facilement aux tissus qui sont imprégnés de bile. Celle-ci donne au foie des animaux son goût spécial.

e. Densité. Plus considérable, en général, que celle de l'eau ; elle est dans la proportion de 102 à 100, suivant la plupart des auteurs. John l'estime à 1,026 ; Schubler et Kopff présentent le même nombre ; mais rien n'étant plus variable que la densité de la bile, ces estimations ne peuvent être considérées comme rigoureuses. Cette densité dépend de la proportion des principes essentiels et de l'eau qui leur sert de véhicule, proportion qui est rarement la même. La densité d'une certaine masse de bile varie encore suivant les couches que l'on veut explorer ; les molécules, qui ne sont qu'à l'état de suspension, se déposent à diverses hauteurs suivant l'ordre de leur pesanteur spécifique, et donnent même des nuances différentes à la coloration du liquide.

f. La *température* de la bile n'a pas été examinée dans le corps vivant.

g. Enfin, relativement à l'*état électrique*, Bellingeri a recherché si elle en possédait un particulier. Il a exploré ce liquide encore chaud, aussitôt après la mort, sur plusieurs bœufs, veaux, moutons et oiseaux, à l'aide de la cuisse d'une grenouille armée de métaux hétérogènes, et a trouvé que l'électricité de la bile variait en nature et en intensité suivant l'espèce d'animal et suivant l'âge ; qu'elle augmentait avec celui-ci ; que les divers degrés d'électricité de cette humeur lui sont propres, qu'ils ne tiennent pas à l'état électrique de l'atmosphère, et que le fluide se conserve encore longtemps après l'extraction de la bile ; enfin que

la bile n'a pas toujours le même degré d'électricité, bien
que la santé persiste.

2° *Caractères microscopiques de la bile*. Le peu de documents qu'on trouve à ce sujet dans les recueils scienti-
fiques sont isolés et incomplets. Achille Mieg paraît être
un des premiers qui se soit occupé de rechercher les caractères microscopiques de la bile. Le travail de Delius ne
renferme aucun développement intéressant. Weber ne fait,
quant à l'objet qui nous occupe, que quelques remarques
très-concises : il dit avoir aperçu dans la bile des globules
ronds et elliptiques de volumes divers, en général peu développés, plus petits que ceux qui existent dans le lait et
le mucus. M. de Blainville, qui a étudié la plupart des humeurs animales, ne consacre que quelques lignes à l'indication des caractères microscopiques de la bile ; il signale
des granules en forme de taches de graisse et des plaques
de matière colorante d'un beau jaune ; il ajoute qu'il y a
quelquefois aperçu des animalcules de l'ordre des vibrions,
mais l'existence de ceux-ci n'a point été constatée depuis.

M. Donné, si habile dans les recherches microscopiques,
ne paraît pas avoir obtenu, quant à la bile, de grands
résultats ; il signale, au milieu d'un liquide jaune plus ou
moins clair, des particules amorphes, qui lui semblent venir de la vésicule ou des conduits. Il ne donne aucun caractère essentiel pour bien reconnaître ce liquide. Cependant
nous ne devons pas omettre une propriété *toxique* que cet
ingénieux observateur a reconnue à la bile au moyen du
microscope : si l'on mêle une gouttelette de bile à du sperme
placé sur le porte-objet de cet instrument, on remarque que
les zoospermes cessent de s'agiter et meurent. La même
observation a été faite pour la salive, dont l'effet est le
même sur le sperme, tandis que le mucus, l'albumine,
n'empêchent pas ces animalcules de vivre.

Berzélius a fait connaître des caractères qu'on pourrait

appeler *microscopico-chimiques*. Une goutte de bile placée sur le porte-objet du microscope deviendra d'un vert intense, si l'on y mêle une très-faible partie d'acide nitrique ; d'un vert violacé, si la quantité d'acide est égale à celle de bile ; enfin, d'un rouge sale, si l'on met deux ou trois fois autant d'acide que de bile. La goutte de bile s'entoure d'un cercle diversement coloré.

M. Bouisson a fait une étude microscopique plus complète de la bile, et ses recherches ont porté particulièrement sur la bile humaine. En voici le résumé :

La bile doit être à un certain degré de concentration pour qu'on obtienne des résultats satisfaisants. Aussi, lorsqu'on observe la bile hépatique, n'aperçoit-on le plus souvent sur le porte-objet du microscope qu'une nuance jaune uniforme qui tient à la coloration de la gouttelette du liquide, et dans laquelle se présentent, par intervalles, des globules muqueux rares, et quelquefois des traces fugitives de matière colorante à l'état de suspension ; fréquemment la couleur jaune est le seul phénomène appréciable. Il en est de même lorsqu'on examine de la bile cystique, dans laquelle l'eau est en abondante proportion, comme cela a lieu dans la bile de bœuf et de la plupart des animaux tués pour l'usage domestique. On doit faire concentrer le liquide par une évaporation ménagée, jusqu'à ce que sa coloration devienne plus foncée et sa consistance plus visqueuse. M. Bouisson pense qu'il vaut mieux encore soumettre à l'examen microscopique de la bile humaine recueillie dans la vésicule de sujets morts d'une maladie ayant réclamé une abstinence prolongée d'aliments , car la bile cystique est alors naturellement concentrée, et dans les conditions les plus favorables. Il a examiné de la bile, ainsi recueillie, avec le microscope de Chevalier, à un grossissement de 250 diamètres.

La bile cystique étant mélangée avec une quantité de

mucus beaucoup plus considérable que celle qui appartient à la bile hépatique, ce mucus contribue à lui donner des caractères qui, en réalité, sont étrangers à cette humeur. Pour mieux apprécier l'influence que cet élément sur-ajouté exerce sur la constitution de la bile, M. Bouisson a successivement examiné la bile avec son mucus, dépouillée de son mucus à l'aide de l'alcool, enfin, le mucus biliaire isolé.

a. La *bile mélangée avec le mucus* apparaît avec une nuance jaune, au milieu de laquelle on découvre des corpuscules d'une coloration plus foncée, tantôt réguliers, tantôt irréguliers, le plus souvent agglomérés en petites masses, autour desquelles on aperçoit des globules plus ou moins nombreux. Les corpuscules sont presque entièrement opaques si leur masse est considérable ; ils sont semi-diaphanes dans le cas contraire et produisent l'impression de taches verdâtres. Ces granules sont d'autant plus volumineux que la quantité de mucus biliaire est plus considérable, parce que les fragments de matière colorante non dissoute sont associés par le mucus, dont les éléments paraissent sous forme globulaire. La matière jaune est parfois en assez grande quantité pour rendre la bile granuleuse ; elle forme alors une sorte de magma sous le microscope. Dans les cas ordinaires, le mucus se distingue à la périphérie et au centre même des plaques de matière colorante. Des amas de granulations muqueuses apparaissent, en outre, à divers intervalles, et affectent des figures irrégulières. On voit aussi, disséminés çà et là, de petits corps, tantôt cylindriques, tantôt aplatis en forme de paillettes. Leur figure est nette et géométrique ; leurs dimensions semblent ne varier que faiblement. Sans doute par un effet de la réfraction, ils paraissent diaphanes vers le milieu seulement. Ils sont quelquefois libres, d'autres fois ils sont emprisonnés dans le mucus et tiennent à la matière colorante, dont ils se distinguent par leurs dimensions arrêtées et leur aspect cristallin. M. Bouisson les a vus adhérer entre eux, soit par leur corps disposé parallèlement, soit par leurs extrémités, et représenter alors des lignes brisées à angle plus ou moins ouvert, quelquefois des groupes de taches cristallines superposées. Les corpuscules cristallins doivent être considérés comme des paillettes de cholestérine. Leur forme est celle que revêt cette substance lorsqu'elle est très-divisée. Le liquide dans lequel on les découvre en renferme naturellement, ainsi que M. Chevreul l'a démontré le premier.

M. Chevreul pensait que la cholestérine existait dans la bile à l'état de dissolution. M. Bouisson combat cette opinion. La cholestérine, d'abord, existant à l'état de suspension dans le liquide de plusieurs hydropisies locales, en particulier dans celle de la tunique vaginale, il devient probable qu'elle peut exister dans cet état au sein d'un liquide à la composition normale duquel elle contribue. D'une autre part, si l'on ajoute artificiellement des fragments atténués de cholestérine à une petite quantité de bile, et qu'on l'examine au microscope, on reconnaît, au sein de la goutte qu'on explore, des corpuscules absolument semblables à ceux qu'on y découvre naturellement. Si l'on traite par l'éther de la bile dans laquelle on a préalablement constaté des paillettes de cholestérine, ces corps cessent d'être apercevables. L'éther étalé sur le verre à observation ne tarde pas à s'évaporer complétement en laissant une couche blanchâtre formée par un léger dépôt de cholestérine et quelques gouttelettes d'acide oléique. Si l'on examine cette couche au microscope, la cholestérine se présente avec une apparence différente. Ce n'est plus la forme des paillettes qui domine ; les molécules de cette substance se sont groupées sous forme de lignes striées, rayonnantes et légèrement arborisées.

L'impression en devient beaucoup plus confuse, quoique
rappelant le même caractère, si on examine la portion
marginale de la trace laissée par l'éther. On peut augmenter artificiellement l'évidence de ce phénomène en ajoutant de la cholestérine à la petite quantité de bile qu'on
traite par l'éther et qu'on examine ensuite au microscope,
en écrasant, par exemple, un fragment de calcul biliaire
sur la portion du verre où l'on dépose la bile qu'on veut
observer. L'action de l'éther réalise immédiatement les
phénomènes énoncés : la matière colorante biliaire est déposée sous forme de grumeaux, la cholestérine est entraînée vers la partie marginale, où elle forme des stries nombreuses et irrégulières.

En résumé, la bile soumise à l'inspection microscopique
présente trois sortes d'éléments appréciables : le *mucus*,
sous forme de globules petits et arrondis; des plaques de
matière colorante jaune, ordinairement amorphes et plus
ou moins étendues; enfin des *paillettes de cholestérine*.
La cholestérine est toujours plus disséminée; il faut souvent changer la position du porte-objet pour en retrouver
des traces. Elle est en quantité inégale dans la bile des
divers sujets, mais elle paraît exister chez tous.

b. Bile dépouillée de mucus par l'alcool. Si l'on verse
dans une certaine quantité de bile cystique une proportion
convenable d'alcool à 36 degrés, le mucus ne tarde pas à
se séparer et à se rassembler à la partie supérieure du
liquide. Il est alors facile de décanter la bile dépouillée
de cet élément accessoire, et de l'examiner ainsi réduite
à ses éléments propres. Dans ce cas, on aperçoit encore
des corpuscules de matière colorée en jaune-verdâtre se
détachant au milieu de la nuance jaune générale. Mais ces
corpuscules sont moins volumineux, leurs bords semblent
plus amincis, comme si leur dissolution, favorisée par la
présence de l'alcool et l'absence du mucus, était en

voie de s'opérer. On ne reconnaît plus qu'un très petit nombre de globules muqueux, même isolés ; mais on aperçoit encore les fragments de cholestérine, qui apparaissent même avec plus de netteté. M. Bouisson n'a pu reconnaître, dans les conditions actuelles, non plus que dans les précédentes, les animalcules biliaires signalés par M. de Blainville.

c. Mucus biliaire isolé. Enfin si l'on enlève la couche de mucus qui surmonte la quantité de bile traitée par l'alcool, et si on la soumet à l'examen microscopique, on voit ressortir les caractères propres au mucus ordinaire ; ce sont des globules à surface légèrement inégale, de dimension peu variable, d'un très petit volume, flottants dans un véhicule aqueux, tantôt isolés, plus souvent agminés en petites masses cohérentes, et mélangés avec quelques fragments de matière colorante biliaire et de paillettes de cholestérine, entraînés par le mucus au moment de sa séparation.

M. le docteur L. Mandl se borne à quelques mots sur les caractères microscopiques de la bile. « La bile, dit-il, présente quelques globules de mucus bien rares, des lamelles d'épithélium en cylindre nageant dans un liquide amorphe et de petits globules jaunâtres ; quelquefois on y observe également quelques cristaux de cholestérine. »

3° Caractères chimiques de la bile. Peu de substances ont attiré autant l'attention des chimistes. Les recherches es plus nombreuses ont été faites sur cette humeur et ont donné les résultats les plus variés. Berzélius a tracé l'historique de ces recherches avec beaucoup de développement, le regardant comme nécessaire pour rendre complètes les notions sur la bile ; je renvoie à cet égard le lecteur à l'ouvrage de ce savant, ainsi qu'à mon traité de *la bile et ses maladies*, où j'en ai rendu aussi un compte détaillé. Je dois me borner ici à présenter un résumé des principaux travaux des chimistes modernes; ces travaux diffèrent tellement les uns des autres que je me vois obligé d'en faire autant d'articles séparés.

Cadet, dès 1767, frappé surtout de l'existence dans la bile d'un alcali et d'une matière grasse, avait conçu la possibilité de leur combinaison et émis l'idée que la bile est un savon animal à base de soude. Fourcroy accepta une partie de cette idée, qui se trouvait d'ailleurs justifiée par les caractères physiques de cette humeur, son homogénéité, sa consistance visqueuse, son extrême solubilité dans l'eau, son énergie à la retenir ou à s'en emparer, et de plus, par sa propriété remarquable de dissoudre les graisses.

L'opinion de Cadet avait prévalu, lorsque M. Thénard, ayant fait des expériences sur la bile d'un grand nombre d'animaux, annonça, en 1805, que ce liquide ne devait point être considéré comme un savon, et que sa composition dans les différents animaux n'était pas toujours la même. Ce savant chimiste, ainsi que ceux qui l'ont suivi, ont porté plus spécialement leur attention sur la bile du bœuf, qui a été prise pour base de leurs recherches.

a. Analyse de M. Thénard. Après avoir évaporé une certaine quantité de bile jusqu'à siccité, M. Thénard opéra de la manière suivante. Il commença par précipiter, au moyen de l'acide nitrique, une petite quantité de résine, ainsi que toute la matière colorante jaune; puis, ayant filtré la liqueur et y ayant ajouté de l'eau, il y versa une dissolution d'acétate neutre de plomb, d'où il résulta un précipité insoluble dans l'acide nitrique, auquel il donna le nom de résine biliaire. Cette *résine biliaire* offrait pour caractères d'être solide, verte, douée d'une saveur très-amère; l'alcool et l'eau pure pouvaient également la dissoudre; elle se dissolvait aussi dans les alcalis; mais les acides, particulièrement le sulfurique, en déterminaient la précipitation et la rendaient insoluble dans l'eau. La *matière colorante jaune* était solide, pulvérulente à l'état sec, insipide, inodore, plus pesante que l'eau, très peu soluble dans ce liquide.

La portion de la bile que l'acétate neutre de plomb n'avait point précipitée, l'était ensuite par le sous-acétate de la même base ; le précipité, dissous par l'acide acétique, était débarrassé du sel de plomb par le gaz sulphydrique, et la liqueur évaporée, après filtration, laissait une substance extractive amère avec un arrière-goût douceâtre, à laquelle M. Thénard a donné le nom de *picromel*. Ce picromel, ainsi obtenu, était une masse visqueuse, d'un jaune-clair, d'aspect et de consistance semblable à la térébenthine, d'un odeur nauséabonde, d'une pesanteur spécifique plus grande que celle de l'eau, très soluble dans l'eau et l'alcool, mais insoluble dans l'éther ; plusieurs sels métalliques le précipitaient de ses dissolutions ; du reste, il n'était pas susceptible d'éprouver la fermentation alcoolique.

M. Thénard a évalué, par la calcination, la quantité de soude contenue dans la bile, et n'a trouvé que 1/200, ou même 2/225 d'alcali, proportion qui lui parut trop faible pour tenir en dissolution la quantité de résine qui devait exister dans la bile. Il suffisait d'ajouter à celle-ci la moindre goutte d'acide pour lui communiquer la propriété de rougir le tournesol. C'est pourquoi il admit que la résine biliaire n'était tenue en dissolution dans la bile qu'au moyen du picromel. — Quant aux sels, il en constata la présence à l'aide des procédés ordinaires, après calcination dans un creuset de platine.

La bile de bœuf, analysée par cette méthode, serait composée de :

$$\text{Eau} \dots \dots \dots \dots \quad 87,56$$
$$\text{Résine biliaire} \dots \dots \quad 3,00$$

Picromel 7,54
Soude. 0,50
Phosphate de soude. . . 0,25
Chlorure de sodium. . . 0,40
Sulfate de soude 0,10
Sulfate de chaux 0,15
Oxyde de fer. . . . . . des traces.

La bile humaine, analysée de la même manière par le même chimiste, lui a paru composée, sur 1,100 parties, de 1,000 d'eau, de 42 d'albumine, 41 de résine, de 2 à 10 parties de matière jaune , de 5,6 de soude, de 4,5 de phosphate, de sulfate et d'hydrochlorate de soude, de phosphate de chaux, et d'oxyde de fer un atôme. La matière jaune est quelquefois assez abondante pour rendre la bile grumeleuse. M. Thénard avait conclu de ses premières recherches, que le picromel, qu'il avait trouvé assez abondant dans la bile de bœuf, n'existait pas dans la bile humaine ; mais il a accepté, depuis, le résultat de recherches faites par M. Chevalier, qui l'a obtenue en introduisant quelques modifications dans le mode d'analyse.

b. Analyse de Berzélius. Cet illustre chimiste, qui déjà avait fait connaître quelques études sur la bile, publia, quelques années après M. Thénard (1813), une analyse de cette humeur, pour laquelle il mit en usage d'autres moyens de décomposition. Ce fut par les acides, et particulièrement par l'acide sulfurique, que le savant suédois procéda à la séparation des matériaux constituants de la bile. Après avoir évaporé celle de bœuf jusqu'à consistance d'extrait, il traita le résidu par l'alcool, qui laisse, sans le dissoudre, une certaine quantité de mucus. La solution alcoolique, évaporée, donna pour résidu une matière soluble dans l'eau pure, mais insoluble dans l'eau acidulée par l'acide sulfurique. Lorsqu'elle eut été précipitée de sa dissolution par ce dernier acide, la liqueur perdit complétement sa couleur et une grande partie de son amertume, d'où Berzélius a conclu que c'était à elle que la bile était redevable de ces deux propriétés caractéristiques : aussi lui a-t-il donné le nom de *matière biliaire*. Le résultat de cette analyse est le suivant :

Eau.	90,44
Matière biliaire (y compris la graisse)	8,00
Mucus de la vésicule	0,30
Extrait de viande, chlorure et lactate sodiques	0,74
Soude.	0,41
Phosphate sodique et phosphate calcique . .	0,11
	100,00

Cette matière biliaire, produit le plus important de cette analyse, offre l'aspect d'une résine molle, insoluble dans l'éther, qui se borne à lui enlever une quantité insignifiante de matière grasse, mais soluble dans l'alcool et dans les alcalis ; elle présente pour caractère particulier, qui la différencie des résines ordinaires, d'être soluble dans l'eau non acidulée. Ainsi dissoute, elle est précipitée par plusieurs sels métalliques, notamment par ceux de plomb ; elle exhale l'odeur particulière de la bile ; sa saveur est amère et ensuite sensiblement sucrée ; sa couleur est le jaune verdâtre ; mais cette couleur ne lui est point inhérente, car on peut l'en priver à l'aide des protoxydes de fer et d'étain. La matière biliaire, parfaitement desséchée, est dure et cassante ; quand on la chauffe, elle fond en se boursouflant, brûle avec une flamme brillante et fuligineuse, et laisse un charbon poreux difficile à incinérer.

En 1824, M. Chevreul annonça la présence de la cholestérine dans la bile de l'homme. Il l'obtint en traitant par l'éther l'extrait alcoolique de la bile humaine, et en le laissant évaporer spontanément. Une substance cristallisée, identique à celle qui compose la plupart des calculs biliaires, se déposa. En examinant la bile de plusieurs sujets, M. Chevreul s'assura que la quantité de cholestérine pouvait varier. On a déjà vu (aux caractères microscopiques) que cette substance y existe à l'état d'isolement et de suspension. — Proust, Vauquelin, Vogel, ont fait aussi quelques études sur la bile, mais sans résultat important.

c. Analyse de MM. Tiedemann et Gmelin. A peu près à la même époque, en 1826, MM. Tiedemann et Gmelin soumirent la bile de bœuf à une longue analyse. L'eau, l'alcool et l'éther furent employés à dissoudre alternativement tous les matériaux de la bile. L'acide acétique, les sels de plomb et l'hydrogène sulfuré, servirent à isoler ceux qui ne l'étaient pas dans les résidus des dissolutions, ou ceux qui étaient engagés dans quelques combinaisons avec les réactifs.

Cette analyse donna les produits suivants :

Substance à odeur de musc, qui passe à la distillation quand on évapore la bile à siccité dans une cornue;	Matière analogue au gluten et à l'albumine;
Cholestérine;	Mucus;
Acide oléique;	Matière caséeuse;
Acide margarique;	Matière salivaire;
Acide cholique;	Bicarbonate de soude;
Résine biliaire;	Carbonate d'ammoniaque;
Taurine ou aspargine biliaire;	Acétate de soude;
Sucre biliaire;	Oléate, margarate et cholate de soude;
Matière colorante;	Sulfate et phosphate de potasse et de soude;
Osmazôme;	Phosphate de chaux;
Matière qui répand l'odeur de l'urine quand on la chauffe;	Chlorure de sodium;
	Eau dans la proportion de 91,51 pour 100.

La plupart des chimistes, et Berzélius en particulier, pensent qu'il n'existe point réellement un aussi grand nombre de substances dans la bile, que plusieurs de ces produits se sont formés dans le cours des opérations et sont un résultat des combinaisons provoquées par les réactifs eux-mêmes.

Examinons cependant les corps les plus intéressants signalés dans cette analyse. L'*acide cholique* cristallise en aiguilles déliées, peut s'aplatir en lames d'un brillant légèrement soyeux, est d'une saveur à la fois âcre et sucrée, rougit fortement le tournesol par sa dissolution, et donne lieu à des sels en général solubles et d'une saveur sucrée. La *résine biliaire*, substance d'un brun clair et transparent, cassante à froid et facile à pulvériser, se ramollit à une légère chaleur et file entre les doigts. La *taurine*, matière cristalline nouvelle, ayant assez d'analogie avec l'asparagine reconnue par Vauquelin, donne naissance à des cristaux dont la forme primitive est celle d'un prisme rhomboïdal droit. Ces cristaux croquent sous la dent, ont une saveur piquante, mais qui n'est ni douceâtre ni salée, sont sans réaction acide ou alcaline et ne s'altèrent pas à l'air, même à 10 degrés. Le *sucre biliaire* offre des rapports intimes avec la résine biliaire, et formerait, avec celle-ci, suivant les savants dont nous analysons le travail, les principaux éléments de la bile. Ce sucre biliaire, lorsqu'il est pur, se présente sous forme de grains cristallins, incolores ou d'une teinte jaune-brun, d'une saveur comparable à celle du jus de réglisse. Il est inaltérable à l'air, soluble dans l'eau et dans l'alcool.

MM. Frommhertz et Gugert ont appliqué les mêmes moyens d'investigation à la bile humaine, mais en les simplifiant : aussi leurs produits sont-ils moins nombreux, quoique très-analogues à ceux des précédents chimistes. Ils sont les suivants : mucus, matière colorante, matière salivaire, matière caséeuse, osmazôme, cholestérine, picromel, résine biliaire, cholates, oléates, margarates, carbonates, phosphates, sulfates de soude et de potasse, phosphate et sulfate de chaux.

M. Braconnot, au lieu de s'évertuer à trouver de nouvelles substances, chercha, en 1829, à déterminer leurs rapports. Il fixa particulièrement son attention sur le picromel, et s'appliqua à démontrer que cette substance renferme une matière grasse, acide, laquelle, combinée avec un principe alcalin, forme un véritable savon. Le picromel, que M. Thénard avait considéré comme une substance particulière, fut donc décomposé en une résine acide, en acides margarique et oléique, en une matière animale, un principe amer alcalin, un principe sucré et une matière colorante. M. Braconnot déduisit de cette analyse que le principe amer de nature alcaline se combine avec la résine acide, en formant avec elle un savon et en la rendant ainsi soluble dans l'eau.

d. Analyse de M. Horace Demarçay. Près de dix ans s'étaient écoulés sans que la science eût reçu de nouveaux documents, lorsqu'un jeune homme du monde, étudiant la chimie par plaisir à Giessen, dans le laboratoire du célèbre Liebig, prit la fantaisie d'analyser la bile, précisément à cause de l'obscurité qui régnait à son sujet. On retrouve dans le travail de M. Demarçay la même tendance que dans ceux de Cadet et de M. Braconnot, puisque la conclusion est d'arriver à faire regarder la bile comme un savon à base de soude, comme un *choléate de soude.*

Cet habile chimiste, persuadé également que Gmelin et les chimistes de son école ont considéré comme parties intégrantes de la bile des produits de sa décomposition, s'est spécialement attaché à ne mettre en jeu que des réactions faibles et incapables de dénaturer les véritables éléments de ce fluide. Il a fait toutes ses expériences sur de la bile de bœuf, évaporée à siccité au bain-marie, dans des vases de porcelaine, et séparée de la matière muqueuse, qui en forme les quatre ou cinq centièmes, par l'alcool, qui la précipite presque complétement. Il a examiné successivement l'action des acides, des alcalis et des sels de plomb.

Action des acides. M. Demarçay fait d'abord usage d'un acide faible et agissant à une température basse : ainsi 10 parties de bile étant dissoutes dans 100 parties d'eau, il y ajoute 10 parties d'acide hydrochlorique. Il filtre et évapore la dissolution au bain-marie dans une capsule évasée. Apparaît bientôt une huile vert foncé qui flotte et se dépose aux parois, puis la liqueur se trouble. Celle-ci abandonnée à elle-même, lorsque son volume est réduit de moitié, redevient transparente et dépose un corps vert-bouteille, facile à séparer par décantation. Des flocons blancs d'acide margarique couvrent la surface de la dissolution. Le dépôt a la consistance d'huile d'olives figée, une saveur amère, une couleur d'un vert foncé ; il se dissout complétement dans l'eau.

L'acide hydrochlorique faible a séparé le corps azoté acide et l'acide margarique de la soude avec laquelle ils étaient combinés. Le premier, insoluble dans l'acide muriatique, s'est précipité, le second s'est séparé sous forme cristalline.

Si l'on chauffe le reste de la liqueur dans un matras où l'évaporation est moindre et la température plus élevée, l'acide devient plus concentré et les produits changent. La substance huileuse verte se sépare du liquide, qui se montre laiteux ; elle s'agglomère en larges gouttes ou en plaques peu fluides, qui se foncent en couleur, s'épaississent, se solidifient par le refroidissement et s'attachent aux parois du vase. Ce corps présente les mêmes caractères que la résine biliaire de M. Gmelin ; il est solide à froid, très friable, d'une texture serrée, d'un brun plus ou moins foncé, d'une saveur très amère, insoluble dans l'eau froide ou chaude. Evaporant le reste de la dissolution, on obtient une nouvelle quantité de ce corps, puis une cristallisation abondante de chlorure de sodium, et, en dernier lieu, la liqueur, devenue épaisse et noire, donne de beaux cristaux prismatiques, blancs et transparents : c'est la substance azotée découverte par Gmelin, et décrite par lui sous le nom de taurine.

Ainsi l'acide hydrochlorique, devenu plus concentré, a décomposé la première substance azotée en une substance non azotée, insoluble dans l'eau, en chlorure de sodium et en taurine.

L'action des acides sulfurique et phosphorique est la même que celle de l'acide hydrochlorique.

Action des alcalis. Si l'on prend 10 parties de bile dissoutes dans 50 parties d'eau et qu'on fasse bouillir avec 10 parties de potasse caustique, avec la précaution de remplacer l'eau qui s'évapore, la dissolution passe très vite au brun. La potasse forme d'abord avec la bile un magma oléagineux, couleur d'acajou, qui se sépare de l'alcali en excès ; mais le magma est bientôt décomposé par l'alcali, et on voit paraître dans la liqueur des grains jaunes qui, rapprochés par l'ébullition, se rassemblent en grumeaux d'un aspect cristallin. En même temps, il se développe une odeur ammoniacale. Les grumeaux augmentent peu à peu, le magma diminue, et la décomposition de la bile est complète lorsqu'il a tout à fait disparu et que le dégagement de l'ammoniaque a cessé. Il ne reste plus alors qu'une masse brune couvrant le liquide alcalin dans lequel elle est insoluble.

Ce corps est très-soluble dans l'eau. Les acides forment dans sa dissolution un précipité blanc, jaunâtre, floconneux, qui vient former à sa surface une croûte solide très spongieuse. L'éther le dissout et il se dépose par l'évaporation des cristaux blancs transparents. Ceux-ci sont insolubles dans l'eau, mais très solubles dans l'alcool ; leur dissolution rougit vivement le papier de tournesol, décompose les carbonates, neutralise les bases. C'est un acide bien caractérisé.

Voilà donc deux produits de la décomposition de la bile : de l'ammoniaque et un acide. — Mais si la bile n'est qu'une combinaison d'un acide avec la soude, cet acide, traité par la potasse, doit donner les mêmes produits que la bile. En effet, si l'on fait bouillir avec de la potasse l'acide azoté séparé par l'action des acides faibles, il se décompose en ammoniaque et en l'acide décrit.

La chaux, la baryte et la strontiane décomposent aussi la bile.

Action des sels de plomb. M. Gmelin avait prouvé que les sels de plomb ne précipitaient la bile qu'en partie. M. Demarçay a répété ses expériences avec quelques modifications. Il a ajouté à une dissolution aqueuse de bile de l'acétate neutre de plomb. La liqueur est restée presque neutre. Le précipité était vert, floconneux d'abord, et poissant ; il augmentait par l'addition de l'eau et par l'évolution libre de la dissolution. Après l'avoir séparé et lavé par décantation, il le couvrit d'eau et fit agir l'hydrogène sulfuré. Il obtint bien du sulfure de plomb, quoique l'action du gaz fût lente et difficile, mais il lui fut impossible de séparer ce sulfure du liquide visqueux qui le tenait en suspension, car il passait à travers tous les filtres: Il eut recours à un autre procédé; il tritura le précipité dans l'alcool, qui parvint à le dissoudre presque entièrement et dégagea l'hydrogène sulfuré. La décomposition fut alors prompte et facile et la filtration parfaite. Après avoir évaporé l'alcool à siccité, il resta un magma brun, fortement acide, très visqueux, d'une saveur amère, un peu soluble dans l'eau. Traité par la potasse caustique, ce corps donna de l'ammoniaque et des cristaux de l'acide mentionné plus haut. L'acide hydrochlorique le changea en résine biliaire de Gmelin et en taurine. — M. Demarçay décomposa de la même manière le précipité blanc jaunâtre, très visqueux, qu'il avait obtenu par l'acide bibasique de plomb. Le produit fut le même. Toutes ses réactions l'identifiaient avec la substance azotée acide séparée du premier précipité.

Examinant ensuite le picromel, partie non précipitée par les sels de plomb, M. Demarçay sépara l'oxyde de plomb en excès par l'hydrogène sulfuré, évapora au bain de vapeur à consistance de sirop et abandonna ce résidu à lui-même pendant deux mois. Il n'obtint aucune cristallisation ; la liqueur réagissait toujours, un peu acide, sans doute à cause d'une petite quantité d'acide acétique libre. Il l'étendit d'eau, l'évapora à siccité, et après avoir repris le résidu par l'eau distillée, il neutralisa le peu d'acide qui restait avec quelques gouttes d'ammoniaque. Il ajouta alors de l'acétate de plomb, et il se forma un précipité blanc, poissant, qui s'attachait aux parois du vase, tout à fait semblable à ceux obtenus en traitant directement la bile par ce sel.

La saveur du picromel était fortement amère, sa couleur blanc-jaunâtre. Échauffé sur la lame de platine, il fondait, se boursouflait, s'enflammait bientôt, brûlait avec une flamme très-fuligineuse, et laissait un résidu charbonneux considérable, mêlé à une quantité notable de soude, tout à fait comme la bile. Mais M. Demarçay, pour s'assurer que ce n'était pas autre chose, prit quelques grammes de bile dissoute dans l'eau, y ajouta de l'acide acétique, puis de l'acétate de plomb, et n'obtint aucun précipité ; c'était donc l'acide libre qui empêchait la précipitation. Il traita ensuite le picromel par l'acide hydrochlorique et obtint les mêmes produits qu'avec la bile, y compris le chlorure de sodium. — La potasse caustique donna les mêmes produits.

M. Demarçay n'admet pas que le picromel ait une saveur sucrée bien différente de celle de la bile. On sent aussi souvent cette saveur, plutôt indifférente que douce, en goûtant la bile qu'en goûtant le picromel, et la plupart du temps on n'a que le goût amer. Dans tous les cas, elle disparaît vite, et il reste une amertume insupportable.

Ce chimiste, d'après tous ces faits, croit que le picromel n'est autre chose que de la bile non précipitée. En effet, les précipités que forme la bile avec les sels de plomb sont loin d'être insolubles dans l'eau, surtout dans celle qui contient un excès d'acétate; si même on fait évaporer doucement le précipité obtenu avec l'eau mère après l'addition suffisante d'acétate de plomb, il finit par se dissoudre complétement, et il reste un sirop transparent, jaunâtre, qui se trouble si on le délaye dans beaucoup d'eau. Or, on y ajoute toujours un excès de sel de plomb, car les dernières parties ne causent qu'un léger trouble dans la liqueur, et on doit en ajouter beaucoup si on ne s'arrête qu'au moment où il ne se forme plus rien. De plus, ce précipité est très soluble dans l'acide acétique libre, et l'acétate de plomb du commerce en contient très souvent. M. Demarçay est d'ailleurs parvenu, dans des expériences en petit, à séparer d'un coup toute la matière organique de la soude. Il précipita 30 grammes de bile par du sulfate de cuivre bien neutre, obtenu en faisant digérer le sel dissous avec de l'hydrate d'oxyde de cuivre. Après avoir redissous le précipité dans un excès de sulfate, il ajouta au tout 10 fois son volume d'alcool à 45°, et laissa reposer quelques heures. Toute la soude fut précipitée comme sulfate, de même que le sel de cuivre en excès. La dissolution alcoolique ne contenait plus une trace de soude; traitée par l'hydrogène sulfuré, elle donnait la même substance brune, azotée, acide, qui avait déjà été obtenue par l'action des acides faibles sur la bile et par la décomposition des sels de plomb.

Conclusions. — Dans les expériences qui précèdent, on

voit toujours reparaître une substance douée des mêmes caractères physiques et chimiques, donnant constamment par sa décomposition les mêmes produits, peu nombreux et faciles à distinguer. Ces circonstances ont amené M. Demarçay à tâcher de reconstituer la bile, en recombinant à la soude cette substance qu'il en avait séparée par l'action des acides et par la décomposition des sels de plomb. Il est parvenu à obtenir un sel bien défini, possédant tous les caractères de la bile, les mêmes réactions, et qui a laissé par la calcination exactement la même quantité de soude. Ce sel, traité par les acides, les alcalis et les sels de plomb, se comporte comme la bile ; l'analogie entre les deux substances est telle qu'on ne peut se refuser de voir en elles un seul et même composé. Dans les analyses des auteurs, cet acide particulier de la bile reparaît à chaque instant, soit isolé et presque pur, comme dans la résine biliaire de Berzélius, soit plus ou moins décomposé, comme dans celle de MM. Thénard et Gmelin. La décomposition de la bile est si simple, si nette, qu'il est impossible de ne pas reconnaître dans la résine biliaire et la taurine de M. Gmelin des produits de décomposition. La difficulté d'obtenir toutes les substances bien pures, et celle, non moins grande, d'obtenir des sels neutres avec des acides gras d'affinités aussi faibles, empêchent de démontrer analytiquement la simplicité de décomposition.

Je ne suivrai pas M. Demarçay dans l'examen qu'il fait ensuite de l'acide particulier de la bile, qu'il a nommée *acide choléique*, et des trois produits de sa décomposition : la substance solide non azotée, qu'il a appelée *acide choloïdique* (qui ressemble à la bile), la *taurine*, et l'acide cristallisable, soluble dans l'éther, auquel il a conservé le nom d'*acide cholique*. Ce que j'en ai rapporté suffit pour reconnaître combien cette analyse est séduisante par la simplicité de ses procédés, aussi bien que par la nature de ses résultats ; car son auteur, après avoir démontré d'une manière rigoureuse l'existence de l'acide résineux qui entre dans la composition du savon biliaire, met en évidence la nature de l'alcali qui lui sert de base. Procédant ensuite par voie de synthèse, il recombine la soude avec le corps qu'il avait séparé de la bile, et, obtenant ainsi un choléate de soude artificiel , il donne à son analyse une sorte de sanction mathématique.

e. Dernière analyse de Berzélius. Ce savant si regrettable a repris pour la troisième fois ses recherches sur la bile et les a publiées en 1840. Non-seulement il s'occupe de la composition de la bile cystique telle qu'elle se trouve au moment de l'analyse , mais il remonte encore à l'existence des éléments de cette humeur au sein de l'organisme et pendant la vie. La bile contiendrait, suivant ce célèbre auteur, les substances albumineuses du sang, avec ses sels d'origine inorganique ; les substances albumineuses offriraient, il est vrai , un changement essentiel et posséderaient la plus grande tendance à changer de composition par l'action des réactifs. Berzélius s'est appliqué à soler les matières colorantes verte et jaune, qu'il désigne sous les noms de *biliverdine* et *bilifulvine*, à donner une idée plus nette du principe que, dans ses premiers essais, il avait désigné sous le nom de matière biliaire, et à montrer les transformations dont celle-ci est susceptible. Le principe essentiel de la bile prend dans ce nouveau travail le nom de *biline* : c'est une substance molle, légèrement jaunâtre , inodore , d'une saveur amère et douceâtre à la fois, soluble dans l'eau et l'alcool, et qui, lorsqu'on l'obtient par l'évaporation de ce dernier, exerce une réaction acide sur le tournesol. La biline est un produit dont les éléments ont peu de fixité ; la tendance à subir des métamorphoses est constante et singulièrement favorisée par l'action simultanée des acides et de la chaleur. L'acide hydrochlorique la transforme en *dyslisine*, en *acide fellique* et en *acide choléique*. L'action de l'oxyde de plomb sur la biline impure produit l'*acide bilifellique*. Berzélius pense que la métamorphose de la biline commence dans le corps même ; il admet, en somme, que la bile fraîche est une combinaison de biline, d'acide bilifellique, d'acide cholique, d'acides gras, de biliverdine et d'alcali, et que c'est à ces corps qu'elle doit la saveur, l'odeur et les réactions chimiques qui la distinguent. Elle renferme encore du mucus, de la cholestérine, quelques matières extractives et des sels.

Les nouvelles recherches du savant professeur de Stockholm diffèrent plutôt dans les termes que dans les faits des résultats obtenus par M. Demarçay, et ne paraissent pas avoir altéré les conclusions de ce dernier. Berzélius avoue lui-même avec candeur que les apparences leur sont favorables et que l'excellence du mémoire de son jeune émule lui a suggéré ses nouvelles expériences.

f. Analyse de M. Blondlot. On doit au docteur Blondlot, professeur à l'Ecole préparatoire de médecine de Nancy, les derniers travaux sur l'analyse de la bile. Comparant les résultats obtenus par les diverses méthodes, il les met en parallèle. Il trouve que, dans toutes, on admet dans la bile, 1° de l'eau ; 2° une matière muqueuse ; 3° différents sels neutres ou alcalins ; 4° un principe qu'on a vu désigné sous les noms de matière biliaire, résine biliaire, picromel, sucre biliaire, biline, acide choléique, et qu'il appelle, lui, résinoïde ; 5° enfin, une matière colorante. Je terminerai cet important sujet en le suivant dans l'étude qu'il fait de ces produits : ses recherches ne lui en ayant pas fait découvrir d'autres, il considère comme décomposition ou comme altération tout ce que les chimistes ont signalé en surplus.

L'*eau* a des proportions variables : absorbée à mesure

que la bile séjourne dans la vésicule, cette humeur se concentre sans en éprouver d'altération. Pour mesurer la quantité d'eau, il suffit de peser une quantité déterminée de bile et de l'évaporer jusqu'à siccité complète ; la différence entre cette quantité de bile et le résidu donne le poids de l'eau.

Le *mucus*, d'après l'auteur dont nous analysons le travail, ferait partie intégrante de la bile, qui lui devrait sa consistance et sa viscosité ; son caractère aurait été méconnu, parce qu'il est masqué par la coloration et l'amertume de cette humeur. Il ne proviendrait pas spécialement de la vésicule (où l'existence des follicules peut, en effet, être contestée), pas plus que des conduits biliaires (où nous avons cependant noté l'évidente existence de ces follicules), mais il serait sécrété avec la bile elle-même par le parenchyme hépatique. On peut extraire la matière muqueuse de la bile en faisant évaporer ce produit et en traitant le résidu par l'alcool, qui enlève la substance résinoïde avec une partie des sels et de la matière colorante; le mucus reste alors sous la forme de pellicules minces, semblables à celles que laissent la salive et les autres fluides de même nature après leur dessiccation. Un autre procédé consiste à verser dans la bile une petite quantité d'acide acétique, qui précipite immédiatement la majeure partie de la matière muqueuse. Mais le moyen le plus simple (celui que M. Demarçay a mis en usage, comme nous l'avons vu) est de verser la bile dans une suffisante quantité d'alcool ; on voit alors le mucus se prendre en flocons plus ou moins grands, qui gagnent peu à peu le fond du vase, et quelquefois en longs filaments qui nagent à la surface de ce liquide.

Les *sels neutres* et *alcalins* que l'on rencontre dans la bile sont les mêmes que ceux qui font partie des fluides muqueux. On y trouve un sel ammoniacal, probablement un phosphate basique, dont il est facile de constater la présence en chauffant une certaine quantité de bile dans un matras au dessus duquel on place un papier rougi de tournesol. Les autres sels s'obtiennent des cendres après calcination:

Le *principe résinoïde* a été obtenu par M. Blondlot de la manière suivante : Après avoir étendu la bile dans deux ou trois fois son poids d'eau, il la fit bouillir avec une suffisante quantité de noir animal, préalablement lavé à l'acide chlorhydrique. Filtrant ensuite la liqueur encore chaude, il la fit évaporer au bain-marie jusqu'à parfaite siccité, ayant soin de crever de temps en temps l'espèce de croûte qui se forme à la surface et qui met obstacle au dégagement de l'eau. Le résidu est la matière résinoïde à l'état de pureté. Ce procédé, d'après M. Blondlot, offrirait l'avantage de ne mettre en jeu que des réactions incapables d'exercer sur la matière aucune action décomposante. Dans l'opération, le noir animal s'est emparé, non-seulement de la matière colorante, mais aussi du principe muqueux ; de sorte que la liqueur qui passe à travers le filtre a complétement perdu sa viscosité et ne conserve plus qu'une légère teinte jaunâtre qu'il est impossible de lui enlever complétement.

Voici les caractères présentés par la matière restant après l'évaporation : jaunâtre, demi-transparente comme du succin ; complétement desséchée, elle devient dure et fragile ; lorsqu'elle renferme encore de l'eau, elle est visqueuse et peut être tirée à longs fils ; puis, à mesure qu'elle se dessèche, elle devient comme de la cire, et on peut la réduire en feuilles minces, demi-transparentes, semblables à des lames de corne. Elle a une odeur d'ambre très-prononcée ; sa saveur est très amère avec un arrière-goût légèrement sucré. Chauffée, elle se ramollit et entre en fusion au-dessous de 100 degrés ; chauffée plus fortement au contact de l'air sûr une lame de platine, elle se boursoufle, se décompose en dégageant l'odeur de la corne grillée, et brûle avec une flamme fuligineuse, laissant un charbon difficile à incinérer ; la cendre, peu abondante, est composée comme celle de la plupart des matières animales ; soumise à la distillation sèche, à l'abri du courant de l'air, elle fournit, entre autres produits, beaucoup de carbonate d'ammoniaque. Elle est soluble complétement dans l'eau, en toutes proportions et à toutes les températures ; la dissolution est neutre ou très légèrement alcaline ; abandonnée à elle-même, elle ne tarde pas à se troubler, devient d'un blanc opalin, puis d'un jaune verdâtre de plus en plus foncé ; alors elle exhale une odeur de putréfaction et ramène énergiquement au bleu le papier rougi de tournesol.

La dissolution aqueuse de résinoïde donne un précipité blanc par les acides organiques et inorganiques ; l'acide sulfurique le produit avec énergie, tandis que les autres acide sont besoin pour cela d'être employés avec excès; ainsi quelques gouttes d'acides nitrique ou chlorhydrique produisent un précipité qui se redissout par la moindre agitation ; mais une nouvelle quantité le maintient. Dans tous les cas, le précipité peut être redissous par les alcalis.

Malgré sa grande solubilité dans l'eau pure, la matière en question ne peut se dissoudre dans ce liquide auquel on a ajouté une faible proportion d'acide sulfurique ; seulement elle y devient opaque et s'y ramollit au point de s'étaler au fond du vase comme du phosphore fondu sous l'eau. Si l'acide sulfurique était très concentré, la matière biliaire serait dissoute complétement, même à froid, toutefois après avoir subi une décomposition singulière, par suite de laquelle elle passe successivement au jaune paille, à l'orange, au rouge, au violet, puis enfin au noir. La dissolution aqueuse du principe résineux de la bile n'est pré-

cipitée par aucun alcali, ni par aucun sel neutre à base
alcaline. Elle n'est point troublée non plus par le deuto-
chlorure de mercure, ni par la teinture de noix de galle.
Au contraire, la plupart des autres sels y déterminent un
précipité plus ou moins abondant de matière blanche,
d'apparence caséeuse ou résiniforme : tels sont, notamment, le sulfate d'alumine, le sulfate de zinc, le sulfate
de fer, le sulfate de cuivre, le chlorhydrate d'étain, l'acétate de plomb neutre et basique, l'azotate d'argent, le nitrate de mercure, etc. Non-seulement tous ces sels précipitent la matière biliaire de la dissolution ; mais, de même
que les acides, ils l'empêchent de se dissoudre dans l'eau,
par leur seule présence, et sans éprouver eux-mêmes aucune décomposition. Par exemple, si, dans une dissolution suffisamment concentrée de sulfate de zinc, on introduit une certaine quantité de cette matière, elle ne s'y
dissout en aucune façon ; à tel point que le liquide n'acquiert même pas la saveur amère que la moindre quantité
de ce principe communique si facilement à l'eau ; cependant il s'y ramollit, mais sans devenir opaque, et vient
s'étaler à la surface comme de la cire fondue. Dans cet état,
la matière résinoïde de la bile n'a subi aucune altération
et peut être dissoute dans l'eau pure comme précédemment. Tous les sels qui ont été cités ne possèdent pas au
même degré la propriété de précipiter cette matière de la
dissolution aqueuse ; de sorte que lorsqu'un de ces sels n'y
produit plus de précipité, un autre sel peut encore en déterminer : c'est ainsi que le sous-acétate de plomb, par
exemple, fait encore naître du trouble dans une solution
de matière biliaire, après que l'acétate neutre de la même
base a cessé d'y produire de l'effet.

La matière résinoïde de la bile est soluble dans l'alcool
en toute proportion ; cependant lorsque ce menstrue est
très-concentré, elle paraît s'y dissoudre moins facilement

que dans l'eau ; du reste, la dissolution alcoolique se comporte avec les différents réactifs à peu près comme la dissolution aqueuse. Elle est complétement insoluble dans l'éther, dans l'essence de térébenthine et dans les huiles grasses. Elle conduit le fluide électrique.

Après avoir ainsi examiné les propriétés physiques et chimiques du principe singulier qu'il appelle résinoïde, M. Blondlot se demande quelle en est la nature. Tout en admettant qu'il se rapproche des résines sous certains rapports, il trouve que, sous d'autres, il en diffère essentiellement. Sa conclusion est qu'il est un produit à part, *sui generis*, un corps intermédiaire, qui ne peut entrer dans aucune des classifications établies. Toutefois ce chimiste ne paraîtrait pas très-éloigné d'admettre, avec M. Demarçay, que le principe en question, rendu soluble par son alliance avec un alcali, pût former une espèce de savon.

La *matière colorante* donne à la bile les diverses teintes que nous lui avons reconnues et qui varient depuis le blanc jàunâtre jusqu'au noir foncé. On n'est pas encore parvenu à l'isoler avec certitude par la voie de l'analyse ; mais elle se dépose, dans certaines circonstances pathologiques, en grande quantité, dans la vésicule et même dans les conduits, ce qui permet de l'étudier. J'aurai occasion d'en parler avec détail en traitant des calculs ; je me borne pour le moment à transcrire les caractères que lui assigne M. Blondlot : substance solide, pulvérulente lorsqu'elle est sèche, de couleur variable comme la bile, inodore, insipide, plus pesante que l'eau ; insoluble dans ce dernier liquide, ainsi que dans l'alcool, l'éther et les huiles ; se dissolvant, au contraire, très-bien dans les alcalis. Décomposée par le feu, en vase clos, elle donne de l'eau, de l'acide carbonique, de l'oxyde de carbone, de l'hydrogène carboné, du carbonate d'ammoniaque, et beaucoup de carbone, ce qui prouve qu'elle est formée d'oxygène, d'hydrogène, d'azote et d'une forte proportion de carbone. Ce sont les rapports quantitatifs de chacun de ces éléments entre eux qui établissent les différences de coloration que cette matière présente : aussi tous les réactifs tant soit peu énergiques, en modifiant sa composition élémentaire, sont-ils susceptibles de la détruire ou d'en changer les teintes : tels sont le chlore, les acides, le sulfate rouge de manganèse, etc. M. Blondlot a constaté qu'il suffit d'agiter la bile avec ce dernier sel pour la décolorer à l'instant.

4° *Résumé des caractères chimiques et rapports qu'ont entre eux les divers caractères de la bile cystique.* Cette bile est soluble dans l'eau et dans l'alcool en toutes proportions ; ce dernier en isole le mucus. La bile évaporée ou distillée laisse un résidu solide, vert-jaunâtre, très-amer, se décomposant par la chaleur et donnant une faible quantité de carbonate d'ammoniaque. La réaction de la bile est d'une alcalinité peu prononcée ; il faut même quelquefois un certain temps pour qu'elle se manifeste en ramenant au bleu le papier de tournesol rougi. Abandonnée à elle-même, sa décomposition est lente, et elle dépose un léger résidu. Elle a la propriété de dissoudre parfaitement les matières grasses.

L'acide nitrique, d'après M. Thénard, précipite un peu de résine et toute la matière colorante. L'acide sulfurique, d'après Berzélius, précipite la solution alcoolique de la bile, en lui ôtant sa couleur et son amertume ; la matière biliaire de ce chimiste en résulte ; celle-ci est décomposée par l'acide hydrochlorique et par l'oxyde de plomb. L'acide hydrochlorique faible, d'après M. H. Demarçay, sépare une substance azotée acide (acide choléique) et l'acide margarique de la soude, avec laquelle ils étaient combinés ; l'acide hydrochlorique concentré décompose cette substance azotée en une substance non azotée (acide choloïdique), en chlorure de sodium et en taurine. Les acides sulfurique et phosphorique amènent le même résultat.

Parmi les alcalis, la potasse, la chaux, la baryte et la strontiane, mêlées à la bile, donnent, encore d'après M. Demarçay, deux produits de décomposition : de l'ammoniaque et un acide.

L'acétate neutre de plomb, d'après M. Thénard, dégage le reste de la résine biliaire du précipité déjà formé par l'acide nitrique ; le sous-acétate précipite la partie restante de la bile ; ce précipité, dissous par l'acide acétique, débarrassé du sel de plomb par gaz sulphydrique, donne le picromel ; et, d'après M. Blondlot, la dissolution aqueuse du principe résineux de la bile est encore précipitée par les sulfates d'alumine, de zinc, de cuivre, le chlorhydrate d'étain, l'azotate d'argent, le nitrate de mercure, etc.

L'éther, d'après M. Chevreul, sépare la cholestérine de l'extrait alcoolique de la bile. Enfin, d'après M. Blondlot, en faisant bouillir la bile avec du noir animal, on la dépouille de sa matière colorante et de sa matière muqueuse.

Passons maintenant aux rapports que l'on peut établir entre les divers caractères de la bile.

Cette humeur doit sa couleur à une matière colorante toute spéciale, dont nous avons décrit les variétés naturelles. On a vu que, sous le microscope, cette matière se présentait sous forme de plaques amorphes, plus ou moins étendues, qu'elle n'était que suspendue dans la liqueur biliaire. C'est cette matière qui, précipitée comme nous venons de le dire, constitue la matière jaune de M. Thénard, les principes colorants vert et jaune (biliverdine et bilifulvine) de Berzélius. Sa consistance plus ou moins grande est due à la quantité variable d'eau qui sert de véhicule à ses principes composants, et sa viscosité toute spéciale dépend de la combinaison savonneuse de ses principes gras ou résineux acides avec la soude. Sa saveur, à la fois amère et sucrée, tient à la nature de son principe essentiel, dénommé diversement parmi les auteurs (picromel, résine et sucre biliaire, matière biliaire, acide choléique, biline, résinoïde). La parfaite solution de ce principe, la facilité de ses métamorphoses ne permettent pas que l'inspection microscopique y découvre des molécules organiques, comparables, par exemple, à celles du chyle, du sang, du lait, etc. Une partie de la consistance et de la viscosité de la bile peut être due à la cholestérine ; on a vu que le microscope en découvre les rares paillettes à l'état de suspension dans l'humeur qui nous occupe, et que l'éther parvient à la séparer de l'extrait alcoolique. On peut en dire autant du mucus : l'inspection simple a peine à le faire découvrir, mais le microscope le montre, non-seulement sous forme de couche mince à l'intérieur de la vésicule, mais encore au sein de la bile avec l'aspect de globules petits et arrondis ; l'alcool le précipite de cette humeur. Enfin, quant à l'odeur que celle-ci manifeste, et dont nous avons parlé aux caractères physiques, la chimie nous apprend qu'elle peut être rapportée à un principe odorant volatil qui passe à la distillation.

Tels sont les rapprochements par lesquels j'ai cru devoir terminer cet examen de l'humeur biliaire ; quoique par eux les faits tendent à s'éclairer, à s'harmoniser et à s'expliquer mutuellement, il n'en reste pas moins, ainsi qu'on a pu en juger par les divergences des auteurs, une certaine obscurité sur la véritable nature de sa composition. C'est cette considération qui m'a entraîné dans le long exposé auquel je me suis livré.

§ II. De la bile hépatique.

On a vu, lorsqu'il a été question du cours de la bile dans les voies biliaires, comment cette humeur, sécrétée dans le lobule hépatique, chemine dans les radicules et les racines du canal hépatique , et comment, se divisant ensuite en deux colonnes, l'une d'elles s'écoule dans le duodénum par le canal cholédoque. C'est de cette bile, non encore mêlée à la bile cystique déjà étudiée, que je vais m'occuper. Malgré qu'elle mérite de fixer l'attention, peu d'auteurs ont fait sur elle des recherches spéciales. Malpighi, Ferrein, Ludwig, Haller, Bohon, Cole, Bichat, M. Magendie et M. Duvernoy sont les seuls auteurs qui en aient dit quelque chose [1].

M. le professeur Bouisson s'est efforcé de combler la lacune qui existait sur ce point. Il a essayé divers procédés dans le but de se procurer une suffisante quantité de cette bile pour l'étude qu'il voulait en faire. Il n'est pas facile, en effet, de la recueillir. Dans les foies ordinaires, on n'en trouve que très peu dans les racines du conduit hépatique, dans ce conduit et dans le cholédoque ; et, soit qu'on incise les conduits suivant leur longueur, soit qu'on les coupe en travers, en cherchant par la pression à faire suinter la bile, le peu qu'on en obtient est toujours mêlé de sang. M. Bouisson conseille deux autres moyens : c'est d'abord de lier le canal cystique sur un animal vivant et de recueillir la bile qui arrive graduellement par le canal cholédoque, ce qui permet d'en recueillir 25 à 30 gouttes en un quart d'heure. Le second moyen nous paraît mal choisi ; il consiste à injecter de l'eau dans la veine porte d'un cadavre, de pousser avec modération jusqu'à ce que le liquide pénètre par les canaux biliaires, et de recueillir la première partie de bile qui reflue par le canal hépatique. Cette injection ne poussera pas beaucoup de bile dans les conduits, et d'autre part l'eau ne passera pas dans ceux-ci ; il a été prouvé, en effet, que les

[1] Voyez mon traité de *la Bile et ses maladies*.

injections ne passaient point d'un de ces ordres de vaisseaux dans l'autre.

Toutefois M. Bouisson, ayant pu recueillir une certaine quantité de bile hépatique, a fait sur elle les observations suivantes : Il l'a trouvée jaunâtre, transparente, peu visqueuse, d'une amertume médiocre. Des animaux, auxquels il présenta des aliments qui en étaient imprégnés, ne parurent éprouver aucune répugnance, tandis qu'ils repoussaient ceux qui étaient imprégnés d'une même quantité de bile cystique. En examinant un lobule avec attention, on assiste, pour ainsi dire, à la naissance de la bile, car cet humeur le colore. Examinée dans les vaisseaux biliaires, la bile hépatique lui a paru n'adhérer que faiblement à leur surface interne, qu'elle colorait d'une teinte bien plus claire que celle des parois de la vésicule. S'il abandonnait cette bile à elle-même dans un tube de verre, la partie déclive acquérait une teinte à peine plus foncée que le reste, phénomène dû à la faible quantité de matière colorante qu'elle déposait.

L'examen microscopique ne lui a fait reconnaître dans la gouttelette déposée sur le porte-objet qu'une teinte jaune-serin, sans grumeaux opaques. Quelquefois des parcelles excessivement délicates se présentaient quand il agitait le liquide, ce qui paraissait tenir à de la matière colorante ou à de la cholestérine extrêmement divisée. Quelques globules de mucus se présentaient aussi par intervalle.

Cette pénurie relative des matériaux contenus dans la bile hépatique tient à coup sûr à l'abondante proportion de véhicule exhalé dans les lobules mêmes, et aussi à ce que la membrane interne de ces conduits fournit beaucoup de mucus. Le savant professeur de Montpellier a cherché à déterminer la proportion relative au véhicule et aux matières solides dans une même quantité de bile hépatique

et de bile cystique, recueillies sur un foie de bœuf. Il
déposa 2 grammes de chaque espèce sous le récipient
d'une machine pneumatique. Par l'effet du vide, aidé par
la présence d'uue capsule contenant de l'acide sulfurique,
l'évaporation des liquides biliaires se fit graduellement et
laissa un résidu très inégal. Le résidu de la bile cystique
avait une couleur brune jaunâtre, tandis que celui de la bile
hépatique ne formait qu'une couche légère et transparente.

L'analyse chimique de la bile hépatique n'a pas été
faite. M. Braconnot, dans son analyse du foie, dit avoir
recherché vainement dans le parenchyme de cet organe
une suffisante quantité de cette liqueur. Il pense, et M. Duvernoy est aussi de cet avis, qu'elle se rapproche beaucoup de la composition du foie lui-même ; mais, quoiqu'il
semble qu'elle ne doive différer de la bile cystique qu'en
ce que ses éléments sont moins concentrés, en raison de
la proportion plus grande du véhicule aqueux, M. Orfila
cependant croit que la bile hépatique ne contient pas de
picromel. En attendant qu'on puisse faire une analyse
méthodique, voici les résultats obtenus de l'essai de quelques réactifs. L'acool à 36° versé dans cette bile en isole
une couche muqueuse qui paraît à sa surface sous forme
de pellicule. L'acide nitrique précipite une faible quantité
de matière jaune. Les alcalis à froid se mélangent avec la
bile et ne produisent aucune réaction sensible. L'action
des sels plombiques est la même sur la bile hépatique et
sur la bile cystique. La chaleur n'y détermine aucune coagulation ; si on prolonge son action, de manière à réduire
le liquide de la moitié ou des deux tiers, en opérant sur
un feu doux, on donne à la bile hépatique une apparence
qui la rapproche de la cystique. Elle n'exerce aucune action sur le papier de tournesol, et ne ramène pas au bleu
celui qui a été rougi par un acide. Elle mousse quand on
l'agite, mais moins que la bile cystique.

La bile contenue dans les canaux biliaires chez les animaux sans vésicule, tels que le cheval, est plus foncée et plus visqueuse que celle qu'on trouve chez les animaux à vésicule. Ainsi la nature paraît avoir suppléé primitivement à l'absence de ce réservoir, dont les seules fonctions sont de concentrer la bile, en rendant de suite cette liqueur plus chargée de ses matériaux actifs. On ne remarque pas de différence essentielle dans la digestion des animaux privés de vésicule et de ceux qui en possèdent ; si donc la bile hépatique se trouve moins chargée de ses principes que la cystique, elle en contient toujours assez pour le rôle qu'elle peut jouer dans la digestion.

Dans les cas d'atrophie ou d'absence congénitale de la vésicule de l'homme, on n'a reconnu aucun trouble prononcé dans les fonctions digestives, ainsi qu'il résulte des observations de Sandifort , de M. Craz, et de plusieurs contemporains. On a vu que, dans le dernier cas, il s'opérait une dilatation dans les conduits au niveau du canal cystique, comme pour remplacer les fonctions de ce réservoir, et que l'on a indiqué récemment , dans une circonstance semblable , une augmentation remarquable de l'appétit, le tube digestif paraissant être stimulé par l'arrivée continue d'une bile hépatique plus chargée que de coutume de principes actifs.

§ III. De la bile intestinale.

J'ai déjà consacré un paragraphe à indiquer la manière dont la bile arrive dans les voies digestives , et comment elle s'y répand et les parcourt. Il me reste à dire quelques mots des caractères qu'elle y offre et des résidus biliaires qu'on trouve dans les gros intestins. Je terminerai en cherchant à apprécier la quantité de bile sécrétée par le foie en un temps donné.

1° *Caractères particuliers de la bile intestinale*. La bile, en se répandant dans le duodénum, en même temps que le suc pancréatique, se réunit encore au mucus des intestins. Cette bile, devenue intestinale, étant tantôt de la bile hépatique seule, tantôt un mélange de celle-ci avec la bile cystique, sa composition n'a pas dû être supposée notablement différer de celle des deux premières : aussi, les essais à cet égard n'ont-ils été, en quelque sorte, qu'effleurés.

Au moment où elle est versée à la surface de l'intestin, elle manifeste une réaction alcaline très-prononcée ; on peut reconnaître celle-ci chez les animaux en appliquant sur la membrane muqueuse du papier de tournesol rougi par un acide. Ce caractère se conserve jusqu'à l'origine du gros intestin en perdant graduellement de son intensité. Dans le gros intestin, l'acidité reparaît. Ces caractères alcalin et acide ont pu être constatés plusieurs fois dans des cas de fistule intestinale ; c'est même un moyen de reconnaître quel est l'intestin qui est le siége de cette affection.

Dans les hernies étranglées, où les matières intestinales sont rejetées par le vomissement, des matières biliaires sont évacuées en même temps. Dans un cas de ce genre, j'ai fait faire une analyse. Je soignais en 1838, avec les docteurs Blandin et Lenoble (de Versailles), une dame de 65 ans, d'un grand embonpoint, qui était atteinte d'une hernie ombilicale avec étranglement. Elle rendait à pleines cuvettes un liquide onctueux, d'une couleur verte des plus franches. J'en recueillis une certaine quantité, sur laquelle M. H. Demarçay voulut bien faire quelques essais.

La réaction de ce liquide était acide (il avait pu s'acidifier dans l'estomac), et sa saveur d'une très-faible amertume. Il fut concentré par l'évaporation à une douce chaleur. Quelques flocons verts, très légers, qui, plus tard, se rassemblèrent en grumeaux, vinrent flotter à la surface du liquide. Celui-ci, réduit à la moitié de son volume, fut mêlé à deux fois sa quantité d'alcool à 36° ; il en résulta la précipitation d'une nouvelle quantité de flocons, parfaitement analogues par leur couleur à ceux de mucus que l'alcool précipite de la bile, et semblables, par leur forme, leur apparence et leur légèreté, à tous les précipités de mucus opérés par le même agent. Ils étaient d'un vert pâle, couleur due au principe colorant de la bile, et se rassemblaient, par l'action de la chaleur, en grumeaux à moitié fondus et d'un vert plus foncé. La dissolution alcoolique filtrée, puis soumise à l'évaporation avec un peu d'acide hydrochlorique, se colora fortement en noir et déposa des gouttelettes noires de résine biliaire (acide choloïdique), qui furent séparées par filtration. La partie liquide filtrée, traitée par quatre fois son volume d'alcool, déposa une quantité très-minime de cristaux blancs jaunâtres, qui, soumis à l'action de la chaleur sur une lame de platine, se comportèrent comme la taurine.

2° *Des résidus biliaires trouvés dans les gros intestins.* La bile, après s'être mêlée aux matières alimentaires, et après avoir rempli les divers rôles qui lui sont dévolus, parvient dans les gros intestins, où l'on peut en constater les résidus. Divers chimistes se sont occupés de les découvrir en faisant l'analyse des matières fécales. Berzélius, qui s'est particulièrement occupé des excréments de l'homme, a trouvé, sur 1,000 parties, 9 parties de bile et quelques parties de résine biliaire. Sur la même quantité, Zierl a constaté, dans ceux des chevaux, 37 parties de picromel, avec des sels et des matières biliaires avec extractif, et 53 mêmes parties dans ceux des moutons. L'analyse de la bouse de vache a donné, également sur 1,000 parties, à Einof, 240 de matières biliaires et de sels ; à Morin, 470 de bile indécomposée, de matière biliaire avec albumine, de résine et de

graisse biliaires; à Penot, 167 de matière amère et de résine
biliaire, avec picromel ; enfin, à Zierl, 220 de picromel avec
des sels et des matières biliaires avec extractif. MM. Leuret
et Lassaigne, dans leur analyse des matières fécales, ont
trouvé la matière jaune de la bile et une matière soluble
dans l'alcool, formée de résine et de graisse biliaires ; ils
n'en ont pas précisé les proportions.

Il résulte d'expériences faites par le docteur Prout, que
les principes biliaires s'altèrent à mesure qu'ils s'avan-
cent dans les gros intestins ; que, dans le rectum d'un
chien qui a pris une nourriture animale, ces principes
sont plus considérables que lorsqu'il a fait usage d'une
nourriture végétale ; de plus, que, dans le premier cas, ces
principes sont tout-à-fait changés en résine, et que, dans
le second, ils ne le sont qu'en partie.

3° *De la quantité de bile sécrétée par le foie en un
temps donné.* MM. Leuret et Lassaigne évaluent à 60 grammes la quantité de bile que fournissent les vaisseaux biliaires d'un cheval dans l'espace d'un quart d'heure. Reverhorst et Haller estimaient la production de cette humeur, chez l'homme, à 32 grammes environ par heure.
Bianchi n'admet que cette même quantité en vingt-quatre
heures.

M. Bouisson, se fondant sur une expérience connue et
de laquelle il résulte qu'un liquide injecté dans le canal
hépatique se partage à peu près également entre le duodénum et la vésicule, fait le raisonnement suivant : la
vésicule de l'homme renferme, terme moyen, 45 grammes de bile ; elle se vide deux fois en vingt-quatre heures,
pour les besoins de la digestion. En supposant que la
même quantité coule directement dans l'intestin, la totalité de la sécrétion biliaire devrait s'élever à environ
180 grammes en vingt-quatre heures. J'ajouterai, pour
fournir un nouveau document sur cette matière, que dans

un cas de fistule biliaire, dont il sera question dans le cours de ce livre, j'ai constaté que le sujet perdait par cette fistule environ 45 grammes de bile en vingt-quatre heures, mais qu'une quantité, qui ne pouvait pas être évaluée, passait en outre par les selles.

Si l'on ne sait pas au juste la quantité de bile sécrétée en un temps donné, on connaît encore moins la proportion du rejet des éléments biliaires. Dans cette estimation, M. Bouisson prend pour point de départ le poids attribué par Haller et Burdach au résidu de la digestion journellement expulsé, poids qui, selon ces auteurs, n'excéderait guère, terme moyen, 160 grammes. Supposant toujours que la quantité de bile sécrétée dans l'espace d'un jour soit de 180 grammes, il en conclut, en faisant la part de la proportion que les matières alimentaires non assimilables représentent dans les fèces, que la quantité des éléments de la bile qui constituent sa partie récrémentitielle est inférieure à celle qui possède le caractère excrémentitiel. M. Blondlot, sans s'appuyer sur aucune recherche spéciale, dit que la bile se retrouve à peu près intégralement dans les selles, et MM. Sandras et Bouchardat paraissent se rapprocher de son opinion.

ARTICLE DEUXIÈME.

MODIFICATIONS QUE LA BILE ÉPROUVE SUIVANT LES CIRCONSTANCES INDIVIDUELLES ET HYGIÉNIQUES.

Il importe d'étudier ces circonstances, car on verra, lorsque je m'occuperai des causes des calculs biliaires, combien elles ont d'influence sur leur production.

§ 1er. Modifications de la bile suivant les circonstances individuelles.

Les circonstances que j'appelle individuelles comprennent les modifications qui sont le propre de l'âge, du sexe, des races et des tempéraments.

1° *Modifications de la bile suivant les âges*. Ces modifications méritent d'être examinées non-seulement dans la vie extérieure, mais encore dans celle intrà-utérine.

a. Dans la *vie intrà-utérine*, suivant les embryologistes modernes, la formation de la bile ne se manifeste que lorsque la partie fœtale du placenta acquiert de la prédominance. Au quatrième mois, on commence à apercevoir un peu de bile dans les canaux de l'intérieur du foie et quelquefois aussi dans l'intestin duodénum ; au cinquième mois, on en trouve dans les mêmes parties une quantité assez notable. La vésicule, qui ne peut être aperçue qu'au quatrième mois, reste longtemps remplie de mucus ; vers le septième mois seulement, elle admet la bile dans sa cavité, ce qui indique qu'il n'y a pas un rapport nécessaire entre le développement du cholécyste et la formation de la bile. A une époque rapprochée de la naissance, on n'en trouve encore qu'une faible quantité, et son aspect, d'après Billard, y est très variable. La bile, dans cette vie, se rend en plus grande quantité dans l'intestin que dans la vésicule. Il n'y a pas non plus un rapport nécessaire entre le développement du foie et la sécrétion de la bile ; car on sait que, à mesure qu'on remonte vers la conception, le foie a un volume proportionnellement plus considérable, qu'il est même de tous les organes sécréteurs le premier développé.

Dans le foie et la vésicule du fœtus humain, la bile, d'après Swammerdam, Burdach et la plupart des auteurs, est de consistance muqueuse et à peine amère. Haller dit qu'elle est colorée avant de devenir amère. Ce célèbre physiologiste avait remarqué, en observant le développement du poulet, qu'elle n'a de saveur et ne devient amère qu'après la 300ᵉ heure.

MM. Lcuret et Lassaigne, ayant analysé la bile fœtale du veau, y ont trouvé du mucus, une substance jaune, une verte, de l'hydrochlorate et du carbonate de soude; il n'y avait pas de picromel ; par là, on peut se rendre compte de l'absence de saveur. Cette composition, différente de celle de l'adulte, explique la différence des usages; elle est, en effet, excrémentitielle chez le fœtus.

La bile, en se versant dans l'intestin, y constitue en grande partie le *mœconium*. Il est superflu, aujourd'hui, d'établir que ce mœconium qui remplit l'intestin du fœtus ne résulte pas, comme on l'avait prétendu, de la digestion des eaux de l'amnios. On va voir qu'il doit être considéré comme le résidu de la bile du fœtus. Bordeu provoqua les premières recherches qui ont éclairé cette question. A sa demande, le chimiste Bayen et l'accoucheur Deléurye examinèrent ce produit et lui trouvèrent les caractères et la composition qui suivent : liquide de couleur brune, tirant sur le jaune ou le vert-olive, teignant en jaune l'eau qui sert à le dissoudre et laissant sur le linge des taches de même couleur très adhérentes, presque insipide, d'une odeur variable. Lorsqu'on le fait évaporer, le résultat de la dessiccation est une matière brune, facile à pulvériser, en partie soluble dans l'alcool qui prend alors une teinte jaune foncé. Si on calcine cette même matière, on obtient un résidu charbonneux assez considérable. Une analyse de Vauquelin n'indique que de la bile, mêlée à du mucus intestinal. Bouillon-Lagrange et M. Lassaigne, par des recherches plus récentes, ont confirmé que ce résidu renferme une proportion considérable de matière colorante de la bile. Une analyse proportionnelle serait pourtant à désirer.

La bile de la vie fœtale se distingue de celle de l'autre vie, en ce que, devenant de suite étrangère à l'organisation, elle s'accumule dans le gros intestin pour en être expulsée après la naissance ; en ce qu'elle ne paraît pas contenir de picromel ou de choléate de soude, mais, au contraire, une grande quantité relative de matière colorante ; enfin en ce que sa formation semble destinée à faire sortir du sang des matériaux qui, dans la vie extérieure, sont consommés par l'acte de la respiration.

b. Après la naissance, la bile éprouve des changements dans les conditions de sa formation, ainsi que dans sa composition. D'une part, le sang de la veine ombilicale qui affluait dans le foie et qui participait au caractère artériel, est remplacé en totalité par le sang de la veine porte, où le caractère veineux est très prononcé et qui contient des principes gras. Ceux-ci reparaissent dans la bile sous forme d'acide choléique et lui donnent de nouvelles propriétés. La révolution physiologique qui s'opère dans le foie, soit dans la manière dont se fait la circulation, soit dans la diminution de volume de l'organe, réagit sur la bile et rend son rôle dépurateur moins important ; d'autre part, l'amertume se manifeste graduellement dans cette humeur, dont les propriétés excitantes sollicitent des contractions dans le tube intestinal et procurent l'évacuation du mœconium. La fréquence des selles chez les enfants indique que ces propriétés excitantes continuent leur action. Le foie lui-même, prenant de l'énergie, sécrète une plus grande quantité de bile, ce qu'il doit à la double excitation produite par le sang artériel et par les aliments. La composition de cette humeur la rend-elle plus propre à dissoudre les principes gras du lait et à les disposer à être absorbés ? Son cours aussi se modifie ; elle reflue vers la vésicule en plus grande quantité qu'avant la naissance. Au bout de peu de jours, ce réservoir acquiert des dimensions plus considérables et prend l'aspect pyriforme qui lui est propre pendant le reste de la vie.

Chez les enfants, la bile est d'un jaune clair et peu visqueuse ; peu à peu elle devient plus foncée et plus épaisse.

À mesure qu'on s'approche de l'âge adulte, la sécrétion biliaire prend une plus grande activité ; elle est surtout énergique vers l'âge de 35 à 40 ans.—La bile de l'adulte ayant été prise pour type dans les caractères généraux qui ont été donnés de cette humeur, je n'ai pas à y revenir.

Dans un âge avancé, le foie sécrète encore beaucoup de bile, malgré qu'il ait perdu de l'action prédominante qu'il exerçait sur l'économie. Cette persistance d'activité dépendrait, suivant Bichat, de deux causes : de la décomposition très marquée à cet âge, ce qui fait que beaucoup de substances se présentent au foie pour être rejetées avec la bile, et de ce que la peau, raccornie, cessant d'être un émonctoire, le foie y supplée en partie. Dans la vieillesse, l'épaisseur de la bile augmente et sa coloration devient plus foncée. Enfin, dans la décrépitude, le foie, qui s'atrophie, ainsi que la rate, laquelle fournit des sources essentielles à la veine porte, rendent la sécrétion moins abondante, et l'on peut généralement remarquer, avec Bordeu et Lorry, que la bile devient encore plus foncée et que sa teinte est même noirâtre.

2° *Modifications de la bile suivant le sexe.* Le sexe n'exerce pas sur la bile des modifications assez prononcées pour qu'on puisse les apprécier par l'examen de ses qualités physiques. On n'a pas cherché à constater s'il y avait des différences chimiques et microscopiques, mais il est probable que les unes et les autres seraient trop peu prononcées pour qu'on pût les saisir. On peut supposer que l'identité n'est pas complète par quelques considérations : les modifications que la bile imprime au tempérament est plus prononcée dans le sexe masculin ; les femmes ont les digestions moins actives, sont plus sujettes à la constipation, plus exposées aux calculs biliaires, etc. Ces circonstances, comme le remarque M. Bouisson, peuvent subvenir au défaut de l'observation directe pour signaler quelques caractères distinctifs et faire admettre que le sexe modifie la sécrétion et la composition de la bile.

3° *Modifications de la bile suivant les races.* Les modifications relatives aux races n'ont pas été soumises à un examen convenable. Lecat croit que la bile éprouve une modification dans celles qui habitent les régions inter-tropicales, en raison de l'influence qu'a ce liquide sur la coloration de la peau. Quoique, dans ce cas, il faille tenir compte de l'influence solaire, on ne peut s'empêcher d'admettre aussi que les altérations de la bile, si communes dans ces climats, y soient pour quelque chose. C'est sans raisons suffisantes que Virey prétend que la bile des nègres est plus foncée que celle des blancs, que sa production abondante exerce une influence sur leurs tempéraments et leurs maladies, et qu'il attribue à la résorption de cette humeur l'odeur forte que répand cette race. J'ai eu occasion d'assister à l'autopsie de plusieurs nègres, et, à cette époque, déjà occupé de la bile, je dois dire que je n'ai point été frappé de la différence de couleur signalée par cet auteur. Le quartier que j'habite est aussi celui de beaucoup de créoles, qui ont des nègres des deux sexes à leur service; j'ai souvent été appelé à leur donner des soins, et je n'ai pas non plus remarqué une prédominance bilieuse prononcée dans leurs maladies. Quant à l'odeur forte qu'ils répandent, il est, ce me semble, bien plus rationnel de l'attribuer à une sécrétion particulière de la peau plutôt qu'à la résorption de la bile.

4° *Modifications de la bile suivant les tempéraments.* Il est certains tempéraments dans lesquels la nature de la bile paraît imprimer des caractères tout particuliers, soit que cette humeur possède réellement en elle-même des qualités propres, soit que sa sécrétion soit modifiée dans son mode ou dans sa quantité. Ce serait assurément chose curieuse que de rechercher, dans les cas où le tempérament bilieux est très-prononcé, si le microscope ou la chimie indiqueraient dans ce produit quelques changements remarquables ; mais déjà, par l'aspect seul, on peut se convaincre qu'il a subi de notables modifications : la teinte de la bile est, en effet, plus foncée et son épaisseur est plus prononcée que dans les autres tempéraments; on a remarqué qu'elle coulait mal, qu'elle s'attachait aux parois des conduits du foie, ainsi qu'aux parois de la vésicule et de l'intestin. La bile possède-t-elle alors les qualités âcres et irritantes dont on a tant parlé, et serait-ce à celles-ci qu'on devrait attribuer l'activité des fonctions et même des passions qui quelquefois caractérisent à un si haut degré ces tempéraments ? On serait tenté de le croire, en la comparant à celle des lymphatiques à cheveux blonds où elle est très-aqueuse, et même à celle des autres tempéraments qui s'éloignent du bilieux, et dans lesquels sa sécrétion et son écoulement s'opèrent avec facilité.

Dans le tempérament bilieux prononcé, la sécrétion biliaire se fait rarement d'une manière normale ; tantôt elle est moindre, tantôt plus abondante que dans les autres tempéraments. Elle est sujette à de grands troubles, à des crises d'hypersécrétion. Les digestions en sont exagérées dans leur énergie ou perverties dans leur action. C'est sans doute là la cause de la maigreur habituelle des individus de ce tempérament. C'est sans doute aussi parce que leur bile coule lentement et séjourne dans les voies biliaires, ou parce qu'elle est sécrétée en excès, double circonstance qui fait qu'elle est absorbée en plus grande quantité, que tous les tissus, et surtout la peau, contractent une coloration toute particulière. La coloration plus foncée de la bile, dans ce tempérament, n'indiquerait-elle pas que l'élimination du carbone du sang se ferait avec plus d'abondance par cette voie, et, par une sorte de compensation, la déposition de la graisse dans le tissu cellulaire diminuerait-elle ?

§ II. Modifications de la bile suivant les circonstances hygiéniques.

Les circonstances hygiéniques dépendent des ingesta, des saisons et des climats, de l'exercice, du sommeil et de la veille, et des états moraux.

1° *Modifications de la bile suivant les ingesta.* Les *ingesta* ne comprennent pas seulement les substances alimentaires ; on peut y réunir aussi les substances médicamenteuses. J'examinerai successivement l'influence de ces deux espèces de substances sur la sécrétion biliaire et sur la bile elle-même, et je finirai en disant quelque mots des effets que détermine, sur cette fonction et son produit, l'injection de certaines substances dans le torrent de la circulation.

a. Influence des substances alimentaires. Si l'on ne peut assigner des rapports entre les qualités et la composition des substances alimentaires et de la bile, du moins il est possible, dès à présent, de signaler, entre les premières et cette dernière, un certain nombre d'intéressantes relations. Je rappellerai, d'abord, l'effet que produit l'alimentation ordinaire sur la sécrétion biliaire : la présence du chyme dans le duodénum excite cette sécrétion et fait arriver dans cet intestin cette humeur en plus grande abondance ; celle qui est sécrétée par avance et rassemblée dans la vésicule, se vide en même temps. Il faut montrer, par opposition, les modifications que l'*absti-nence* détermine dans la sécrétion de la bile : quand elle se prolonge, la quantité absolue de bile est diminuée, comme, du reste, celle de toutes les autres sécrétions. N'étant plus nécessaire pour la digestion, elle s'accumule dans la vésicule, où elle se concentre et devient très visqueuse. Morgagni a constaté que l'estomac est souvent gorgé de bile chez les hommes qui restent longtemps privés de nourriture. Chez des sujets morts d'inanition qu'on a pu examiner, on a trouvé la vésicule très distendue et la bile ayant une coloration très foncée. Un de mes anciens amis d'études, le docteur Desbarreaux-Bernard, qui a publié l'observation d'un prisonnier qui succomba à Toulouse, après une abstinence de deux mois, avait trouvé la vésicule biliaire distendue, et l'humeur qu'elle renfermait tellement épaisse qu'on y reconnaissait des granulations sensibles au toucher. M. Bouisson rapporte que, sur un sujet qui mourut de la même manière, en 1838, à l'hôpital militaire de Strasbourg, la vésicule était remplie d'une bile verte fort épaisse. M. Collard de Martigny a constaté aussi, sur des animaux qu'il avait fait périr de faim, que la vésicule était portée à un grand état de distension. Cette distension disparaît lorsque la contraction n'est plus provoquée par le défaut de nourriture, et alors cette poche se vide par regorgement.

En combinant certaines conditions avec une alimentation spéciale longtemps prolongée, on parvient à modifier considérablement la composition du foie et de la bile. C'est ainsi que, chez les oies et les canards que l'on condamne au repos et qu'on nourrit avec du maïs, le foie, après un certain temps, se charge de graisse, et la bile devient albumineuse. Cet effet peut aussi se produire chez le poulet, mais d'une manière moins marquée.

Les aliments végétaux, d'après MM. Tiedemann et Gmelin, produiraient principalement la partie résineuse de la bile. Ces auteurs s'appuyent sur ce que la bile de bœuf en contient beaucoup plus que celle de l'homme et du chien. La matière verte des feuilles des plantes, que MM. Pelletier et Caventou ont appelée *chlorophyle*, pouvant se convertir en une matière résineuse, et cette chlorophyle se rencontrant dans un très grand nombre d'aliments tirés du règne végétal, ne peut-on pas, en effet, supposer qu'elle contribue à former la résine biliaire? Les mêmes physiologistes pensent que cette résine biliaire se forme chez les animaux aux dépens des matières grasses, végétales ou animales, introduites dans le corps avec les aliments.

Les substances animales paraissent exciter davantage la sécrétion biliaire que les végétales. Schultz a remarqué que la bile coulait en moins grande quantité dans l'intestin des chiens quand ils avaient pris une nourriture végétale que lorsqu'ils avaient mangé de la viande. Le docteur Beaumont, chirurgien à l'armée des États-Unis, a observé, sur son domestique canadien, qui portait une fistule stomacale, que la bile devenait plus abondante et se portait dans l'estomac par l'usage prolongé des aliments gras.

Les nouvelles expériences de MM. Sandras et Bouchardat viennent encore prouver que les matières grasses augmentent la sécrétion biliaire. Ces savants expérimentateurs ayant nourri, pendant trois jours, des chiens avec des soupes contenant 45 grammes de suif, trouvèrent la bile de ces animaux, tués trois heures après le dernier repas, abondante et verdâtre; l'ayant traitée par l'éther, ce dissolvant abandonna par l'évaporation une matière grasse, solide à la température ordinaire, et dont il fut facile d'extraire de la cholestérine. D'autres chiens furent nourris de la même manière, avec de la cire au lieu de graisse, et la bile abandonna les mêmes produits. D'autres chiens encore, nourris de même, et avec addition d'une quantité égale d'huile d'amandes douces, présentèrent aussi leur vésicule remplie d'une bile jaune verdâtre; elle abandonna à l'éther une matière grasse, complétement solide à la température ordinaire, où la cholestérine dominait ; les autres matières grasses de la bile y étaient en proportion plus considérable que dans l'état ordinaire. Au contraire, si des matières non grasses étaient administrées, la bile était peu abondante. Les huiles grasses, administrées seules et en faible quantité, traversent l'estomac sans être modifiées ; mais, arrivées au duodénum, leur présence y détermine un afflux de bile. Elles sont émulsionnées par cette bile et absorbées par les chylifères.

J'ajouterai, avant de terminer ce qui concerne les aliments, que M. Magendie ayant nourri des chiens uniquement avec des matières non azotées (sucre, huile, beurre, gomme), ces animaux moururent, après trente-deux jours de ce régime, offrant la vésicule remplie d'une bile dans laquelle M. Chevreul trouva le picromel en grande abondance.

b. Influence de certaines substances médicamenteuses sur la bile. Les boissons aqueuses exercent une première influence sur ce produit sécrétoire en délayant ses matériaux. L'usage des sels sodiques rend plus évidente la réaction alcaline de la bile, qui souvent est très faible. Bœhmer a vu la bile prendre une teinte rouge chez les animaux soumis à l'usage de la garance ; cette observation a été aussi faite par d'autres médecins. Dans cette circonstance, la bile tend à porter cette substance au dehors et à en débarrasser l'économie. M. Bouisson ayant introduit dans l'estomac d'un chien, par une ouverture faite à l'œsophage, plusieurs grammes du remède de Durande (éther et térébenthine), reconnut seulement que la bile avait contracté une odeur éthérée lorsqu'il fit l'autopsie de l'animal. L'éther avait sans doute été absorbé et était passé dans le système veineux abdominal avant d'arriver à la vésicule. Le mercure métallique est éliminé partiellement avec la bile où des observateurs l'ont retrouvé : Authenrieth et Zeller, en effet, ayant examiné cette humeur chez différents animaux soumis à des frictions mercurielles, y ont constaté le métal en quantité proportionnellement plus considérable que dans le sang ; cette bile avait aussi une couleur plus foncée qu'à l'ordinaire.

Certaines substances augmentent particulièrement la sécrétion biliaire et lui donnent une grande activité ; elles sont connues sous le nom de *cholagogues*. Les médecins anglais attribuent spécialement cette action au calomel, qu'ils administrent, non-seulement pour augmenter, mais aussi pour régulariser cette sécrétion. On sait que ce médicament, même à dose très modérée, donne rapidement une couleur verdâtre aux garde-robes des enfants. Sous son influence, à haute dose, d'après M. le docteur Roche, la bile devient visqueuse, d'un vert foncé, quelquefois noirâtre, et presque toujours fétide ; cette coloration paraît être aussi déterminée par tous les autres mercuriaux. M. le docteur Michéa, par des recherches insérées dans l'*Union médicale*, le 21 octobre 1848, a confirmé l'action toute spéciale du calomel sur la sécrétion biliaire ; il a montré que la couleur d'*herbes cuites* que prennent les selles est due à un excès de bile, ainsi que le prouve l'acide nitrique qui en révèle la matière colorante et en précipite l'albumine. Selon lui, les garde-robes de cette nature, produites par le calomel, seraient plus fréquentes chez les hommes que chez les femmes.

Les médecins ont toujours reconnu la vertu cholagogue à la gomme gutte et à la rhubarbe, ainsi qu'aux purgatifs salins ; cependant M. Michéa prétend que les purgatifs résineux et les sels neutres n'exercent aucune influence spéciale ou directe sur le foie, et que les garde-robes qu'ils provoquent ne renferment pas d'excès de bile. Les épices et les substances résineuses passent encore pour augmenter la sécrétion biliaire. M. Casenave a constaté sur des cholériques, soumis par Biett à l'usage du charbon, que, chez presque tous ces malades, en peu de temps, souvent au bout de quelques heures, les selles étaient tout-à-fait bilieuses et ordinairement abondantes.

D'autres substances diminuent la sécrétion biliaire. On a vu que la bile était sécrétée en moins grande abondance lorsqu'on faisait usage d'une nourriture végétale. Cette sécrétion est aussi diminuée par les boissons et les sucs acides. Les opiacés modèrent les flux biliaires ; enfin un traitement antiphlogistique, en diminuant l'irritation sécrétoire du foie, ramène la quantité de bile à son état normal.

2° *Modifications de la bile suivant les saisons et les climats.* Je n'ai à examiner ces modifications qu'autant qu'elles restent dans les limites de l'état physiologique.

a. L'*influence des saisons* sur la sécrétion biliaire est très marquée. Les premières chaleurs du printemps augmentent cette sécrétion, produisent une sorte d'état bilieux, et les vives chaleurs de l'été des maladies bilieuses. On peut reconnaître cette influence en opposant les maladies de l'été à celles de l'hiver, celles des années sèches et chaudes à celles des années pluvieuses et froides.

b. L'*influence des climats* est encore plus manifeste. On a observé de tout temps que l'action prolongée de la chaleur agit puissamment sur la sécrétion biliaire. Cette sécrétion, naturellement très active chez les naturels des climats intertropicaux, le devient bien plus encore chez les étrangers qui y arrivent des climats tempérés. D'abord il se manifeste, chez les non-acclimatés, de l'anorexie, de l'enduit jaunâtre sur la langue, de l'amertume dans la bouche, du trouble dans les digestions ; bientôt, malgré les précautions diététiques et hygiéniques, les évacuations deviennent plus fréquentes et plus foncées et l'urine prend une couleur jaune plus prononcée ; il survient même quelquefois des vomissements et une diarrhée de nature bilieuse. Le moindre stimulus sur les organes digestifs réagit sympathiquement sur le foie, et la sécrétion biliaire en est encore augmentée.

La bile des habitants des pays chauds, en même temps qu'elle serait plus abondante, paraîtrait contenir plus de matière colorante. Suivant Saunders, cette humeur serait aussi plus amère, ce qui lui paraît être une précaution de la nature, en ce qu'elle s'oppose ainsi à ce que les matières ingérées prennent les caractères putrides qui pourraient être le résultat de la haute température de ces climats. On peut encore ici, comme pour les saisons, apprécier l'influence de la chaleur atmosphérique sur le foie et sa sécrétion, en comparant le tempérament bilieux et les diverses maladies des habitants du midi, avec le tempérament lymphatique et les diverses affections des habitants du nord.

3° Modifications de la bile suivant le repos et le sommeil, l'exercice et la veille. Pendant le repos et le sommeil, il se produit moins de bile ; celle qui reflue vers la vésicule y demeure plus longtemps. Cette stagnation est une cause d'épaississement de cette humeur, et peut produire aussi le dépôt des molécules qu'elle tient en suspension. Pendant la veille et l'exercice, au contraire, la sécrétion biliaire est plus active et la circulation s'opère avec plus de facilité. Mais si l'influence du sommeil ordinaire est peu prononcée sur la bile de l'homme et des animaux en général, on va voir qu'il n'en est pas de même sur celle des animaux qui sont plongés dans le *sommeil hivernal.* Chez ces animaux, ce produit semble reprendre les caractères qu'il possédait pendant la vie fœtale, en raison de la torpeur qu'éprouve tout l'organisme et de la diminution toute particulière de la respiration. Pendant ce singulier état, le rectum se remplit d'une substance analogue au mœconium, et la vésicule contient une bile d'un vert tirant sur le brun et peu amère. Ces intéressantes observations ont été faites par M. Mangeli et par M. Prunelle; elles ont été constatées de nouveau par MM. Tiedemann et Gmelin. Ces savants professeurs ayant tué, pendant leur sommeil léthargique, des hérissons, des marmottes, des salamandres, des grenouilles, des couleuvres, des lézards et des escargots de vigne, ont trouvé, en outre, dans leur canal intestinal, une grande quantité de bile.

4° Modifications de. la bile dans les divers états moraux. La fonction sécrétoire du foie, plus peut-être que celle des autres glandes, est soumise à l'influence des passions. Si la bile, dans le tempérament bilieux, détermine les plus remarquables modifications sur les tendances de l'esprit, ces tendances réagissent à leur tour sur la sécrétion biliaire. L'empire prolongé des passions, de certaines surtout, le trouble nerveux qui en résulte, retentissent sur le foie, et la sécrétion de cet organe en est diminuée, augmentée ou altérée.

Zimmermann expose une série de faits qui prouvent combien les sécrétions, et en particulier celle de la bile, peuvent être modifiées sous l'influence des impressions morales. Les soucis, les dépits, le désespoir, diminuent cette sécrétion; on remarque alors la perte de l'appétit, les flatuosités, la constipation ; diverses maladies hépatiques, les calculs biliaires principalement, se développent dans ces circonstances. La sécrétion biliaire est, au contraire, augmentée par la crainte, la frayeur, et cet accroissement de sécrétion est annoncé par l'amertume de la bouche, des vomissements et des selles de nature bilieuse. De tous ces états, la colère produit les effets les plus frappants : non-seulement la sécrétion de la bile en est exagérée, mais on pense que cette liqueur est encore altérée dans ses qualités. Elle est versée en abondance dans le duodénum, elle regorge dans l'estomac et y agit comme un émétique ; bien plus, soit par le spasme des conduits biliaires, soit en raison du trouble qui survient dans les parties hépatiques chargées d'en opérer la sécrétion, il arrive que, tantôt elle est résorbée, tantôt que, sa séparation cessant de s'opérer, ses matériaux restent dans le sang. De là le développement de l'ictère, phénomène si fréquent après de violents accès de colère, qu'il est devenu proverbial (*colère jaune*).

ARTICLE TROISIÈME.

DE LA BILE DANS LA SÉRIE ANIMALE.

Dans un premier paragraphe, j'examinerai la bile des animaux sous le rapport physique, et dans un deuxième sous le rapport chimique. Je ferai remarquer d'abord que, parmi les liquides sécrétés, la bile est celui qui est le plus essentiellement lié à l'organisation animale, puisqu'on le trouve chez presque tous les animaux pourvus d'un tube digestif. La couleur jaune et la saveur amère sont des caractères constants de cette humeur et qui servent à la distinguer. Le maintien de ces attributs constitue même un caractère tout-à-fait spécifique, car la coloration de la bile est plus permanente que celle du sang ; elle est, en effet, d'un jaune verdâtre chez les animaux à sang blanc, comme chez ceux dont le sang est rouge.

§ 1er. Caractères physiques de la bile dans la série animale.

Je passerai rapidement en revue les diverses remarques qui ont été faites sur la bile dans les différentes classes d'animaux.

1° *Mammifères*. La bile de l'homme et surtout la bile du bœuf ayant presque toujours servi de type, j'ai été obligé d'en parler longuement, et par cette raison je n'ai plus à y revenir. Dans cette classe, plus que dans toutes les autres, la bile cystique manque dans un grand nombre d'espèces ; cela a lieu chez un certain nombre de ruminants, dans le genre cerf et chameau ; chez un grand nombre de pachydermes, chez plusieurs rongeurs, chez les cétacés herbivores. Elle existe, au contraire, chez les quadrumanes, les carnassiers, les marsurpiaux et presque tous les édentés.

Les variations qu'éprouve la bile dans les différentes espèces de mammifères sont peu considérables ; quelques unes méritent néanmoins d'être notées. On lit, dans les auteurs, que celle des phoques présente une odeur vireuse, que celle de la belette et du putois répand une odeur fétide, que celle de l'ours, qui est omnivore comme l'homme, se rapproche beaucoup des qualités qu'on reconnaît à cette humeur chez ce dernier.

2° *Oiseaux*. La bile des oiseaux, prise dans leur vésicule où elle parvient par les canaux hépato-cystiques, offre diverses nuances suivant les espèces et même chez les individus d'une même espèce. En général, elle est épaisse et mucilagineuse, contient des grumeaux considérables de mucus chez les poules et les oies ; on la trouve néanmoins très-coulante chez la buse, où elle ne contient que peu de mucus.

3° *Reptiles*. Chez les reptiles, le foie est volumineux et la bile abondante, ce dont on peut juger par le développement de la vésicule dans certaines espèces. Dans les batraciens, la bile est d'un vert prononcé et la vésicule volumineuse. Dans les chéloniens, au rapport de Meckel, le foie emprunte à la bile une couleur bleue verdâtre. Dans les sauriens, elle n'offre aucun caractère bien spécial. Cu-

vier a observé que, chez les crocodiles, la bile hépatique
et la cystique sont portées dans l'intestin, tantôt par un
seul canal, tantôt par deux conduits isolés. Dans les ophidiens, dont la bile est d'un vert brun, d'après Carus, et
quelquefois bleuâtre, comme chez les serpents à sonnettes,
la bile cystique se forme dans un point très éloigné du
foie, excepté chez les orvets et les amphisbènes.

4° *Poissons*. La bile des poissons est généralement abondante, d'un blanc jaunâtre ou d'un vert plus ou moins intense suivant les espèces. Chez ceux qui sont pourvus de
vésicule, la coloration semble se produire dans ce réservoir ; dans la lote, en effet, la bile hépatique est blanche
et ne devient verte que par l'action du cholécyste ; dans
la lamproie, au contraire, qui est pourvue de vésicule, la
couleur verte existe déjà dans le foie, au point que cet
organe reflète cette coloration d'une manière très prononcée. Les nuances du pigment biliaire sont, au reste, assez variées chez les poissons ; elle sont d'un vert très foncé
dans le brochet, d'un blanc bleu chez quelques cartilagineux.
La bile des poissons est assez dense, puisqu'elle renferme
des matières solides dans la proportion de 14 à 19 sur 100
parties. Elle a une saveur douceâtre, mêlée sur la fin d'un
peu d'amertume. Chez quelques uns, au rapport de
M. Duvernoy, le goût nauséabond de l'huile de poisson ca-
ractérise cette humeur.

5° *Mollusques*. Le foie des mollusques qui n'a pas encore perdu l'aspect parenchymateux, fournit un liquide
épais, jaunâtre, qui s'épanche en divers points du conduit
digestif suivant les espèces. Dans les apodes, le foie est
attaché à l'intestin et lui fournit la bile ; dans les pélicy-
podes, cette sécrétion, d'après Carus, s'épanche dans
l'estomac ; chez les gastéropodes et les ptéropodes, la bile
est versée par deux conduits dans une dilatation en cul de
sac, située à l'extrémité de cet organe ; chez les céphalo-

podes, cette humeur parvient dans le cœcum en spirale ,
qui est l'aboutissant du véritable conduit excréteur du foie.

6° *Crustacés.* Chez les crustacés, et surtout chez les
décapodes, la bile a une couleur jaune verdâtre et une
amertume très-prononcée. Elle est contenue dans des
cœcums rameux, formant une masse qui occupe une grande
partie de la cavité abdominale. La bile est versée à l'origine du canal intestinal, excepté dans les squilles, où, suivant Cuvier et M. Duvernoy, elle arrive dans les intestins
par divers points de la longueur de son trajet.

7° *Insectes.* La matière jaune contenue dans les vaisseaux déliés qui communiquent avec leurs intestins est re-
gardée comme étant de la bile par Cuvier, Tréviranus, Carus et M. Léon Dufour ; mais ces naturalistes ne sont pas
d'accord sur les points du tube digestif où cette humeur
est versée, et sur la nature des vaisseaux qui aboutissent
aux divers points de sa longueur. D'après A. Dugès, la
matière brune qu'on trouve dans les appendices, en forme
de suc, autour du gésier des orthoptères, et que ces derniers régurgitent pour dégoûter les individus qui les saisis-
sent, pourrait bien être une sécrétion biliaire. La plupart
des zoologistes s'accordent à donner ce nom à l'humeur
versée par les vaisseaux qui aboutissent à la partie
muqueuse du canal alimentaire ; mais l'humeur versée à
la fin de son trajet est encore le sujet de contestations ;
elle se rapporterait plutôt à l'urine, d'après les recherches
d'Hérold, de Meckel et de M. Marcel de Serres. Enfin,
d'après des investigations récentes de M. Léon Dufour,
les canaux biliaires, que l'on prétend avoir vu aboutir vers
l'extrémité anale de l'intestin, ne feraient que s'adosser à
ses parois et reviendraient sur eux-mêmes pour se déverser
dans un point plus élevé.

8° *Arachnides.* A celles-ci finit à peu près l'existence de
la bile, ainsi que l'ont démontré Meckel et Dugès. Chez

ces animaux, le foie consiste en des canaux qui se terminent par des granulations ampuliformes, et qui communiquent largement avec le tube digestif, au point que, d'après l'observation de l'ancien professeur de Montpellier, la nourriture liquide pénètre dans les canaux et les distend, ce qui fait qu'il est vrai de dire que, chez les araignées, les aliments vont chercher la bile.

9° *Helminthes.* Parmi les helminthes, on ne peut soupçonner l'existence de la bile que chez les strongles, où elle colore les tuniques du canal intestinal. De même, chez la plupart des annélides, l'existence de la bile est encore problématique ; on l'admet sous forme d'un enduit jaune, sur le canal intestinal du ver de terre et de l'arénicole. Brand la décrit comme ayant un aspect grenu dans les cœcums variqueux disposés autour de l'estomac des sangsues.

10° Dans les *Echinodermes*, la bile est censée être versée dans l'estomac, mais sa formation est encore équivoque. Chez les méduses, selon Carus, il s'opère dans la cavité stomacale une sécrétion unique, qui réunit en elle les caractères de la salive, du suc gastrique et de la bile.

§ II. Caractères chimiques de la bile dans la série animale.

Les observations chimiques sont bien moins nombreuses, sur la bile des divers animaux, que les observations physiques, ce que l'on comprend facilement, puisque les premières exigent de longs essais, d'une part, et que, d'autre part, il faut pouvoir s'en procurer une certaine quantité pour en faire l'étude chimique. Voyons cependant quel est l'état de la science à cet égard.

1° *Mammifères.* C'est surtout pour les caractères chimiques que la bile de bœuf a été prise pour type, bien plus encore que la bile de l'homme, ainsi qu'on l'a vu. D'après M. Thénard, les biles de veau, de mouton, de chat, ne diffèrent pas sensiblement de celle de bœuf. M. Gmelin a trouvé dans la bile d'un chien moins de résine et plus de sucre biliaire, mais de la résine facilement et complétement précipitable par les acides, même par l'acide acétique. La bile d'ours, suivant M. Chevreul, renferme, comme celle de l'homme et du bœuf, une quantité notable de cholestérine, des acides margarique, oléique, etc. La bile de porc, selon M. Thénard, ne contiendrait ni matière albumineuse, ni matière animale, ni picromel; ne renfermant que de la matière grasse en grande quantité, de la soude et quelques sels, elle ne serait qu'un véritable savon, et sa décomposition aurait subitement et entièrement lieu par les acides et même par le vinaigre. M. Chevreul pense qu'elle contient les mêmes substances que la bile de bœuf, et, en outre, une matière très remarquable, acide, amère sans être nauséabonde, peu soluble dans l'eau, très soluble dans l'alcool et dans l'éther, formant des sels avec les bases, brûlant à la manière des corps résineux, et donnant à la distillation un produit alcalin. Enfin, d'après M. Lassaigne, la bile du fœtus de vache contient du mucus, de la matière jaune, de la matière verte, de l'hydrochlorate et du sous-acétate de soude, et du phosphate de chaux.

2° *Oiseaux.* Quoique la bile des oiseaux, dit M. Thénard, ait une grande analogie avec celle des quadrupèdes, elle en diffère en ce qu'elle contient une grande quantité de matière albumineuse ; en ce que le picromel qu'on en retire n'est pas sensiblement sucré, et est, au contraire, très âcre et très amer, en ce qu'on n'y trouve que des atomes de soude ; enfin, en ce que l'acétate de plomb du commerce n'en précipite point la résine. Telles sont, du moins, les particularités que lui ont offertes les biles de

poulet, de chapon , de dindon et de canard. Une analyse
plus complète de MM. Tiedemann et Gmelin a montré,
dans la bile de l'oie, du mucus et de la matière salivaire,
une substance résineuse, des acides gras, du sucre biliaire,
une matière extractive soluble dans l'eau bouillante, et des
sels.

3° *Reptiles*. Je ne trouve de recherche chimique que
pour la bile des ophidiens. MM. Tiedemann et Gmelin ont
essayé seulement quelques réactifs sur la bile de la cou-
leuvre ; mais Bérzélius a donné une analyse détaillée de
celle du pithon-bivaltulus, où il a trouvé une substance
analogue à la matière biliaire des mammifères, non précipitable par les acides et les alcalis, et non réductible en
résine et en sucre par l'acétate de plomb ; une matière
précipitable par le carbonate de potasse, une substance
peu soluble dans l'eau et insoluble dans l'alcool ; de la
matière colorante, de la ptyaline, de l'albumine, des
acides gras et des sels.

4° *Poissons*. La bile des poissons est en général neutre. Le foie d'un assez grand nombre de poissons, soumis
à une préparation convenable, fournissant une quantité
notable d'huile, il serait intéressant de rechercher, comme
le remarque M. Bouisson, si la bile ne s'en rapproche pas
sous le rapport de la composition ; si la bile de morue, par
exemple, ne contient pas de l'iode, comme l'huile du foie
du même animal. Mais l'analyse chimique de la bile des
poissons n'a été faite que très incomplétement. Les biles
de raie, de saumon, de carpe et d'anguille sont les seules
qui aient été examinées, et encore n'en a-t-on pas fait un
examen approfondi. La bile de raie et celle du saumon
sont d'un blanc jaunâtre ; elles donnent par l'évaporation
une matière très-sucrée, légèrement âcre ; elles ne paraissent point contenir de résine. Celles de carpe et d'anguille
sont très vertes, très amères, non ou peu albumineuses ;

on peut en retirer de la résine, de la soude, une matière très-sucrée et âcre, semblable à celle qui forme la bile de raie et de saumon, et qui est probablement du picromel (Thénard). MM. Tiedemann et Gmelin ont aussi trouvé dans la bile de ces poissons une petite quantité de sel ammoniacal, du sulfate de soude, de chaux, du phosphate calcaire, du carbonate de chaux et de magnésie.

Nota. La classe des invertébrés n'a donné lieu, jusqu'à présent, à aucune recherche chimique.

CHAPITRE QUATRIÈME.

DES CHOLÉLITHES OU CALCULS BILIAIRES.

L'affection calculeuse du foie ne comprend pas seulement ces concrétions, connues sous le nom de calculs ou de cholélithes, qu'on trouve fréquemment dans les vésicules des cadavres et qui sont arrivées à un état d'organisation assez avancé ; il faut y réunir encore ces petits grains sablonneux, ces grumeaux, ces légers dépôts comme graisseux, qui ne paraissent souvent qu'une bile épaissie. Les premières sont les calculs proprement dits ; les autres constituent une affection qui n'est souvent qu'un premier degré des calculs, mais qui reste fréquemment toute spéciale et offre même plusieurs variétés. Il me faudra donc étudier séparément les calculs biliaires et cette autre affection qui a été appelée gravelle biliaire.

Ce chapitre sera divisé en deux articles, l'un consacré à étudier les caractères physiques et l'autre les caractères chimiques des diverses espèces de concrétions.

ARTICLE PREMIER.

CARACTÈRES PHYSIQUES DES CONCRÉTIONS BILIAIRES.

Deux divisions sont encore nécessaires. Dans un premier paragraphe, je m'occuperai des caractères physiques des calculs biliaires, et, dans un second paragraphe, de ceux de la gravelle biliaire.

§ 1. Caractères physiques des calculs biliaires proprement dits.

Les caractères physiques des calculs biliaires comprennent leur quantité, leur volume, leur forme, leur couleur, leur pesanteur, leur cohésion et leur structure.

1° *Quantité.* Je me borne, pour le moment, à constater que la bile, plus que tout autre liquide, est disposée à la production des calculs multiples, et que le nombre de ceux-ci est en raison inverse de leur volume, me réservant de parler avec détail de ce sujet, lorsque je traiterai des diverses parties des voies biliaires où la présence de ces corps a été constatée.

2° *Volume.* Pour qu'un calcul n'appartienne pas à la gravelle, il faut qu'il ait au moins une apparence de la structure dont j'aurai bientôt à m'occuper, et pour cela le volume d'une très petite lentille lui est nécessaire. Le volume des calculs proprement dits variera donc depuis ce dernier jusqu'à celui d'un œuf de poule et plus même.

Il n'est pas inutile pour la pratique, but essentiel de toute recherche médicale, de les distinguer en petits, moyens et gros, car les symptômes sont différents suivant ces diverses conditions. Les petits auront le volume de la plus petite jusqu'à celui de la plus grosse lentille : ce sont les plus communs et les plus nombreux ; les moyens se trouveront entre ce dernier volume et celui d'une noisette ; enfin les gros atteindront depuis cette dimension jusqu'au degré le plus élevé. Les moyens ne sont pas rares, mais ces corps le deviennent de plus en plus à mesure qu'ils s'approchent des plus grandes proportions. Dans ces derniers cas, ils sont presque toujours solitaires ; ceux-ci arrivent quelquefois à un développement supérieur à la capacité normale de la vésicule. Nous reviendrons sur ces calculs extraordinaires en traitant en particulier de ceux de ce réservoir.

3° *Forme.* Lorsque les calculs sont uniques, leur forme est ordinairement arrondie ou ovalaire ; ils prennent ordinairement l'empreinte des parties où ils se développent, lorsque celles-ci se resserrent sur eux, ou lorsque ceux-ci dilatent ces parties. Les calculs multiples sont, au contraire, comprimés en divers sens, aplatis, et offrent des facettes qui correspondent aux points où ils se touchaient. Il en résulte des bords, des angles, en un mot une configuration qui se rapproche quelquefois du caractère géométrique, au point d'être exactement de formes cubique, pyramidale, octaèdre, etc. M. Bouisson dit posséder un calcul qui représente fidèlement deux pyramides à cinq faces et dont l'une est tronquée pour s'articuler avec un calcul plus petit, qui, dans ce sens, complète la pyramide. On a observé un très grand nombre de facettes sur un même calcul ; j'en ai, dans ma collection, un petit où il est facile d'en compter douze.

Ces facettes sont généralement unies et lisses, et offrent des surfaces tantôt planes, tantôt creuses et tantôt saillantes. Certains calculs sont même disposés de telle sorte qu'une portion arrondie et saillante est reçue dans une excavation, comme une tête osseuse est reçue dans sa cavité. Ce n'est donc pas sans raison que Haller comparait les rapports qu'affectent les calculs avec ceux de certaines articulations, et en particulier avec ceux des articulations des os du corps. Fabrice de Hilden [1] a signalé un fait dans lequel un calcul biliaire était tellement creux qu'il pouvait recevoir le tiers de l'autre. Une pareille disposition étant rare, les exemples doivent en être recueillis. Morgagni, d'après Bechmann, parle d'un cholélithe qui distendait la vésicule, et se trouvait formé de trois parties, dont la moyenne entrait dans l'inférieure. M. Bouisson a fait représenter un fait analogue qui fait partie de la collection de M. Dubreuil, professeur de la faculté de Montpellier : un très gros calcul fusiforme remplissait aussi la vésicule ; il se composait de deux pièces, dont la plus volumineuse, arrondie en forme de tête, était reçue dans une excavation de la pièce contiguë.

Lorsque les calculs sont ainsi articulés ou fortement accolés, leur accroissement ne peut s'opérer que dans les points où il n'y a pas de contact.

On verra plus loin que les calculs peuvent affecter dans les conduits une forme rameuse ; que des calculs ovalaires peuvent, en se réunissant par leurs extrémités, y prendre l'aspect des grains de chapelet ; que, dans ces mêmes parties, on les a trouvés quelquefois creux en dedans, canaliculés.

La surface des calculs est tantôt polie, tantôt plus ou moins rugueuse. Les petits sont en général très unis et les gros sont raboteux ; ceux-ci ont quelquefois à leur surface un enduit plâtreux ou une sorte d'écorce brunâtre qui, à

---

[1] Cent. 4, obs. 44.

l'état sec, s'en va en détritus. Il en est qui sont mamelonnés, comme les calculs urinaires d'oxalate de chaux, et qui méritent comme ces derniers le nom de *muraux*. Les calculs cristallins ont en général une forme plus régulière que les autres. Tous, à l'état frais, sont recouverts d'une couche mince, transparente, qui semble muqueuse. Les variétés de formes que présentent ces concrétions ne sont pas fortuites ; elles sont soumises à des influences que nous examinerons et qui constituent une sorte de loi.

4° *Couleur*. Il est peu de caractères aussi variables. Cette variété tient à la nature des principes constituants des calculs, et surtout à la proportion de matière colorante qui s'y trouve. Le plus ordinairement ces corps sont d'un brun-verdâtre ; il n'est pas rare d'en trouver d'un gris-cendré ; il en est qui sont tout-à-fait noirs ; d'autres sont blanchâtres, transparents comme du cristal ou de la gomme arabique. Quoique ces derniers ne se rencontrent pas fréquemment, cependant beaucoup d'auteurs en ont fait mention (Reverhorst, Vater, Haller, Morgagni, Vanswieten, Plater, Scultet, Vicq-d'Azyr, etc.). M. Andral et plusieurs autres de nos contemporains en ont trouvé. J'en conserve, dans ma collection, plusieurs qui sont blanchâtres et ternes, mais qui, à l'état frais, étaient transparents. M. Bouisson dit que la collection chimique de la Faculté de Montpellier possède de beaux échantillons de ce genre. Il est bien rare qu'une masse cristalline soit unie à une masse de matière colorante ; j'ai fait peindre un calcul, gros comme un marron, qu'on avait consenti à me prêter seulement pendant quelques jours en raison de sa rareté, et qui offrait cette singulière disposition de l'accolement de ces deux substances, très distinctes l'une de l'autre. Caménicène [1], Bartholin [2], ont vu des calculs rouges ; Coiter [3], Nere-

[1] *Epist. ad Mathiol.*
[2] *Cent. 3, Epist. med. 86.*
[3] *Obs. anat.*

tius [1], parlent de calculs bleus. Ces calculs rouges et bleus n'offraient sans doute que des teintes rougeâtres ou bleuâtres qui, en effet, se remarquent quelquefois à l'état frais et se conservent même pendant quelque temps. J'ai observé sur un calcul noir, ramifié dans le canal hépatique, des taches d'un rouge très prononcé. M. Bouvier m'en a donné un qui a tout-à-fait l'aspect du bronze. Les cholélithes sont diversement tachetés : une partie de leur surface est quelquefois comme dorée; un même calcul offre souvent à sa surface des nuances différentes. Des taches foncées existent fréquemment sur un fond clair. Certains calculs ont un aspect mat, d'autres sont luisants et comme vernissés. Lorsqu'on recueille les calculs, la bile contribue à leur donner la teinte jaune verdâtre qui est la plus habituelle et qui se modifie à mesure qu'ils se dessèchent. Moreau [2] avait attribué une teinte plus foncée aux calculs biliaires intestinaux ; mais cette teinte qui peut se trouver à leur sortie, en raison de leur séjour au milieu des matières fécales, ne persiste pas et ne peut constituer un caractère.

On a cherché à expliquer la différence de coloration des concrétions biliaires par l'influence de l'âge. Reverhost [3] avait établi qu'elles sont d'autant plus pâles que les sujets sont plus jeunes, et que la vieillesse leur donne une couleur de plus en plus obscure. Nous n'attacherons pas trop d'importance à l'idée de cet auteur, et Morgagni avait déjà recueilli une foule de faits pour détruire son assertion ; cependant comme la bile est d'autant plus foncée qu'on avance en âge, sa coloration différente peut bien contribuer à celle des calculs. Cette présomption ne peut évidemment s'appliquer à ceux qui sont composés de cholestérine, et à ceux qui sont tout-à-fait noirs et dans lesquels le pigment

---

[1] *Apud Schenck.*
[2] *Mém. de l'Académie de chirurgie,* t. III.
[3] *Disser. de motu bilis,* 57.

a subi une altération toute spéciale, laquelle ne se développe pas toujours en raison de l'âge.

5° *Pesanteur spécifique*. Elle est très faible, et ce caractère même est si tranché qu'il suffirait pour faire distinguer les concrétions biliaires des urinaires et même de toutes les autres productions lithoïdes de l'économie. Elle diffère très peu de celle de la bile ; cependant, quand on incise avec précaution une vésicule contenant des calculs, on remarque que ceux-ci sont placés à la partie déclive de ce réservoir. La détermination qu'on a voulu donner de leur pesanteur comparée à celle de l'eau ne pouvait être rigoureuse à cause des variations qu'y introduisent diverses circonstances physiques, et la nature même des matières composantes. Suivant Thompson, la pesanteur de ceux qui contiennent une grande proportion de matière colorante s'élèverait jusqu'à 1,06 ; elle ne serait, d'après Gren, que de 0,803 pour les calculs de cholestérine. Ces auteurs ne mentionnent pas l'état des concrétions qu'ils ont examinées, ce qui était essentiel.

Si les calculs sont récemment extraits du corps, ils pèsent davantage. Quelques essais ont démontré qu'un calcul frais peut perdre, en se desséchant, jusqu'à la moitié de son poids. Bonnet parle d'une de ces concrétions qui, après son extraction, pesait 18 grammes, et, desséchée, n'en pesait plus que 14 1/2. M. Delens avait recueilli, en décembre 1809, un calcul mamelonné, cortical, du volume d'une noix, qui pesait alors 7 grammes 30 centigrammes ; en mai 1813, il ne la trouva plus que du poids de 4 grammes. Il était devenu très friable [1]. Aussi, à l'état sec, la plupart des calculs surnagent-ils sur l'eau ; mais si on les y laisse séjourner pendant quelque temps, le liquide les imbibe, déplace l'air contenu dans leurs interstices, et alors la plupart d'entre

[1] *Thèse de M. Guilbert*.

eux gagnent le fond. Leurs diverses figures, l'air contenu dans leur intérieur, quelques particularités de structure et de composition, influent sur leur pesanteur. Ces corps ont peu de masse sous un volume assez considérable.

En résumé, ceux qui sont composés de cholestérine sont les plus légers ; ceux qui contiennent de la matière colorante le sont d'autant moins que celle-ci est plus abondante. Les concrétions qui sont formées de pigment biliaire altéré sont plus lourdes, et celles dans la composition desquelles entrent des matières salines le sont encore davantage.

6° *Consistance*. Les calculs biliaires ont une consistance onctueuse. Quand ils sont frais, la simple pression entre les doigts suffit le plus souvent pour les écraser ; elle laisse alors à ceux-ci la sensation d'une poudre grasse. Ils résistent bien moins à l'action de l'air et de l'humidité que les calculs urinaires. Quand ils sont anciens, ils deviennent très friables. Echauffés à la température du corps, dans la main, pendant un certain temps, ils se laissent modérément déprimer sans s'écraser. Quelques uns paraissent légèrement hygrométriques. Pour les plus gros, quand ils sont un peu secs, il suffit presque toujours d'appliquer un couteau mousse sur un point de leur surface et de donner dessus un coup léger pour les séparer en un plus ou moins grand nombre de fragments ; lorsqu'ils sont très secs, souvent le choc le plus léger suffit pour produire cet effet. Les calculs noirs sont généralement convertis en poudre par la plus faible pression ; toutefois des calculs tout particuliers de cette couleur, que je n'ai rencontrés qu'une seule fois, avaient une consistance et une cassure semblables à celles de la cire à cacheter.

Les calculs biliaires, d'après M. Bouisson, sont mauvais conducteurs du calorique ; ils ne s'électrisent pas par le frottement.

7° *Structure*. Elle est tellement frappante par sa singularité que les premiers médecins qui ont examiné des calculs n'ont pas manqué de la noter. Kentmann[1], Fabrice de Hilden[2], Malpighi[3], Trew[4], s'en sont occupés les premiers. Mais il faut arriver à Walther pour trouver cette structure nettement tracée. Cet auteur a examiné un grand nombre de calculs et les a divisés en classes. Il n'est pas sans intérêt pour l'histoire de la science de reproduire cette division, dont on ne s'est pas beaucoup éloigné depuis, et qui prouve le travail consciencieux de son auteur. Elle consiste en trois classes : *lapilli striati, lamellati* et *corticati*. 1° *Striati :* de leur centre partent des stries triangulaires dont la base répond à la périphérie ; 2° *lamellati* : sur un centre sont appliquées immédiatement des couches ; 3° *corticati :* on peut y distinguer successivement un centre ou noyau ; une partie moyenne, quelquefois d'aspect rugueux avec des points brillants, d'autres fois formée de fibres élégantes, analogues aux tubes urinifères, ou par une substance poreuse ; enfin une écorce ou couche extérieure d'une épaisseur variable.

Plusieurs moyens peuvent être mis en usage pour bien étudier la structure des calculs. En faisant une coupe verticale, comme nous l'avons indiqué, on distingue les rapports des diverses parties constituantes et l'on prend une idée exacte de la disposition des couches corticales. Il vaut mieux les faire éclater que de les couper, car de cette dernière façon on réduit en parcelles pulvérulentes les surfaces cristallines. Certains calculs lamelleux peuvent être successivement dépouillés de leurs couches superposées à l'aide d'une sorte de clivage. Le noyau et les cou-

---

[1] *Loc. cit.*
[2] *Cent. 4, obs. 44.*
[3] *Opusc. path.*
[4] *Commerc. litt.* 1734.

ches amorphes peuvent être examinés au microscope, après avoir été partiellement détachés sous forme de poudre. Enfin, on peut soumettre à l'action successive de l'éther et d'un alcali un calcul biliaire et l'examiner à mesure que son volume diminue par l'effet de la dissolution.

Pour exposer la structure des calculs, il faut les suivre dans l'ordre de leur formation. Comme presque tous sont formés d'un centre ou noyau, d'une partie moyenne ou striée, et de couches corticales, nous examinerons dans cet ordre ces trois parties.

a. Le *noyau* existe constamment. Il est ordinairement formé de matière colorante, imprégnée de bile et unie à du mucus. Si on l'examine à l'état frais, il n'est pas rare que la bile ait conservé sa liquidité ; mais lorsque les calculs sont conservés longtemps, le noyau se dessèche et subit une sorte de retrait qui le fait se fendiller, s'excaver, se réduire en petits fragments et quelquefois même en poudre. Il peut encore être constitué par un grumeau muqueux ou un petit caillot sanguin ; dans un calcul solitaire, d'un petit volume, ce qui faisait supposer qu'il était de formation récente, M. Bouisson a pu reconnaître par l'examen microscopique les caractères du sang dans cette partie centrale.

Le développement du noyau est généralement d'autant plus grand que les calculs sont plus petits ; toutefois sa proportion avec un volume donné des calculs n'est pas fixe. Dans les calculs petits ou moyens, son diamètre est quelquefois de plusieurs millimètres ; il a surtout beaucoup d'étendue, lorsque la partie striée existe à peine, et même, dans certains cas, où celle-ci n'offre que peu de traces et où les couches corticales sont très minces, on le trouve constituant la presque totalité du calcul. Ce sont ces calculs dont la composition est la plus simple. Dans les gros,

au contraire, dans ceux surtout où la partie striée est très
bien développée, le noyau n'a souvent que le volume
d'une petite tête d'épingle, où il se réduit même à un point
à peine perceptible.

Sa position, lorsqu'il est unique, est ordinairement centrale ; dans quelques cas cependant il est placé vers l'un
des côtés. Si le calcul est fixé dans une position où il peut
s'accroître plus facilement dans un sens, les nouveaux
matériaux qui concourent à son développement se dispo-
sent dans celui où le calcul est libre. Cela se voit surtout
dans les gros calculs, dont la partie cristalline a été en-
tourée, d'un côté principalement, d'une grande quantité
de matière colorante. M. Bouisson a fait figurer un calcul
de cette sorte ; j'en possède plusieurs très-remarqua-
bles sous ce rapport. La forme du noyau est ordinairement sphérique ; cela est constant dans les gros calculs
dont l'organisation est complète et régulière ; mais, dans
les moyens et les petits, qui sont anguleux, la forme est
souvent bizarre. Sa couleur est généralement foncée, noirâtre ou brunâtre, d'un jaune fauve. Il s'y forme quelquefois des points brillants de cholestérine ou même de lamelles de cette substance. Le noyau est presque toujours
très distinct des autres parties.

Il est des concrétions qui présentent plusieurs noyaux.
M. Bouisson en a trouvé deux. Je conserve une grosse
pierre biliaire qui en a deux aussi et autour de chacun
desquels existent des stries radiées et brillantes ; elle
forme, en quelque sorte, deux calculs enveloppés de couches corticales communes. J'ai constaté quatre noyaux
sur un calcul pyramidal. M. Guilbert dit en avoir observé
jusqu'à cinq. Les calculs ainsi composés résultent évidemment de calculs primitifs qui, juxtaposés dans la vésicule et rendus adhérents par du mucus, ont servi ensuite
de noyau général à une enveloppe commune. Leur forma-

tion paraît difficile, car il n'y en a que peu d'exemples.
Le noyau des calculs est quelquefois constitué par un
corps étranger. Un des faits les plus intéressants est celui
d'un ver ascaride lombricoïde desséché qui servit de noyau
de développement à un calcul trouvé dans le canal cholédoque d'une femme de 68 ans; 30 autres vers avaient pénétré dans les divisions très dilatées des canaux biliaires.
M. Bouisson reproduit la figure de ce calcul d'après les
planches de l'anatomie pathologique de Lobstein. Ce professeur a observé lui-même un fait qui peut être rapproché
du précédent : un calcul du volume d'une amande et d'une
grande mollesse qu'il a recueilli dans le canal hépatique
d'un bœuf, avait pour noyau un fragment reconnaissable
de douve. On a signalé encore quelques exemples de corps
étrangers placés au centre des calculs biliaires : M. Nauche [1]
a trouvé, dans une vésicule resserrée et vide, une incrustation calculeuse biliaire de la grosseur d'une petite noisette, qui s'était formée autour d'une épingle de deux
centimètres de longueur et de grosseur moyenne ; cette
épingle, oxydée, était logée dans une cellule constituée par
les parois de la vésicule, et la pointe se présentait en
dehors de cette poche. M. Lacarterie [2], professeur à
l'hôpital militaire de Lille, parle d'un calcul du volume
d'une prune, composé en grande partie de cholestérine,
et dont le noyau, fondu à la chaleur, présenta une grande
quantité de globules mercuriels ; ce calcul avait été extrait
d'un individu qui avait subi un traitement antisyphili-
tique par des frictions avec l'onguent napolitain. — Quoiqu'il ait été dit que le noyau existe constamment, il faut
pourtant en excepter les concrétions à structure tout-à-
fait singulière, à cassure semblable à la cire à cacheter.

---

[1] *Compte-rendu de la Société de médecine pratique, v. Lancette
française,* du 17 septembre 1835.
[2] *Gazette de santé* du 15 avril 1827.

b. La partie *moyenne ou striée* est comprise entre le noyau et les couches corticales. Elle varie beaucoup d'aspect ; elle n'est pas constante, car il est des calculs où les couches corticales sont immédiatement appliquées sur le noyau. On l'a appelée striée, parce qu'elle se montre le plus souvent sous la forme de lignes ou de stries radiées, généralement disposées en lames minces, triangulaires, convergeant de la périphérie vers le noyau ; elles sont brillantes, d'aspect cristallin, et d'un joli dessin, quand la cassure est heureuse. Elles sont quelquefois disposées comme les barbes d'une plume sur leur tige commune, et ce sont alors les axes de réunion qui convergent vers le centre du calcul ; Prochaska [1] a donné plusieurs figures de ce genre de disposition, plus rare que le précédent. La pureté cristalline se trouve surtout dans les calculs transparents, qui sont presque uniquement composés de cholestérine ; c'est cette substance qui donne aux lames leur brillant : aussi abonde-t-elle dans cette partie intermédiaire. La forme particulière qu'affecte cette partie est due à la manière dont s'opère la cristallisation de la cholestérine. Mais, le plus ordinairement, cette cristallisation est plus ou moins obscurcie par son mélange avec une quantité variable de matière colorante, et ces stries brillantes ne se voient pas constamment dans toute l'étendue des calculs ; quelquefois elles ne se montrent que çà et là ; ou bien, obscurcies par la présence de la matière colorante, il en résulte une structure amorphe dans laquelle on n'aperçoit, par intervalles plus ou moins rapprochés, que des points brillants se détachant à certaines incidences de lumière. Cette partie striée offre des couleurs variables : on la trouve ordinairement brunâtre, jaunâtre, dans quelques cas d'un jaune clair, fauve, blond, etc. On

[1] *De calculo felleo ; opera minora.*

9*

y remarque aussi des zones de couleurs différentes. La nuance est généralement plus foncée vers la périphérie. Le milieu offre aussi çà et là une coloration plus intense ; quand la matière colorante y est seule, il offre plus de mollesse que les couches corticales.

Quelques calculs sont entièrement formés de stries radiées, et alors les couches corticales et le noyau sont à peine visibles ; cela a lieu surtout dans les calculs blancs, tout-à-fait cholestériques. Vicq-d'Azyr a figuré des calculs radiés où il n'y a pas d'écorce, les filets s'étendant jusqu'à la circonférence ; ces filets, dans quelques cas rares, viennent même faire saillie à la surface du calcul, et constituer des calculs *muraux*; l'enveloppe corticale très faible se moule sur cette forme, dont la cause peut être rendue sensible par une coupe verticale de la concrétion. Valther et Prochaska avaient déjà parlé de calculs de ce genre. Les gros calculs offrent la disposition striée on ne peut plus apparente. Dans les moyens, cette disposition, quoique moins prononcée, se voit encore très bien ; les masses cristallines sont moins fréquentes dans les petits calculs, où l'on ne trouve que très peu la disposition striée.

c. Les *couches corticales* existent presque constamment; cependant leur présence est difficile à reconnaître, comme nous venons de le dire, dans certains calculs cholestériques. Nous venons de voir aussi que quelques calculs de cette nature offraient des lamelles saillantes à l'extérieur, et que celles-ci étaient recouvertes d'une enveloppe mince ; mais il est d'autres mamelons qui sont formés par l'écorce elle-même. Les couches corticales sont généralement disposées avec assez de régularité; elles sont plus ou moins nombreuses, ordinairement minces, et distinctes quoique très adhérentes l'une à l'autre. Dans quelques cas pourtant, elles se séparent facilement ; dans les calculs à facettes, on voit les couches, si l'on casse le calcul, former de petites calottes irrégulières ; il est des cas aussi où elles sont confondues. Dans quelques circonstances, elles sont séparées l'une de l'autre par de petits dépôts d'une matière noirâtre et friable. On trouve quelques calculs qui sont entièrement formés de couches successives jusqu'au noyau ; ce sont les calculs lamelleux de Valther ; leur couleur, leur densité, leur épaisseur, sont très-variables.

En général, dans les calculs d'une grosseur extraordinaire, ce sont les couches corticales qui en constituent le surcroît. M. H. Demarçay m'en a remis un très volumineux, où elles ont dans un sens un centimètre et demi d'épaisseur. Dans les calculs arrondis ou oblongs, les couches sont complètes ; mais lorsqu'ils ont une forme irrégulière, aplatie en divers sens, on remarque, soit aux extrémités, soit en divers points, des couches partielles qui contribuent à augmenter cette forme ; ces couches partielles sont tantôt en dehors, tantôt en dedans des couches complètes.

Les couches corticales ont des couleurs très-variées. Elles sont ordinairement d'un brun plus ou moins foncé, quelquefois noires. Parfois elles ont une teinte fauve claire, jaune-serin, verdâtre. Assez souvent sur le même calcul on leur remarque plusieurs couleurs très tranchées. Les couches les plus extérieures sont ordinairement les plus colorées. Tantôt cette couleur foncée s'affaiblit graduellement, de manière à former des ondulations, tantôt il y a çà et là des zônes plus ou moins tranchées et sombres. Ces couches sont presque entièrement constituées par la matière colorante de la bile ; cependant dans les calculs de cholestérine, où elles sont blanches et presque transparentes, c'est alors cette substance qui les forme. Dans quelques cas assez rares, on trouve des calculs dont les couches extérieures sont blanches, en tout ou partie, tandis que la partie striée est brune ; j'en conserve quelques-uns de cette espèce. En examinant de près les couches corticales, on y distingue presque toujours aussi des stries radiées, qui se portent de la circonférence au centre, et qui semblent former une espèce d'entrecroisement avec la direction des couches ; souvent elles sont brillantes, ce qui est dû au dépôt de la cholestérine au milieu de la matière colorante.

2° *Caractères physiques de la gravelle biliaire.* La gravelle biliaire a été à peine indiquée par les auteurs du siècle dernier. Morgagni se borne à citer Stork, qui trouva plus de deux mille petits grains dans une vésicule, et Fürck qui avait coutume de montrer aux curieux trois mille huit cent quarante-sept petits grains de *bile concrétée*, provenant du réservoir biliaire d'un gladiateur ; il ajoute qu'on trouve quelquefois une matière muqueuse et sablonneuse, dont il serait impossible de compter les grains. D'après Baillie, plus de mille, provenant de là même vésicule, sont conservés dans la collection de Hunter. Haller mentionne qu'on peut en trouver aussi dans le foie : « *Etiam arenulæ in hepate reperiuntur.* [1] »

Nous avons dit qu'il ne fallait regarder comme appartenant à la gravelle biliaire que les concrétions qui étaient au dessous du volume de la plus petite lentille et qui n'offraient aucune apparence de la structure des calculs. La consistance, la couleur et le volume des granulations qui composent la gravelle, varient suivant les espèces. Pour mieux préciser les caractères de cette affection, j'admettrai avec M. Bouisson trois variétés : gravelle cholestérique, gravelle pigmentaire ou de matière colorante, et gravelle mélanique ou charbonneuse.

a. Gravelle cholestérique. Les petits grumeaux qui la constituent prennent la couleur de la bile ou des fèces au

____

[1] *Élément. physiol.*, t. *VI*, p. 576.

milieu desquelles on les trouve. Leur surface est onctueuse. Leur volume est variable depuis le plus petit jusqu'à celui d'une grosse lentille et plus. Comme ils n'ont pas de consistance et qu'ils s'affaissent entre les doigts, ils n'ont pas de forme distincte et se moulent sur les parties où ils appuient. Leur composition est homogène, comme graisseuse. Leur couleur est d'un blanc-grisâtre à l'intérieur. Quand on les présente à la flamme d'une bougie, ils se fondent à la manière des corps gras, en pétillant et en donnant lieu à des jets de flamme. La cholestérine qui les constitue et qui provient de la décomposition des corps gras dans l'économie animale se joint quelquefois à un peu de bile épaissie ou à du mucus ; elle n'est pas cristallisée. Un peu de matière colorante s'y joint assez souvent et recouvre la cholestérine. C'est ce mélange qui forme les granulations si nombreuses, encore amorphes, qu'on trouve dans la vésicule. La loupe y fait déjà apercevoir de nombreuses petites facettes. Non-seulement on trouve des grumeaux de cette espèce dans la vésicule, mais encore dans tous les conduits. Il est des personnes, qui en rendent, au milieu de leurs matières, une très grande quantité.

b. Gravelle pigmentaire ou de matière colorante. Elle est constituée par le pigment ou matière colorante de la bile condensée et agminée en grumeaux plus ou moins volumineux. Cette matière, en commençant à se déposer dans la bile, rend cette humeur grumeleuse. Les bêtes bovines, dont les calculs sont presque entièrement formés de matière colorante, y paraissent particulièrement exposées. M. Thénard parle d'un cas dans lequel il trouva la vésicule et les conduits biliaires d'un bœuf remplis d'une grande quantité de matière jaune à l'état pulvérulent. On trouve assez souvent dans la vésicule, et même dans les conduits biliaires de l'homme, de nombreuses petites concrétions brunâtres, sans organisation semblable à celle des calculs proprement dits, dans lesquelles la matière colorante domine de beaucoup sur la cholestérine, et qui doivent être rapportées à cette variété de la gravelle. La matière colorante se dépose quelquefois sous forme de détritus, qui passent à cet état avec les matières fécales. Mon ami, M. le docteur Petit, médecin des eaux de Vichy, a observé à cet établissement une dame qui en rendait ainsi en très grande quantité ; il a bien voulu m'en remettre un échantillon qui présentait tous les caractères de la matière colorante des calculs.

c. Gravelle mélanique ou charbonneuse. J'en ai trouvé plusieurs exemples remarquables. Tantôt la matière était en poudre, tantôt elle formait une agglomération de petits grains, tantôt enfin c'était un magma noir et plus ou moins consistant. Bien que j'aie mentionné ces deux dernières formes en traitant des calculs proprement dits, l'absence de la structure ordinaire les rapproche bien plus, malgré le volume de ces concrétions, de l'affection graveleuse.

Je conserve 15 grammes environ d'une matière charbonneuse *pulvérulente* que j'ai trouvée, il y a plus de quinze ans, dans la vésicule d'une vieille femme. M. Bouisson en rapporte aussi un exemple remarquable, dans lequel on voit une femme rendre alternativement des calculs biliaires mélanés et une matière pulvérulente semblable à du charbon porphyrisé. Ce professeur a conservé un échantillon de cette matière qu'il a obtenue par la tamisation et l'évaporation du liquide où elle était suspendue ; une partie est sous forme de poudre fine, et le reste a l'aspect de grumeaux dont les uns sont arrondis, les autres lamelleux ; elle est hygrométrique, mais beaucoup moins que l'extrait de bile, et sa saveur est très-amère. M. Durand-Fardel [1] mentionne aussi un grand nombre de petits grains noirs, au milieu d'une bile noirâtre, très-épaisse.

J'ai rencontré plusieurs fois des calculs d'une bizarre irrégularité, hérissés de pointes très-fragiles, composés d'une *agrégation de très petits grains noirs*. Ils peuvent se rapporter à la poudre dont je viens de parler, bien qu'ils aient un certain volume.

J'ai encore observé, sur une femme de 60 ans, plusieurs *amas d'une matière noirâtre*, de la grosseur d'une petite lentille. Cette matière qui était placée dans l'épaisseur des parois de la vésicule, où elle paraissait avoir pris origine, avait une consistance cireuse, et, en la pressant, on la faisait transsuder à travers la membrane muqueuse, sous forme de petits vers, par cinq ou six pores. M. Mareschal [2] a trouvé aussi de petites masses noires, plus ou moins résistantes, placées de la même manière. Enfin, je crois qu'on peut rapporter à cette forme des concrétions noires, aplaties, ovalaires, de structure homogène, à cassure semblable à la cire à cacheter, que j'ai déjà citées plusieurs fois et dont je reparlerai encore sous le rapport chimique.

M. Bouisson pense qu'il faut rapporter la plupart de ces calculs noirs à une altération du pigment ou matière colorante qui transforme cette substance en produit charbonneux ou d'apparence charbonneuse. Diverses considérations tendent à faire considérer la sécrétion biliaire comme aidant la respiration à extraire du sang les matières carbonnées ; or, pendant la durée de l'âge mûr et principalement dans la vieillesse, comme l'a remarqué M. N. Guillot [3], le charbon, dans un état excessif de division, se

---

[1] *Mém. sur l'atrophie de la vésicule*, obs. 4.
[2] *Quelques remarques sur les maladies de la vésicule*, th. de 1811.
[3] Note adressée à l'Académie des sciences, séance du 9 décemb. 1844.

produit en nature et se dépose dans les organes respira-
toires; pourquoi n'en serait-il pas de même au sein de la
bile? — On verra que les dernières concrétions seraient
plutôt formées par la résine de la bile[1].

ARTICLE DEUXIÈME.

CARACTÈRES CHIMIQUES DES DIVERSES ESPÈCES DE CONCRÉTIONS BILIAIRES.

Je commencerai cet article par un historique de ces caractères, puis j'exposerai les procédés qu'on emploie pour
l'analyse des concrétions biliaires; j'étudierai ensuite la
composition chimique de ces concrétions, et je terminerai
par quelques réflexions sur les relations qui existent entre
leur structure et leur composition chimique.

§ 1er. Historique des caractères chimiques.

Les anciennes idées sur la nature chimique des concrétions biliaires étaient bien erronées, puisqu'elles consistaient dans la supposition que ces corps étaient formés de
bile concrète. Les recherches de Hartmann, Boerrhaave,
Ludwig, Spielmann, etc., n'avaient pas détruit ce préjugé,
lorsque Poulletier de la Salle, traitant des cholélithes par
l'alcool bouillant, obtint, après filtration et refroidissement, un grand nombre de cristaux brillants qu'il com-
para à l'acide borique et aux fleurs de benjoin. Fourcroy,
en 1787, poursuivit et étendit les recherches de Poulletier. Ayant trouvé dans un morceau de foie humain, et,

---

[1] Je désirais, pour rendre ma description plus complète et plus
générale, pouvoir me servir de la collection du Musée Dupuytren;
mais, dans la visite que j'y ai faite, je l'ai trouvée si peu en ordre que
'ai dû renoncer à ce projet.

plus tard, dans des cadavres passés au gras, une matière semblable au blanc de baleine, il reconnut à cette matière de l'analogie avec la substance cristallisée en paillettes indiquée par Poulletier. Il confondit l'une et l'autre sous le nom d'adipocire. Il ne tarda pas à constater lui-même que la matière qu'il avait ainsi désignée entrait dans la composition d'un grand nombre de calculs de bile humaine. Ce chimiste remarqua aussi que, parmi ces derniers, il en existait dans lesquels on observait une matière différente, et que celle-ci, par sa couleur, pouvait être rapprochée de la bile elle-même. A l'exemple des anciens chimistes, il continua à considérer ces derniers calculs comme étant de la bile épaissie. Il distingua six ordres sous le double rapport de la nature et du siége : hépatiques bilieux, hépatiques adipo-cireux, cystiques bilieux, cystiques corticaux, cystiques mixtes ou adipo-bilieux. Les bases de cette classification prouvent que Fourcroy n'avait que des notions incomplètes de ces corps. Il n'avait point reconnu le rôle de la matière colorante dans leur formation.

M. Thénard a précisé la part que prend la matière colorante dans la constitution de certains calculs. Il l'avait trouvée dans ceux de plusieurs animaux, tantôt seule, tantôt mélangée avec l'adipocire et avec une certaine quantité de matière muqueuse. Depuis son travail, rien de fondamental n'a été changé à la connaissance de la composition des calculs biliaires ; quelques variétés nouvelles ont seulement été signalées, et la nature chimique de l'adipocire mieux déterminée. Cette dernière substance a été surtout bien étudiée par M. Chevreul, qui, ayant constaté son existence habituelle dans les concrétions biliaires et aussi dans la bile de l'homme et des animaux, lui a donné le nom de *cholestérine*. M. Boudet [1] pense que la cholestérine

[1] *Journal de Pharmacie*, 1843.

est contenue dans la bile, même dans l'état régulier de cette humeur. M. le docteur Loir aîné, dans sa thèse inaugurale, a étudié aussi la nature chimique des calculs biliaires.

A ma prière, mon ami, M. Garot, pharmacien habile et ex-sous-chef à la pharmacie centrale des hôpitaux, a bien voulu soumettre à l'analyse chimique les différentes espèces de calculs de ma collection. Son travail trouvera sa place dans cet article ; mais déjà je crois devoir le mentionner parmi ceux qui ont contribué à élucider la matière. Des analyses partielles ont été faites par divers chimistes dont j'aurai l'occasion de citer les noms. Enfin, M. Bouisson, ainsi qu'on l'a vu, a reconnu, à l'aide du microscope, que la cholestérine existe dans la bile à l'état de suspension et d'isolement ; vérification importante, car elle permet de comprendre plus facilement la part qui lui est dévolue dans la formation des calculs.

§ II. Procédés employés pour l'analyse chimique des calculs biliaires.

On peut reconnaître l'existence des éléments essentiels des calculs par divers procédés analytiques ; mais voici, d'après Berzélius, celui qu'il est le plus convenable de mettre en usage [1]. On pulvérise les calculs et on les traite par l'eau, afin d'en extraire la bile desséchée ; puis on fait bouillir la poudre avec de l'alcool, et on filtre la dissolution encore bouillante, de laquelle se précipite la cholestérine par le refroidissement, sous forme de feuillets cristallins. Lorsque l'alcool ne dissout plus rien, on traite le résidu par une faible lessive de potasse caustique, dans laquelle se dissolvent la matière colorante, le mucus biliaire, et l'albumine coagulée. On sursature la dissolution

[1] *Traité de chimie*, t. VII, p. 237.

avec de l'acide acétique, qui précipite la matière colorante
avec le mucus biliaire, et l'on peut extraire la matière
colorante de ce précipité par l'acide acétique concentré.
S'il existe de l'albumine dans la dissolution précipitée, elle
se découvre au moyen du cyanure ferroso-potassique. Pour
obtenir le mucus, on peut encore employer un moyen
conseillé par M. Garot, et qui consiste à traiter par la térébenthine la matière colorante des calculs mixtes privés
de cholestérine par l'éther. On observe que l'essence laisse
une partie non dissoute. En recueillant celle-ci sur un filtre et en la lavant avec de l'éther pour la priver de l'essence qu'elle peut retenir, on obtient un résidu qui n'est
autre chose que du mucus un peu altéré et d'un aspect
rougeâtre.

D'autres procédés peuvent sans doute encore être mis
en pratique. Nous noterons même, en examinant la
composition des diverses espèces de calculs, quelques autres agents dont l'action n'a pas été sans quelque résultat.

§ III. Parties constituantes des diverses espèces
de calculs biliaires.

Les calculs que l'on rencontre le plus ordinairement sont
mixtes, c'est-à-dire composés presque entièrement, ainsi que
cela a déjà été dit, d'un mélange, en proportion variable,
de cholestérine et de la matière colorante de la bile. Ces
deux substances, presque toujours réunies, isolées cependant dans quelques cas assez rares, sont tantôt confondues
ensemble, tantôt disposées en couches uniformes. On voit
donc que la composition des calculs les plus ordinaires n'est
pas compliquée. Ces corps ne méritent le nom de biliaires que
parce que leurs matériaux sont en suspension dans la bile.
Obéissant, comme nous le verrons plus tard, à des circonstances accidentelles qui favorisent leur agrégation, ces

matériaux finissent par constituer des calculs. Les concrétions trouvées dans les intestins ont généralement la même composition que celles de la vésicule et des autres voies biliaires, ce qui se conçoit puisqu'ils ont la même origine. Deux, analysés par M. Thénard, contenaient beaucoup de cholestérine.

Je diviserai les concrétions biliaires, relativement à leur composition chimique, en celles composées de cholestérine et en celles formées de matière colorante, suivant que l'une ou l'autre de ces substances dominera, puisqu'elles ne sont jamais composées uniquement d'une seule. J'aurai aussi à m'occuper d'une autre espèce sous le nom de calculs mélaniques, et j'y reconnaîtrai plusieurs variétés. Enfin je parlerai des calculs qui contiennent des substances salines, et je terminerai en indiquant quelques parties accessoires qu'on trouve encore dans ces concrétions.

1° *Calculs de cholestérine*. Ce sont les calculs blancs, cristallins, légers, dont il a été question aux caractères physiques. Dans les plus transparents, il est rare qu'il ne se trouve pas une certaine proportion de matière colorante. Ces calculs ont toutes les propriétés chimiques de la cholestérine; ces propriétés sont les suivantes:

a. L'action du calorique a été constatée depuis longtemps; Haller et Morgagni en font mention. Les calculs de cholestérine unis à une petite quantité de matière colorante, lorsqu'on les expose à la flamme d'une bougie, se fondent en pétillant et en donnant lieu à des jets de lumière, à la manière des corps gras. Si l'action du calorique s'effectue dans une cuiller d'argent, ces calculs ne tardent pas à se convertir en un liquide transparent, exhalant une odeur de graisse chaude, se reprenant par le refroidissement en une masse cristalline et radiée, blanche si la cholestérine est pure. Lorsqu'on continue l'action du calorique, des vapeurs fuligineuses apparaissent, la matière s'enflamme et brûle sans laisser de résidu. Si on la distille, elle se volatilise sans éprouver d'altération.

b. **L'éther** est le dissolvant le plus actif des calculs de cholestérine. Un calcul de 50 centigrammes, d'un blanc jaunâtre, plongé en entier au milieu de ce réactif, à froid, a été totalement disgrégé en moins de deux heures. La cholestérine que l'on obtient par l'évaporation de l'éther est parfaitement blanche et pure, ce dissolvant n'ayant aucune action sur les autres éléments des calculs.

c. **L'alcool** n'a que peu d'action à froid sur la cholestérine, mais celle-ci ne tarde pas à s'y dissoudre, si cet agent est à l'état d'ébullition. L'alcool, en cet état, a servi à M. Chevreul, comme à Poulletier, pour extraire la cholestérine des calculs humains; on l'obtient ensuite de la solution alcoolique, après filtration et refroidissement, en masse très blanche avec des lames cristallines. D'après M. Chevreul, 100 parties d'alcool bouillant, d'une densité de 0,816, dissolvent 18 parties de cholestérine.

d. **L'essence de térébenthine**, comme l'éther, dissout à froid la cholestérine des calculs, mais avec beaucoup plus de lenteur. Un fragment de calcul, de même nature que celui mis dans l'éther, et du poids de 60 centigrammes, n'a été complétement attaqué que trente heures après avoir été placé dans l'essence. Les calculs plongés dans cette huile et exposés au bain de sable chaud, éprouvent une altération bien plus sensible. D'après Berzélius, quelques-uns seraient convertis en une espèce d'huile qui se précipiterait au fond de celle de térébenthine.

e. La *potasse* et la *soude caustiques*, en solution étendue, n'agissent nullement sur la cholestérine des calculs. Cette substance est également insoluble dans l'eau.

f. La cholestérine prend une couleur orangée par le contact de *l'acide sulfurique* concentré, à la température ordinaire. Traitée par son poids *d'acide nitrique* bouillant, elle est décomposée et convertie en un acide particulier, auquel MM. Pelletier et Caventou ont donné le nom d'acide cholestérique, d'une couleur orangée, d'une odeur analogue à celle du beurre, d'une saveur faible et styptique, fusible à 58 degrés, soluble dans l'alcool, d'où l'eau le précipite et le fait obtenir par l'évaporation sous formes de petites aiguilles blanchâtres.

g. Enfin, la *composition ultime de la cholestérine* serait, d'après M. de Saussure [1], de :

Carbone	84,07
Hydrogène	11,42
Oxigène	4,51

et d'après M. Chevreul de :

Carbone	88,095
Hydrogène	11,880
Oxigène	3,025

2° *Calculs de matière colorante.* J'ai déjà dit qu'ils étaient les plus communs, que leur nuance était très-variable, qu'ils étaient plus pesants que ceux de cholestérine. Le pigment qu'on a vu accompagner presque toujours les calculs de cholestérine et qui les colore plus ou moins, peut constituer dans des proportions bien différentes les calculs dont il est ici question; ainsi ces derniers contiennent quelquefois à peine un pour cent de cholestérine, d'autres fois il y a presque autant de cholestérine que de matière colorante [2].

La matière colorante est moins bien connue que la cho-

---

[1] *Bibliothèque universelle*, t. XVI, p. 118.

[2] Je remarque, dans le journal de médecine du docteur Oppenheim, qu'on a trouvé, dans la vésicule de Charles-Jean XIV, dernier roi de Suède (maréchal Bernadotte), un calcul biliaire, et que ce calcul se composait, d'après Berzélius, en grande partie de *chodepyrrhin*, mot récemment imaginé par ce célèbre chimiste pour désigner le principe colorant de la bile.

lestérine sous le rapport de ses propriétés chimiques. M. Thénard l'a trouvée suspendue dans la bile humaine sous forme de poudre jaune, et a montré la part qu'elle prend dans la composition des calculs. Gmelin a essayé sur elle divers réactifs, après l'avoir obtenue d'un calcul biliaire de bœuf. Déjà, en 1817, M. Caventou, dans l'analyse d'un calcul biliaire, avait reconnu dans cette matière des caractères différents de ceux attribués à la matière jaune de M. Thénard.

Privée de cholestérine par l'éther, la matière colorante se présente sous forme de poudre, quelquefois jaunâtre, mais le plus souvent d'un brun plus ou moins rougeâtre, sèche, friable, sans odeur, brûlant sans se fondre, en dégageant une odeur empyreumatique ammoniacale, et laissant un résidu charbonneux abondant. Mise en contact avec l'eau, elle s'y gonfle légèrement, et, sans s'y dissoudre, lui communique une teinte légèrement ambrée. L'alcool n'a aucune action sur elle.

Elle se dissout dans les alcalis. Le meilleur dissolvant, dit Berzélius, est l'hydrate potassique ; la dissolution obtenue par la digestion est d'un jaune clair et devient d'un brun-verdâtre à l'air. L'ammoniaque caustique la dissout aussi.

Traitée par l'acide nitrique, elle donne une réaction considérée comme caractéristique par Gmelin. Si l'on n'y met pas trop d'acide à la fois, en ayant soin de bien mêler les deux liquides ensemble, la liqueur devient d'abord verte, puis bleue, violette, et enfin rouge ; le changement de couleur s'opère dans l'espace de quelques secondes. Au bout d'un instant, la couleur rouge disparaît aussi ; la liqueur devient jaune et les propriétés de la matière colorante sont changées. Il ne faut qu'une faible quantité de matière pour rendre sensible la réaction indiquée, qui a lieu aussi lorsqu'elle est mélangée avec divers liquides de l'organisme.

Ainsi, cette matière colorante des calculs offre les mêmes caractères que ceux qui ont été constatés dans la matière colorante de la bile. Les diverses couleurs qu'elle prend avec l'acide nitrique annoncent que sa nature est complexe, comme les recherches suivantes vont le prouver.

D'après Berzélius, la matière colorante des calculs est complexe, et se compose, comme celle de la bile, de *biliverdine* et de *bilifulvine*. La première, qui est la plus importante et qui possède des propriétés entièrement analogues à celles de la chlorophyle, s'obtient en traitant par le chlorure de baryum la solution filtrée d'extrait de bile dans l'alcool anhyre. La seconde est isolée en instillant de l'eau de baryte dans la solution alcoolique, dont on a séparé par filtration le précipité de biliverdine produit par le chlorure de Baryum.

Enfin les expériences, faites récemment par M. Garot, tendent aussi à prouver que la composition de la matière colorante des calculs n'est pas simple. Cet savant chimiste ayant traité par l'essence de térébenthine la matière colorante obtenue par l'éther, a observé que l'essence n'en dissolvait qu'une partie et qu'elle se colorait en jaune verdâtre. Si l'on recueillait sur un filtre la partie non dissoute, après l'avoir lavée avec de l'éther pour la priver d'essence, et si on la faisait dessécher, cette nouvelle matière acquérait une teinte rougeâtre. Si l'on traitait ces deux substances par la potasse caustique et si l'on saturait ce mélange par un acide, on obtenait avec la première des flocons verdâtres, et avec la seconde des flocons rougeâtres. Ainsi, également d'après le même expérimentateur, deux substances concourraient à former cette partie des calculs biliaires que nous appelons matière colorante : une matière verdâtre, soluble dans l'essence de térébenthine, et une matière rougeâtre qui y est insoluble. M. Garot remarque aussi que dans les calculs où la cholestérine se trouve eu excès, c'est la partie jaune-verdâtre qui domine sur l'autre, et que la partie rougeâtre est plus abondante dans les calculs à écorce rugueuse et pulvérulente ; la cholestérine qu'on extrait de ceux-ci est toujours accompagnée d'une huile grasse d'une odeur très-désagréable de peau de gants mal préparée.

L'analyse élémentaire de la matière colorante des calculs n'a pas encore été faite exactement. D'après Thompson, elle renferme plus de la moitié de son poids de carbone ; l'hydrogène, l'oxygène et l'azote formant le reste. Tout fait présumer que la combinaison de ces éléments n'a pas une grande fixité et que ceux-ci sont sujets à diverses altérations.

3° *Calculs mélaniques*. Sous cette dénomination, je range plusieurs variétés de calculs noirs dont les caractères chimiques diffèrent notablement : les calculs mélaniques charbonneux et les calculs mélaniques résineux.

a. Les *calculs mélaniques charbonneux* comprennent la poudre noire, les calculs à forme bizarre, hérissés de pointes et formés d'une agrégation de petits grains. M. Bouisson dit en avoir recueilli qui ressemblaient à des segments de sphère, qui étaient poreux et moins pesants que l'eau après leur dessiccation. Richard Powel a fait de ces calculs une étude particulière, et leur composition toute spéciale a été aussi indiquée par MM. Caventou, Orfila, Marcet et Berzélius.

D'après les observations de R. Powel, quand on a enlevé à ces concrétions, par les dissolvants ordinaires, tels que l'eau, l'alcool, l'éther, les acides et les alcalis, une petite quantité de matière soluble dans ces réactifs, il reste une masse insoluble, foncée en couleur et insipide, qui ne subit pas d'altération quand on la fait rougir dans un appareil distillatoire. Si on la chauffe dans du gaz oxygène, elle donne d'abord une légère trace de fumée, après quoi elle prend feu et brûle sans flamme, ni résidu, avec formation de gaz acide carbonique. Berzélius pense que ces concrétions consistent principalement en charbon. M. Garot a fait sur elles les recherches suivantes : Elles communiquent seulement à l'eau, à l'alcool, aux dissolutions alcalines et à l'essence de térébenthine une teinte jaune-verdâtre, due à la bile dont elles sont imprégnées. L'éther offre cela de particulier que, par son évaporation, on obtient quelques parcelles d'une matière grasse, jaunâtre, d'une odeur des plus désagréables de parchemin ou de peau de gants mal préparée. La partie insoluble dans ces réactifs conserve la même forme, sans avoir sensiblement diminué de volume ; elle est insipide ; exposée à l'action du calorique, elle ne tarde pas à se charbonner et à brûler sans se fondre, en donnant lieu à une odeur empyreumatique animale. M. Garot conclut de ces expériences qu'on peut supposer ces calculs formés de mucus ou d'albumine altérés et imprégnés d'une petite quantité de matière colorante et d'une huile grasse particulière. M. Bérard, professeur à Montpellier, émet, au rapport de M. Bouisson, une autre manière de voir, d'après laquelle ces calculs dépendraient d'une altération de la matière colorante, altération où la proportion de carbone aurait notablement augmenté. Mais ce qui démontre qu'ils ne sont pas formés de charbon pur, c'est qu'ils ne sont pas décolorés par le chlore. Ces dissidences d'opinions font désirer un travail plus complet sur ce sujet.

b. Les *calculs mélaniques résineux* doivent être considérés comme une variété très rare. Il existe, en effet, peu de conditions favorables à la solidification du principe essentiel de la bile, en raison de sa grande solubilité dans l'eau. Il faut même pour concréter cette humeur avoir recours, comme nous l'a montré M. Demarçay, aux moyens les plus énergiques de dessiccation connus en chimie, comme le séjour prolongé sur l'acide sulfurique dans le vide.

La science ne possède même que bien peu de faits pour admettre cette variété de calculs : dans une analyse faite par M. Orfila [1], il est dit qu'une concrétion contenait une certaine quantité de picromel, associée à de la matière grasse et à de la matière jaune. M. Caventou [2] a également rencontré le picromel dans un calcul du poids de 12 à 13 décigrammes. Le picromel avait été aussi indiqué par John de Berlin, Feneulle et Joyeux. M. Bouisson dit avoir observé des calculs de bile concrète, provenant d'un foie de bœuf ; ces calculs, selon lui, seraient moins hygrométriques, d'une plus grande amertume et plus pesants que ceux de cholestérine et de matière colorante ; ils se dissoudraient dans l'alcool, l'éther et la térébenthine.

Je dois placer dans cette catégorie ces calculs singuliers, à cassure semblable à la cire à cacheter, et que je n'ai rencontrés qu'une seule fois. M. Garot a bien voulu encore les examiner et a fait sur eux les observations suivantes : Ils se broient avec facilité en donnant lieu à une poudre jaune-verdâtre, comparable à de l'aloès pulvérisé. L'alcool, les solutions alcalines et l'essence de térébenthine dissolvent cette poudre presque en totalité. Aussitôt qu'elle est en contact avec l'éther, elle ne tarde pas à s'y dissoudre en entier, moins une très minime quantité de matière poisseuse blanchâtre. Après filtration et évaporation, on obtient un enduit jaune-verdâtre, sec et friable, s'enlevant par écailles de dessus la capsule, sans odeur, se fondant en un liquide transparent par le calorique, et ne tardant pas à bouillir si l'on continue l'action de celui-ci, en donnant lieu à des vapeurs d'une odeur balsamique jusqu'à ce qu'il soit réduit en charbon léger et friable. La

---

[1] *Ann. de chimie*, t. LXXIV, p. 34.
[2] *Journ. de pharmacie*, t. III.

matière non dissoute dans l'éther, et qui est en très-minime quantité, se dissout en totalité dans l'alcool, en donnant lieu par l'évaporation à un enduit jaunâtre peu soluble dans l'eau. Mise en contact avec la potasse caustique, il y a dégagement d'odeur urineuse ammoniacale. La conclusion de M. Garot est que, la première de ces substances jouissant de toutes les propriétés attribuées aux résines, il y a lieu de supposer que les calculs en question sont formés par la résine de la bile (de M. Thénard), presque pure, unie seulement à une très faible quantité de matière animale muqueuse ou albumineuse.—Malgré tout ce qu'on peut trouver d'incomplet aux essais chimiques que nous venons de rapporter, ils suffisent cependant pour faire admettre qu'il est certains calculs dans lesquels existent, en proportion dominante, les matériaux essentiels de la bile, et qui paraissent le résultat d'une sorte d'extrait dont la solubilité a été diminuée par des causes toutes particulières.

4° *Calculs à substances salines.* Dans des circonstances très rares, puisque nous n'avons à en citer que deux exemples, un calcul des voies biliaires s'est trouvé composé, à l'analyse chimique, en très-grande partie, de substances salines. Mais il est moins rare que ces mêmes substances se trouvent associées, en minime proportion, avec les parties composantes les plus habituelles.

Voyons d'abord les deux premiers faits : l'un est dû à M. O. Henri. Dans un calcul extrait de la vésicule d'un homme vivant, ce chimiste habile trouva la composition suivante : carbonate de chaux, 72,70 ; phosphate de chaux, 13,51 ; oxyde de fer, 2,98 ; alumine, 10,18. L'autre fait est emprunté à l'ouvrage de M. Bouisson. Les échantillons étudiés par ce médecin, de concert avec M. Dubreuil, étaient d'un brun noirâtre, durs, plus pesants que les autres calculs, très-inégaux ; leur surface était, dans certains points, tuberculeuse, et, dans quelques autres, surmontée de véritables pointes rayonnantes. Ce professeur en donne un dessin. L'analyse chimique faite par M. Gerhardt, professeur à la faculté des sciences de Montpellier, a montré que ces corps étaient entièrement formés de carbonate de chaux, et que la couleur noirâtre de la surface était due à une petite quantité de bile desséchée.

Quant aux autres analyses, où les matières salines se sont trouvées en faible proportion, elles sont encore en assez petit nombre pour qu'il nous soit permis d'en transcrire les résultats. M. Robiquet, dans des calculs recueillis dans l'appendice cœcal, trouva 60 d'adipocire, 30 de phosphate de chaux, 8 d'une matière animale indéterminée, perte 2.—Calcul analysé par M. l'Héritier : cholestérine, 44,70 ; matière jaune, 6,7 ; matière verte, 9,12 ; phosphate de chaux, 5,07 ; phosphate de magnésie, 2,63 ; carbonate de soude, 0,40 ; carbonate de chaux, 0,51 ; oxyde de fer, traces ; eau, 30,49. — Calcul recueilli par M. Andral et analysé par M. Joyeux : cholestérine, 33,05 ; matière jaune, 9 ; phosphate de chaux et de magnésie, 1 ; sels solubles, 1,5 ; eau, 48,5.—Autre analyse de M. Joyeux : cholestérine, 80 ; matière jaune, 8 ; carbonate de chaux, 0,6 ; carbonate de soude, 0,1 ; oxyde de fer, bile et perte, 0,5.

La composition des calculs de la première catégorie diffère tellement des calculs ordinaires, qu'on peut supposer qu'ils se sont formés dans des circonstances tout-à-fait accidentelles. N'auraient-ils pas pris origine, par exemple, dans une vésicule ne contenant que du mucus ou du pus et ne communiquant plus depuis longtemps avec le reste des voies biliaires? Cela peut d'autant mieux se présumer que dans l'observation de M. Andral, où le calcul ne contenait que peu de matières salines, la vésicule était fermée et la bile, en grande partie, remplacée par du mucus. Dans la seconde catégorie, ainsi qu'on vient de le voir, le carbonate de chaux et de soude, le phosphate de chaux et de magnésie, n'entrent plus que dans de très-faibles proportions, et l'oxyde de fer n'offre que des traces.

5° *De quelques parties accessoires qu'on trouve dans les calculs biliaires*. Leur énumération complétera l'histoire chimique de ces calculs. Elles consistent dans de l'eau, du mucus, de l'albumine, de la bile et quelques matières salines (nous venons de parler de ces dernières.)

a. L'*eau* existe dans les calculs, comme dans toutes les parties de notre corps, dans une grande proportion. Si elle n'a pas été notée autant qu'on aurait dû le faire, c'est parce que le plus grand nombre des cholélithes ont été examinés après la dessiccation. On a vu dans une des analyses ci-dessus qu'on comptait 48 pour cent environ d'eau. Un autre calcul dont parle M. Chevreul, pesant à son extraction de la vésicule, 10 gram. 12 centigr., n'avait plus, quand il fut desséché, qu'un poids de 4 gram. 91 centigr. Nous avons déjà cité deux exemples analogues d'après Bonnet et M. Delens.

b. Le *mucus* existe souvent dans l'enveloppe des calculs. Il joue un rôle important dans l'agrégation des particules de cholestérine et dans celle de matière colorante. J'ai dit qu'en dissolvant dans l'éther bouillant les calculs de cholestérine, il restait sur le filtre du mucus avec de l'albumine et de la matière colorante.

c. L'*albumine* vient d'être mentionnée. On a vu, en outre, dans l'analyse de M. O. Henri qu'il y avait 10,18 pour cent d'albumine.

d. La *bile*, dans les calculs ordinaires, peut être considérée comme formant une partie accessoire seulement de leur composition. En effet, elle se borne à colorer et à imprégner leur surface à l'état frais ; et dans un assez grand nombre, on trouve des parcelles de bile, parfois liquide, qu'on reconnaît à leur intense amertume. Nous avons dit que le noyau paraissait quelquefois formé de pe tits grumeaux biliaires. Enfin, on se rappellera qu'en parlant des calculs mélaniques, je me suis expliqué sur les calculs de bile concrète.

Je n'ai point à traiter à part les caractères chimiques de la gravelle biliaire. Ce que je pourrais en dire rentre tout-à-fait dans ceux des calculs et dans tout ce que je viens d'exposer à leur occasion.

§ IV. Relations qui existent entre la structure et la composition chimique des calculs.

Ces relations seront faciles à saisir, maintenant que nous avons étudié les divers caractères des calculs. Les recherches microscopiques nous ont appris que la matière colorante n'est pas entièrement dissoute dans la bile , et qu'une partie est naturellement précipitée; de plus, que la cholestérine, qu'on croyait, d'après les observations de M. Chevreul, exister dans la bile à l'état de dissolution, n'y est qu'à l'état de suspension. Il résulte de cela que les matériaux qui composent les cholélithes, formés à l'avance, sont déjà isolés dans le véhicule biliaire ; qu'ils y apparaissent avec des caractères distincts, et peuvent déjà être considérés, selon M. Bouisson, comme des calculs microscopiques.

De telles conditions font concevoir la facilité avec laquelle les cholélithes s'engendrent. Lorsque, sous l'influence de causes générales, la sécrétion de la bile est modifiée , de manière à ce qu'il y ait augmentation dans la proportion normale des matériaux en suspension ; lorsque, par l'action absorbante, les matériaux de cette humeur ont été concentrés, la plus légère cause occasionnelle suffit pour déterminer la cohésion des corpuscules qui y flottent. Un grumeau muqueux, une granulation un

peu développée de matière colorante , une paillette cholestérique plus grande que de coutume , un petit caillot
sanguin, suffisent pour servir de noyau. A plus forte raison ; un corps étranger accidentellement formé ou introduit dans les voies biliaires peut-il remplir le même rôle
et occasionner le même résultat. Les molécules en suspension se précipitent autour de ce point , la cholestérine
avec son groupement cristallin, la matière colorante avec
ses couches reconnaissables. Le mucus favorise l'aggluti-
nation de tous les matériaux ; il s'intercalle entre les dépôts successifs, entre les cristallisations cholestériques ; il
se mélange même avec la matière colorante, laquelle y est
peut-être, comme nous l'avons dit, à l'état d'altération. Le
calcul enfin présente l'organisation que nous avons décrite.

L'espèce de calculs dépend sans doute de l'état dans
lequel se trouve la bile. La cholestérine doit y dominer
beaucoup lorsque, autour d'un petit noyau, elle forme d'a-
bondantes cristallisations ; la matière colorante , au contraire , doit y exister en excès , lorsque se produisent ces
calculs bruns, où l'on remarque à peine quelques points
brillants. Ne doit-on pas supposer aussi , d'après l'examen
de ces belles cristallisations, revêtues d'épaisses couches
de matière brunâtre, qu'il a été un temps où la cholestérine abondait dans la bile , et que plus tard la matière colorante se déposait seule en grande quantité? Quant aux
concrétions mélaniques pulvérulentes ou en petits grains
agminés, et à celles qui paraissent comme résineuses , un
mystère profond règne sur leur formation, et l'on serait
même embarrassé d'émettre à cet égard des conjectures.
Leurs causes ne sont pas moins obscures.

On possède bien peu de données sur le temps que les
calculs biliaires mettent à se former. Les concrétions cholestériques ou de matière colorante qui constituent les
deux variétés les plus communes de la gravelle, peuvent

sans doute se produire avec rapidité, soit par suite d'un
régime particulier ou d'un état maladif; mais il est rationnel de penser qu'il faut un très long temps pour que les
calculs arrivent à une certaine organisation, et surtout pour
atteindre à ces formes cristallines et à ces couches nombreuses dont nous avons donné la description. Comme les
petits calculs ne déterminent souvent aucune souffrance
locale, que, même en s'engageant dans les conduits, ils ne
produisent que des coliques vagues, l'attention est à
peine appelée sur leurs premiers symptômes, et, sous
ce rapport, le commencement de leur existence reste
encore incertain. Il est probable que l'accroissement de
ces corps n'est pas continu, qu'il varie suivant les saisons
et diverses autres circonstances; qu'à certaines époques,
la bile, cédant plus ou moins de ses matériaux, la disposition lithiasique est plus ou moins prononcée. Les différences qu'on trouve dans le volume des calculs annoncent
la prolongation de cette disposition. Au reste, les circonstances qui préparent ces résultats appartiennent à l'ordre
physiologique et pathologique, et j'y reviendrai avec détail dans un des chapitres suivants. Je me borne ici à remarquer que l'influence des causes générales modifiant la
constitution matérielle de la bile, il peut en résulter une
diminution dans la quantité de soude qui tient la matière
colorante en suspension, et, par suite, cette matière colorante, se trouvant en excès par rapport à son dissolvant,
peut se précipiter. On a fait jouer un rôle aux acides dans
la production des calculs; on sait, en effet, que la matière
colorante, dissoute dans une liqueur alcaline, en est précipitée par les acides; on sait aussi que quelques gouttes
d'acide, ajoutées à la bile, en séparent au bout de quelques heures de la cholestérine et des acides gras. D'après
cela, on se demande si l'on ne pourrait pas expliquer, par
une réaction acide que la bile aurait prise, le dépôt d'une pe-

tite quantité, soit de matière colorante, soit de matière grasse, et, en définitive, le commencement de formation des calculs.

ARTICLE TROISIÈME.

DES CALCULS BILIAIRES DANS LA SÉRIE ANIMALE.

Après avoir étudié les caractères physiques et chimiques des calculs biliaires de l'homme, je dois rapporter ce qui est parvenu à ma connaissance relativement aux concrétions de cette nature qui ont été trouvées dans les différents animaux et aux parties dans lesquelles elles ont été rencontrées. Cet examen ne sera pas une vaine curiosité, et je crois devoir y procéder avant d'étudier les causes de l'affection calculeuse du foie, parce qu'il pourra peut-être servir à corroborer ou à combattre certaines théories qui ont été établies, soit sur la formation des cholélithes, soit sur les moyens de les dissoudre, soit encore sur l'importance qu'il faut attacher à telle ou telle alimentation, en comparant celle de chaque animal avec la nature de ses calculs.

1° *Mammifères*. L'affection calculeuse biliaire a été constatée assez fréquemment chez les mammifères qui sont pourvus d'une vésicule. Parmi les ruminants, elle est plus commune, comme on le comprend facilement, chez ceux qui possèdent ce réservoir que chez ceux où il manque. On sait que les pierres biliaires sont fréquentes chez les bœufs, les moutons et les chèvres ; mais, dans ces animaux, leur nature diffère de celle des calculs humains, en ce que la matière colorante les constitue à peu près entièrement. Parmi les herbivores dépourvus de vésicule, les chevaux y paraissent le plus exposés. On prétend même avoir vu cette affection régner chez eux avec le caractère épizootique [1]. Vicq-d'Azyr [2], dans son mémoire sur les pierres biliaires, parle d'un calcul trouvé dans les canaux hépatiques d'un cheval et présenté à l'Académie par Poulletier de la Salle. Ce calcul était brun, lamellé ; ses couches étaient épaisses, et le noyau était constitué par une petite quantité de bile noirâtre. Exposé à la flamme d'une bougie, il bouillonnait, se boursouflait, et se changeait en charbon poreux et léger, après avoir brûlé et jeté un peu de flamme. Le même mémoire fait mention d'une concrétion trouvée dans l'intestin iléum d'un cheval et qui avait un clou pour base ; il y avait aussi des balles d'avoine dans son intérieur ; elle avait été présentée à l'Académie des sciences par Chabert ; son grand diamètre avait 3 pouces 3 lignes, le petit 2 pouces 8 lignes ; il y avait des angles ; chacun de ceux-ci servait de centre à un ordre de couches ; la substance de ce calcul était poreuse et absorbait l'eau. Il est aussi question, dans ce mémoire, d'un autre cheval qui portait dans le cœcum 8 gros calculs, dont le moins considérable pesait 3 liv. 13 onces ; ils étaient tous triangulaires, à faces lisses ; leur diamètre était de 4 pouces 6 à 7 lignes ; leurs noyaux étaient des corps étrangers, pierre, plomb, clou, terre ; le reste des calculs était composé de couches concentriques, susceptibles de poli veiné et nuancé. Ce cheval , observé aussi par Chabert, était sujet à des coliques ; il faisait entendre, en trottant, un bruit semblable à celui d'un sac de pierres qu'on secouerait. Quoique, dans ces deux derniers cas, les calculs aient été trouvés dans les intestins, on y reconnaissait quelques-uns des caractères propres aux concrétions biliaires.

Seba a rencontré des calculs dans le canal cholédoque d'un éléphant, mammifère sans vésicule. Parmi les autres

[1] KRAMER, *Médec. milit.* t. II, p. 176.
[2] *Hist. de la Soc. roy. de médecine*, t. III, p. 224.

animaux de cette classe, les carnassiers et les insectivores en offrent moins fréquemment des exemples que les herbivores à vésicule, mais plus que ceux qui en sont dépourvus. Le même auteur [1] dit avoir observé des concrétions biliaires chez le tigre, et Planque, dans la vésicule d'un chien.

On connaît la célébrité dont ont joui des concrétions connues sous le nom de *bézoards,* lesquelles étaient trouvées dans l'estomac et les intestins de certains animaux. On en distingue plusieurs espèces : celle appelée *égagropile*, constituée par des poils que les animaux avalent en se léchant et qui s'agglutinent, n'appartient pas à notre sujet. Mais il n'en est pas de même de quelques autres, qui sont composées de divers sels ayant pour base une matière animale ou quelques débris de végétaux. Il en est une surtout qui se rapproche de la nature des calculs biliaires. Sa surface est lisse, brillante, d'un brun ou d'un vert foncé, formée de couches fines, fragiles, douces au toucher. Si l'on chauffe ce produit, son odeur est forte et aromatique, sa saveur âcre et chaude ; il est soluble dans l'alcool, et sa composition paraît *résino-bilieuse.* C'est à cette espèce qu'appartiennent les *bézoards orientaux* qu'on dit se former dans le quatrième estomac de la *gazella indica*, et auxquels on attachait tant de prix autrefois, en raison des vertus médicinales dont on les supposait doués. Les calculs biliaires du hérisson, d'après Haller, jouissaient également d'une certaine célébrité parmi les médecins pour leurs vertus thérapeutiques ; leur toucher est oléagineux et leur amertume extrême.

Vicq-d'Azyr, dans le travail déjà cité, nous apprend que Bourdier, médecin du roi à Pondichéry, trouva dans l'estomac d'un cabri au moins 150 concrétions. La plupart étaient

[1] *Thèse,* t. 11, tab. 113.
[2] *Except. lit.* 1750, n° 3.

rondes ou ovales, grosses comme des graines de millet;
quelques-unes avaient plus de volume ; elles offraient une
couleur éclatante d'or ; des lames minces, concentriques, et
toutes également colorées, en composaient le tissu ; elles
étaient légères. Lorsqu'on les exposait à la flamme d'une
bougie, il se faisait une petite explosion, par le moyen de
laquelle plusieurs de leurs couches étaient brisées; les
fragments étaient lancés au loin, et ceux qui restaient ne
donnaient pas de flamme.

M. Bouisson a rencontré, à l'embouchure du canal cholédoque d'un lapin, un calcul d'apparence cristalline et entièrement transparent. On a observé encore des calculs biliaires chez quelques autres rongeurs, notamment chez le
castor.

Le porc, qui est omnivore, est également sujet à cette
affection, et ses calculs présentent, dit-on, une analogie
marquée avec ceux de l'homme. Des calculs lamelleux
trouvés chez des singes ont présenté aussi une ressemblance prononcée avec les calculs humains.

Les cachalots appartenant à la classe des mammifères, la
note suivante doit trouver ici sa place. D'après MM. Pelletier
et Caventou [1], l'ambre gris pourrait être considéré comme
ayant de l'analogie avec les calculs biliaires. Ces savants ont
trouvé, entre le premier et les seconds, une grande analogie de composition. Il y a dans l'ambre gris, comme dans les
calculs, une matière grasse, nacrée, insaponifiable par les
alcalis et acidifiable par l'acide nitrique. Si cette matière
n'est pas précisément de la cholestérine, on doit tenir
compte des différences qui existent entre les produits divers des mêmes organes dans les animaux marins et dans
les quadrupèdes, et, à plus forte raison, dans l'homme. On
trouve, de plus, dans l'ambre gris, une matière résineuse

[1] *Journal de Pharmacie*, février 1820.

abondante. Les cachalots, dans l'intérieur desquels on a trouvé cette substance, étaient émaciés et maladifs.

2° *Oiseaux*. Dans cette classe, l'affection qui nous occupe n'est pas sans exemples. On a indiqué son existence dans l'ibis. M. Bouisson a trouvé quelquefois des grumeaux jaunes, solides, dans la bile des gallinacés. M. Rayer, qui s'occupe maintenant, avec tout le zèle qu'on lui connaît pour la science, de la pathologie comparée, m'a montré, il y a quelques années, trois petits calculs blanchâtres, gros comme des têtes d'épingle et dont la composition paraissait cholestérique, qu'il avait trouvés dans la vésicule d'un serin. Il est d'autant plus probable que des recherches spéciales feraient fréquemment découvrir de ces concrétions dans cette classe d'animaux, que leur bile est souvent chargée de matière colorante et qu'elle contient une forte proportion de mucus.

3° *Reptiles*. Les reptiles ont aussi fourni des exemples de concrétions biliaires, ce que favorise leur engourdissement hivernal. Un fait de calcul biliaire chez la tortue est rapporté dans les *Mémoires de l'Académie des Sciences* [1]. Cuvier dit avoir observé la bile des trigonocéphales épaisse comme une pommade, et il attribue ce commencement de concrétion à une disposition plexiforme du canal hépatique, qui ralentit le cours de l'humeur biliaire.

4° *Poissons*. La bile des poissons paraît apte, comme celle des autres classes d'animaux, à former des concrétions : « *In piscibus*, dit Haller, *etiam globuli albi, duriusculi, reperiuntur.* » Bohn ajoute même qu'on les rencontre chez ceux qui sont privés de rate et qui se rapprochent le plus des invertébrés. On trouve, dans les canaux hépatiques des apodes, des cylindres cristallins, obtus à chaque extrémité. Leur siège autorise à croire,

[1] Ann. 1729, n° 5.

avec M. de Blainville [1], que ce sont de véritables calculs biliaires. Toutefois, ces faits ne paraissent pas tout à fait péremptoires aux yeux de M. Rayer, car ce savant investigateur [2] s'exprime ainsi : « J'ignore si l'on a constaté chez ces animaux des calculs dans la vésicule du fiel. »

CHAPITRE CINQUIÈME.

CIRCONSTANCES QUI FAVORISENT LA FORMATION DES CALCULS BILIAIRES.

L'existence des concrétions biliaires dans les diverses classes d'animaux où s'accomplit la sécrétion de la bile, prouve qu'elles peuvent se produire indépendamment des conditions dans lesquelles se trouve l'espèce humaine. Il faut donc faire dériver du seul fait de la constitution de la bile l'aptitude qu'a cette humeur à donner ces produits, aptitude qu'on ne trouve pas au même degré dans les autres liquides de l'économie. Cette constitution intime de la bile ne variant pas essentiellement, en effet, dans la série animale, il devient facile de concevoir la généralité de leur existence.

Nous avons déjà parlé de quelques conditions chimiques qui expliquent la formation si fréquente des cholé-

[1] *Physiologie générale et comparée*, tome III.
[2] *Exposé des observations sur les maladies des poissons*, etc.

lithes, et qui sont l'expression d'un état consécutif à la
sécrétion de la bile ; mais il est d'autres états, soit physiologiques, soit pathologiques, dont l'action s'est fait
sentir antérieurement, d'une manière directe ou indirecte,
et qui doivent se rapporter à la causalité. Ils tiennent
à l'âge, au sexe, au tempérament, à l'hérédité, aux saisons et aux climats, à la disposition des voies biliaires,
aux corps étrangers qui peuvent s'y introduire, aux
conditions capables de ralentir le cours de la bile, à
l'alimentation. Diverses circonstances coïncidentes peuvent encore être notées, sans qu'il soit possible de déterminer au juste leur influence sur la production des
calculs.

1° *Age.* Pendant la vie fœtale, la formation des calculs a de faibles chances, la bile ne parvenant dans la vésicule que vers le septième mois, et la plus grande partie,
après cette époque, s'écoulant directement dans le duodénum. Cependant M. Valleix [1] assure que les enfants nais-
sants, morts de maladies diverses, présentent assez souvent de petits calculs dans la vésicule. Après la naissance,
l'activité digestive, s'opposant à un long séjour de la bile
dans son réservoir, explique leur rareté, et il en est encore
de même dans l'adolescence, où cette activité se prolonge.
Toutefois, l'immunité des premières périodes de la vie
n'est pas absolue. Les exemples de calculs chez les nouveau-nés étant très-rares, je rapporterai les principaux
de ceux qui sont consignés dans les auteurs.

M. Bouisson a trouvé dans la vésicule d'un nouveau-né
trois calculs au milieu d'une bile noire et épaisse ; il y
avait une oblitération commençante du canal cholédoque
et un ictère poussé au plus haut degré. Voici deux autres
faits d'après Lieutaud et Portal : Un enfant vint au monde

---

[1] *Clin. des malad. des enfants nouveau-nés.*

avec une jaunisse intense; il pleurait continuellement et poussait de hauts cris. Les potions adoucissantes et anodines, les onctions et fomentations, les lavements et bains, de même nature, ne purent le calmer, et la jaunisse ne fit qu'augmenter. Enfin, l'enfant mourut le 25e jour de sa naissance. On se convainquit, par l'ouverture du cadavre, que les viscères étaient sains, à l'exception du foie, qui était plus gros qu'il ne doit être à cet âge; il était d'un rouge violet et sa substance était très ramollie. Les canaux biliaires, et surtout la vésicule, contenaient plusieurs calculs. Il y en avait un du volume d'un pois ordinaire dans le canal cholédoque, à son insertion dans le duodénum. J'ai reconnu, dit Portal, dans deux petits enfants morts peu de temps après la naissance, et qui avaient la jaunisse la plus intense, que le foie était infiltré de sang, et que les conduits de la bile étaient pleins de concrétions qui avaient bien pu s'opposer à l'écoulement de cette humeur dans l'intestin duodénum et donner lieu à la jaunisse [1].

On verra plus loin que M. Cruveilhier a trouvé aussi, dans des foies de plusieurs enfants, dont l'un n'avait que cinq à six mois, des concrétions biliaires contenues dans de petites tumeurs placées au milieu du tissu hépatique. Il semble que, plus tard, les exemples en soient encore plus rares; car je tiens de M. Guersant qu'à l'hôpital des Enfants, où l'admission a lieu de quatre à quinze ans, et où ce célèbre praticien a fait le service pendant environ trente années, il n'a rencontré, et encore très-rarement, que des concrétions sablonneuses.

Voici, du reste, de petites statistiques qui peuvent contribuer à fixer l'âge auquel cette affection se montre particulièrement.

____

[1] *Malad. du foie*, p. 325.

Relevé des faits de la collection de Valther [1].

Sur 83 calculeux, à 20 ans ...... 1 cas
de 30 à 40 27
40 à 50 14
50 à 60 19
60 à 70 8
70 à 80 13
à 90 1
———
83

J'ai réuni, de mon côté, 92 cas où l'âge est noté, et dont le dépouillement donne le résultat suivant :

Nouveau-nés ...... 4 cas.
à 5 mois 1
15 ans 2
18 1
20 1
22 1
de 25 à 30 6
30 à 40 7
40 à 50 14
50 à 60 20
60 à 70 14
70 à 80 20
à 81 1
———
92

On voit, d'après ces deux tableaux, combien de petites statistiques peuvent tromper, puisque, dans celle de Valther, la plus grande fréquence est de 30 à 40, puis de 50 à 60 ans ; tandis que, dans la mienne, elle se trouve de 50 à 60, puis de 70 à 80 ans.

[1] *Museum anatomicum*, t. III, in-4°. Berolini, 1805.

L'âge, suivant le sexe, m'a offert le résultat qui suit :

Sur 57 femmes	1 avait	15 ans
	1 »	20
	1 »	22
	6 avaient de .	26 à 30
	5 » ... »	30 à 40
	9 » ... »	40 à 50
	7 » ... »	50 à 60
	4 » ... »	60 à 70
	15 » ... »	70 à 80
	1 avait	81.
Sur 32 hommes	1 avait	15
	1 »	18
	4 avaient de .	30 à 40
	5 » ... »	40 à 50
	13 » ... »	50 à 60
	3 » ... »	60 à 70
	5 » ... »	70 à 80.

Ces nouveaux tableaux montrent la plus grande fréquence des calculs, chez la femme, de 70 à 80, et chez l'homme, de 50 à 60 ans. Mais lorsqu'on pourra opérer sur une grande échelle, il est probable que le résultat sera modifié, d'autant plus que, d'après les relevés de Valther, dépouillés à ce point de vue, ce serait de 30 à 40 ans que les femmes y seraient le plus exposées.

2° *Sexe*. L'influence du sexe ne peut être mise en doute, quoiqu'on l'ait considérée diversement. L'opinion que les femmes y sont plus sujettes remonte à Charles Etienne [1]. Les recherches de Fréd. Hoffmann, Haller, Sœmmering, Dietrich, Pinel, appuient cette manière de voir. D'après Morgagni, il y aurait à peu près autant d'hommes que de

[1] *De dissect. part. corp. hum.* lib. III, cap. 42.

femmes. Le résumé de Valther donne une part un peu plus forte au sexe féminin, puisqu'on trouve 47 femmes sur 44 hommes. Cette part est bien plus marquée dans l'analyse des faits que j'ai réunis, où l'on note 79 femmes sur 43 hommes. Au reste, à Paris, il est évident qu'on rencontre beaucoup plus fréquemment des calculs aux autopsies de vieilles femmes de la Salpêtrière, que dans celles des vieillards de Bicêtre.

3° *Tempérament.* On a généralement remarqué que les individus qui avaient le teint jaune et les autres attributs du tempérament bilieux, étaient plus fréquemment atteints de calculs.—L'*obésité* a été rangée parmi les causes prédisposantes : cette opinion, qui était celle de Durande et qui est adoptée par M. L'Héritier, est niée par Benkoë. Malgré qu'elle réclame de nouvelles vérifications, il est certain que beaucoup d'observations de coliques hépatiques ont pour sujets des femmes obèses.

4° *Hérédité.* L'affection calculeuse du foie paraît être fréquemment héréditaire : M. le docteur Petit, qui, à Vichy, a l'occasion de voir beaucoup de personnes atteintes de maladies hépatiques, dit connaître un certain nombre de familles dans lesquelles cette disposition lithiasique s'est transmise héréditairement. Dans un cas, presque tous les enfants en avaient été atteints, et quelques-uns même dans un assez jeune âge, malgré la rigoureuse observation des préceptes médicaux. Chez ces individus, comment expliquer pourquoi le pigment se dépose, pourquoi la cholestérine s'accroît? Ce sont des modifications intimes, idiosyncrasiques, dont la cause nous échappera sans doute toujours.

5° *Disposition des voies biliaires.* L'existence de la vésicule est par elle-même une circonstance favorable à la formation des calculs; mais, quelque puissante que soit l'influence de ce réservoir, elle n'est pas une condition indispensable, car, au rapport de Sœmmering, Baldinger en aurait rencontré chez un homme qui en était dépourvu; d'un autre part, on a déjà vu que certains animaux, les chevaux en particulier, où ce réservoir manque, sont sujets à cette affection. Le col de la vésicule étant plus élevé que le fond, et le canal cystique formant un angle avec cette poche en l'abandonnant, il résulte de cette disposition que la bile, entraînée dans la partie la plus basse par son propre poids, ne peut en sortir que par un mouvement d'ascension. Cette liqueur a donc une tendance à y séjourner; mais cette tendance sera encore accrue si les membranes de la vésicule sont dans un état de laxité, cas dans lequel le réservoir se laissera distendre de plus en plus par la bile. Lorsque la vésicule présente des anfractuosités, des appendices cavitaires, ces manières d'être, natives ou acquises, favorisent le séjour de l'humeur biliaire, la concentration de ses éléments, et, par suite, la naissance des cholélithes. Durande prétend que si la pression de l'estomac est moindre et n'exprime que la partie la plus ténue de la bile, il se forme aisément des calculs au sein de la plus épaisse qui reste. La stase de cette liqueur est encore facilitée par l'étroitesse, l'obliquité des valvules du canal cystique.

6° *Corps étrangers introduits dans les voies biliaires.* Les corps étrangers introduits dans les voies biliaires, ce qui arrive bien rarement, peuvent y devenir le noyau d'un calcul, comme cela est si fréquent dans les voies urinaires. Nous avons déjà eu occasion de rapporter le peu de faits de ce genre qui existent dans la science : on a vu qu'une grande quantité de globules mercuriels furent trouvés dans une concrétion biliaire chez un homme qui avait subi un traitement anti-vénérien; qu'une incrustation de cette espèce s'était formée autour d'une épingle; qu'un calcul avait dans son centre un ver lombric; un autre, une douve ; et qu'enfin les concrétions intestinales des gros animaux ont fréquemment pour noyaux des corps étrangers qu'ils ont avalés.

7° *Conditions qui ralentissent le cours de la bile.* La vieillesse, époque de la vie où la bile circule mal, l'âge mûr lui-même, où déjà l'activité des fonctions diminue, prédisposent à l'affection calculeuse du foie. La vie sédentaire est sans doute la cause qui la rend plus commune chez les femmes. Il en est de même du séjour au lit, du sommeil prolongé et de toutes les circonstances qui rendent le repos forcé (au rapport de Samuel Cooper, on a trouvé des cholélithes chez des individus qui, par une maladie, avaient été forcés de rester couchés pendant longtemps), de la vie de cabinet et des veilles prolongées (Tissot[1] avait déjà dit que les calculs biliaires faisaient le tourment de beaucoup de savants), de certaines attitudes habituelles, comme celles qui consistent à rester assis, le corps penché en avant. Par les mêmes raisons, les calculs biliaires sont très fréquents chez les prisonniers. Sœmmering en a trouvé chez la plupart des hommes et des femmes qui furent renfermés un certain laps de temps dans les prisons de Cassel et de Mayence. M. Bouisson dit avoir eu occasion d'en observer plusieurs fois sur les cadavres des deux sexes détenus dans les maisons centrales de Nîmes et de Montpellier, mais dans une proportion bien moins forte que celle indiquée par Sœmmering ; ce qui peut, du reste, tenir à une amélioration dans les conditions hygiéniques des prisons.

La chlorose, dans laquelle les organes sont sans action, la mélancolie, l'hypochondrie, les passions tristes, les chagrins, en raison du trouble général qui en résulte pour la nutrition, sont regardés comme des causes prédispo-

---

[1] De la santé des gens de lettres.

santes. On a encore rangé parmi ces causes la diminution de la quantité d'eau prise en boisson, l'augmentation de la transpiration, l'excitation de la sécrétion urinaire et intestinale par l'usage prolongé des diurétiques et des purgatifs. Toutes ces causes, comme on le comprend, n'ont qu'une influence bien éloignée.

Mais il n'en est pas de même de l'obstruction des conduits biliaires, par suite de laquelle la bile s'amasse en grande quantité; c'est là une des causes les plus puissantes de la production des concrétions lithiques. Chez les animaux dépourvus de vésicule, dont le cholédoque, naturellement dilaté, présente une ampoule qui tient lieu de réservoir, on peut considérer cette disposition, sinon comme une cause, du moins comme une condition favorable à leur accroissement. Il n'est pas vrai, au moins dans les cas ordinaires, comme l'a avancé Vanswiéten [1], que la bile en stagnation dans des vases produise des concrétions biliaires; certaines conditions de la vie paraissent encore nécessaires pour leur formation.

8° *Alimentation.* L'influence de l'alimentation sur la production des calculs a été bien diversement appréciée. On en a accusé les aliments acides, âpres, secs, crus, farineux, gras, indigestes, les vins acidés, les spiritueux, la bière récente. Il paraît bien certain que les liquides absorbés dans les intestins par les veines mésaraïques, doivent modifier le sang de la veine porte, et par suite la bile ; mais la nature de cette modification est bien difficile à déterminer. Cependant, on a observé, depuis longtemps, qu'un régime trop animalisé produisait à la longue la formation de ces concrétions. Si les personnes qui usent de ce régime ne font pas d'exercice, leur sang, comme leur tissu cellulaire, se charge de matériaux graisseux,

---

[1] *Comment. in aphor. Boerh.,* t. III, p. 132.

abondants en carbone; leurs poumons, ne fonctionnant plus avec activité, ne brûlent pas, dans l'acte respiratoire, le carbone devenu en excès dans le sang, car on a vu que sous ce rapport les poumons et le foie ont une action analogue; la bile se charge alors de ces matériaux et précipite de la cholestérine. On n'a pas obtenu jusqu'ici, il est vrai, de cholestérine comme produit dérivé de l'altération des corps gras, mais aucune matière n'a donné ce principe par son dédoublement; cependant, il présente tant de rapprochements avec les graisses, qu'on peut bien admettre, jusqu'à preuve contraire, qu'il en provient. Dans leur deuxième mémoire sur la digestion, MM. Sandras et Bouchardat disent que, quelle que soit la nature des aliments pris par un animal bien portant, la quantité des corps gras existants dans son sang est à peu de chose près la même, et que cette quantité est toujours minime. Mais s'il en est ainsi pour des chiens qui ont mangé un peu de graisse pendant quelques jours, n'en est-il pas autrement chez des hommes dont le régime, depuis longues années, est trop succulent et trop abondant? Les qualités de la bile ainsi changées, la soude qui tient la matière colorante en suspension semble disparaître, et par suite la matière colorante tend aussi à se précipiter. Celle-ci contenant beaucoup d'azote, on peut encore en inférer qu'une nourriture azotée influe sur sa production.

Quelques auteurs, Glisson entre autres, ont écrit que les bœufs, se nourrissant pendant l'hiver d'herbes sèches, étaient alors sujets aux calculs biliaires, lesquels disparaissaient lorsque ces animaux retournaient aux prés. Par analogie, on avait pensé qu'une nourriture sèche devait en produire chez l'homme. L'assertion de Glisson n'est pas tout à fait exacte. Les calculs, chez les bœufs, sont toujours rares. Dans l'hiver, où ils paraissent l'être un peu moins, le froid et le repos doivent agir autant que le changement de nourriture. Toutefois, en été, la quantité de sucs végétaux qui circulent dans l'économie de ces animaux peut bien empêcher la formation des concrétions.

Les faits que nous avons réunis dans le chapitre précédent, sur les calculs des différentes classes d'animaux, sont trop peu nombreux pour jeter un véritable jour sur les causes de cette affection. On a dit que les omnivores avaient des concrétions semblables à celles de l'homme, ce qui paraîtrait assez naturel, puisque leur alimentation est de même nature; mais en réalité nous n'avons pas de détails sur leur composition; nous n'en avons pas davantage sur la nature de celles du singe; comme on dit que leur structure est lamelleuse, cela semblerait indiquer qu'elles seraient formées de matière colorante. On a vu que c'est cette dernière matière qui constitue les calculs des bœufs; il est probable aussi qu'elle compose celle des chevaux, de la gazelle, du cabri; du moins leurs caractères physiques peuvent le faire présumer. S'il était permis de tirer une conséquence de ce peu de faits, ce serait que le régime végétal disposerait plutôt aux calculs de matière colorante : pourtant deux autres faits, ceux du lapin et du serin, où la cholestérine paraissait former les concrétions, seraient peu en harmonie avec la déduction résultant des précédents. Au résumé, on se voit toujours obligé d'admettre que des dispositions tout-à-fait individuelles se lient à la lithiasie biliaire et augmentent ses chances de production. Les principales causes, sans ces dispositions, seraient le plus souvent insuffisantes pour déterminer cette affection.

9° *Saisons et climats.* Les saisons ont-elles de l'influence sur la formation des calculs biliaires? Nous avons déjà dit que l'abaissement de la température pouvait la favoriser, en diminuant la solubilité des divers éléments de la bile. Cette présomption est appuyée par la remarque que l'on a faite à Bicêtre et à la Salpêtrière, où l'on a rencontré plus souvent des concrétions biliaires en hiver qu'en été, tout en tenant compte de la mortalité plus grande dans la première saison. Haller a prétendu que, dans certains pays ou climats, les cholélithes étaient plus fréquents ; il dit avoir remarqué que les habitants de Gœttingue étaient peu sujets aux calculs urinaires et beaucoup aux biliaires. Brugmans, de son côté, a écrit que les Hanovriens en étaient plus souvent atteints que les Hollandais... Ces assertions nous paraissent un peu vagues. La science médicale, devenue aujourd'hui plus positive, exige des chiffres, une véritable statistique, pour asseoir une opinion de cette nature.

10° *De diverses coïncidences*. L'inflammation de la vésicule a été indiquée comme une cause de calculs biliaires par M. Bobilier [1] ; elle peut bien y être pour quelque chose par l'augmentation du mucus, lequel joue un rôle incontestable dans l'agrégation des matériaux lithiques ; nous avons même déjà fait remarquer que les calculs à bases salines paraissaient prendre origine au milieu du mucus ou du pus ; mais, dans les cas ordinaires, l'inflammation n'existe pas, et, lorsqu'elle existe, elle est plutôt consécutive que primitive.

Les médecins du siècle dernier avaient donné sur la production des calculs une explication toute locale, renouvellée par M. Forbes [2], explication d'après laquelle ils seraient dus à l'action d'un acide qui, des premières voies, pénétrerait dans la vésicule. Il n'est nullement démontré, ni même probable, que les produits acides du tube digestif s'introduisent jusque dans cette poche ; ce-

[1] *Dict. de médecine*, article *Bile*, par M. Littré.
[2] Voir le même article de M. Littré.

pendant l'usage continu des acides peut contribuer au développement des concrétions biliaires. On sait, en effet, que la matière colorante, dissoute dans une liqueur alcaline, en est précipitée par les acides ; on sait aussi que quelques gouttes d'acide, ajoutées à la bile, en séparent, au bout de quelques heures, de la cholestérine et des acides gras ; d'après cela, on se demande si l'on ne pourrait pas expliquer par une réaction acide que la bile aurait prise, le dépôt d'une petite quantité, soit de matière colorante, soit de matière grasse, et, en définitive, le commencement de formation des calculs.

D'après MM. Becquerel et Rodier [1], la cholestérine augmente dans le sang sous l'influence de la diète et des phlegmasies. Dans celles-ci, la quantité de cette substance y devient double. Les matériaux qui constituent la bile restent dans le sang et s'y accumulent. Au retour de l'alimentation et après la cessation de l'inflammation, la cholestérine, passant en plus grande quantité que de coutume dans la bile, peut très-bien y déterminer la formation de concrétions. Les maladies du foie ne doivent pas être sans influence sur la production des calculs, la bile subissant alors des altérations diverses.

Frédéric Hoffmann a signalé l'omission d'une saignée habituelle, et M. B. Voisin la suppression du flux hémorroïdal, comme pouvant donner lieu au développement des calculs biliaires. Ce dernier cite même une observation à l'appui de son assertion. Si l'absence de ces évacuations peut modifier le sang et par suite la bile, cette modification va-t-elle jusqu'à déterminer cette affection ? Les faits peuvent s'interpréter diversement, et il en faut une certaine quantité pour qu'on puisse conclure d'après eux.

Les pierres biliaires coïncident fréquemment avec celles

[1] *Recherches sur le sang.*

des reins et de la vessie urinaire. Cette coïncidence a été indiquée par Baglivi, Bianchi, Water, Selle. Le frère Côme a trouvé les deux reins remplis de calculs chez un sujet dont la vésicule contenait beaucoup de concrétions biliaires. Ferrand, au rapport de Nicolas Venette [1], a vu le corps du seigneur de la Roche-Posay ayant la vessie, les reins et la vésicule du fiel pleins de pierres. La réunion de ces deux affections, quoique niée par quelques médecins, a été encore constatée de nos jours, et je vais, à la fin de ce chapitre, en rapporter deux observations d'après M. le docteur de Crosant. Cette réunion ne peut guère être considérée comme fortuite ; car, malgré la différence de composition des pierres biliaires et des urinaires, nous savons que les mêmes causes tendent à produire les unes et les autres.

Les calculs de la vésicule biliaire sont-ils plus fréquents que ceux de la vessie urinaire ? Cette plus grande fréquence avait déjà été annoncée par Fallope et constatée par Haller ; ce dernier, sur 230 cadavres, pris au hasard dans les hôpitaux ou parmi les criminels suppliciés, qu'il avait fait ouvrir dans son théâtre anatomique de Gœttingue, avait remarqué que 10 avaient des concrétions biliaires dans la vésicule, et 2 seulement dans les voies urinaires.

On a vu assez souvent les calculs biliaires exister en même temps que la goutte. Bianchi, qui avait fait cette remarque, dit que la goutte, surtout ancienne, ne manque jamais d'agir sur la bile et d'augmenter sa viscosité. A l'appui de cette opinion, Vicq-d'Azyr rapporte que le célèbre Turgot, qui succomba à une maladie dans laquelle le levain goutteux s'était principalement jeté sur les viscères du bas-ventre, avait la vésicule déformée, à parois épaisses, confondues avec les tissus ambiants et contenant au

---

[1] *Traité des pierres*, p. 71.

moins soixante calculs, parmi lesquels plusieurs étaient anguleux et d'un volume assez considérable. On sait aussi que, chez Louis XVIII, qui était goutteux, on a trouvé sept ou huit calculs assez gros dans la vésicule biliaire. Il faut remarquer, enfin, que les femmes, assez peu sujettes à la goutte et à la gravelle urinaire, le sont, ainsi que cela a été noté plus haut, beaucoup plus que les hommes à l'affection calculeuse du foie.

Vicq-d'Azyr [1] rapporte encore, d'après un de mes compatriotes, une observation où l'on voit la goutte, sinon occasionner les calculs biliaires, du moins coïncider avec eux ; je crois devoir la transcrire ici.

OBSERVATION DE PIGNOT : — « M. Pignot, d'Issoudun, en Berry, fut appelé, en juillet 1779, pour donner des soins à Mme Berthelot, qui était alors tourmentée de vomissements et de hoquets presque continuels. Ces symptômes avaient été précédés par un accès de goutte, à laquelle la malade était sujette depuis plusieurs années, et qui, après avoir attaqué les extrémités, avait affecté l'estomac et les hypochondres. On avait inutilement fait prendre les délayants et les fondants appropriés. M. Pignot conseilla l'usage de l'infusion de tanaisie, recommandée dans le traitement de la goutte anomale. Vers le cinquième jour, le hoquet diminua ; il cessa le lendemain, ainsi que les vomissements. La malade ayant continué l'usage de l'infusion de tanaisie pendant vingt jours, rendit par les selles la concrétion qui sera bientôt décrite, avec plusieurs autres petits calculs biliaires, et du sang en petite quantité. Elle mourut six mois après.

Le calcul, lors de sa sortie, avait l'apparence de la gomme arabique et était tout-à-fait transparent. Il était du poids de 123 grains, de forme ovale. Il présentait à l'extérieur une surface onctueuse, terne et parsemée en plusieurs endroits de taches blanchâtres. Le milieu était occupé par une petite portion de bile concrète. Tout le reste était formé par une substance

[1] *Hist. de la Société royale de médecine*, ann. 1779.

diaphane, et composée de lames transparentes, brillantes comme du talc, qui se dirigeaient vers le centre du calcul et s'élargissaient en divergeant vers la circonférence, où il n'y avait point d'écorce proprement dite. On voyait, dans cette concrétion, une petite portion de couleur verte, qui était composée de filets concentriques, et vers une de ses extrémités il y avait une cristallisation radiée et jaunâtre. »

Voici maintenant deux observations que M. le docteur de Crosant, médecin inspecteur des eaux minérales de Pougues, à consignées dans sa notice sur l'emploi de ces eaux ; on y voit la coexistence de calculs biliaires dans le foie et de graviers d'acide urique dans les voies urinaires. Sous l'influence des eaux de Pougues, les deux malades rendirent une grande quantité de graviers, tant par l'anus que par l'urètre, et les symptômes qui existaient du côté du foie et des reins ne tardèrent pas à disparaître.

PREMIÈRE OBSERVATION DE M. DE CROSANT : *Calculs biliaires coïncidant avec des graviers urinaires d'acide urique* [1].— « Mme M. G., de la Charité-sur-Loire, éprouvait depuis une année, dans le côté droit, des douleurs qui, de temps à autre, prenaient un caractère de violence extrême ; l'épaule, du même côté, était aussi vivement affectée. La région lombaire était le siége de douleurs intermittentes qui firent longtemps croire à une affection rhumatismale.

Les traitements les plus variés furent employés inutilement. La malade fut envoyée aux eaux, et le médecin crut à l'existence de calculs biliaires et à la gravelle.

Le traitement fut dirigé avec ménagement, à cause de l'état d'excitation dans lequel se trouvait cette malade, épuisée par la souffrance. Les eaux furent administrées, coupées avec une décoction de graines de lin ou de chiendent ; les bains furent mélangés d'eau douce, et la liberté du ventre fut entretenue avec un peu de magnésie.

[1] Page 53.

Au bout de quelques jours, les urines, qui jusqu'alors étaient rares, coulèrent abondamment et présentèrent une grande quantité de sable rouge. La malade rendit aussi par les selles beaucoup de petits calculs biliaires et se trouva complétement soulagée.

Les douleurs ont disparu, les urines ont continué à couler avec abondance, la santé générale s'est rapidement relevée, et Mme M. a fait tous les mois usage des eaux pendant quelque temps pour régulariser les sécrétions du foie et des reins, et entretenir la santé qu'elle leur doit. »

DEUXIÈME OBSERVATION DE M. DE CROSANT : *Calculs biliaires coexistant avec une gravelle urinaire.* — « Mme D., habitant près de la Charité, âgée de 50 ans, d'une forte constitution, était malade depuis très longtemps, affectée de coliques néphrétiques et hépatiques qui se renouvelaient par crises durant dix ou quinze jours. Ces crises, qui revenaient tous les deux mois au moins, étaient terribles, et chaque fois causaient les plus vives inquiétudes. Un traitement antiphlogistique était employé; il amendait un peu les douleurs sans en abréger la durée. Au retour de chaque crise, les urines devenaient rares et très limpides et la constipation très opiniâtre.

Envoyée à Pougues par les soins de M. le docteur Martin, Mme D. prit les eaux, d'abord coupées avec un peu de tisane chaude, à cause de quelques coliques qu'elle avait éprouvées, puis des bains. Au bout de huit jours de traitement, les urines furent très abondamment rendues et chargées de sable. Pendant et après les défécations, la malade éprouva une vive douleur à l'anus, qu'elle s'expliqua bientôt par la grosseur des calculs biliaires qui se trouvèrent dans ses garde-robes.

A partir de cette époque, la santé de Mme D. s'est vite rétablie; elle a quitté Pougues au bout de quinze jours, pour continuer chez elle l'emploi des eaux, et, depuis, les crises n'ont pas reparu. »

CHAPITRE SIXIÈME.

DE LA PRÉSENCE DES CALCULS DANS LES DIVERSES PARTIES DES VOIES BILIAIRES ET DES ALTÉRATIONS QUI EN RÉSULTENT.

Partout où la bile se forme, coule ou séjourne, on peut rencontrer des concrétions ; mais je me bornerai, dans ce chapitre, à les examiner dans les radicules et les racines du conduit hépatique, dans le conduit hépatique lui-même, dans la vésicule, dans le canal cystique et dans le canal cholédoque. Je constaterai à mesure, dans chacune de ces divisions, les altérations anatomiques qu'ils ont pu déterminer.

ARTICLE PREMIER.

CALCULS DANS LES RADICULES ET LES RACINES DU CONDUIT HÉPATIQUE.

Quoiqu'il soit assez rare de rencontrer des calculs dans cette partie des voies biliaires, cependant beaucoup d'ouvrages en font mention. Déjà Bonnet, dans son *Sepulcretum,* en indique un grand nombre d'exemples [1] ; Mor-

---

[1] Lib. III, sect. 17, obs. 13. *Hypocondrii dextri dolor à lapillis et lapidibus in hepate congestis.*

gagni cite une suite d'auteurs qui en ont parlé [1] ; lui-même en a trouvé. Plusieurs de nos contemporains en ont recueilli d'exactes observations [2]. M. Guilbert rapporte, dans sa thèse, un cas de gravelle pulvérulente, noire, occupant tous les conduits biliaires du foie ; un calcul oblitérait le cholédoque. M. Cruveilhier, dans son *Anatomie pathologique*, a donné la figure d'une altération semblable. J'en ai aussi recueilli quelques exemples. On verra dans une observation de M. Pierquin que ces calculs peuvent prendre un grand volume.

Ces concrétions se présentent quelquefois sous forme pulvérulente, mais le plus ordinairement sous celle de petits grains ou de grumeaux de volume inégal, irréguliers, grisâtres, brunâtres, noirâtres, verdâtres, de couleur de bile. Ces petits corps, suspendus dans l'humeur biliaire, suivent son cours. Ils constituent la *gravelle biliaire*. La plupart renferment de la bile épaissie.

Dans quelques cas, on a trouvé toutes les racines biliaires, jusqu'aux radicules les plus ténues, remplies de concrétions. Leur quantité était innombrable, et tout l'organe hépatique, à l'incision, en paraissait rempli. Chopart a rencontré un foie qui en contenait tellement, qu'il ne pouvait le couper avec le scalpel. Portal [3] parle d'un de ces viscères, dont la substance était endurcie par une matière *sablonneuse* et *calculeuse*. Le même auteur rapporte qu'en disséquant le corps d'une personne morte avec la jaunisse, il trouva le foie dur et gonflé ; le canal hépatique, ainsi que les conduits qui y aboutissent, étaient tellement

---

[1] Plater, Henenius, Mathiolo, Fallopia, Scaliger, Trincavilli, Dodonci, Camicène, Pincer, Blasius, Hur, Dobrzenski , Colombus, Forester, Reverhorst, Ruysch.

[2] MM. Bérard aîné, Andral, Pierquin, Reynaud, etc.

[3] *Malad. du foie*, p. 128.

pleins d'une bile *concrète* et *pierreuse,* qu'il n'avait pu y introduire le plus petit stylet.

On a vu, dans les racines du canal hépatique, des calculs ayant une forme ramifiée. Plater [1] en a trouvé qui représentaient un *tophus coraloïde rameux et creux en dedans.* Glisson [2] a observé dans des foies de bœuf « de petits tubes d'une telle longueur, que si on avait pu les retirer entiers, ils auraient représenté plusieurs ramifications du pore biliaire par leur continuité pierreuse, qui était semblable à du corail. » J'ai trouvé chez un phthisique, âgé de 30 ans, qui mourut en 1831, à l'hôpital de la Charité, dans le service de M. Lerminier, des calculs biliaires ayant cette forme ramifiée, dans les racines principales du conduit hépatique : ils étaient noirs, avaient 9 millimètres dans leur plus grand diamètre et remplissaient ces canaux. Les calculs pourraient déposer des incrustations à l'intérieur des conduits, si l'on en croit Reverhorst [3], qui aurait vu sur le cadavre d'un homme les branches du pore biliaire assiégées intérieurement d'une croûte calculeuse. Nous avons déjà fait mention de calculs ayant la forme de grains de chapelet réunis, que Portal trouva dans les conduits du parenchyme hépatique.

Les racines du conduit hépatique sont quelquefois énormément dilatées ; c'est ce qui arrive plus particulièrement lorsqu'il y a obstruction de ce conduit ou du cholédoque. Les calculs qui s'y forment alors peuvent acquérir un volume considérable. Dans les observations que j'ai rassemblées, ces racines avaient quelquefois acquis plus de 2 centimètres de diamètre ; parfois, elles formaient des bosselures extérieures par l'accumulation de la bile et

---

[1] *Schol.,* obs. 13.
[2] *Anat. hépat.,* c. 7.
[3] Ss. LII, *ad n.* 11.

des calculs, et en dedans, des anfractuosités. Certaines dispositions de ces corps peuvent produire une dilatation partielle des racines, d'où résulte un amas de bile. Thomas Coé a fait dessiner un cas de ce genre.

Une inflammation adhésive des canaux biliaires peut oblitérer partiellement leur trajet. Alors la bile comprise entre la granulation sécrétante et le point oblitéré s'épaissit graduellement et se réduit à une sorte d'extrait ; de là les qualités particulières des concrétions qui s'y forment. M. Cruveilhier a trouvé dans des foies d'adultes, et même de plusieurs enfants, dont l'un n'avait que cinq à six mois, un très grand nombre de petites tumeurs uni ou multi-loculaires, presque toutes remplies de concrétions biliaires, quelquefois seulement d'une bile épaissie. Quelques-unes de ces tumeurs soulevaient la surface du foie. Benivenius avait aussi constaté des concrétions biliaires qui faisaient saillie sous la tunique de cet organe et la distendaient *en forme de vésicule* [1]. Bien que, dans les cas ci-dessus, M. Cruveilhier n'ait pu le plus souvent saisir la continuité de ces kystes avec les conduits, cependant il ne doute pas que leur siége n'ait été dans les racines biliaires. Les parois de ces kystes étaient épaisses et résistantes. Il

[1] On ne confondra pas avec les calculs biliaires certaines concrétions, ordinairement composées de sels de chaux, et qui se forment sous la membrane d'enveloppe du foie, sans qu'elles communiquent en aucune manière avec les canaux de la bile. C'est à elles que nous croyons devoir rapporter le fait suivant, donné par M. Aug. Bonnet, p. 367 de son *Traité des maladies du foie*, comme exemple de calculs : Vurzer a observé dans le cadavre d'un homme de 50 ans deux concrétions renfermées dans un kyste à parois très-dures, sans communication avec la vésicule et situé sous le lobe de Spigel. Elles étaient grisâtres, dures, lamelleuses, sans odeur ni saveur, pesant, l'une 0,70, l'autre 0,45 centigr., et composées de carbonate de chaux et d'un peu de matière animale. M. Bouisson a eu l'occasion d'observer une concrétion de cette nature, de la grosseur d'un pois, qui faisait saillie à la surface de cet organe. L'examen chimique montra qu'elle était formée de carbonate de chaux.

y avait de ces petites tumeurs sans cavités et qui avaient beaucoup de densité. Toutes étaient disséminées au milieu d'un tissu hépatique sain. Le célèbre anatomiste que je viens de citer pense que ces dernières tumeurs, prises quelquefois pour des tubercules, n'étaient que le résultat de radicules biliaires oblitérées de distance en distance par l'inflammation adhésive. Cette inflammation précède-t-elle les calculs ou en est-elle le résultat? Il est probable qu'elle peut se manifester dans les deux circonstances.

Si, dans les circonstances précédentes, ces calculs étaient contenus dans les racines biliaires, il en est d'autres où ces corps, après avoir pris origine dans ces conduits, perforent leurs parois, passent dans le tissu même du foie et perdent toute communication avec eux. C'est sans doute de cette manière qu'il faut expliquer la présence, dans le parenchyme hépatique, des calculs qui y furent trouvés par Plater et Hénénius, par Portal, de ceux dont parle Ruysch, qui n'en a rencontré qu'une seule fois de placés ainsi dans ses nombreuses autopsies, de ceux enfin au sujet desquels M. Pierquin s'exprime ainsi : « Au milieu de diverses altérations du foie était un kyste extrêmement dur, à parois fibreuses, épaisses, comme squirrheuses, contenant un calcul du volume d'un œuf de pigeon, entièrement composé de cholestérine. Un autre kyste, exactement semblable au premier, renfermait aussi un calcul du volume d'une amande. On trouvait dispersés, dans la masse du foie, plusieurs autres fragments de cholestérine annonçant qu'il en avait existé de beaucoup plus gros encore, puisqu'ils étaient tous tronqués et brisés comme par une violence [1]. »

On a peine à se rendre compte comment des calculs aussi volumineux que ceux dont parle M. Pierquin ont pu

---

[1] *Journ. des progrès, etc.*, t. XIV, n° 252.

se former, soit dans la substance du foie, soit dans les conduits, d'autant plus que la disposition de ceux-ci est loin d'être favorable à la formation de ces corps ; car l'arrivée incessante de la bile nouvellement sécrétée ne permet pas la stagnation nécessaire à la déposition des matériaux de cette humeur. De plus, les petits calculs intra-hépatiques ne se forment pas avec tous les caractères qui appartiennent à ceux des calculs de la vésicule. Beaucoup renferment une forte proportion de bile épaissie qui n'a pas entièrement perdu sa solubilité. Sur six échantillons déposés au musée de Strasbourg, au rapport de M. Bouisson, quatre présentent ces derniers caractères, et deux les caractères de la cholestérine mélangée avec la matière colorante.

Des calculs peuvent encore se former ou s'introduire dans des canaux biliaires supplémentaires ; M. Cruveilhier [1] en a trouvé deux petits dans un conduit de ce genre, qui formait un petit cordon étendu verticalement, du foie où il communiquait avec les canaux hépatiques, à la partie du duodénum qui avoisine le pylore. Le tiers supérieur de ce conduit était dilaté et bosselé par ces concrétions, tandis que les deux tiers inférieurs étaient oblitérés.

On a vu que, autour des petites tumeurs calculeuses observées par M. Cruveilhier, le tissu hépatique était sain. Il n'en est pas constamment ainsi autour des calculs. Le tissu hépatique, au contraire, y est presque toujours altéré. On l'a souvent trouvé induré, enflammé, contenant du pus. Dans le cas de calculs ramifiés, recueillis par moi-même, le parenchyme atrophié leur servait en quelque sorte de parois.

Malgré le grand nombre de faits de calculs intra-hépa-

___
[1] *Anatomie patholog.*, 12ᵉ livrais., p. 5.

tiques que j'ai cités, il n'en est presque aucun qui se rattache à une observation entière ; c'est pourquoi je terminerai cet article en rapportant une observation de cette nature, assez détaillée, et que j'emprunte à la thèse de M. Guilbert.

OBSERVATION DE M. GUILBERT : *Gravelle pulvérulente, noire, occupant tous les conduits biliaires du foie; calcul oblitérant le cholédoque; large ulcération dans ce canal.* — « Marie Jouy, âgée de 50 ans, marchande de musique, est grosse et grasse, d'une forte constitution et d'une bonne santé habituelle. Réglée fort jeune, elle continua de l'être régulièrement jusqu'à l'âge de 48 ans.

Vers le 15 octobre 1834, elle fut prise de frissons violents, qui revinrent les jours suivants, accompagnés d'anorexie et de céphalalgie, ce qui ne l'empêcha pas de continuer son travail; cependant elle fut obligée de le quitter le 12 janvier 1825.

Alors parurent des nausées, des coliques vagues, des douleurs très vives à l'épigastre et dans l'hypochondre droit. Les urines se colorèrent en rouge foncé, et de plus, il survint une constipation rebelle aux lavements. La peau devint jaune. Tel était son état au 20 janvier. On appliqua à l'épigastre vingt sangsues sans résultat avantageux. Le 26, autre application de vingt sangsues au même endroit, aussi infructueuse que la première.

Le 27 janvier, la malade, amenée à l'Hôtel-Dieu, offrait l'état suivant : le soir, elle avait beaucoup de fièvre, le pouls était petit, serré, tremblant: Le visage et tout le corps avaient une teinte ictérique très prononcée. Langue blanche et sèche, soif vive, agitation, parole entrecoupée, mouvements désordonnés par suite d'un frisson agitant les muscles, respiration haletante, cris, soupirs, douleurs vives à l'épigastre, accrues par une légère pression (boissons rafraîchissantes). — Toute la nuit se passe dans une agitation extrême. La malade gémit sans cesse, s'affaiblit et expire tranquillement à quatre heures du matin, le 28.

Autopsie. L'estomac, large et mou, n'offre pas de phlogose; le pylore est adhérent à la vésicule biliaire. Celle-ci a des parois épaisses et comme squirrheuses; il est difficile de les dislinguer des parties environnantes, qui forment une tumeur logée sous le foie. En incisant cette masse, on trouve et l'on divise en deux un calcul biliaire, ovale, occupant et fermant le canal cholédoque ; pas de bile dans le duodénum. Celle qui remplit le reste du canal vers le foie est grisâtre et mêlée de *fragments noirs*, comme *pulvérulents, qui se retrouvent dans les conduits biliaires du foie*. Il existe dans le canal cholédoque une ulcération large comme une pièce de dix sous. Enfin, on aperçoit sur le bord tranchant du lobe gauche du foie quelques noyaux d'induration rouge et deux ou trois petits abcès sanguins et purulents. Le foie est tout entier rouge et friable. »

ARTICLE DEUXIÈME.

CALCULS DANS LE CONDUIT HÉPATIQUE.

On trouve bien plus rarement des calculs dans le conduit hépatique que dans les autres parties de l'appareil biliaire. La raison en est simple : d'une part, ces concrétions étant déjà assez rares dans les racines de ce canal, il ne peut en descendre dans sa capacité qu'une quantité proportionnelle ; et, d'autre part, ceux qui y arrivent étant, en général, petits relativement à son volume, ne s'y arrêtent que très peu. S'il est possible que ces corps, en s'échappant de la vésicule par le canal cystique, puissent remonter dans le canal hépatique et s'y arrêter, cela doit être extrêmement rare. Ils ne pourraient guère prendre origine dans le canal hépatique qu'autant qu'il s'y formerait des brides ou des vacuoles.

Comme nous n'avons qu'un petit nombre de faits sur les calculs du conduit hépatique, ceux qui existent dans la science doivent être réunis. M. Andral[1] a rencontré un

---

[1] *Clin. méd.*, t. IV, p. 347.

petit calcul à la jonction des canaux hépatique et cholédoque, sans que rien, du reste, parût l'y retenir. Le même auteur[1] a trouvé le canal hépatique très dilaté et rempli de concrétions biliaires, dans un cas où les canaux cystique et cholédoque étaient oblitérés par l'épaississement de leurs parois. M. Cruveilhier, dans l'observation que je crois devoir rapporter à la suite de cet article, l'a vu également rempli de calculs ovoïdes, ainsi que les plus petites racines, qui offraient partout un aspect bosselé.

Des calculs peuvent s'arrêter dans le canal hépatique et l'obstruer complétement. « En 1826, mourut à l'hôpital de la Charité, clinique de M. le professeur Chomel, un homme d'environ 50 ans, qui avait un ictère des plus prononcés, datant d'au moins six mois, et contracté à la suite d'une chute où le côté droit du ventre avait porté. A l'autopsie, le foie fut trouvé d'un tissu mollasse et parsemé de pierres. Une d'elles, plus volumineuse, fermait exactement le canal hépatique. La vésicule ne contenait pas de bile[2]. » Il n'est pas fait mention, dans l'observation précédente, de l'état des voies biliaires au-dessus de l'obstacle. Cependant, l'accumulation de la bile avait dû nécessairement déterminer dans les conduits intra-hépatiques des altérations semblables à celles qui sont propres aux cas d'occlusion du canal cholédoque, altérations dont je remets la description à l'article quatrième, parce qu'elles sont communes avec celles que détermine l'occlusion de ce conduit. On lit dans la *Gazette médicale de Paris* du 30 décembre 1843, que le docteur Wilson a observé, à l'hôpital Saint-Georges, un calcul, de la grosseur d'une noisette, fortement serré dans le canal hépatique, mais

---

[1] *Cliniq. méd.*, t. IV, p. 349.

[2] B. Voisin, *Mémoire sur la digestion. Transact. méd. françaises*, n° 1.

sans autres détails. Enfin , une observation, dont il sera question en traitant des symptômes, semble annoncer que ce canal peut être rompu dans les efforts d'une violente colique hépatique.

OBSERVATION DE M. CRUVEILHIER [1] : *Calculs dans le canal hépatique et dans ses plus petites divisions. Canal supplémentaire entre le foie et le duodénum : —* « M. Cruveilhier a trouvé les altérations suivantes dans le foie d'un sujet qui n'était pas ictérique, et sur la maladie duquel il n'avait aucun renseignement. Il est probable, d'après les lésions, que le malade n'avait pas succombé pas le seul fait des calculs.

La vésicule biliaire , moyennement grosse, contenait des calculs et de la bile. Le conduit cystique, très court, très dilaté, était rempli par un gros calcul. Le cholédoque avait 2 centimètres au moins de diamètre, était égal en volume au duodénum, et était rempli par un amas , composé d'un grand nombre de calculs à facettes, réunis par une sorte de mastic formé par la bile épaissie. Le conduit hépatique était également rempli, jusque dans ses plus petites divisions, de calculs biliaires ovoïdes, qui donnaient à cette succession de canaux un aspect bosselé. Un petit cordon, étendu verticalement, du foie à la partie du duodénum qui avoisine le pylore, était dilaté et bosselé dans sa partie supérieure, qui se continuait manifestement avec les conduits hépatiques. Il contenait deux petits calculs dans l'épaisseur de son tiers supérieur. Malgré le plus grand soin, on ne put découvrir de cavité dans ses deux tiers inférieurs. Toutes ces concrétions ne remplissaient pas exactement les canaux biliaires ; la bile pouvait aisément circuler entre elles et les parois de ces canaux, et une sonde d'un moyen calibre, du n° 6, parcourait assez librement l'intervalle qui les séparait. L'orifice duodénal du cholédoque était d'ailleurs parfaitement libre. Le foie était réduit à un petit volume. »

---

[1] Anat. path., 12e liv., pl. 5.

ARTICLE TROISIÈME.

CALCULS DANS LA VÉSICULE.

La vésicule est la partie des voies biliaires où les calculs existent le plus fréquemment et en plus grande quantité ; c'est là le véritable foyer de leur formation, la bile y trouvant les conditions de concentration et de repos favorables à l'union des molécules qui y sont suspendues. C'est aussi dans ce réservoir que les plus volumineux se rencontrent. Les calculs séjournent dans le bas-fond du cholécyste ; toutefois par les moindres causes ils peuvent se déplacer. Leur séjour prolongé dans cette poche peut y déterminer des altérations. Mais, avant de parler de celles-ci, examinons d'abord les particularités qu'offrent les calculs en question.

§ I. Particularités des calculs de la vésicule.

Il y en a généralement plusieurs à la fois. Le nombre le plus fréqnent est de deux à dix ; il est souvent très-considérable. On a vu la vésicule tellement remplie et distendue, qu'à l'extérieur elle paraissait raboteuse. Nous avons établi que, lorsqu'ils étaient au dessous du volume d'une petite lentille et sans organisation, ils devaient se rapporter à la gravelle hépatique. C'est donc à cette variété de l'affection calculeuse qu'il faut rapporter ceux, au nombre de plus de 1,000, qui, au rapport de Baillie, sont conservés dans la collection de Hunter, les 1,450 comptés par M. Bouisson, les 1,600 par Paré, les 2,000 de Storck, les 3,646 de Furk, de même que les 15 grammes de poudre noire, dont il eût été impossible de compter les grains, et que j'ai trouvés dans la vésicule d'une femme âgée.

Lorsqu'il n'y a qu'un seul calcul, il peut avoir acquis un grand volume. Baillie, ainsi que Sage [1], disent en avoir vu ayant au moins la grosseur d'un œuf de poule. Un calcul avait aussi ce volume, dans une observation, citée plus loin, de M. Grandclaude; et celui d'un œuf d'oie, dans une autre du docteur Klemm. Richter [2] a décrit une concrétion de cette espèce qui, ayant la forme d'une vésicule, était deux fois plus volumineuse que ce réservoir. Dans une observation de M. de Meersmann, dont nous parlerons plus tard, un calcul extrait de la vésicule avait 8 centimètres de longueur et 2 centimètres 8 millimètres d'épaisseur. Meckel a décrit et fait graver, dans les *Mémoires de l'Académie de Berlin*, un calcul qui remplissait la vésicule d'un hydropique : il était cylindrique, un peu courbé ; il avait, ce qui est prodigieux, 15 centimètres de longueur, 6 de diamètre, et 12 centimètres 8 millimètres de circonférence. Les calculs blancs et transparents sont ordinairement assez volumineux et solitaires.

Les calculs solitaires de la vésicule ont, en général, une forme arrondie ou plutôt ovale, ce qui tient quelquefois à celle de cette poche elle-même, lorsqu'elle se contracte sur un calcul à mesure que les couches s'y déposent. Mais lorsque la vésicule contient un certain nombre de concrétions, elles acquièrent, par leur contact prolongé et le frottement qui a lieu entre elles, beaucoup de faces et d'angles. Toutefois, dans certains cas où la vésicule a beaucoup de capacité, elles n'ont pas de contiguité, et, quoique nombreuses, elles n'offrent ni surfaces planes ni angles : Valther en a trouvé dans la même vésicule 130 parfaitement rondes.

---

[1] *Journ. des savants*, septembre 1697.
[2] *Dict. de médec.* en 18 vol., t. IV, p. 60.

M. Sappey, étant interne à la Salpêtrière, a également rencontré dans la même poche un grand nombre de calculs bien arrondis. J'en ai observé aussi. Il n'en est plus de même lorsque leur volume est tant soit peu considérable.

On a vu qu'un calcul, en apparence unique, pouvait être composé de plusieurs autres. Sous ce rapport, des dispositions variées ont été rencontrées : Cuoffilius [1] a vu la vésicule remplie par une masse orbiculaire, composée de 9 calculs parfaitement assemblés; dans une autre observation, empruntée par Morgagni aux *Éphémérides des curieux de la nature* [2], il est question d'un globe calculeux qui pesait 2 onces et demie, et qui, après avoir été retiré de la vésicule, se sépara en 60 calculs, tous pentaèdres. J'ai trouvé moi-même une vésicule distendue par une masse blanchâtre, glutineuse; cette masse se sépara par le lavage en une grande quantité de petits calculs. J'en conserve une autre qui est desséchée, et dans laquelle on voit, par l'incision qui lui a été pratiquée, une masse de petits calculs accolés par une matière semblable à la précédente. Ces agglomérations ne sont pas extrêmement rares; car, lorsque le cholécyste ne se débarrasse pas des calculs qui se forment quelquefois en grande quantité dans son intérieur, ceux-ci finissent par y déterminer une sécrétion mucoso-purulente, et l'inflammation, dont cette sécrétion est un produit, épaissit les parois et les fait rétracter sur les concrétions, de manière à les lier ensemble.

En traitant des calculs en général, ceux de la vésicule ont servi de type pour tout ce qui a rapport, ou du moins presque tout, à la forme et à la couleur; ce qui nous dis-

---

[1] *Act. nat. cur.*
[2] Tome V, obs. 129.

pense d'y revenir. Il faut remarquer que c'est surtout dans les concrétions du cholécyste qu'on a remarqué une surface grenue comme une mûre, ou les aspérités dont il a été question au sujet des calculs noirs.

La vésicule offre quelquefois des culs-de-sac , des replis valvulaires, des anfractuosités même, où se forment facilement des calculs par suite de la stagnation que la bile y éprouve. Cela avait lieu dans une observation de Dargeat, que nous mentionnerons en traitant des fistules biliaires externes. On trouve aussi, dans l'*Histoire de l'Académie des Sciences* [1], qu'un calcul, dont la partie la plus grosse était cachée dans un petit sac compris entre les tuniques de la vésicule , avait son autre partie dans le col de cette dernière. M. Bouisson rapporte qu'on conserve, au musée de la Faculté de médecine de Strasbourg, un cholécyste où un repli valvuleux , développé dans son fond, recouvre une production calculeuse.

Dans quelques cas, on a remarqué, sur la membrane muqueuse de la vésicule, un grand nombre de points noirs qui paraissaient être de petits dépôts calculeux et qui ressemblaient à des incrustations.

Une matière calculeuse se forme quelquefois dans l'épaisseur des parois du réservoir biliaire. J'ai déjà parlé (gravelle mélanique) de plusieurs amas d'une matière noirâtre placée dans l'épaisseur des parois de la vésicule et que j'ai trouvée chez une femme de 60 ans. J'ai encore observé, chez un homme de 37 ans, quatre on cinq concrétions noires , dures, de la grosseur d'un grain de millet ou un peu plus grosses, et visibles à travers la membrane interne; elles paraissaient contenues dans des follicules, dont l'ouverture tantôt n'était point apparente, et tantôt était indiquée par un point noir.

[1] An 1735. *Obs. anat.*

Morgagni [1] a trouvé aussi de ces petits calculs dans des *glandes* de la vésicule , dont l'orifice était manifestement ouvert ; il cite Galeati [2] pour en avoir également rencontré, mais dont l'orifice de la cavité n'était point apparent. Nous avons déjà indiqué Mareschal (gravelle mélanique) , qui a vu ces follicules dilatés former des tumeurs sur la vésicule ; ces tumeurs, vues à l'intérieur du réservoir, laissaient apercevoir une sorte de cicatrice ; en les ouvrant, on y trouvait de petites masses noires, plus ou moins résistantes, avec ou sans adhérence.

Enfin des calculs peuvent être séparés ou enveloppés par des membranes. Fourier [3] dit en avoir trouvé dans la vésicule qui avaient entre eux une cloison membraneuse. Gendrot [4] a rencontré dans ce réservoir deux calculs un peu gros et inégaux, qui étaient enveloppés d'une membrane particulière ; et Eller [5] a remarqué dans le fond du cholécyste un petit calcul rond et jaunâtre, lequel était entouré d'une pellicule qui paraissait être un prolongement de la membrane intérieure.

§ II. Altérations que les calculs déterminent dans la vésicule.

Les calculs , par leur séjour prolongé dans la vésicule, par leur nombre, leur volume , leurs aspérités, peuvent y déterminer des altérations variées. Dans un cas, où leur surface était très irrégulière, ils avaient contracté des adhérences avec la membrane interne , et ces adhérences étaient si intimes qu'on eut de la peine à opérer la séparation. Lorsqu'ils sont en grand nombre ou très gros, ils peuvent comprimer le pylore, ainsi que cela résulte d'une

---

[1] Lettre 37e.
[2] Ier vol. des *Mém de l'Acad. des Sciences de Bologne.*
[3] *Bibliothèque médicale*, t. XII.
[4] *Zodiac. med. gall. ac. maj.* obs. 6.
[5] IVe vol. des *Mélanges de Berlin.*

observation de M. Porral[1]. M. Bouvier nous a présenté, à la Société de médecine de Paris, le 2 mai 1841, un calcul oblong, très pointu à l'une de ses extrémités, lequel avait perforé la vésicule, qui était contractée sur lui; il en était résulté une péritonite partielle; ce calcul provenait d'une vieille femme de la Salpêtrière.

On a trouvé fréquemment à la surface interne du cholécyste des ulcérations plus ou moins étendues; c'est même cette altération qui est la suite la plus fréquente des calculs. Il n'est pas rare non plus d'y rencontrer du pus ou une humeur s'en rapprochant plus ou moins. On y a observé des fongosités, des fausses membranes. Dans une vésicule, qui contenait trois petits calculs, M. Ollivier, d'Angers[2], a observé, à sa surface interne, dans cinq points différents, une production membraneuse, à surface ridée, à bords découpés et libres, colorés en jaune, ayant tout l'aspect des lichens de cette couleur qu'on observe sur le tronc de certains arbres; cette coloration ne pouvait être détruite par le lavage. La présence prolongée des calculs peut produire le ramollissement de la membrane muqueuse.

Cette membrane peut aussi s'hypertrophier. M. Bouisson fait remarquer que son aspect réticulé se change quelquefois en une série d'enfoncements, séparés par des reliefs plus ou moins saillants, ce qui donne à cette membrane de l'analogie avec les vessies à colonnes. L'épaississement des autres tuniques, leur dégénération squirrheuse, peuvent aussi être le résultat de la présence longtemps continuée des concrétions. Il en est de même du développement de fibres d'apparence musculaire dans la tunique moyenne, développement singulier constaté par MM. Amussat, Louis et Andral. La vésicule, dans un certain nombre de cas, contracte des adhérences avec les

[1] *Journal hebdomadaire.*
[2] *Arch. génér. de médecine.*

parties voisines, le rein droit, l'estomac, le pylore, le duodénum, le colon surtout, l'épiploon, la veine cave, les parois abdominales. Les fausses membranes qui les produisent sont parfois si épaisses qu'on ne saurait reconnaître la vésicule.

Un abcès véritable peut se former dans le cholécyste, s'ouvrir à l'extérieur, dans le péritoine ou dans divers organes. Cette ouverture peut avoir lieu par ulcération, par gangrène ou par les procédés de l'art. Des concrétions même peuvent y passer. (Voir le chapitre relatif aux fistules biliaires.) La vésicule se contracte quelquefois sur un calcul plus ou moins volumineux ; ses parois alors s'épaississent, blanchissent et y adhèrent même si intimement, qu'on peut douter de l'existence de ce réservoir. Cette altération n'est pas très rare et est appelée atrophie de la vésicule. Elle a été observée par Fernel, Scultet, Pujol, Portal, etc., par beaucoup de nos contemporains, plusieurs fois par moi-même ; je conserve des pièces desséchées comme exemples de cette altération. Dans une observation rapportée par M. Durand-Fardel [1], le fond seul de la vésicule était contracté sur un calcul et formait une poche à part qui le contenait. Dans une autre observation de M. Toulmouche [2], le cholécyste était remplacé par deux cavités loculaires ; les parois de la première, presque adhérentes, étaient séparées par un intervalle celluleux de la seconde, laquelle était intimement appliquée sur un calcul de cholestérine, d'une forme ovale parfaite, de la grosseur d'un haricot de Soissons, à surface rugueuse cristallisée.

Je terminerai ce tableau en faisant remarquer que le séjour prolongé des calculs dans la vésicule peut devenir

[1] *Loc. cit.*
[2] *Gazette médicale de Paris*, du 1er juin 1845.

encore, en quelque sorte, le germe des affections hépatiques les plus graves et les plus variées.

Pour compléter, autant que possible, l'étude de ces altérations, je vais rapporter, par extrait, deux observations : la première est empruntée au mémoire de Vicq-d'Azyr, la seconde à celui de Pujol.

OBSERVATION DE VICQ-D'AZYR : *Vésicule resserrée sur un calcul; petits abcès du foie et du pancréas.* — « Une personne d'un tempérament mélancolique avait eu beaucoup de chagrins. Après avoir éprouvé plusieurs accès de fièvre intermittente, elle ressentit des douleurs habituelles à l'hypochondre droit. Il y survint du gonflement et on y trouva de la résistance. La fièvre se déclara, devint lente ; les jambes se gonflèrent; les accès furent ensuite précédés par un léger frisson. La malade se tenait couchée sur le côté affecté, qui était toujours douloureux dans les mêmes points. La couleur du visage était naturelle et la langue humectée; constipation opiniâtre. Les lavements entraînaient souvent des matières noires ; la maigreur devint extrême et la malade mourut.

Autopsie. Foie de grosseur naturelle, dur, couvert en plusieurs endroits de petits abcès, dont il sortait une matière semblable à du suif. Vésicule rétrécie, dure, remplie par la concrétion suivante : cette concrétion, envoyée à Vicq-d'Azyr par M. de la Mazière, correspondant à Poitiers, avait des lames cristallines et brillantes, disposées dans l'intérieur de la manière la plus exacte; son poids était de 144 grains. Le pancréas formait une masse très-résistante et suppurée. Mésentère obstrué. »

OBSERVATION DE PUJOL : *Coliques hépatiques, épuisement, mort. Gros calcul dans la vésicule, engagé dans le canal cystique.* — « M. Saintour, horloger à Toulouse, 55 ans, après avoir éprouvé pendant deux ans des accès de fièvre quotidienne et quarte, traités par le quinquina, fut saisi, à la fin d'octobre 1792, d'une violente colique d'estomac, avec nausées et vomissements, après un léger souper. M. Labat, appelé près du malade, employa la saignée et les calmants. Le calme revint ; mais il resta un ictère prononcé et une diarrhée putride opiniâtre. Les digestions étaient mauvaises ; la maigreur devenait extrême ; des douleurs sourdes à l'hypochondre se faisaient souvent sentir.

Le marasme était déjà survenu, lorsque, le 25 janvier 1793, une seconde colique, plus violente encore que la première, se manifesta subitement, et le malade mourut dans la nuit.

Autopsie. Parenchyme hépatique considérablement engorgé, d'une dureté squirrheuse ; adhérences de la face concave avec l'estomac et l'épiploon. Vésicule dure et rapetissée ; ses parois épaisses et comme squirrheuses étroitement adaptées sur une concrétion de la forme et du volume d'une noix ordinaire, laquelle se trouvait implantée par un de ses bouts dans l'origine du conduit cystique, qu'elle tenait fortement dilaté en cet endroit, tandis que le reste du conduit et le cholédoque entier étaient rétrécis, de manière à laisser couler très-peu de bile dans l'intestin. Un peu de sérosité ichoreuse séparait le calcul des parois de la vésicule. La pierre, verdâtre quand elle fut retirée, prit ensuite une couleur noirâtre ; elle était légère, mais pourtant moins que l'eau. Il y avait, à son intérieur, une cristallisation jaune, comme un mélange d'or mat et d'or bruni. Dans le milieu et dans le sens du grand diamètre était une petite barre de deux lignes de long, composée de filets or mat. De cette barre partaient les feuillets qui s'irradiaient vers la circonférence ; les fragments s'enflammaient à la bougie. »

ARTICLE QUATRIÈME.

CALCULS DANS LE CANAL CYSTIQUE.

Les calculs de la vésicule s'engagent très fréquemment dans le canal cystique. Comme ils sont incomparablement plus communs dans ce réservoir que dans les racines du conduit hépatique, et qu'ils doivent traverser d'abord le canal cystique pour arriver à l'intestin, c'est à leur engagement et à leur passage, dans cet étroit et tortueux trajet, qu'on doit rapporter la plupart des symptômes qui constituent les coliques hépatiques dont nous nous occuperons dans le chapitre suivant.

Le cours de la bile tend à entraîner les concrétions de la vésicule dans le canal cystique. Le petit volume de celles-ci, une forme allongée, favorisent leur introduction dans cette voie ; cependant celles de toutes sortes peuvent y pénétrer. Tantôt elles s'engagent par leur extrémité la plus mince, tantôt par leur plus gros bout ; dans quelques cas, c'est en travers. Elles pressent quelquefois très longtemps l'ouverture et la déforment sans pouvoir s'y introduire, ou. s'engagent de telle manière qu'il est impossible qu'elles aillent au delà. Dès qu'elles sont introduites, soit en partie, soit en totalité, elles peuvent revenir sur leurs pas, ou être retenues d'une manière fixe. Une observation de Pujol montre l'extrémité d'un gros calcul engagé dans le canal cystique. Le docteur Ancelle [1] a trouvé aussi le col de la vésicule rempli par un gros calcul. On peut présumer que ces concrétions se sont introduites en totalité ou en partie, et qu'elles ont rebroussé chemin, lorsqu'on trouve la portion du canal cystique qui correspond à la vésicule, large et dilatée, et celle qui va aboutir au canal cholédoque conservant son étroitesse ordinaire ou même oblitérée. M. Bouisson a observé cette dilatation chez un individu de 40 ans, qui avait éprouvé, quelque temps avant sa mort, des symptômes violents de colique hépatique : le canal cystique présentait des traces d'inflammation ; il était oblitéré à son extrémité inférieure ; la vésicule contenait un grand nombre de calculs, dont quelques-uns même étaient engagés dans le col de la vésicule et dans la partie correspondante du conduit.

Il peut arriver que de petites concrétions pénètrent

[1] *Compte-rendu de la Soc. de médecine de Londres.*

dans le canal cystique, séjournent entre ses valvules, s'y accroissent par le passage continuel de la bile, et finissent par arriver dans le cholédoque, malgré que leur volume soit devenu plus considérable. D'autre part, de gros calculs peuvent se frayer, à la longue, un passage dans le conduit : poussés alors par les contractions de la vésicule et des muscles abdominaux, contraction que suscite la douleur, ils affaissent les valvules à force de les presser, et opèrent en même temps la dilatation du canal.

On a assez souvent trouvé, aux autopsies, le conduit cystique complétement bouché par un calcul. J'en rapporte, à la suite de cet article, plusieurs observations d'après Haller, Storck, Joubert, Baader, Bogros et le docteur Jacque. M. Cruveilhier [1] et M. Andral [2] nous en fournissent encore chacun un exemple. Dans le fait de Storck, le calcul était inégal et avait contracté des adhérences intimes avec les parois du canal. M. Flandin [3] en a recueilli un autre semblable.

Une inflammation plus ou moins aiguë peut résulter de l'introduction et du séjour des concrétions dans le conduit cystique. On voit, en effet, dans l'observation de Bogros, que le canal était entouré de pus, que le péritoine et le tissu cellulaire sous-jacent étaient rouges et épaissis, qu'il y avait des adhérences récentes entre le canal, la vésicule et le colon ; et, dans celle de M. Jacques, que les intestins furent trouvés enflammés et parsemés d'une infinité de points gangréneux. M. le professeur Trousseau m'a fait part d'une observation recueillie par M. Bretonneau, et dans laquelle le conduit, frappé de gangrène, avait donné lieu à un épanchement de bile dans l'abdomen. Les con-

---

[1] **Observ.** déjà citée.
[2] *Cliniq. méd.*, t. IV, p. 350.
[3] **Bullet.** n° 41 de la Société anatomique.

crétions, en traversant ce même canal, peuvent y déter-miner une inflammation moins intense et par suite de laquelle il s'oblitère.

Mais si les accidents ne deviennent pas mortels et si le conduit continue à être oblitéré, la bile de la vésicule, ayant perdu toute communication avec les autres parties des voies biliaires, éprouve des altérations diverses. Cette poche peut devenir elle-même, dans cette circonstance, le siége de lésions anatomiques qu'il est important de noter.

a. Altérations de la bile. En général, on ne trouve alors que peu de bile dans la vésicule, ce réservoir devenant inutile et tendant à disparaître. Cette humeur y subit les changements qui suivent. Tantôt, par suite de l'absorption de ses parties les plus fluides, elle s'épaissit, se fonce en couleur, devient d'un vert-noirâtre; tantôt, s'altérant, elle se change en un liquide séreux, jaunâtre, en une mucosité verdâtre, grisâtre, plus ou moins épaisse, filante, ressemblant à de l'urine, ainsi que M. Louis l'a observé [1]. Dehaën l'a trouvée tremblante comme de la gélatine; et Bernard [2], semblable à de l'albumine ou à de la synovie; la chaleur et les acides y déterminèrent un précipité floconneux.

La bile, plus ou moins altérée, s'accumule bien rarement en grande quantité dans la vésicule, lorsque le canal cystique est oblitéré. Sur 17 cas de ce genre que j'ai pu réunir, une seule fois il y avait beaucoup de bile dans cette poche : c'est dans une observation de M. Andral [3]. M. Littré, dans son intéressant article *Hydropisie de la vésicule*, du *Dictionnaire de Médecine*, n'établit pas d'une

---

[1] *Mémoires ou Recherches anatomo-pathologiques.* Paris, 1826, p. 393.

[2] *Reil's Archiv.*, t. III, p. 479.

[3] *Anatomie pathologique*, t. I, p. 314.

manière positive, que le canal cystique était fermé, dans les faits curieux que son érudition lui a permis de nous offrir. Je suis donc porté à croire que ces prétendues hydropisies étaient occasionnées par un obstacle qui aurait eu son siége dans le canal cholédoque.

b. Altérations de la vésicule. Dans les cas où la bile est retenue dans la vésicule par l'oblitération du canal cystique, ce réservoir éprouve lui-même diverses altérations : il s'atrophie assez souvent ; ses parois s'épaississent, se convertissent en tissu cellulo-fibreux ; il s'y forme parfois des points cartilagineux et même osseux. Sa membrane interne se décolore, peut s'enflammer, s'ulcérer ; le ramollissement peut aussi s'emparer de ses diverses tuniques et une perforation en être la suite. La vésicule finit souvent par disparaître plus ou moins complétement. On a noté quelquefois, dans ces cas où elle se trouvait ainsi isolée du reste des voies biliaires, un phénomène vraiment remarquable, c'est que les autres canaux se dilatent pour suppléer, en quelque sorte, à l'absence de ce réservoir ; qu'il se forme même, vers le canal cystique, une espèce de cul-de-sac. Dans une observation recueillie par M. Ribes fils, il est même dit que cette dilatation avait le diamètre d'un œuf de poule.

OBSERVATION DE STORCK [1] : *Calcul obstruant le canal cystique et adhérant intimement à ses parois.* — « Une femme était atteinte d'un ictère intense depuis trois semaines . les yeux, les lèvres, le palais, la langue et les ongles étaient colorés en jaune. La maladie, en se prolongeant, devint de plus en plus grave, et la malade périt. — **A** l'*autopsie*, tous les viscères, les vaisseaux et les membranes étaient teints d'un couleur safranée. Il y avait dans les ventricules du cerveau une sérosité jaunâtre. Les cartilages, les os étaient, intérieurement et extérieurement,

[1] V. Lieutaud, obs. 897.

d'une couleur jaune ; et, quant au foie, rien n'y parut contre nature que la couleur. Mais il y avait, dans le conduit cystique, un calcul dur et inégal, du volume d'un gros pois; et si adhérent à la paroi de ce conduit, qu'on ne put l'en séparer que par la dissection. Il n'y avait dans la vésicule du fiel que très peu de bile épaisse et granuleuse. »

OBSERVATION DE HALLER[1] : *Calcul bouchant le canal cystique; quinze autres calculs dans la vésicule.* — « En ouvrant le corps d'une femme qui était atteinte de la jaunisse, on reconnut que l'épiploon ressemblait à une masse de chair, que le foie était altéré, que la vésicule contenait quinze calculs, dont quatre étaient plus gros qu'une noisette, et que les plus petits avaient quelque ressemblance à un cube. L'un d'eux était prolongé dans le canal cystique et le bouchait. »

OBSERVATION D'IMBERT[2] : *Calcul bouchant le canal cystique; deux autres calculs dans la vésicule.* — « Une fille de 20 ans était atteinte, depuis un mois, d'une jaunisse et d'une légère douleur dans la région du foie, lorsqu'elle fut, presque subitement, saisie d'une palpitation de cœur et d'une extrême difficulté de respirer. Il survint une enflure œdémateuse des pieds, et bientôt une hydropisie fut reconnue, de laquelle la malade mourut en six mois. — A l'*autopsie*, indépendamment d'une grande quantité d'eau qu'il y avait dans la poitrine, on trouva le foie d'un plus gros volume que dans l'état ordinaire. La vésicule était aussi plus ample et contenait deux calculs biliaires presque de la grosseur d'une muscade ; un autre, de la grosseur d'une fève, bouchait le canal cystique. »

OBSERVATION DE BAADER[3] : *Conduit cystique bouché par un calcul; plusieurs autres dans la vésicule.* — « Un soldat, âgé de 50 ans, après un violent travail et des efforts considérables, tombe dans un hépatitis auquel un ictère succède. Le malade paraissait

---

[1] *Disput. ad. morb. hist.*, t. III, p. 561.
[2] V. Lieutaud, lib. I, obs. 866.
[3] V. Lieutaud, obs. 410.

guéri, lorsqu'il est saisi d'un choléra-morbus dont il se retire. L'ictère revient et se dissipe encore. Une douleur violente dans la région de l'estomac se fait ressentir ensuite, avec une grande anxiété dans les hypochondres. On reconnaît au toucher une grosse tumeur douloureuse dans l'hypochondre droit; le ventre est resserré, et il y a quelquefois des vomissements. Le malade périt. — A l'*autopsie*, outre la sérosité qui était stagnante dans la cavité abdominale, on trouve le foie d'un grand volume et intérieurement plein d'une substance stéatomateuse, avec divers tubercules. Les parois de la vésicule du fiel sont dures, sèches, et il y a, dans sa cavité, plusieurs calculs biliaires. Le conduit cystique est bouché par un calcul. Le poumon droit est entièrement squirrheux.

OBSERVATION DE BOGROS[1] : *Colique hépatique suivie de mort. Calcul trouvé dans le canal cystique.*— « Un homme de 58 ans, très replet, fut pris tout-à-coup de coliques violentes, accompagnées de vomissements fréquents, de douleurs vives dans la partie supérieure et droite de l'abdomen, de suffocation continuelle. Ces accidents, qui persévérèrent avec la même insensité, malgré l'emploi d'un traitement antiphlogistique très énergique, furent suivis de mort au bout de quelques jours.

A l'*ouverture du cadavre*, on trouva la portion du colon voisine de la vésicule adhérente à son col et au conduit cystique, ainsi que le duodénum. Le péritoine et le tissu cellulaire sous-péritonéal qui recouvrent ces parties, étaient rouges, épaissis. En disséquant le conduit cystique, on le trouva entouré d'un pus blanchâtre et sa cavité obstruée par un calcul de moyenne grosseur, dont la présence avait déterminé l'inflammation rapide à laquelle le malade avait succombé. Ce calcul paraissait être sorti de la vésicule, qui contenait une bile épaisse de la couleur du vert de vessie. »

OBSERVATION DES DOCTEURS JACQUES ET ANSELME[2] : *Coliques*

---

[1] Publiée par Ollivier d'Angers, *Arch. génér. de médecine*, t. V, p. 204.

[2] *Lancette française* du 9 juillet 1833.

hépatiques suivies de la mort. Calcul bouchant complétement le canal cystique, points gangréneux sur les intestins. — « Mlle Delacour, âgée de 37 ans, jouissant habituellement d'une fort bonne santé, était d'un embonpoint si extraordinaire qu'elle était aussi large que haute. Trois mois avant de consulter M. le docteur Jacques, elle avait éprouvé des coliques hépatiques, mais moins fortes que celles pour lesquelles elle réclama les soins du médecin.

La nature de la douleur, qui était brûlante, déchirante, les cris aigus, l'agitation extrême de la malade, ne permirent pas à M. Jacques d'hésiter à déclarer que l'embarras du canal cystique en était la véritable cause, malgré qu'il ne pût explorer le ventre avec succès. La saignée ne pouvant être pratiquée, il fit appliquer quarante sangsues sur l'hypochondre droit, recouvrir ensuite cette partie de cataplasmes émollients, et placer des sinapismes aux extrémités inférieures. Il fit donner en même temps des boissons et des potions calmantes, et mit la malade à l'usage des bains. Au bout de six heures, il s'opéra une diminution de cet appareil morbide, et la santé se rétablit peu à peu.

Malgré les insistances de son médecin, cette demoiselle se refusa à suivre le traitement de Durande, et se borna à prendre des bains, de l'eau de Vichy et des pilules savonneuses, pendant environ trois mois. Après ce temps, il lui survint une colique telle, que tous les moyens qu'on pût employer furent sans aucun effet. Toutes espèces de boissons furent rejetées par le vomissement. La malade expira, après cinq jours de ce malheureux état.

Autopsie. Les docteurs Jacques et Anselme obtinrent l'autopsie et se bornèrent à ouvrir l'abdomen. Les parois de cette cavité avaient deux pouces d'épaisseur. L'épiploon n'était qu'une masse graisseuse. Les intestins étaient remplis de gaz, d'un rouge foncé, parsemés d'une infinité de points gangréneux. La vésicule était très-distendue. Enlevée avec une portion du duodénum, il fut facile de vérifier la justesse du diagnostic : un calcul obstruait complétement le conduit cystique. Cette pièce, très-bien préparée, a été soumise par M. Jacques à l'examen de la Société de médecine pratique, dans la séance du 2 mai 1833. »

ARTICLE CINQUIÈME.

CALCULS DANS LE CANAL CHOLÉDOQUE.

Tous les calculs (hors les cas de rupture) qui s'échappent par les voies biliaires, traversent le conduit cholédoque. Ils viennent des deux parties de ces voies biliaires : 1° des racines du canal hépatique en traversant ce canal ; 2° de la vésicule, en passant par le canal cystique.

Des calculs peuvent s'arrêter dans le canal cholédoque sans l'oblitérer complétement. La bile, alors, filtre au milieu d'eux ou sur leurs côtés. Cela se voit, en général, quand ils sont petits et nombreux ; cependant cette filtration peut encore avoir lieu au milieu de concrétions nombreuses et volumineuses, et même lorsque toutes les voies biliaires en sont engouées. Celles-ci prennent, dans ces cas, un grand développement. M. Cruveilhier a fait représenter un fait de ce genre [1] ; il en a déjà été question. Le cholédoque, égal en volume au duodénum, était rempli par une masse composée d'un grand nombre de calculs à facettes, lesquels étaient plongés dans une bile épaisse. Le passage de la bile peut encore s'opérer dans les cas où le calcul est volumineux, mais d'une forme irrégulière, lorsqu'il est sillonné à sa surface ou canaliculé, comme l'a observé de Gardanne [2].

Mais, d'autres fois, des cholélithes de formes et de volumes divers [3], ferment complétement le canal. Il suffit quel-

---

[1] *Anat. path.*, XIIe liv., pl. 5.
[2] *Journ. général.*
[3] Dans les observations que j'ai rassemblées, je trouve la forme ovale, allongée, arrondie ; le volume d'une lentille, d'une noisette, 14, 22 millimètres de diamètre.

quefois d'un très petit calcul pour amener ce funeste résultat, et il serait même presque inévitable, s'il y avait déjà un rétrécissement du conduit. Un calcul, quoique bouchant complétement le canal, peut, dans quelques cas, revenir en arrière; c'est ce qui existait dans une observation qui m'a été communiquée, il y a déjà longtemps, par mon excellent confrère et ami, M. le docteur Briquet, actuellement médecin de l'hôpital de la Charité, observation qui se trouve parmi celles qui terminent cet article. Il peut, au contraire, être adhérent et comme enchatonné dans le canal, comme on le voit particulièrement dans un fait rapporté par M. Duplay [1]. Sa présence peut produire une ulcération dans le canal, ainsi que cela a lieu dans une observation tirée de la clinique de M. le professeur Chomel, citée plus loin.

Un ou plusieurs calculs sont quelquefois arrêtés dans l'ampoule commune aux canaux cholédoque et pancréatique. Là même, il peut suffire encore d'une très petite concrétion qui s'y trouve engagée, pour intercepter complétement le cours des fluides biliaire et pancréatique. J'ai déjà transcrit, d'après Lieutaud, un cas de ce genre, qui concernait un enfant de 25 jours. Moi-même j'ai rencontré un gros culcul, ainsi placé, faisant saillie dans le duodénum ; et l'on voit, dans une observation de M. Andral [2], que plusieurs calculs accumulés vers l'extrémité duodénale et cholédoque, présentaient, au pourtour de cette extrémité, qui, vue dans le duodénum, était plus apparente que de coutume, une sorte de bourrelet qui rappelait la disposition de l'anus.

Les calculs, ainsi arrêtés, et en contact avec la bile qui s'accumule au dessus d'eux, peuvent sans doute aug-

[1] *Journ. hebdomad.*
[2] *Clin. méd.* t. IV, p. 348.

menter de volume par tous les points où cette humeur les baigne.

Les lésions anatomiques les plus graves résultent de l'oblitération du canal cholédoque. La bile, qui ne cesse d'être sécrétée, s'accumule non-seulement dans les conduits intrà-hépatiques, mais encore, refluant dans la vésicule, cette poche en est distendue, et ses conduits euxmêmes en sont plus ou moins dilatés.

a. Altérations des conduits contenus dans le foie. Les principaux conduits, distendus par la bile, acquièrent souvent le volume du doigt, du pouce, presque jusqu'auprès de la périphérie du foie. Les racines se terminent ordinairement en un cul-de-sac, quelquefois renflé, d'où partent de très petites divisions. Les radicules les plus ténues, qui, dans l'état ordinaire, ne sont pas visibles à l'œil, le deviennent. On en voit ramper à la surface hépatique, où elles sont parfois plus grosses qu'une plume d'oie. La bile passe dans les vaisseaux lymphatiques qui prennent origine dans les conduits biliaires et les dilate considérablement. J'ai rapporté dans un autre ouvrage ¹ une observation des plus curieuses où se trouve constaté ce phénomène, dont aucun auteur n'avait parlé auparavant. La rétention de bile peut n'exister que dans un lobe du foie, si une seule branche du canal hépatique est comprimée.

Malgré la résistance du parenchyme de ce viscère, les parois des radicules biliaires peuvent céder en beaucoup de points. On remarque alors un grand nombre d'anfractuosités dans les principales racines du canal hépatique, ou bien il se forme, tant à l'intérieur qu'à l'extérieur du foie, des espèces de petites tumeurs anévrismales remplies de bile, à laquelle du pus est quelquefois mêlé. Alors, tantôt la membrane interne est conservée, tantôt il y a rupture des parois et épanchement ordinairement circons-

---

¹ *La bile et ses maladies.*

crit de bile dans le tissu du foie. Ce qui indique l'épanchement, c'est que cette bile se trouve mêlée avec le détritus de ce parenchyme, dont les filets nagent dans l'eau qu'on verse à la place de cette humeur.

Par suite de l'accumulation de la bile, le foie acquiert un volume énorme. On l'a vu quelquefois remonter jusqu'à la troisième côte, dépasser de plusieurs travers de doigt le rebord costal, s'étendre beaucoup transversalement, s'arrondir sur son bord antérieur, former une poche sphéroïde, une espèce d'outre, dure, fluctuante, d'un vert foncé ou noirâtre. La piqûre la plus légère, qu'on y fait au hasard, donne lieu à un écoulement continuel de bile. Le tissu hépatique, pressé de toutes parts par les canaux biliaires dilatés, s'atrophie, et tombe quelquefois dans un état d'extrême ramollissement. Le sang, refoulé aussi, forme çà et là de vives injections. On trouve, dans ces cas, un épanchement séreux dans le péritoine, épanchement qui est évidemment le résultat de la compression qu'éprouve le réseau capillaire de la veine porte hépatique.

b. Altérations des voies biliaires qui sont en dehors du foie. Outre celles qui viennent d'être décrites dans le foie et qui doivent être plus marquées lorsque l'obstacle réside dans le canal hépatique, on observe, de plus, la distension de la vésicule dans laquelle la bile reflue par le canal cystique. Ce réservoir se distend de plus en plus, et peut acquérir des dimensions énormes. Les auteurs s'évertuent à en citer des exemples; le plus extraordinaire est celui des *Transactions philosophiques*, n° 333, où la vésicule contenait huit pintes de bile, ce qui peut faire présumer l'énorme volume auquel elle était parvenue [1].

___

[1] Suivant Vésale (*Epist. de rad. chin.*), elle était grosse comme les deux poings; Leauté (J.-L. Petit, *Malad. chirurg.*), elle contenait 1 setier et demi de bile; Gilson (*Ess. d'Edimb.*, t. II, p. 447), 8 livres de bile chez un enfant de 12 ans; Dargeat (J.-L. Petit, *loc. cit.*

La vésicule, en se dilatant ainsi, prend des formes variées : dans les observations que j'ai réunies, elle était pyriforme, cylindrique, courbe comme un concombre; assez souvent elle était divisée en deux parties inégales par la bride fibreuse qui lui est naturelle. Dans le cas d'ampleur excessive, elle était globuleuse, et ne tenait, en quelque sorte, au foie, que par un pédicule.

On l'a vue formant des bosselures plus ou moins considérables, sortes de hernies résultant de la rupture de la membrane interne. Une des observations les plus remarquables sous ce rapport est rapportée par M. Ehrmann, dans le *Musée de la faculté de médecine de Strasbourg*. Cette observation se trouve aussi consignée dans l'ouvrage de M. Bouisson. M. Ehrmann donne une très belle planche où l'on voit deux poches accessoires, chacune grosse comme le poing; l'une d'elles tient à la vésicule par un gros pédicule. La membrane muqueuse du réservoir biliaire était ulcérée en plusieurs endroits ; deux ouvertures, d'une grandeur à y placer le pouce, pratiquées seulement dans cette membrane, établissaient la communication avec les poches accidentelles. La tunique extérieure, qui formait les parois de ces kystes, s'était épaissie, tout en

p. 315), 2 pintes. D'après M. Bouillaud (*Arch. gén. de médec.*, t. II, p. 198) et M. Grandclaude (voir à l'article *Calculs*), elle avait le volume de la tête d'un enfant. Yong (*Trans. phil.*, v. 27, art. 3, p. 426) cite un autre cas dans lequel elle contenait 7 pintes de bile. Mais voici un cas plus extraordinaire, auquel on peut avoir quelque peine à accorder créance ; il est rapporté par Fryer (*Biblioth. de médec. britannique*, n° 1, p. 24. Paris, 1814) : Après un coup violent sur la région du foie, il survint, entre autres signes dénotant une violente affection des organes biliaires, une jaunisse et une tuméfaction de l'abdomen, dans lequel on sentit enfin une fluctuation évidente. Le péril du malade nécessita la paracentèse, et l'on tira 13 pintes anglaises de bile pure, le 21e jour après la contusion reçue ; 12 jours après, on évacua 15 pintes ; 9 jours après, 13 autres pintes. Le malade guérit complétement.

se distendant considérablement. J'ai fait peindre aussi, il y a une quinzaine d'années, une vésicule distendue, sur laquelle on voyait des bosselures grosses comme une noisette ; à son intérieur, les trois ouvertures, assez larges, tenaient à la rupture de la muqueuse.

Par suite de son extrême distension, la vésicule peut se crever dans le péritoine , et l'épanchement de bile y déterminer une péritonite promptement mortelle [1]. Elle peut aussi s'ouvrir dans les intestins [2].

Les canaux biliaires éprouvent en même temps une grande dilatation : le *cholédoque,* dans sa partie située au-dessus de l'obstacle, a été vu ayant le volume d'un intestin grêle [3], cinq centimètres de diamètre [4], *large et enflé comme un estomac* [5]. Ce canal peut sans doute se rompre aussi par excès de distension. Lorsque son oblitération a lieu tout-à-fait à son ouverture duodénale , le canal pancréatique lui-même se développe, et l'on peut en suivre les racines dilatées dans l'intérieur de la glande : je conserve une pièce insufflée où cette disposition se voit très bien ; le canal est aussi volumineux qu'une plume d'oie. Le *canal hépatique* acquiert aussi des dimensions considérables; on lui a trouvé deux centimètres de diamètre [6]. Il peut se rompre par excès de distension, comme l'a observé M. Andral [7], et ainsi que cela résulte d'un fait observé par les docteurs Vallerand de la Fosse et Joly, chez un parent de ce dernier. Le *canal cystique* éprouve également des changements remarquables : on l'a trouvé ayant

[1] **Obs. de M. Cossy ;** *Gazette des Hôpitaux du* 5 *décembre* 1843.
[2] *J.-L. Petit, Mém. cité.*
[3] Dans un cas recueilli par moi-même en 1831.
[4] *Lancette anglaise.*
[5] **Morgagni, lettre 37, d'après une observ. de Trassemann puisée dans Schenck.**
[6] *Lancette anglaise.*
[7] *Clinq. méd.,* t. IV, p. **329.**

jusqu'à deux centimètres de diamètre; ses valvules, alors, s'effacent plus ou moins complétement; parfois, il participe tellement à la dilatation de la vésicule qu'il disparaît et ne se distingue plus d'elle; cela s'est offert à mon observation. Dans quelques cas, les parois de ces divers canaux avaient acquis près de deux millimètres d'épaisseur; leur surface interne, devenue blanchâtre, et semblable à celle des grosses artères, était éraillée en nombre de points.

Voici deux faits relatifs à la dilatation des canaux biliaires; ils sont assez extraordinaires pour être notés à part. M. N. Gueneau de Mussy a rencontré la disposition suivante: La vésicule avait disparu, et, à sa place, on apercevait, caché entre les éminences du foie, un petit cul-de-sac communiquant dans une cavité dont il paraissait l'appendice. Cette cavité offrait plusieurs trous qui étaient les orifices des canaux biliaires énormément dilatés, dont plusieurs laissaient pénétrer le doigt à leur origine. De ce confluent partait le cholédoque, pouvant loger le doigt médius [1]. L'autre fait est de M. Todd [2] : « Les *conduits biliaires* étaient tellement élargis par suite de la compression qu'exerçait un squirrhe du pancréas, qu'ils distendaient l'épigastre et l'hypochondre droit et qu'ils furent pris pour un large abcès du foie proéminent au dehors. La ponction fut faite; plus de trois pintes de bile furent évacuées. Le malade, âgé de 14 ans, mourut le lendemain. » N'est-il pas évident qu'il s'agit ici non pas seulement des canaux biliaires, mais aussi de la vésicule ?

Suivant le volume et la forme qu'offre la vésicule dilatée, elle occupe des espaces variables; tantôt elle descend per-

[1] Thèse de M. Guilbert.
[2] *History of a remuckable en largement of the biliares ducts. The Dublin hospital reports,* 1817, p. 323.

pendiculairement jusqu'à la crête iliaque droite, et même derrière elle jusque dans la fosse du même nom (observ. de M. Andral) ; tantôt elle longe le dessous du foie, et, dans quelques cas, dépasse la ligne blanche (observ. de Leauté). La tumeur qu'elle forme est mobile et fluctuante, quoique dure. Dans son développement, elle presse et refoule les organes qui l'avoisinent, l'estomac, les intestins, le foie lui-même, malgré la distension qu'il éprouve en même temps (Leauté). Entre la vésicule et ces organes, il se forme souvent des adhérences occasionnées par l'irritation sourde qui résulte de la pression et du frottement continuel de ces parties entre elles ; il s'en forme aussi avec les parois abdominales contre lesquelles le cholécyste se porte.

c. Altérations de la bile retenue dans les voies biliaires. La bile, retenue ainsi dans les voies biliaires, y subit des altérations diverses.

Dans les cas où cette humeur est emprisonnée dans la vésicule seulement, elle s'épaissit, devient d'un vert foncé, noirâtre, quelquefois d'un gris verdâtre, d'un beau vert (Andral); d'autres fois, elle dépose des grumeaux de matière jaune. Il est des cas où elle perd sa viscosité, se change en une sérosité transparente ou conservant une légère couleur jaune, verdâtre, insipide, etc. [1], C'est, comme nous l'avons dit plus haut, aux cas de ce genre qu'il faut rapporter les observations réunies par M. Littré sous le nom d'hydropisies de la vésicule. Gibbons [2], qui a trouvé aussi cette poche développée énormément et contenant huit livres de bile très épaisse, a remarqué que celle-ci avait formé des *couches concentriques* de matières coagulées. L'accumulation de la bile, en général, favorise la

---

[1] Observ. de M. Prus, *Revue Médicale,* 1846.
[2] *Medical cases and remarks,* 1790.

formation d'une foule de petites concrétions calculeuses dans toutes les voies biliaires ; elles sont, en effet, très fréquentes dans tous ces cas.

On a remarqué que, lorsque les obtacles au cours de la bile avaient cessé, les conduits dilatés, ayant perdu leur élasticité, revenaient très lentement sur eux-mêmes. C'était certainement là la raison de ces grandes dilatations observées aux autopsies et dont rien d'actuel ne pouvait rendre compte. Vicq-d'Azyr [1] dit avoir constaté qu'un doigt pouvait pénétrer dans ces canaux et remonter jusqu'au parenchyme du foie et au col de la vésicule.

Il me reste à ajouter quelques détails qui sont encore le résultat de la présence des calculs. Du pus, en plus ou moins grande abondance, peut se former, soit dans les conduits intra-hépatiques, soit dans le parenchyme du foie lui-même, lorsque la bile est retenue dans les racines du canal hépatique et que des concrétions biliaires y existent en même temps.

Le passage des calculs à travers le conduit cholédoque peut y déterminer de l'inflammation, comme on a vu que cela avait eu lieu pour le cystique. J'en citerai, en passant, un court exemple emprunté à la *Bibliothèque britannique* : « Une dame de 72 ans, après avoir passé une bonne nuit, se plaignit, à son réveil, d'une vive douleur à l'estomac et de nausées. Elle demanda une infusion de mélisse, et mourut en la buvant. Le docteur Curry, qui avait vu la veille cette dame bien portante, voulut faire l'autopsie. Il trouva tout le corps en bon état, à l'exception du conduit cholédoque, dont l'intérieur était fort enflammé. Il y avait plusieurs calculs dans la vésicule, mais on ne découvrit pas dans l'intestin celui que M. Curry suppose avoir déterminé la vive douleur et la mort. »

---

[1] *Histoire de la Soc. roy. de méd.*, an. 1779, p. 219.

Pour donner plus d'authenticité à ce qui est contenu dans cet article, je vais transcrire six observations où l'on trouve la plupart des altérations qui ont été décrites.

OBSERVATION DE LIEUTAUD[1] : *Canal cholédoque obstrué par deux calculs.* — « Un homme, qui avait déjà passé l'âge de 40 ans, était très sujet à la colique hépatique. Après avoir rendu par les selles plusieurs calculs biliaires de diverses grosseurs, il éprouva une colique si violente qu'il en mourut. — A l'*autopsie*, le foie parut sain, mais la vésicule était pleine de calculs biliaires anguleux, dont deux étaient contenus dans le cholédoque. Ce canal était très dilaté au-dessus de cet obstacle. »

OBSERVATION DE PORTAL[2] : *Colique hépatique atroce; calcul obstruant le cholédoque.* — « Un homme, d'une forte constitution, sujet à la colique hépatique, avait rendu par les selles diverses concrétions biliaires. Il fut enfin saisi d'une colique atroce et perdit la vie. — *Autopsie* : Le foie fut trouvé sain; mais la vésicule était pleine de pierres biliaires, angulaires, et dont la couleur était d'un noir verdâtre. L'une d'elles s'était insinuée dans le canal cholédoque et en écartait considérablement les parois. »

OBSERVATION DE MM. CAMPAIGNAC ET DELAUNAY[3] : *Coliques hépatiques ; ictère; calcul dans le cholédoque ; oblitération du canal cystique.* — « Un vieillard fut admis à l'infirmerie de Bicêtre pour un ictère auquel il était fréquemment sujet. Son pouls était fort et plein, sa peau sèche et brûlante. L'hypochondre droit était le siége d'une douleur vive. Il y avait constipation. (Saignée du bras; sangsues *loco dolenti*; lavements.) Les accidents furent un peu calmés. Les mêmes symptômes s'étant représentés, on eut recours aux mêmes moyens, sans un succès plus complet. L'ictère persista, malgré l'emploi des savonneux,

[1] Lib. 1, obs. 873.
[2] D'après les *Mélanges des Curieux de la nature*, p. 170.
[3] *Journal hebdomadaire*, n° 48, p. 207.

des dérivatifs sur le gros intestin et des moyens les plus rationnels et les mieux administrés. Enfin, les accidents ayant pris une nouvelle intensité, le malade mourut. Il était resté trois mois à l'infirmerie.

L'autopsie fut faite par MM. Campaignac et Delaunay, alors internes à cet hospice. Ils reconnurent que la cause et l'opiniâtreté des accidents tenaient à la rétention de la bile par un calcul assez gros, allongé, qui remplissait presque exactement le calibre du canal cholédoque. Le canal cystique était aussi oblitéré, et la vésicule renfermait une bile épaisse et peu abondante. »

OBSERVATION DE M. CHOMEL [1] : *Coliques hépatiques ; ictère ; calcul dans le cholédoque.* — « Une femme de 50 ans éprouvait des accès de colique hépatique depuis le 15 décembre 1834, lorsqu'elle fut admise à l'Hôtel-Dieu le 12 janvier suivant. Elle était alors tourmentée par des douleurs atroces, siégeant à l'hypochondre droit et à l'épigastre. Sa peau et ses sclérotiques présentaient une teinte ictérique très prononcée. Elle était dans une agitation continuelle et vomissait des flots de bile. Au moment de son admission, elle était agonisante ; le pouls était petit, tremblottant. La mort eut lieu rapidement.

A *l'autopsie*, on trouva des adhérences qui unissaient le foie à l'estomac et au duodénum. Le foie avait acquis un volume considérable. Le canal cholédoque, après 2 centimètres de trajet, était obstrué par un calcul biliaire du volume d'une noisette. Au-dessus de l'obstruction existait une dilatation de ce canal égale au diamètre de l'intestin. Les ramifications des conduits hépatiques étaient très dilatées. En coupant le foie par tranches, on voyait suinter de son parenchyme une matière brunâtre, mêlée à de petites granulations concrètes. Dans divers points de son tissu se trouvaient des collections de liquides purulents, tandisque dans d'autres existaient des foyers contenant de la bile en nature. L'organe hépatique présentait une teinte jaunâtre anormale. Sur les parois internes du conduit dilaté, on voyait une ulcération provenant sans doute de la présence du calcul dans ce point du canal. »

[1] *Clin. du prof. Chomel ; Lanc. française* du 1er octobre 1835.

OBSERVATION DE M. PIORRY[1] : *Ictère; altération des digestions ; cholédoque rétréci par une tumeur squirrheuse; calcul finissant de l'obstruer.* — «Une femme septuagénaire, dont la santé avait été jusqu'alors passable, devint jaune en quelques jours. Son appétit se perdit; ses digestions et ses forces devinrent languissantes. Elle entra à la Salpêtrière (salle Saint-Vincent, service de M. Piorry). Elle portait, à la région ombilicale, une tumeur dure, grosse comme un œuf. Cette tumeur semblait s'étendre profondément dans l'abdomen, où la main croyait la suivre; mais la percussion faisait reconnaître qu'au-dessous d'elle était une masse intestinale qu'un son tympanique caractérisait. En percutant le foie, on lui reconnaissait 18 centimètres de haut en bas; il ne s'étendait qu'un peu au dessous du rebord costal, mais largement d'un côté à l'autre. Au niveau de la vésicule, on trouvait un son un peu plus clair. La percussion était un peu douloureuse. (Saignée, émétique en lavage, lavement purgatif, tisane diurétique.) Peu à peu, les symptômes s'aggravèrent et la malade succomba dans un état d'asphyxie.

Autopsie. Tous les tissus sont colorés en jaune. Le foie, hypertrophié, a les dimensions annoncées; il est d'un rouge foncé, ramolli, pultacé, surtout au lobe gauche, et plus en haut qu'en bas. La tumeur qu'on sentait à l'ombilic est de nature squirrheuse, de forme allongée. Elle entoure le col de la vésicule et le conduit cholédoque. Vers le milieu de son trajet, ce conduit admet à peine une tête d'épingle, et au-dessus de ce rétrécissement est un calcul biliaire verdâtre, dur, de la figure et de la grosseur d'une lentille, s'opposant entièrement au passage de la bile. Les racines hépatiques sont très distendues. La vésicule est gonflée par un liquide filant, clair, et contient quelques calculs. Rougeurs légères vers l'orifice pylorique de l'estomac; poumons splénifiés à leur partie déclive. »

OBSERVATION DE M. BRIQUET : *Coliques hépatiques pendant sept ans; ictère; mort par suite d'un gros calcul obstruant le cholédoque; dilatation des conduits.*—« Frasier, tisseur, âgé de

[1] *Lancette française*, t. V, n° 90.

38 ans, de petite stature, aux cheveux noirs, au teint habituellement jaune, ayant tous les attributs du tempérament bilieux,
entra à l'Hôtel-Dieu le 6 août 1818. Sa maladie, qui date de sept
ans, a commencé par un ictère violent, pendant lequel il eut des
douleurs à la région du foie et des vomissements. Cet état dura
vingt-deux mois, dans le cours desquels survinrent des alternatives de bien-être. Il fut traité empiriquement sans obtenir aucun
soulagement; seulement quelques sangsues, appliquées à l'anus,
parurent avoir été utiles. Après cette époque, il fut passablement et put se livrer au travail pendant environ six années.
Mais tous les mois environ, il avait des accès de colique hépatique qu'il faisait cesser en provoquant le vomissement.

En 1847, il lui survint, en peu de mois, un anévrisme de
l'artère crurale. On se proposait de l'opérer, lorsqu'au mois de
septembre il se manifesta un accès de ses coliques ordinaires.
Voici en quoi consistaient ces accès : Ils étaient précédés de
constipation et d'urines rouges foncées. Subitement toute la région hépatique se tuméfiait, devenait sensible au toucher. La
douleur commençait à l'hypochondre droit et se propageait
vers l'estomac, qui se distendait énormément par des gaz et devenait rénittent. Cette distension s'opposant à l'abaissement du
diaphragme, gênait la respiration. Le foie, qui ordinairement
dépassait les fausses côtes, était encore plus saillant. Cet état
de souffrance ne cessait que par la provocation de vomissements
bilieux, puis muqueux. Des potions opiacées suspendaient et
même éloignaient ces accès, après la cessation desquels la teinte
jaune de la peau devenait plus foncée. La saillie du foie et de
l'estomac disparaissait. Le calme se rétablissait peu à peu.

Les accès, distants d'abord l'un de l'autre de plusieurs
semaines, se rapprochèrent au point de revenir tous les huit
jours, puis tous les quatre à cinq jours. On employa les plantes
chicoracées, les préparations savonneuses comme moyens cu-
ratifs ; et pendant les accès, comme palliatifs, les sangsues, les
bains, les fomentations émollientes et calmantes, les lavements
de même nature.

Ennuyé de l'hôpital et peu soulagé du traitement, le malade s'en fut chez lui ; mais il revint au bout de trois semaines,

dans un grand état de maigreur. Il avait éprouvé un accès de quatre jours, avec des symptômes plus violents que de coutume. L'appétit s'était perdu ; il ne pouvait plus digérer.

Le lendemain de sa rentrée à l'hôpital, les symptômes redoublèrent d'intensité. La couleur jaune était portée au plus haut degré. Les douleurs étaient extrêmes. L'estomac, le foie, l'épaule droite, les régions dorsale, lombaire, étaient on ne peut plus sensibles au toucher. Soif vive, pouls petit, accéléré, battements du cœur visibles à travers la peau, pulsation des carotides. Pendant environ deux heures, on entendit distinctement dans l'estomac un bruit semblable à celui que produirait un liquide agité dans un vase creux ; la pression le faisait cesser ; il était isochrone au pouls, circonstance qui le fit attribuer à l'agitation que pouvaient communiquer les artères placées derrière l'estomac. Cet organe et le foie descendaient jusqu'à l'ombilic, soulevaient l'hypochondre droit. Les urines étaient foncées, huileuses, fétides. Les vomissements qui avaient eu lieu la veille cessèrent. Les selles, habituellement blanchâtres à la suite des accès, étaient devenues noires. L'anxiété était extrême. Enfin, la respiration et la circulation s'embarrassèrent, et bientôt râle, injection foncée de la face et mort. Le malade conserva sa connaissance jusqu'à la fin.

Autopsie. Maigreur, teinte jaune de la peau, moins foncée que pendant la vie ; anévrisme diminué de moitié ; tissu cellulaire du médiastin très jaune, ainsi que la sérosité qui en humecte les cellules ; poumons adhérents, rouges, mais crépitants ; cœur un peu plus volumineux que de coutume, cavité du thorax diminuée par le refoulement du diaphragme ; un peu de sérosité citrine dans le péritoine ; épiploons rouges ; adhérence de l'estomac et du colon au foie ; foie volumineux, dépassant les côtes, et occupant les deux tiers droits de la moitié supérieure du ventre ; sa couleur est rouge brun, sa consistance un peu plus grande que de coutume ; il est légèrement bosselé et couvert près de son bord tranchant de quelques stries pseudo-membraneuses récentes. Un calcul est logé à l'extrémité du canal cholédoque, dans lequel il remonte avec facilité. Il fait un peu de saillie dans le duodénum ; il est lisse, rond, noirâtre, composé de plusieurs couches. M. Briquet a eu la bonté de me donner ce calcul, qui offre encore, les morceaux étant réunis, plus d'un centimètre d'épaisseur. Le cholédoque, très-dilaté, peut aisément contenir l'index. Le canal hépatique a le même volume. Leurs parois, épaisses de 2 millimètres, blanchâtres en dedans et semblables à la face interne des grosses artères, sont éraillées par le trop de distension. Les deux principales racines du conduit hépatique ont la même dimension que lui. Toutes les autres racines ont une dilatation telle qu'en touchant le foie, on sent que son parenchyme est creusé. Tous les conduits contiennent un liquide d'un gris verdâtre, épais et trouble. La vésicule ne consiste qu'en une petite tumeur dure, grosse comme une petite noix, confondue dans les adhérences du côlon, ne contenant qu'une petite quantité de liquide blanc, filant ; sa membrane interne est aussi semblable à celle de l'aorte. On ne découvre aucune trace du canal cystique. La membrane muqueuse gastrique est rouge, fortement ridée, comme chagrinée, et couverte, sous la grande courbure, de traces de pus. Les mucosités intestinales sont grisâtres, ainsi que les fèces. Reins un peu mous, entourés d'une graisse fortement jaunie. »

CHAPITRE SEPTIÈME.

DES SYMPTOMES QUI RÉSULTENT DE L'ENGAGEMENT, DU PASSAGE ET DE L'ARRÊT DES CALCULS DANS LES DIVERSES PARTIES DES VOIES BILIAIRES.

Maintenant qu'on a vu les altérations qui sont produites dans les voies biliaires par la présence et le passage des calculs, on se rendra un compte plus exact des symptômes qui en sont le résultat et que je vais examiner dans le chapitre actuel.

Les sujets chez lesquels existe une disposition lithiasique du foie et dont la bile charrie des granulations ou des grumeaux plus ou moins consistants, sont tourmentés de douleurs hépatiques vagues, souvent très pénibles. Mais, lorsque les concrétions sont plus volumineuses, il n'en est plus de même ; leur séjour et surtout leur passage dans les différents conduits déterminent des douleurs, quelquefois atroces, et qui ont reçu le nom de *coliques hépatiques*. Les souffrances produites par cette cause sont plus communes qu'on ne le croit généralement : on peut y rapporter beaucoup de douleurs appelées *crampes d'estomac*, ou regardées comme spasmodiques, névralgiques ou rhumatismales.

Les symptômes que nous avons à étudier doivent être

on ne peut plus variables, suivant les diverses conditions que présentent ces concrétions, suivant que celles-ci séjournent ou cheminent, suivant, surtout, les parties des voies biliaires où elles se trouvent. Cette dernière circonstance fournissant des données très essentielles pour le diagnostic, je traiterai séparément des signes par lesquels se manifeste la présence des cholélithes dans les racines du conduit hépatique, dans le conduit hépatique lui-même, dans la vésicule, dans le canal cystique et dans le canal cholédoque.

ARTICLE PREMIER.

SYMPTÔMES DES CALCULS DANS LES RACINES DU CONDUIT HÉPATIQUE.

Les concrétions des conduits biliaires intra-hépatiques étant ordinairement très-petites, sont entraînées par le cours de la bile et parcourent graduellement les conduits sans y séjourner. Elles n'y déterminent alors, en général, qu'une sensation passagère, plus ou moins pénible et se renouvelant à des intervalles variés. Les souffrances qui en résultent ne sont le plus souvent que locales; mais, chez certains sujets, malheureusement doués d'une constitution névropathique, ces souffrances peuvent retentir sur toute l'économie et produire sur celle-ci l'atteinte la plus grave, ainsi qu'on le verra dans l'observation singulière qui terminera cet article. Dans des cas analogues, aux symptômes locaux il se joindra les symptômes les plus variés: ainsi des douleurs qui se répandront dans les diverses parties de l'abdomen, dans le thorax et les épaules, dans les membres, dans le crâne; en un mot, dans toutes les parties du corps. Ces douleurs seront lancinantes, surviendront avec la rapidité d'une secousse électrique.; elles prendront parfois une forme intermittente, seront plus fortes pendant la nuit, simuleront une foule d'affections.

Si les concrétions sont arrêtées et produisent une stase partielle dans le cours de la bile, la douleur sera continue et se fera sentir dans un point plus limité; elle consistera alors plus particulièrement en un sentiment de plénitude et de distension. Cependant, presque toujours, la bile pouvant filtrer entre ces corps ou sur leurs côtés, ce n'est que dans des circonstances rares que l'ictère, qui est la conséquence de la rétention de cette humeur, vient à se développer.

Dans les cas où nous avons vu les calculs, en quantité innombrable, remplissant en quelque sorte les racines du canal hépatique, dans ceux aussi où, réunis en chapelet, ou ayant une forme ramifiée, ils occupaient un lieu fixe et plus ou moins étendu, ils produiront des symptômes encore plus prononcés. Il en sera de même, particulièrement, dans les circonstances semblables au fait de M. Pierquin, fait dans lequel de grosses concrétions se trouvaient au milieu de la substance hépatique.

Dans tous ces cas, la gêne, le malaise, les douleurs doivent augmenter dans diverses circonstances, par exemple quand l'estomac est rempli, lorsqu'on fait une grande inspiration, lorsqu'on se baisse, ainsi que dans la plupart des mouvements, surtout s'ils exigent quelque effort.

Il arrive souvent que les symptômes qui dépendent des concrétions sont masqués par ceux des lésions qu'elles-mêmes elles occasionnent; lésions fort graves et qui consistent dans l'hépatite, les abcès du foie, etc.

OBSERVATION COMMUNIQUÉE PAR M. LE PROFESSEUR TROUSSEAU : *Histoire de la maladie extraordinaire du docteur Th..., de G...,* *écrite par lui-même.* — « Dès 1832, je ressentis dans l'hypochondre gauche, au niveau des cinq dernières côtes, un sentiment de pesanteur, avec tiraillements incommodes et continuels, mais sans douleurs bien aiguës. Je l'attribuais à des adhérences que je supposais exister à la suite d'une pleurésie de ce côté, que j'avais eue vers la fin de 1831.

A la même époque, je ressentis souvent des douleurs dans le poignet droit, simulant celles qui résultent d'une entorse; je les attribuai à l'habitude d'avoir une cravache à la main du matin au soir, et à la fatigue que donnent de longues écritures.

Il en fut ainsi jusqu'en 1836. Alors il se fit dans mon état des changements notables.

De 1836 à la fin de 1840, chaque année, les mêmes phénomènes se sont manifestés, au moins pendant trois mois; après quoi ils cessaient aussi brusquement qu'ils s'étaient montrés.

Pendant le trimestre de sa durée, cette affection était intermittente, sans que ces accès revinssent à des heures fixes et régulières; cependant c'était toujours la même nature de souffrances. Ces douleurs avaient lieu, tantôt à la région épigastrique, prenant l'appendice xiphoïde pour point de départ et les cartilages costaux pour limite, tantôt à la région ombilicale ou à l'hypogastre; d'autres fois, c'était de l'un ou de l'autre hypochondre que partaient des déchirements insupportables; enfin il arrivait que c'étaient les régions latérales et supérieures de la poitrine qui déterminaient des plaintes; quelquefois plusieurs de ces points à la fois, le plus souvent l'un après l'autre; rarement la partie supérieure du torax se trouvait affectée, et les douleurs ne visitaient jamais les parties que je ne mentionne pas.

Ces douleurs, dans leur état de simplicité, ressemblaient assez bien à un sentiment de pesanteur; pour le ventre, à celui que détermine le besoin de la défécation; pour la poitrine, à celui que procure un épanchement dans les plèvres. S'en tenant là, elles auraient été faciles à supporter; mais elles ne tardèrent pas à revêtir la forme la plus aiguë. C'étaient des élancements extrêmement douloureux, des coups de dard qui semblaient traverser les cavités de dedans en dehors, et quand ils partaient de plusieurs points à la fois, ma main s'y portait machinalement, comme si je venais de recevoir à gauche et à droite des coups de stylet ; d'autres fois les douleurs passaient d'un côté à l'autre avec la promptitude de l'éclair, et me frappaient à la manière d'une machine électrique.

Durant cette longue période, j'ai vu revenir mes douleurs dans toutes les saisons. Ainsi, aucune conséquence à tirer du chaud, du froid, du sec ou de l'humide. Ma profession n'est guère compatible avec la régularité des repas ; cependant j'ai essayé de manger à des heures régulières, et ma maladie n'en a point été améliorée. J'ai trouvé que les aliments maigres ou gras, l'usage du vin rouge ou blanc, n'apportaient aucune différence à mon affection. Ces douleurs, qui semblaient quelquefois si profondes et qu'en d'autres temps on eût cru saisir à la main dans l'épaisseur des muscles, n'apportaient à ma santé générale d'autre changement que les caractères qui leur étaient propres ; car l'appétit était bon ; il n'y avait pas de fièvre ; les digestions étaient parfaites et toutes les autres fonctions s'exécutaient bien. Seulement le moral se trouvait péniblement affecté de tous ces tourments physiques, qui ne me laissaient pas toujours la liberté d'action dans l'exaspération des douleurs.

Pendant le trimestre redoutable, les douleurs faisaient souvent trève le jour, mais ne manquaient pas de venir la nuit, ordinairement vers le milieu, entre deux sommeils, qu'elles coupaient presque par moitié, pendant les deux heures de leur plus grande intensité. Quelquefois elles se montraient au milieu du jour, à des intervalles différents, sans renoncer pour cela à leur apparition nocturne.

L'exercice du cheval ne me semblait pénible que lorsque les douleurs me saisissaient en faisant une course. Du reste, le trimestre douloureux est aussi bien venu pendant que mes occupations étaient peu nombreuses que lorsqu'elles ont été multipliées.

Telles ont été les deux premières périodes de ma maladie, car je ne puis m'empêcher maintenant d'y rattacher ce que j'ai éprouvé de 1832 à 1836. C'était l'enfance de l'affection ; ce qui précède en a été le milieu ou la force, de même que ce qui va suivre en est aujourd'hui le point extrême. Je passe donc à la description de cette troisième période qui doit nécessairement être différente des deux autres; non pas que je n'éprouve plus ce que j'éprouvais de 1836 à 1840, mais à cause du plus grand développement qu'a pris ma maladie : ainsi, sans me répéter, je signalerai seulement les modifications qui ont été apportées du 1er janvier 1841 jusqu'à ce jour.

Bien que j'aie eu, dans les deux dernières années, neuf mois de bons sur douze, comme précédemment, j'ai noté cependant que le trimestre de 1842 avait été, contre l'habitude, divisé en deux parties égales, séparées l'une de l'autre par un intervalle de santé, car j'ai commencé à souffrir le 15 août jusqu'à la fin de septembre, et mes douleurs ont repris le 15 novembre pour finir à la fin de décembre.

Pendant les 90 jours que j'ai souffert en 1842, j'ai remarqué que les journées et les nuits se ressemblaient, que les unes et les autres n'étaient soulagées que par de rares intermittences; mais déjà, comme en 1841, j'avais à compter de nouvelles régions envahies; ainsi, les clavicules ont été, l'une après l'autre, le siége de douleurs cuisantes, comme celles qui résulteraient d'une affection rhumatismale ou d'une application de sinapismes. Les doigts ont été pris des élancements du panaris. Les mouvements de l'articulation scapulo-humérale ont été parfois accompagnés de douleurs qui auraient pu faire croire à une luxation. Le crâne et les régions temporales semblaient, dans certains moments, traversés par des instruments piquants ou frappés par des corps contondants. Enfin, une seule fois, au milieu de la nuit, j'ai été pris subitement d'une douleur au pénis telle que je me suis arraché violemment de mon lit pour faire les cent pas dans ma chambre, et que, pendant une demi-heure, j'ai cruellement souffert du picotement au gland dont se plaignent les calculeux. Telles sont les différences qui ont séparé ces deux dernières années des précédentes, et ce sont les seules.

Au 1er janvier 1843, je me croyais débarrassé de ma maladie au moins pour un semestre, mais il n'en a pas été ainsi. C'est encore là un point essentiel à noter dans l'histoire de cette singulière affection. Depuis le commencement de l'année, il n'y a eu ni intermittence complète, comme je m'y attendais, ni accès périodiques et journaliers. Mes douleurs ont été erratiques; je veux dire que, sans ces retours de chaque jour et de

chaque nuit, j'ai éprouvé, de temps en temps, de vives souffrances, tantôt aux clavicules et aux poignets, tantôt à la tête
et au ventre ; mais elles duraient si peu de temps et mettaient
si peu de suite dans leur apparition, que je m'en serais à peine
tourmenté si je n'eusse vu, dans cette nouvelle disposition de ma
maladie, la résolution prise de ne plus m'abandonner. Le 4
avril, notamment, j'ai passé une journée comme jamais.

Les souffrances ne m'ont pas accordé cinq minutes de repos, et je ne connais aucun point de mon corps qui n'ait été,
pendant vingt-quatre heures, torturé à son tour par ce vilain
génie. La douleur a passé successivement des tempes aux arca-
des surcilières, des cuisses aux talons et aux oreilles, de la paume
des mains aux régions inguinales et aux côtes, des fesses à l'oc-
ciput et aux genoux, des doigts aux dents, aux clavicules et au
cou ; simulant, suivant le siége, la courbature ou les fatigues
d'une marche forcée quand on n'a pas l'habitude de voyager à
pied, l'engourdissement qui précède ou accompagne la paraly-
sie, la constriction que ferait éprouver un bandage très serré,
la goutte, la sciatique, le rhumatisme, le torticolis, le déplacement des fragments dans la fracture des membres, les brûlures,
etc.; indépendamment des élancements affreux qui se faisaient
sentir dans toutes ces parties, et que les filets nerveux transmet-
taient d'un point à l'autre avec la promptitude de l'éclair. En
même temps, j'ai eu l'estomac barbouillé toute la journée, comme
si j'avais dû vomir, et, le lendemain, des selles bilieuses en
grand nombre ont marqué la fin de cet incident. Depuis je me
trouve, comme les jours précédents, sous l'influence de douleurs
irrégulières avec lesquelles je traiterais, si elles m'assuraient
contre le retour du trimestre redoutable.

*Saint Laurent sur son gril était-il plus à plaindre que
votre pauvre confrère?.....*

Maintenant, voici, en résumé, les moyens que j'ai employés
de 1836 à 1840, mais inutilement, pour combattre cette affection : gilets de flanelle, frictions sèches, frictions avec le liniment camphré et laudanisé, avec l'éther sulfurique, massage, etc.
J'ai pris, à l'intérieur, soit pendant les douleurs, soit pendant
les intermittences, du laudanum, de l'opium muqueux, ou de
sirop d'acétate de morphine. Application de sels de morphine

par la méthode endermique, lavements d'assa-fœtida. Bains généraux, gélatineux. Cyanure de potassium, sous-nitrate de bismuth, éther, thridace, pilules calmantes, sulfate de kinine; emplâtres de ciguë, de poix ou d'opium promenés d'un point à un autre, etc.

Depuis deux ans je n'ai fait aucun traitement. »

M. le professeur Trousseau, à qui cette observation était envoyée par le malade, à la date du 17 avril 1843, soupçonna qu'il pouvait se former dans la bile de ces dépôts qui finissent par constituer les calculs. En conséquence, il conseilla au confrère de G..... de faire des recherches dans ses garde-robes. Ses recherches amenèrent, en effet, la découverte de concrétions qu'il s'empressa d'envoyer à M. Trousseau. Je les ai examinées avec ce dernier ; comme elles brûlaient avec flamme à la lumière d'une bougie, nous les avons supposées être de cholestérine. D'après ce renseignement, M. Trousseau conseilla le régime végétal, les boissons alcalines et l'exercice à pied. Il me communiqua plus tard une lettre de notre malheureux confrère, datée du 31 octobre 1844. J'en extrais les détails suivants:

« Je n'ai jamais autant souffert que depuis six semaines. Les douleurs ont abandonné les membres et elles siégent constamment à la région épigastrique et dans l'hypochondre droit. Mon courage est à bout pour les supporter, et je me surprends, malgré moi, à pousser des cris comme un enfant. Je souffre tous les jours à peu près la moitié du temps ; mais c'est principalement la nuit que ces coliques hépatiques sont intolérables. Mon urine n'est pas plus ictérique que par le passé, et je n'ai point encore éprouvé de vomissements ; mais je ressens depuis quelques jours des spasmes et des éructations ; j'ai la bouche amère. Je suis aussi plus constipé que d'habitude, et *je rencontre dans mes selles des concrétions biliaires, qui brûlent à la flamme d'une bougie.* Mes selles sont plus brunes que d'ordinaire. Je me suis remis à l'usage du bicarbonate de soude et du maigre absolu, sans avoir pu diminuer mes douleurs. Alors j'ai voulu prendre les pilules calmantes de M. Bretonneau (chlorhydrate de morphine et extrait gommeux d'opium , de chaque 1 centigramme); mais je n'en ai éprouvé aucun soulagement, et, bien plus, ma constipation en a été augmentée au point que je les ai laissées de suite. »

M. le professeur Trousseau désirant savoir mon avis, je conseillai la continuation d'abondantes boissons alcalines, la persistance dans le régime végétal, en y ajoutant les viandes blanches, et encore beaucoup d'exercice à pied. Mais l'élément nerveux me paraissant planer sur tout l'être de notre confrère, j'émis l'idée et l'espoir qu'un voyage en Italie pendant l'hiver, et, dès le printemps suivant, que l'usage des eaux d'Ems, qui sont alcalines et calmantes, pourraient amener une guérison radicale.

ARTICLE DEUXIÈME.

SYMPTÔMES DES CALCULS DANS LE CONDUIT HÉPATIQUE.

Les calculs qui arrivent dans ce canal ne viennent que de ses racines. Descendant dans un calibre plus large, il est rare qu'ils s'y arrêtent. Nous avons cependant, d'après MM. Andral, Cruveilhier, B. Voisin et Wilson, cité plusieurs faits qui prouvent qu'ils peuvent s'y fixer. Malheureusement, les observations de ces auteurs sont dépourvues de détails et ne sont présentées que sous le rapport de l'anatomie pathologique; il en résulte que nous en sommes réduits à indiquer par conjecture ce qui doit se manifester lorsque ces concrétions passent dans le canal hépatique ou s'y arrêtent. Ainsi, lorsque quelques concrétions, venant des racines hépatiques, se présentent à ce canal, la douleur qu'elles occasionnent doit se faire sentir à la partie inférieure du foie. Elle sera momentanée, puisque ces corps franchissent rapidement le conduit. Toutefois, si, en raison de dispositions spéciales, ils y sont retenus, une douleur fixe, plus ou moins forte, ne manquera pas d'en être la conséquence. Enfin, s'ils constituent un obstacle permanent, l'ictère et le gonflement du foie, par suite de la rétention de la bile dans cet organe, devront indispensablement se manifester. J'indiquerai, dans l'article cinquième, à propos des symptômes qui peuvent résulter de l'arrêt d'un calcul dans le cholédoque, quels sont les signes par lesquels se traduit au dehors le gonflement de l'organe hépatique.

Voici une observation où des symptômes violents de colique calculeuse du foie ont été suivis de la *rupture complète du canal hépatique*. Il est à regretter qu'elle manque de précision ; car, bien qu'on ait trouvé des calculs dans la vésicule, on n'a pas pu découvrir, dans le péritoine ni ailleurs, celui qu'on suppose avoir produit la rupture.

OBSERVATION DU DOCTEUR WOLF [1] : *Violentes coliques hépatiques ; rupture du canal hépatique.* — « Une dame de 60 ans, mère de sept enfants, ayant toutes les apparences d'une santé florissante, fut affectée d'ictère quelques années auparavant, et, depuis, elle eut souvent des coliques avec nausées et vomissements. Les accès n'étaient pas fort violents : ils se dissipaient quelquefois en quelques heures ; d'autres fois ils duraient plusieurs jours, mais avec des intervalles de rémission. Elle faisait alors usage d'infusion de camomille et de gouttes d'Hoffmann, sans réclamer les secours de l'art.

Le 1er juillet 1827, le docteur Wolf fut appelé près d'elle et la trouva en proie à un spasme violent de l'estomac qui lui faisait pousser des cris. La douleur passée, la malade lui raconta que, depuis plusieurs jours, elle avait été reprise de ses coliques accoutumées, d'abord à un faible degré, que, ce jour là même,

---

[1] *Raccoglitor* du 8 mars 1830 ; voir aussi *Gazette médicale*, 1830, p. 235.

elle avait vomi son dîner sans être soulagée, et qu'elle n'avait obtenu aucun effet des moyens accoutumés. D'autres douleurs survinrent en présence du médecin : le pouls restait naturel, les évacuations alvines régulières, l'urine limpide et décolorée, la chaleur de la peau comme dans l'état normal. Quelques préparations opiacées furent prescrites et n'empêchèrent pas les accès de se répéter pendant la nuit. Le lendemain, la malade eut des soubresauts, fut tourmentée de douleurs violentes qui lui faisaient jeter les hauts cris ; le ventre était tendu, ballonné, douloureux, les extrémités froides, la face couverte d'une sueur froide, le pouls fréquent et misérable. Il y avait beaucoup de soif, et les boissons étaient aussitôt rejetées par le vomissement.

Le docteur Wolf craignait une rupture dans l'abdomen et porta un pronostic funeste. Les sangsues appliquées sur cette partie, l'opium, les lavements, les vésicatoires, quelques analeptiques, furent inutiles. Les choses allèrent de mal en pis. Les extrémités se refroidirent de plus en plus. Les douleurs, la soif et les vomissements continuèrent. Le pouls devint insensible. Le ballonnement du ventre augmenta encore, et la malade expira. Elle conserva sa présence d'esprit, la voix forte et la parole distincte jusqu'aux derniers moments. La mort eut lieu vingt-quatre heures après l'invasion des fortes douleurs.

A l'*ouverture du cadavre*, on trouva 1 kilogramme et demi de sang mêlé à de la bile dans le péritoine. Les intestins en étaient recouverts, et, çà et là, on y remarquait des traces d'inflammation. Le petit épiploon présentait une tache brune du diamètre de 5 à 6 centimètres. En disséquant les parties avec soin, on trouva le *conduit hépatique rompu transversalement*. Les deux extrémités déchirées flottaient dans une masse de sang à demi coagulé, dans laquelle on pouvait facilement distinguer un caillot récent et un autre ancien et altéré. Le foie était sain. La vésicule contenait une grande quantité de bile et trois calculs du volume d'un petit pois, d'un brun tirant sur le vert, dont le plus petit était engagé dans le conduit cystique, sans l'obstruer complétement et sans empêcher le passage de la bile. »

ARTICLE TROISIÈME.

SYMPTÔMES DES CALCULS DANS LA VÉSICULE.

On a remarqué, de tout temps, que, dans beaucoup de cas, il ne résultait aucun symptôme de la présence des calculs dans la vésicule, lorsque leur surface est unie, qu'ils n'ont qu'un petit volume et qu'ils ne sont pas en très grand nombre. Dans ces conditions, en effet, ces corps, légers par eux-mêmes, soutenus par la viscosité de la bile, n'irritent point les parois du réservoir où ils sont contenus ; et, d'ailleurs, comme ils s'y sont formés peu-à-peu, le cholécyste s'est graduellement aussi habitué à leur présence.

Il n'en est plus de même si les concrétions sont en grand nombre, si elles ont un volume considérable. Elles déterminent alors de la gêne, de la tension, de la pesanteur, une douleur sourde, la sensation d'un corps qui se porte d'un côté à l'autre, comme cela arrivait au comte dont parle Fabrice de Hilden, lorsqu'il venait à changer de position.

De gros ou de nombreux calculs dans une vésicule contenant beaucoup de bile décèlent, dans quelques cas, leur présence par un bruit de collision, lorsqu'on presse en divers sens la région occupée par cette poche. J.-L. Petit compare ce bruit au craquement qui résulte de noisettes enfermées dans un sac ; on a dit aussi qu'il ressemblait à celui de petits cailloux qu'on roulerait dans la bouche. Le docteur Bourgeois, comme on le verra dans une observation insérée à la suite de cet article, a ressenti, dans un cas de ce genre, une crépitation. L'application du sthétoscope donnerait à ces recherches une plus grande précision. Toutefois, il ne faut pas oublier que ces concrétions, plongées dans un liquide très visqueux, onctueuses elles-mêmes à leur surface, peu consistantes, sont loin de pouvoir donner, sur le vivant, des sensations aussi marquées que celles qu'on éprouve lorsqu'elles sont desséchées et qu'on les tient dans la main.

Les calculs sont quelquefois assez volumineux et en assez grand nombre, pour qu'ils puissent être sentis par le palper. Cela n'est, en général, possible que dans le cas où le sujet est maigre; cependant, dans la première observation de cet article, j'ai pu les constater chez une dame qui avait un certain embonpoint. Par leur accumulation, ils peuvent soulever la vésicule près du rebord costal, ainsi que cela avait lieu dans l'observation déjà citée du docteur Bourgeois.

Lorsqu'en raison de leur nombre ou de leur volume, les concrétions appuient contre les parois de la vésicule, elles déterminent des symptômes locaux plus prononcés et qui s'irradient même à une plus ou moins grande distance. Ces symptômes seront surtout intenses, si elles offrent des aspérités, si elles développent de l'inflammation, des ulcérations, de l'épaississement dans les diverses tuniques, des fausses membranes, du pus, etc. Le malade alors ressentira des douleurs plus ou moins vives dans la région de la vésicule, dans l'hypochondre droit et à l'épigastre; elles pourront s'étendre dans l'hypochondre gauche, au dos, au sein, à l'épaule, à la hanche, du côté droit, dans tout le thorax. Les mouvements imprimés à la vésicule par les états alternatifs de plénitude et de vacuité des organes digestifs, pourront les augmenter; il en sera de même d'une grande inspiration et des mouvements dans lesquels le corps est penché en avant. Ces douleurs ne commencent parfois à se manifester qu'après une longue marche, une course, une violence extérieure, etc.

D'autres accidents peuvent encore survenir. Dans une

observation de M. Porral (V. aux fistules biliaires), deux gros calculs , contenus dans la vésicule , appuyaient assez sur le pylore pour déterminer des vomissements. J'ai déjà dit qu'un calcul très pointu à l'une de ses extrémités, avait perforé cette poche et déterminé une péritonite partielle avec des symptômes propres à cette affection. Le docteur Johnson[1] a vu un cholécyste, contenant beaucoup de calculs, qui, après s'être ulcéré, avait donné lieu à un épanchement de bile dans le péritoine, et par suite à une péritonite promptement mortelle. M. Trousseau a raconté un fait semblable à la Société médicale du premier arrondissement[2]. Enfin, j'ai cité encore, ailleurs, une curieuse observation de M. Cossy, dans laquelle un épanchement de cette humeur, formé peu à peu, s'était emprisonné dans des fausses membranes, en donnant lieu à des douleurs plus ou moins aiguës.

Dans les cas où la vésicule se contracte sur un calcul et où ses parois s'épaississent, cette altération détermine des douleurs sourdes, quelquefois seulement un sentiment de gêne, et de temps en temps quelques symptômes aigus.

On a donné à tort divers autres symptômes comme indiquant la présence des concrétions biliaires dans la vésicule : anorexie, digestions difficiles, morosité, hypochondrie, etc. On a annoncé aussi la disposition au suicide, ce qui a fait dire à Fourcroy que l'on rencontrait habituellement des calculs chez les individus qui se détruisent. Il ne faudrait pas, à cet égard, s'autoriser du fait relatif au général Pichegru, dont la vésicule contenait beaucoup de cholélithes ; car on sait que le suicide du conquérant de la Hollande avait été déterminé par de hautes raisons d'honneur politique. Au reste, ainsi que le fait observer M. Guilbert,

----

[1] *Gaz. méd. de Paris* du 30 décembre 1843, p. 848.
[2] Voir le compte-rendu de ses travaux de 1849, par M. Foissac.

la fréquence, malheureusement trop grande de nos jours, de ce genre de crime, donne un démenti à cette opinion.

Je ne puis partager l'avis de Pujol, qui a écrit que la vésicule doit, tôt ou tard, se débarrasser des calculs qu'elle renferme. Lorsqu'ils sont gros, rarement ils trouvent le moyen de s'engager dans le canal cystique. Si l'on compare le nombre et la fréquence des gros cholélithes trouvés dans le réservoir biliaire, avec le peu de cas qu'on possède de l'engagement des calculs de cette sorte dans les conduits, on reconnaîtra facilement qu'il est bien plus fréquent que ces corps ne tendent pas à s'en échapper. Il est toutefois un certain nombre de circonstances qui favorisent l'introduction des gros calculs dans le canal cystique: ainsi, le cours de la bile, une forme particulière de la vésicule, les parois de ce réservoir ayant une grande irritabilité, et, si des fibres musculaires s'y sont développées, une grande disposition à se contracter, des muscles abdominaux et un diaphragme également disposés à entrer en contraction, un canal cystique naturellement court, dilatable, à valvules peu prononcées, les calculs se présentant à ce conduit par une extrémité un peu allongée, etc. J'aurai occasion de montrer, en parlant des fistules, que les gros calculs passent bien plus souvent dans l'intestin par une communication pathologique qui s'établit entre la vésicule et les voies digestives.

OBSERVATION RECUEILLIE PAR MOI-MÊME : *Nombreuses attaques de coliques hépatiques, avec ictère; vésicule très volumineuse, dont on peut constater l'étendue pendant la vie, même lorsque la personne n'est pas menacée d'attaques.* — Mme Ch....., âgée de 48 ans, rentière, d'une forte constitution, après avoir éprouvé une fièvre bilieuse, à l'âge de 23 ans, en 1816, ressentit, pour la première fois, des douleurs sur la région du foie, revenant par accès très forts. La figure, après ces douleurs, prenait un teint jaunâtre pendant quelques jours, et une grande lassitude, ainsi que de l'oppression, en étaient aussi la suite.

Ces attaques continuèrent à se montrer de temps à autre, et jusqu'à vingt fois par année. Elles duraient un temps variable, de quelques heures à quelques jours. Elles consistaient en un serrement, une constriction sous les côtes, au niveau des conduits, sensations qui se faisaient aussi sentir au dos. L'épaule droite était souvent douloureuse, même hors des accès. On appliquait des sangsues sur le lieu de la souffrance ; on donnait des bains et des calmants.

En 1826, une attaque cruelle se manifesta. La malade reçut alors les soins du docteur Duquesnel, à Montdidier. L'ictère fut très prononcé et dura six semaines. Pendant presque tout ce temps, les douleurs se firent sentir avec les mêmes caractères, mais plus violentes. Tout, jusqu'aux plus légères boissons, était rejeté par le vomissement. On mit plusieurs fois des sangsues au siége et sur le lieu de la douleur. Mme Ch... se souvient qu'à cette époque il se manifesta une enflure de la jambe droite, laquelle enflure s'est renouvelée quelquefois depuis.

En 1830, se trouvant à Compiègne, elle devint en proie à une nouvelle crise. Le docteur Villette, appelé auprès d'elle, reconnut tous les accidents propres aux calculs biliaires et recommanda à la malade de faire des recherches attentives dans ses garde-robes. Elle y recueillit, en effet, douze très petites concrétions à facettes, brunâtres en dehors et offrant en dedans quelques points brillants ; une seule était arrondie. Dèslors, M. Villette conseilla le régime végétal, les sucs d'herbes chaque printemps, le remède de Durande, dont quinze gouttes furent prises pendant quelque temps. Un peu plus tard, on trouva encore dans les selles un autre calcul un peu plus volumineux et de même aspect.

M. Guersant, consulté à peu près dans le même temps, maintint le même traitement, mais fut d'avis d'augmenter la dose du remède de Durande, et, pour qu'il fût mieux supporté, il y fit mêler du sirop de guimauve.

Malgré ce traitement, les attaques ne cessaient pas de se manifester de temps à autre avec les caractères indiqués cidessus. Une d'elles, en 1838, dura près de trois semaines, sans déterminer cependant d'ictère. M. Jules Cloquet, chez qui la malade se présenta alors, constata au niveau de la vésicule une tumeur assez considérable, tumeur qui existait probablement déjà depuis assez longtemps. Il insista pour que les eaux de Vichy fussent prises sur les lieux.

Mme Ch... s'y rendit et y passa une grande partie de l'été de 1839. Elle prit soixante-dix bains de trois heures chacun. Elle buvait, chaque jour, une grande quantité d'eau à la source de la Grande-Grille, jusqu'à vingt-sept verres par jour; elle en prenait plusieurs dans le bain. Sur la fin de ce traitement, elle éprouva beaucoup d'excitation, d'insomnie; mais la tumeur avait diminué à peu près d'un tiers Dans les hivers de 1839 à 1840, de 1840 à 1841, Mme Ch... eut de nombreuses éruptions de furoncles; il lui survint aussi des douleurs dans la région du cœur, douleurs qui revenaient surtout par le séjour prolongé au lit. Si ces effets peuvent être attribués aux eaux de Vichy, il faut aussi reconnaître que, depuis leur usage, aucune attaque n'a eu lieu.

Le 28 mai 1841, consulté par Mme Ch..., je la vis plusieurs fois dans le cours du mois suivant. Elle me raconta ce qui précède, et je pus constater l'état des organes hépatiques. Le foie lui-même ne débordait pas les côtes; mais, la malade étant couchée, je trouvai à droite, au-dessous de celles-ci, dans le lieu occupé par la vésicule, une tumeur indolente, grosse et dure comme une noix. Lorsqu'on pressait dessus et qu'on lâchait, on sentait un craquement, comme si des calculs se heurtaient. Il n'en était plus de même si la malade était debout: la tumeur, alors, se montrait sous un volume plus considérable, comme celui d'une grosse poire. Le pédicule se perdait sous les côtes, tandis que la base descendait à 4 centimètres environ de l'aine; la dureté ci-dessus se sentait moins. La tumeur donnait un son mat et paraissait fluctuante, autant cependant qu'on pouvait juger de ces deux signes à travers des parois abdominales assez épaisses. Lorsque je faisais coucher la malade sur le côté gauche, je constatais que la base de cette tumeur tombait de ce côté.

On ne peut douter que cette tumeur ne soit formée par la vésicule. Les parois de ce réservoir, distendues et irritées un grand nombre de fois, se seront épaissies et auront perdu l'élasticité qui, dans l'état sain, les fait revenir sur elles-mêmes.

La dureté est probablement un gros calcul enchatonné, et le craquement tient sans doute au frottement de celui-ci contre d'autres concrétions.

Voici le traitement que je jugeai à propos de conseiller : Mme Ch... n'ayant plus ses règles depuis huit mois, et éprouvant des bouffées fréquentes de chaleur à la figure, une disposition au sommeil pendant le jour, et se ressentant encore de ses douleurs dans la région du cœur, bien que les battements de cet organe soient à l'état normal, je prescrivis une saignée du bras de 3 palettes. Je voulus que les boissons alcalines fussent continuées (1 gramme et demi de bicarbonate de soude dans une carafe d'eau prise en 24 heures), que le régime fût plutôt végétal qu'animal, et que l'exercice fût fréquent. J'ordonnai, en outre, le matin, un demi-gramme d'extrait de pissenlit. Pour tenir le ventre libre et combattre une ancienne disposition à la constipation, j'eus recours à un sirop purgatif alcalin, dont je donnerai la formule, en parlant du traitement de l'affection calculeuse. Enfin, j'insistai pour que, chaque mois, pendant douze jours, un emplâtre de Vigo, avec une mouche d'extraits d'opium et de belladone au milieu, fût appliqué sur la tumeur elle-même, et que, dans l'intervalle, des frictions y fussent encore faites avec une pommade composée d'axonge, 30 grammes; de calomel, 25 centigrammes. Deux bains par semaine me parurent aussi convenables ; et la malade m'ayant fait observer qu'une petite dartre lui était survenue au poignet gauche, et que sa mère avait été affectée d'une éruption semblable, mais bien plus prononcée, je recommandai de prendre de temps à autre des bains sulfureux.

Je n'ai pas eu occasion de revoir Mme Ch... depuis ce temps; mais j'ai appris que sa santé s'était maintenue dans un état passable.

OBSERVATION DU DOCTEUR BOURGEOIS, DE SAINT-DENIS [1] : *coliques hépatiques fréquentes, terribles; ictère ; mort par épuisement. Nombreux calculs sentis dans la vésicule.* — « Mme B...,

---

[1] *Journal général de médecine,* t. XVII, et LXXVIIIe de la 2e série, p. 289.

âgée de 65 ans, d'un tempérament nervoso-sanguin, maigre, vive et très impressionnable, s'était toujours bien portée, lorsqu'elle fut prise inopinément, au milieu de la nuit, d'une douleur tensive assez forte, qui, occupant tout le côté droit de l'abdomen, se propageait jusqu'à l'épaule du même côté. Appelé auprès de la malade, le docteur Bourgeois ne trouvant ni fièvre, ni altération des traits de la face, se borna à prescrire des embrocations laudanisées et camphrées, des bains de siége et des lavements émollients. Ces moyens, continués pendant quinze jours, n'amenèrent aucun soulagement.

Les douleurs se manifestaient par crises assez fréquentes, paraissaient même s'aggraver et devenir plus persistantes. Leur centre d'irradiation paraissait être dans la région hypochondriaque droite, laquelle ne présentait, néanmoins, ni tuméfaction, ni changement de couleur à la peau. Elles n'avaient rien perdu de leur intensité, lorsque Mme B... s'aperçut que le point douloureux était marqué par une petite saillie. Le docteur Bourgeois toucha, en effet, à 2 centimètres environ au dessous du bord des côtes, une tumeur oblongue, de la grosseur d'une olive, lisse à la surface, dure, résistante, immobile, ne cédant à aucune pression, et qu'il essaya en vain de faire rentrer dans la capacité du ventre. (On insista sur les bains et les fomentations émollientes, et on chercha à en seconder les effets par une saignée du bras et plusieurs applications successives de sangsues au siége et sur l'abdomen.)

Ce traitement fut encore impuissant contre les douleurs, qui, tous les jours, devinrent plus intenses et plus continues. Les crises revenaient particulièrement la nuit, se succédaient rapidement et étaient tellement cruelles que la malade tombait pendant leur cours dans un état de divagation et de délire. Epuisée par les cris perçants qu'elle jetait, et saisie enfin d'un mouvement convulsif général, elle perdait à chaque instant connaissance. Le pouls alors battait avec une extrême vitesse ; il était petit, sautillant, inégal. La figure était pâle, décomposée, les yeux étaient brillants, les traits contractés, les lèvres avaient une expression de rire sardonique.

La malade demandait instamment de l'opium, et ce n'était que par le moyen de cette substance qu'elle parvenait à échanger momentanément des souffrances inouies contre un état de somnolence et de stupeur.

Huit jours s'étaient ainsi passés, lorsqu'un matin le docteur Bourgeois s'aperçut que les conjonctives et le pourtour des lèvres étaient frappés d'une teinte jaunâtre, laquelle en moins de vingt-quatre heures se propagea à toute l'étendue de l'enveloppe cutanée. La constipation était opiniâtre et ne permettait que l'évacuation difficile de matières endurcies, blanchâtres, manifestement privées de toute mixtion bilieuse. Il existait une démangeaison tellement impérieuse à l'anus, et plus particulièment aux lèvres et au nez, que la malade y avait presque constamment les doigts pour se frotter, se pincer et se déchirer jusqu'au sang.

Dupuytren fut appelé en consultation, et l'on décida que le traitement serait continué, qu'on réitérerait fréquemment l'emploi des sangsues et qu'on y ajouterait l'usage méthodique du *remède de Durande*.

Au bout de quelque temps, l'estomac acquit une susceptibilité telle que toute ingestion médicamenteuse devint impossible. Cependant les tourments qu'endurait la malade exigeant l'emploi de calmants, le docteur Bourgeois administra le laudanum de Rousseau en lavements dans une très-petite quantité d'une décoction émolliente.

Mme B..., continuant d'éprouver les mêmes crises, était graduellement arrivée au dernier degré de l'émaciation. L'ictère, étendu sur tout son corps et qui le colorait d'un jaune de safran verdâtre et livide, lui donnait l'aspect le plus hideux. La matière colorante qui s'exhalait par tous les pores imprégnait les linges qui l'enveloppaient. Plongée par l'opium dans un état d'ivresse qui lui ôtait l'usage de ses sens, elle n'était plus appelée à sentir son existence, qui paraissait un problème, que pour en invoquer le terme. Enfin l'excès de ses douleurs ayant profondément altéré sa raison, elle succomba aux atteintes d'un aussi cruel supplice, après l'avoir supporté pendant deux mois et six jours.

Le docteur Bourgeois sollicita en vain l'ouverture du corps. Mais la maigreur était telle, que, sur le cadavre, il put constater que la tumeur dont il avait été question, devenue successivement plus saillante, avait atteint la grosseur d'un œuf de poule, qu'elle contenait des corps étrangers, qui, pressés entre les doigts, parurent nombreux, et dont le frottement les uns sur les autres, opéré à plusieurs reprises et s'exerçant sur des surfaces âpres et inégales, lui fit éprouver la sensation d'une sorte de crépitation. Le volume du foie ne lui parut pas sensiblement augmenté; toutefois ce viscère offrait partout au tact une résistance squirrheuse. L'abdomen, quoique très aplati, contenait quelques gaz que la pression déplaçait facilement, et l estomac ballonné formait, dans la région épigastrique, une tumeur arrondie transversalement, dans la circonscription de laquelle le duodénum lui parut compris. La résistance et la dureté qu'elle présentait, surtout vers la partie inférieure, lui donnèrent lieu de soupçonner que ce dernier organe contenait également des calculs, qui y seraient descendus par le canal cholédoque. »

ARTICLE QUATRIÈME.

SYMPTÔMES DES CALCULS DANS LE CANAL CYSTIQUE.

C'est à l'engagement et au passage des calculs dans le conduit cystique qu'il faut rapporter la plus grande partie des symptômes qui constituent les *coliques hépatiques*. On a vu, en effet, que les concrétions de toute espèce se forment presque toujours dans la vésicule, et que c'est dans des cas assez rares qu'on en rencontre dans les racines du canal hépatique ; comme, d'autre part, le passage dans le canal cystique est plus difficile à cause de son étroitesse et de ses valvules, et que les calculs doivent se trouver ensuite plus à l'aise dans le cholédoque, dont le diamètre est beaucoup plus grand, cette double circonstance fait qu'on doit attribuer à leur introduction dans le premier de ces canaux presque toutes les coliques qui ont précédé l'arrivée de ces corps dans l'intestin. On ne devra donc point s'étonner que nous décrivions, dans cet article, tous les symptômes qui appartiennent à cette cruelle affection. Toutefois, les exemples que nous avons déjà rapportés de cholélithes retenus dans le cholédoque, et que les plus violents efforts d'expulsion n'avaient pu faire passer au-delà, doivent déjà faire pressentir qu'il est encore des douleurs qui tiennent à la présence de ces corps dans ce conduit.

Rien n'est plus variable que la nature et l'intensité des symptômes par lesquels s'annoncent les coliques hépatiques. Cette variabilité dépend de bien des causes. Nous avons déjà dit que la longueur et le diamètre du canal cystique, ainsi que le nombre et l'étendue de ses valvules, offraient les plus grandes différences ; nous rappellerons encore qu'il en est de même pour le volume des calculs, leur dureté, l'irrégularité de leur surface, etc ; ce qui déjà peut faire comprendre pourquoi les symptômes seront plus marqués, suivant la difficulté que ces concrétions éprouveront à traverser le conduit. Ajoutons que l'âge, le tempérament, la susceptiblité propre à chaque sujet, doivent apporter aussi les plus grandes modifications. Chez une femme jeune, très irritable, par exemple, les canaux se crisperont, les muscles abdominaux entreront en contraction, des symptômes sympathiques se manifesteront, etc.; tandis que, chez un individu avancé en âge, d'une constitution molle, etc., les canaux céderont peu à peu, et sans donner lieu à une grande manifestation de douleur. Suivant la remarque de Pujol, l'effort de dilatation, dont les fibres musculaires sont l'agent, sera d'autant plus douloureux, que ces fibres n'auront point encore agi, que leur sensibilité n'aura pas encore été émoussée.

Les calculs peuvent rester longtemps dans la vésicule, et même s'y accroître beaucoup, sans déterminer dans ce réservoir aucun effort d'expulsion ; mais il arrive trop souvent une époque où ils l'irritent assez pour y produire des contractions qui les poussent avec force vers le canal cystique.

Les premiers symptômes peuvent se manifester à l'occasion d'une chute, d'un effort, d'une pression sur l'hypochondre droit, circonstances qui font violemment contracter les muscles abdominaux et le diaphragme. Il peut en être aussi de même d'une impression morale très vive. La cause occasionnelle n'est pas toujours appréciable. Mais une des circonstances qui paraissent le plus aider leur développement est le moment où la bile cystique se précipite dans l'intestin pour opérer la digestion. Pujol avait remarqué que la colique hépatique se manifestait quelques heures après le repas, et la justesse de son observation a été confirmée par l'analyse des faits rapportés avec quelque détail et par la pratique des médecins.

Ces coliques se sont quelquefois développées périodiquement, tantôt tous les ans, tantôt tous les mois. On trouve, dans la *Gazette médicale de Paris* [1], une observation recueillie à la clinique de M. le professeur Chomel, dans laquelle une femme de 45 ans éprouvait, tous les mois, les symptômes de la colique hépatique, et je vais bientôt rapporter l'histoire d'une personne en proie à l'affection calculeuse du foie depuis dix ans, et dont les attaques revenaient à l'époque menstruelle. Toutefois, le plus souvent, ces attaques reparaissent à des intervalles inégaux et éloignés les uns des autres.

On a vu que Pujol pensait que, à chaque nouvelle atteinte de coliques hépatiques, tous les calculs contenus dans la vésicule étaient expulsés. Il est sans doute des cas où, le travail d'expulsion étant commencé, il persiste d'une manière plus ou moins continue, jusqu'à ce que la vésicule soit

[1] T. 1, n° 7, 1834.

complétement débarrassée, d'autant mieux que, le passage une fois frayé par le premier calcul, les autres éprouvent moins de difficulté à s'échapper. Mais il est probable que la crise, quelle que soit sa durée, n'entraîne le plus ordinairement dans l'intestin qu'une partie des cholélithes que contient le réservoir biliaire.

On a dit que les attaques de colique hépatique étaient précédées de constipation, d'urines jaunâtres ou d'un rouge foncé, contenant parfois un dépôt noirâtre et comme huileux ; qu'un sentiment douloureux se faisait sentir à l'hypochondre droit ; que les yeux et les traits offraient une teinte jaunâtre, etc. Plusieurs de ces symptômes ont, en effet, été observés, mais ils sont relatifs à un trouble quelconque dans les fonctions hépatiques. On verra, dans l'observation de Mlle de C...., que l'accès était précédé d'un sentiment de bien-être.

Dès que les concrétions biliaires s'engagent dans le canal cystique, presque tous les malades éprouvent, dès le premier moment, des douleurs précordiales et épigastriques plus ou moins vives, accompagnées de nausées, de vomissements et d'un sentiment de défaillance. Après ce premier trouble, la douleur se localise, en quelque sorte. Elle se fait le plus souvent sentir un peu à droite de l'épigastre, quelquefois en même temps à la partie correspondante du dos. Assez souvent c'est un sentiment douloureux de constriction presque égal dans les deux hypochondres. Cette douleur est, en général, très vive, et parfois si intense qu'elle surpasse celle de l'inflammation des parties les plus sensibles du corps. Elle est atroce suivant le dire de quelques malades. Tout le monde n'a-t-il pas appris, il y a quelques années, qu'un des plus éloquents ministres du roi Louis-Philippe l'avait éprouvée si subitement et si violemment, qu'une syncope en avait été la conséquence ? Des malades l'ont comparée à un pincement, un frétillement, un déchirement, à une vrille qui traverserait le corps; d'autres à une brûlure, à une lame rouge qui passerait de l'épigastre au dos, etc. Il n'est pas rare qu'elle s'étende dans tout l'hypochondre droit, dans le gauche, au sein, au cou, à l'épaule du côté droit, le long du trajet des nerfs diaphragmatiques, dans les parties inférieures de l'abdomen, etc.

On remarque dans le ventre, mais particulièrement au niveau de la vésicule et des conduits, une tension plus ou moins douloureuse, profonde, où le palper est extrêmement sensible. Dans quelque cas, cette dernière région est tellement soulevée que le doigt et l'œil découvrent de suite une tuméfaction distincte, où aboutissent les efforts de contraction, efforts providentiels, dit Pujol, auxquels se livre instinctivement le malade pour arriver à sa délivrance. Dans quelques cas, au contraire, on aurait remarqué, suivant d'autres médecins, une sorte de rétraction et d'enfoncement dans cette même partie.

Bientôt le trouble se communique à toute l'économie, et il arrive même que la partie malade attire moins l'attention que la souffrance générale. On voit alors des malades se livrer à une agitation continuelle, ne trouvant aucune position du corps qui allège leur souffrance. Les uns se croisent les bras sur l'épigastre et cherchent à se soulager en le comprimant de cette manière, s'accroupissent, se livrent à un balancement régulier en poussant des gémissements. On peut lire, dans l'observation de Mlle de C..., qu'elle se mettait à genoux, et que, se penchant en avant, elle allait appuyer sa tête par terre. D'autres, éperdus par l'excès de la douleur, se roulent sur leur lit, sur le sol de leur appartement, poussent des cris aigus, se lamentent, font entendre l'accent du désespoir, appellent la mort à leur secours, veulent se précipiter par la fenêtre, ou mettre fin, de toute autre manière à leur existence. Les forces sont quelquefois exaltées, quadruplées, et tous les muscles du corps dans un état de contraction spasmodique. Les yeux sont hagards, menaçants; le visage est enflammé ou altéré.

Les désordres sympathiques les plus variés peuvent être le résultat de la douleur portée à un aussi haut degré : ainsi la céphalalgie, des vertiges, des spasmes divers, les attaques éclamptiques les plus terribles. A ce sujet, nous ne pouvons nous empêcher de nous arrêter sur un symptôme qui joue un rôle important dans le mémoire de M. Duparcque. Cet observateur, à la sagacité duquel chacun s'empressera de rendre justice, a remarqué 4 fois, sur 13 cas de coliques hépatiques, un spasme clonique, commençant par le côté droit de l'abdomen, dont la paroi, de ce côté seulement, présentait des mouvements brusques, vifs et répétés, d'élévation et d'abaissement alternatifs. Bientôt la cuisse correspondante était prise à son tour de mouvements convulsifs. Ils s'étendaient ensuite à la jambe, et de là au pied, qui était porté dans une adduction avec extension forcée, par les secousses successives; puis la convulsion, qui s'était ainsi propagée de haut en bas, gagnait la poitrine, et, alors, la respiration s'embarrassait, devenait irrégulière, saccadée. Cette convulsion envahissait le membre supérieur, le cou, la tête, aux diverses parties de laquelle elle imprimait des contractions qui rappelaient celles occasionnées par l'épilepsie. Tout-à-coup les fonctions cérébrales se troublaient, se suspendaient, le malade tombait dans l'assoupissement, et à l'agitation spasmodique succédait une résolution des membres convulsés. Ces phénomènes se renouvelaient par accès, avec et comme les coliques hépatiques. Dans deux cas, l'hémiconvulsion fut complète; elle ne dépassa pas le flanc droit et le membre inférieur correspondant, dans deux autres. Aucun autre auteur n'indique cette forme toute particulière de convulsions ou de spasmes; cependant

M. Duparcque croit se rappeler avoir lu, dans un recueil qu'il ne peut retrouver, une observation analogue aux siennes.

Des malades d'une constitution délicate et nerveuse peuvent succomber par l'excès de la douleur [1]. Nous avons déjà indiqué la syncope comme ayant eu lieu dès le début ; elle peut aussi survenir dans le cours de l'attaque. On a eu quelquefois beaucoup de peine à en faire revenir les malades, et elle peut même les entraîner au tombeau.

On a observé des hallucinations : une femme à chaque crise croyait voir une vipère lui ronger le côté.

Les coliques hépatiques sont fréquemment accompagnées de nausées et de vomissements. Comme ces coliques se manifestent le plus souvent après le repas, la digestion est troublée et les aliments sont rejetés de suite, à demi digérés. Lorsque l'estomac est vide, le malade ne rejette que des mucosités ou les boissons qu'il a prises. Ces vomissements peuvent devenir si opiniâtres et tellement violents qu'ils font craindre une catastrophe. Ils contiennent quelquefois de la bile, dont la sécrétion est plus abondante par suite de l'irritation qu'éprouve le foie.

La bouche est le siége d'une grande sécheresse, ainsi que la gorge, qui est en même temps serrée et douloureuse. La soif est vive, et le malade éprouve souvent le désir de boire à la glace. L'épigastre, l'hypochondre droit sont si douloureux, qu'ils ne peuvent supporter le contact du plus léger vêtement. L'estomac se distend quelquefois énormément de gaz et gêne la respiration en empêchant le diaphragme de s'abaisser. La constipation est ordinaire ; cependant il survient parfois des évacuations alvines qui, lorsqu'elles sont bilieuses, tiennent aux mêmes causes que les vomissements de cette nature.

[1] Voir les observations C et E citées par Portal.

Il survient fréquemment de violentes palpitations de cœur, des battements aux artères de la région épigastrique. Le sang peut se porter sur divers organes : ainsi, le foie est devenu, dans quelques cas, le siége d'un engorgement sanguin que le palper pouvait constater. Des congestions cérébrales, des hémorragies nasales, un flux hémorroïdal, etc., peuvent aussi se produire. Mais il est rare, malgré le trouble général des fonctions, qu'on observe un véritable état fébrile, à moins qu'il ne se développe de l'inflammation dans les conduits ou dans leur voisinage. Si le pouls est parfois dur et convulsif, il est le plus ordinairement petit et fréquent. Il n'est pas rare qu'il se manifeste un tremblement accompagné d'une sueur glaciale.

L'apparition de l'ictère est loin d'être constante dans cette période de la maladie ; il est même rare que ce symptôme prenne alors de l'intensité ; car tant que l'obstruction se trouve dans le canal cystique, il ne peut tenir qu'à un trouble sympathique dans les fonctions du foie. Il ne se développe ordinairement que sur la fin de la colique hépatique, ce qui indique que le calcul est passé dans le cholédoque et met obstacle à l'écoulement de la bile hépatique dans le duodénum. Lorsque ce passage est effectué, le malade éprouve une sorte de répit, la concrétion se trouvant un peu moins serrée dans ce nouveau conduit. On peut par fois remarquer en même temps que la grande sensibilité qui existait à droite de l'épigastre, ainsi que la tension transversale, ont diminué sensiblement.

La crise dont nous venons de dérouler le cruel et effrayant tableau a une durée variable. Elle peut être très courte ou se terminer en quelques heures ; mais elle peut aussi persister pendant plusieurs jours, et même bien plus longtemps, ne laissant aux malades que quelques instants de tranquillité. Elle offre çà et là des rémissions, et ne s'anime que par *bouffées*, suivant l'expression pittoresque de Pujol.

On peut se rendre compte jusqu'à un certain point des variétés qu'on observe dans les symptômes. Ainsi que je l'ai déjà dit, le passage des calculs dans le canal cystique est plus douloureux que dans le cholédoque, en raison de son étroitesse et de ses nombreuses valvules. Lorsque les calculs sont petits, ils traversent assez rapidement le premier conduit; mais si la colique hépatique qu'ils déterminent est de peu de durée, elle est, en revanche, excessivement douloureuse , ce qui s'explique par le nombre de points où le corps étranger va successivement porter son action irritante. Le diamètre des concrétions, surpassant presque toujours celui des conduits, ceux-ci ne peuvent être dilatés que peu-à-peu par les efforts auxquels se livre le malade. Le trajet met alors longtemps à s'effectuer et n'a lieu qu'en déterminant aussi des douleurs très grandes, et qui ont un caractère propre à leur but d'expulsion. C'est alors surtout que se manifestent alternativement ces *bouffées* et ces rémissions : celles-ci sont, en effet, nécessaires, la nature ayant besoin de repos pour retremper ses forces. Lorsque le calcul a un grand volume, il faut bien plus de temps encore pour agrandir le canal et affaisser ses valvules. Les rémissions sont alors plus longues. Mais il ne faut pas se fier à ce calme, car le travail d'expulsion reprendra bientôt son cours et avec une nouvelle intensité.

Cependant il peut arriver qu'un gros calcul, après avoir pénétré dans le canal cystique, y séjourne, soit parce que, en raison de son volume, il ne peut plus opérer une assez grande dilatation, soit parce que les forces du malade ne lui permettent plus de le chasser plus avant, soit enfin parce que, ayant fini par émousser la sensibilité des parties, l'économie s'y habitue. Il n'y a plus alors de douleurs vives de contraction, mais une gêne, une sensation plus ou moins pénible ou douloureuse La bile hépatique ne pouvant plus se rendre dans la vésicule pour y prendre les qualités qui lui sont propres, la digestion éprouve toujours quelque dérangement de cette privation.

Il est des cas où les petites concrétions sont engagées dans le conduit cystique en très-grand nombre, et s'y pressent de manière à ce qu'il en résulte des distensions analogues à celles que déterminent les gros calculs : le nombre supplée au volume. Le travail, alors, moins pénible pour chaque portion de conduit, est plus étendu et plus général.

Les douleurs qu'éprouvent les malades sont quelquefois sans aucun résultat pour leur délivrance. Les cholélithes, après s'être engagés dans le conduit cystique, peuvent revenir sur leurs pas et retomber dans la vésicule. Dans ces cas, la bile de la vésicule reprend son cours ordinaire ; il en est de même lorsque des concrétions s'échappent successivement ; des flots de bile passent dans les intervalles, et, lorsque la crise est violente, ils peuvent être rejetés par le vomissement.

Un gros calcul, engagé seulement par un de ses bouts à l'entrée du canal cystique, a eu le pouvoir, chez trois sujets observés par Pujol, d'exciter les coliques hépatiques les plus violentes. Ces douleurs, produites par un calcul qui commence à s'engager et cessant à son retrait, ne paraissent pas être très rares. D'autres fois, les malades succombent pendant le cours d'un travail d'expulsion, ainsi qu'on l'a vu dans les observations de MM. Flandin, Jacques, Bogros et Cruveilhier.

Le docteur Adisson est disposé à penser que, lors du passage des calculs de la vésicule dans l'intestin, l'irritation causée par ces corps produit une sécrétion si abondante de mucus dans ces organes que le canal en est dilaté et le passage des calculs notablement facilité. Nous avons vu qu'il existe, en effet, une sécrétion muqueuse dans les conduits, et si l'idée du docteur Adisson est exagérée, elle a certainement un fond de vérité.

En examinant les lésions anatomiques qui résultent de l'introduction des calculs dans le conduit cystique, nous avons dit que le canal peut s'enflammer et que l'inflammation peut s'étendre aux parties voisines, que la gangrène même peut survenir et donner lieu à un épanchement biliaire. Dans le cas d'inflammation, un appareil fébrile se joindra aux symptômes spasmodiques ou les remplacera. Dans l'observation de Bogros, où l'inflammation était des plus vives, le malade éprouvait une suffocation continuelle. Dans le cas de gangrène, on verra les malades tomber tout-à-coup dans un grand collapsus, le pouls devenir misérable, les extrémités se refroidir. M. Bretonneau, dans le fait déjà indiqué, avait diagnostiqué cette lésion, au grand étonnement de plusieurs confrères, et l'autopsie vint démontrer la justesse de ses prévisions. Nous aurons occasion de revenir sur les cas de gangrène, lorsqu'il sera question des fistules biliaires internes, lesquelles sont presque toutes produites de cette manière.

Lorsque les coliques ont été très violentes, elles laissent quelquefois à leur suite divers symptômes nerveux. Portal dit que des malades qui avaient éprouvé une agitation extrême et presque convulsive des membres, sont restés avec des tremblements des mains et des bras, ou avec des spasmes divers de ces parties, tremblements et spasmes que l'apparition de nouvelles coliques ne faisait qu'augmenter. Lorsque, sans être très intenses, les accès se renouvellent fréquemment, les malades maigrissent, leurs traits s'altèrent, leurs yeux se cavent et s'entourent d'un cercle jaunâtre ; les fonctions digestives se dérangent ; la menstruation en est troublée ; le moral s'affecte ; le caractère devient morose ; on voit les personnes qui avaient le plus de gaieté tomber dans un état habituel de tristesse. Nous avons vu que la raison pouvait s'égarer au milieu des crises violentes. Cet état peut se prolonger, comme cela est noté dans l'observation du docteur Bourgeois ; mais il faut dire aussi que l'opium, qu'on est obligé d'employer à haute dose et que les malades réclament et exigent , ne contribue pas médiocrement à entretenir cet état. On voit les mêmes accidents survenir dans la colique néphrétique ; ce n'est même pas le seul trait de ressemblance qui existe entre ces deux affections, ainsi que nous le dirons en nous occupant du diagnostic.

OBSERVATION TIRÉE DE MA PRATIQUE : *Coliques hépatiques réitérées et violentes, suivies d'ictère, chez une personne affaiblie et âgée. Guérison.* — Mme de St-M..., âgée de 70 ans, d'une constitution délicate et d'un tempérament bilioso-nerveux, affaiblie par des veilles, des chagrins, etc., a éprouvé à plusieurs reprises, de 1830 à 1837, dans les reins, les hanches, les cuisses, des douleurs dont la nature paraissait être rhumatismale. Dès 1828, un autre principe, de nature herpétique, a paru agir sur elle, et s'est manifesté par un bouton à la joue, ainsi que par des éruptions farineuses et squammeuses aux oreilles et au cou. Ces éruptions existent encore un peu. Vers 1830, des taches noirâtres survinrent aux pieds et se dissipèrent par l'usage des eaux de la Roche-Posay, des bains salés et gélatineux, des frictions avec le vin aromatique, du jus de cresson et d'un régime substantiel et tonique. Depuis l'âge critique, Mme de St-M... avait des flueurs blanches abondantes, d'une odeur incommode, et accompagnées de douleurs de reins ; mais les eaux, le régime, de nombreuses injections, les firent disparaître.

Ce dont j'ai principalement à m'occuper consiste dans des *coliques hépatiques*, qui se manifestèrent, pour la première fois, au mois d'octobre 1834, et qui, depuis ce temps, revinrent avec une assez grande fréquence. La première attaque fut très vive et dura quatre à cinq heures. Quinze jours après, une autre survint. Un grand nombre, plus ou moins fortes, se succédèrent ainsi tous les quinze jours ou trois semaines environ, jusqu'au mois de juin 1836. La dernière fut suivie d'une légère jaunisse. Au mois d'avril 1837, nouvelle crise. Enfin le 17 mai, au milieu d'un voyage de Châtellerault à Paris, une dernière attaque, plus longue que toutes les autres, puisqu'elle dura huit à dix jours, des plus violentes, ne cessant que pour se renouveler avec une nouvelle force, fut suivie d'une jaunisse manifeste, qui persista quatre ou cinq jours après les crises. Les urines avaient la couleur noirâtre propre à cette affection, et tachaient le linge en jaune.

Ces crises étaient constamment caractérisées par une douleur des plus vives, un peu à droite de l'épigastre, précisément au niveau des conduits biliaires. Cette douleur, toujours fixe, s'irradiait dans plusieurs directions; assez souvent elle se prolongeait au dos, au même niveau. L'épaule droite s'en ressentait presque constamment et restait à la suite comme courbaturée. Les crises les plus violentes s'accompagnaient ordinairement de vomissements de matières muqueuses et toujours de spasmes proportionnés à leur intensité. Non prévenue encore de la nature de sa maladie, Mme de St-M... ne fit pas chercher dans ses garde-robes les concrétions qui, dans ces circonstances, avaient dû être rendues en même temps.

Ce fut à la suite de cette longue et violente attaque que, revenue chez elle, Mme de St-M... me fit part de tout ce qui lui était arrivé depuis trois ans. Je ne pouvais hésiter sur le diagnostic. Je palpai avec attention l'abdomen, je ne trouvai aucune tumeur dans la région hépatique, mais toute cette région était résistante et sensible au toucher. L'appétit était bon et les digestions se faisaient passablement. Le pouls était régulier et sans fréquence. La température de la peau était convenable; mais le teint avait une couleur jaunâtre et un peu terreuse. Le sommeil, qui avait été longtemps pénible, se faisait avec calme. De temps en temps quelques douleurs de tête devenaient incommodes. La faiblesse était encore grande.

Je prescrivis le traitement suivant :

1° Pour soutenir les forces et corriger l'influence des divers principes qui, à plusieurs reprises, ont altéré la santé, l'usage des bains de Baréges gélatineux, des infusions amères et toniques (petite centaurée, petit chêne, fumeterre), et des pilules suivantes : extrait de pissenlit, 4 grammes; oxyde noir de fer, 3 grammes; quinquina en poudre, 2 grammes, pour faire des pilules de 10 centigrammes, dont deux à prendre avant chaque repas.

2° Pour faire disparaître la cause des coliques hépatiques, l'emploi longtemps continué de l'eau de Vichy, ou de 75 centigrammes de bicarbonate de soude, à prendre en 24 heures dans une petite carafe d'eau, une saison à Vichy à partir du 15 juin; chaque printemps, pendant trois semaines, les sucs de chicorée, pissenlit, bourrache et cresson de fontaine, et purgation d'eau de Sedlitz après; l'usage de pilules *ante cibum* et de lavements, pour entretenir la liberté du ventre. Plus tard, Mme de St-M... prit plusieurs bouteilles du sirop purgatif alcalin dont il a déjà été question.

3° Enfin, dans le cas de crises, bains tièdes prolongés, répétés; dans l'intervalle, cataplasmes fortement laudanisés; boissons adoucissantes abondantes; potion antispasmodique plus ou moins chargée d'opium, suivant l'intensité des douleurs. Si ces moyens ne suffisaient pas, tous les quarts d'heure, un huitième de grain d'extrait de belladone jusqu'à un léger narcotisme, vessie à moitié remplie d'eau froide sur le côté douloureux, bains de vapeur. Dans le cas de syncope, mettre dans la bouche un morceau de sucre imbibé d'éther, frictions d'eau de Cologne éthérée sur les membres, sinapismes aux extrémités inférieures. Après le calme rétabli et la sensibilité de la région hépatique et épigastrique dissipée, un purgatif salin.

Je dois dire que la personne dont je raconte la maladie, douée d'un grand sens et comprenant toute l'importance des conseils qu'on lui donnait, les exécuta avec toute l'exactitude qu'il lui fut possible d'y apporter. Je l'ai suivie pendant plusieurs années, et de temps en temps elle me fait encore l'honneur de me consulter; bien que sa santé soit restée fragile, jamais il ne lui est revenu de douleurs semblables à celles que j'ai décrites. Parvenue à un âge très avancé, on peut donc la considérer comme entièrement guérie.

OBSERVATION RECUEILLIE PAR MOI-MÊME : *Coliques hépatiques;*

ictère; nombreux calculs rendus par les selles. — Mlle de C...,
âgée de 27 ans, habitant le Bourbonnais, d'une bonne et belle
constitution, fut prise, vers 1835, de douleurs dans la région
hépatique. Ces douleurs revenaient par accès ou attaques, environ quatre ou cinq fois par an; elles duraient d'une à deux, trois,
quatre et cinq heures. Le plus souvent, elles se manifestaient
pendant le repas, brusquement, et alors les aliments déjà pris
étaient rejetés immédiatement. Pendant longtemps ces attaques
furent regardées comme purement nerveuses, et on se borna à
les combattre par des bains, des cataplasmes et des antispasmodiques, sans prescrire de régime particulier.

Mais elles finirent par se rapprocher beaucoup plus les
unes des autres, et elles prirent en même temps une plus grande
intensité. La malade remarqua qu'elles étaient précédées d'un
grand bien-être; elle se sentait plus alerte, l'esprit plus dispos;
elle était portée à la gaieté beaucoup plus que de coutume. Ces
phénomènes étaient si réels, qu'elle s'était habituée à prédire
le retour de ses douleurs. Celles-ci avaient toujours leur siége
dans l'hypochondre droit et l'épigastre; presque toujours en
même temps à la partie correspondante du dos. Elles s'irradiaient et se faisaient surtout sentir au loin, dans l'épaule droite,
vers la clavicule, surtout du même côté. Elles s'accompagnaient
d'un sentiment de violente constriction à la base de la poitrine.
Elles étaient si poignantes que la malade entrait dans une violente
agitation et ne savait quelle position tenir. Pour se soulager, celle
qui paraissait le mieux lui réussir était de se mettre à genoux,
de pencher son corps en avant et d'aller appuyer sa tête sur le
sol. Aucune boisson n'était gardée, tant elle vomissait souvent.

Au mois de novembre 1844, Mlle de C... éprouva une fièvre typhoïde muqueuse. Elle en était convalescente au commencement de décembre, lorsqu'une attaque très vive se manifesta.
Jusqu'en mars, il en revint une chaque mois, et toujours à l'é-
poque menstruelle, soit pendant, soit peu de jours avant ou
après, sans cependant la déranger.

L'attaque qui survint le 2 mars surpassa toutes les autres
en intensité, et surtout en longueur, puisqu'elle dura trente
quatre jours. Les caractères déjà indiqués pour les autres accompagnèrent également celle-ci; mais l'excès des douleurs

avait aussi produit l'excès de ces symptômes. La malade s'était mise dans un tel état d'agitation, qu'elle était entrée dans une véritable fureur et avait perdu complétement la raison. Les doigts s'étaient crispés dans la paume des mains avec assez de violence pour que les ongles eussent pénétré dans la peau. La position dont nous avons déjà parlé avait été prise et reprise tant de fois et avec si peu de précaution que la peau du front en était excoriée. Mlle de C... ne peut nous dire si dans cette attaque la région de la vésicule était tuméfiée; seulement, elle se rappelle que les douleurs les plus vives s'y faisaient sentir; elle s'arcboutait sur ce côté et restait quelquefois ainsi assez longtemps sans oser prendre une autre position. Dans son désespoir, il lui arrivait de pousser des cris perçants, de s'arracher les cheveux, de se frapper, de vouloir se précipiter par les fenêtres. Elle demandait à grands cris de l'opium, du poison, etc. La nuit ne lui apportait pas plus de tranquillité que le jour. Enfin, le 6 avril, un peu de répit survint, et presque en même temps on s'aperçut que ses yeux et sa peau devenaient jaunes. C'était, en effet, un ictère qui se développait, et qui était l'*indice*, ainsi que la diminution des douleurs, *que les concrétions étaient passées du canal cystique dans le canal cholédoque*, où, quoique se trouvant plus à l'aise, elles interceptaient cependant le cours de la bile hépatique.

Les douleurs ne cessèrent pas entièrement; il y eut même des atteintes assez vives, mais elles excitèrent moins de trouble général, ce qui permit d'observer qu'elles avaient le caractère d'efforts d'expulsion. Vers le 15 avril, elles cessèrent complétement, et à la fin du mois la jaunisse était entièrement dissipée.

Ce fut la malade elle-même qui, vers le milieu du mois, aperçut dans ses garde-robes des corps qui surnageaient l'urine, et qu'elle fit recueillir. En quelques jours, on en trouva plus de soixante, gros comme le bout de l'index, d'une couleur brune, à trois angles. Quelques-uns, ayant le même diamètre, avaient une forme bien plus allongée. Cette découverte confirma pleinement le diagnostic de la maladie. MM. Prin et Bernard, médecins à Moulins, qui donnaient leurs soins à la patiente, avaient depuis quelques années le soupçon de cette affection calculeuse ; l'apparition de l'ictère avait déjà changé leurs soupçons en certitude avant l'évacuation des calculs.

Durant cette longue maladie, outre les calmants simples dont nous avons parlé, bien d'autres moyens avaient été mis en usage. Les sangsues avaient été plusieurs fois appliquées sur le côté douloureux ; mais, chaque fois, mises même après l'époque menstruelle, elles avaient empêché la suivante, en sorte qu'on y avait renoncé autant que possible. Avant que la nature de la maladie ne fût bien appréciée, on avait trouvé une indication dans le retour périodique des accès et l'on avait administré le sulfate de kinine. Ce médicament avait même paru le faire disparaître pour un certain temps. On avait cru que les symptômes qu'on observait pouvaient tenir à la présence de vers dans les premiers intestins, et l'on avait fait prendre divers remèdes anthelmintiques. Enfin, les douleurs ayant leur siége dans la région du foie, la pensée était naturellement venue de faire prendre les eaux de Vichy, si renommées dans les maladies de cet organe, et dont les sources, d'ailleurs, se trouvent si rapprochées de la résidence de la malade.

Mlle de C... s'y était rendue en 1840, et, sous la direction du docteur Prunelle, avait pris vingt-quatre bains, et sept ou huit verres d'eau de la Grande-Grille, chaque jour. Après ce traitement, elle était restée dix-huit mois sans avoir d'attaques. Mais peu à peu les douleurs avaient reparu et avaient fini par reprendre la première forme. Ce premier succès avait dû encourager à revenir au même moyen, et la malade avait pris une autre saison de ces mêmes eaux en 1844. Le retour si violent des attaques, l'ictère qui avait suivi la dernière, qui fut si cruelle et si longue, furent attribués au repos forcé pendant la fièvre typhoïde et à l'épaississement de la bile, et sur ces raisons Mlle de C... avait été, cette année, passer une troisième saison aux eaux de Vichy, et les avait prises comme la première fois.

Aucune attaque nouvelle ne s'était montrée ni pendant le séjour à Vichy, ni au retour, et si Mlle de C... est venue à Paris, c'est pour une cause toute différente, et que voici. Dans le cours du mois de septembre, elle s'était aperçue que la vue s'affaiblissait dans l'œil droit. Justement effrayée de cet accident à son âge, elle vint consulter le docteur Sichel, qui fit assez promptement disparaître cette faiblesse dans l'action nerveuse de cet organe, au moyen de frictions avec le baume de Fioraventi. M. Sichel ayant appris de cette malade toutes les souffrances qu'elle avait endurées, et ne la jugeant pas encore à l'abri de récidives, lui conseilla de ne pas quitter Paris sans me consulter. C'est ainsi que j'ai appris les détails qui précèdent.

Aujourd'hui Mlle de C... paraît jouir d'une bonne santé; elle a un peu d'embonpoint, mais son teint conserve une très légère teinte jaunâtre. La région hépatique est souple ; le foie ne dépasse pas les côtes ; on ne sent aucune tumeur sur la vésicule ; cependant ces parties conservent un peu de sensibilité à la pression. L'ex-malade y éprouve un sentiment de vide, habituée qu'elle avait été si longtemps à y éprouver une tension douloureuse. Le bras droit reste un peu faible, ses mouvements sont pénibles, et il ne peut être élevé au-dessus de la tête. Longtemps le moral s'est ressenti du trouble produit par un si grand nombre d'attaques ; Mlle de C... avoue même qu'aujourd'hui encore sa mémoire et la netteté de ses idées ne sont pas ce qu'elles devraient être. Les garde-robes contiennent fréquemment des corps mous, brunâtres, qu'elle regarde comme des calculs presque dissous, ce qui aurait besoin d'être vérifié. Je n'ajouterai non plus qu'une foi douteuse à ce qu'elle m'a raconté au sujet de matières blanchâtres qu'elle avait rendues en grande quantité, et qu'un pharmacien de Moulins, après les avoir examinées, avait considérées comme étant de la cholestérine.

Je ne m'étendrai pas cette fois sur les conseils que j'ai donnés à cette intéressante personne. C'est en somme l'usage fréquent de l'eau de Vichy, le régime doux, où doivent entrer en bonne proportion les légumes herbacés, beaucoup d'exercice à pied et en plein air, l'emploi abondant des sucs d'herbes, le sirop purgatif alcalin pour tenir le corps libre, et enfin, de temps à autre, un purgatif salin, comme l'eau de Sedlitz, à 32 grammes.

OBSERVATION DU DOCTEUR CAVAZZI [1] : *Coliques hépatiques; gros calcul rendu par les selles.* — « Madeleine Braccoletti, âgée de 60 ans, était traitée pour une gastro-hépatite par le docteur Borgassi : je fus appelé près d'elle le 20ᵉ jour, dit le docteur Cavazzi. Elle se plaignait alors d'une diarrhée qu'elle attribuait à divers purgatifs qu'elle avait pris précédemment. En la questionnant sur ses antécédents, j'appris d'elle que, depuis plusieurs années, elle était sujette à une constipation douloureuse qui alternait avec un relâchement très grand et subit.

La malade ressentait quelquefois dans l'hypochondre droit, sous le rebord des fausses côtes, une douleur profonde, lancinante, qui augmentait surtout aux époques où le dévoiement survenait et qui causait une prostration générale des forces; cette douleur était comparée par le malade à un mouvement vermiculaire, *à celui d'un poisson qui frétille*, d'après son expression. De temps en temps, le mouvement devenait si violent qu'il l'obligeait à porter sa main sur l'hypochondre pour l'arrêter et le rendre moins douloureux. Les selles contenaient une bile noire, pure, mêlée seulement de quelques aliments mal digérés. Toutes les autres fonctions, celles des organes contenus dans la tête et dans le thorax, ne présentaient aucune altération.

Ces accidents furent attribués à des calculs renfermés dans la vésicule, qui tantôt laissaient libre le cours de la bile, tantôt l'empêchaient en pénétrant dans les conduits. Le mouvement décrit parut indiquer un de ces corps qui s'y était déjà engagé.

Un soir, cette dame étant chez une amie, on la vit tout-à-coup pâlir, se trouver mal. Il lui restait à peine assez de force pour dire qu'elle se sentait déchirer intérieurement par *cette bête qui remuait toujours.* Après trois heures de grandes douleurs, elle put reposer. Un peu après minuit, elle eut envie d'aller à la selle, rendit de la bile en abondance, et à la fin de cette évacuation, elle sentit encore le besoin de rendre quelque chose. Enfin, après beaucoup d'efforts et de souffrances, elle s'aperçut d'un gros corps solide qui fit bruit en tombant dans

---

[1] *Recueil des Opuscules de la Société de Bologne ;* V. aussi *Gaz. méd. de Paris*, 1830, p. 285.

le vase : c'était un calcul fort volumineux et du poids de trois drachmes (12 grammes.)

Quelques jours après, cette dame retomba malade et éprouva les mêmes accidents qu'auparavant, accidents dus sans doute à la même cause.

Le docteur Cavazzi conserve le calcul dans le cabinet pathologique de la Société d'Aquapendente sous le n° 535.

OBSERVATION DE M. LE DOCTEUR DUPARCQUE [1] : *Coliques hépatiques, légers ictères, secousses convulsives dans tout le côté droit du corps. Guérison par des évacuations provoquées par un mélange d'huile de ricin et d'éther.* — « Une femme de 29 ans, de petite stature, très replète, à ventre volumineux, d'un tempérament sanguin, très irritable, toujours bien réglée, ayant eu six enfants, a déjà été prise, à de longs intervalles, de douleurs internes dans le côté droit, avec sentiment de constriction, d'éructations fatigantes et de vomissements spontanés. Elle a eu, une seule fois, la jaunisse pendant une de ces crises, qui toutes furent attribuées à des vents dans l'estomac.

Le 25 février 1824, des douleurs analogues aux précédentes se déclarèrent après de fortes fatigues, suites de savonnages et de repassages prolongés ; mais au lieu de disparaître spontanément comme d'ordinaire, après quelques heures de durée, elles persistèrent avec des exacerbations violentes, des efforts de vomissement, des spasmes cloniques du côté droit. Ces crises duraient de 8 à 10 minutes, et se terminaient par une perte de connaissance, que le retour des douleurs faisait bientôt cesser. A midi, lorsque le docteur Duparcque vit la malade, les accès s'étaient déjà renouvelés dix à douze fois. Pendant qu'il explorait l'abdomen, dont l'épaisseur exagérée des parois ne permettait pas de reconnaître l'état de l'organe, point de départ des accidents, un nouvel accès survint. Au milieu de cris douloureux, d'éructations bruyantes, d'efforts effrayants de vomissement, le flanc droit commença à battre avec violence et par mouvements précipités ; puis le membre inférieur du même côté fut agité de convul-

[1] 3ᵉ observat. de son mémoire ; *Revue médicale*, avril 1844.

sions, et le pied fut fortement tendu et porté en dedans par secousses successives. La respiration devint bientôt après convulsive, avec explosion de cris saccadés. Le bras droit se contourna en dedans; la tête se porta vers l'épaule correspondante et en arrière; en même temps l'œil, la bouche et tous les traits du même côté, grimaçaient effroyablement. Cet état dura à peine quelques secondes, car tout à coup la malade s'affaissa et le corps tomba dans un relâchement complet. La peau, dont la température n'était pas augmentée avant la crise, devint chaude à la fin de celle-ci, et la figure se couvrit de sueur, après avoir été d'abord rouge, puis violacée et livide. Urines rouges et jumenteuses. Pouls de 110 à 120, serré, dur. (Saignée de 4 pal., lavem. huileux, fomentat. émollientes, bains, boissons gazeuses, potion laudanisée.)

A quatre heures, la malade est dans le même état; de plus les conjonctives sont légèrement ictériques, les urines également. En pressant l'abdomen, on ne développe de la sensibilité et de la douleur qu'au dessous des fausses côtes droites, dans la région occupée par la vésicule, sans qu'il soit possible de sentir ce réservoir. (15 sangsues à l'anus, le reste *ut suprà*.)—Rien n'était changé à sept heures du soir. (Huile de ricin, 60 grammes; éther sulfurique, 4 grammes; une cuillerée à bouche toutes les heures.)

Le 26, à l'exception de la première cuillerée de la potion qui avait été rendue, toutes les autres passèrent bien. A partir de minuit, il y eut plusieurs selles, dont la matière limpide, mêlée de cyballes, emplissait à peu de choses près un vase de nuit de moyenne dimension. La surface était entièrement couverte par une couche huileuse, parmi laquelle surnageaient des morceaux irréguliers de substance verdâtre, dont un avait le volume de l'extrémité du doigt; les autres étaient de moins en moins gros.

Depuis trois heures du matin, la malade était calme. Elle désirait des aliments. M. Duparcque permit quelques cuillerées de bouillon coupé; mais on eut l'imprudence de lui accorder la moitié d'un œuf à la coque, qui pesa sur l'estomac et détermina tous les symptômes d'une indigestion : vomissements, oppression, etc. Les suites n'en furent pas, heureusement, fâcheuses. »

ARTICLE CINQUIÈME.

SYMPTÔMES DES CALCULS DANS LE CANAL CHOLÉDOQUE.

Lorsque les concrétions sont parvenues du canal cystique dans le canal cholédoque, elles éprouvent, en général, ainsi que je l'ai déjà dit, moins de resserrement, ce qui fait que les symptômes douloureux perdent une partie de leur intensité. Si même elles sont très petites, elles peuvent franchir assez brusquement ce conduit, entraînées qu'elles sont par les deux biles, hépatique et cystique. Mais si ces concrétions viennent à séjourner dans cette dernière partie des voies biliaires, et surtout si elles en obstruent complétement la capacité, les symptômes prennent une expression différente. Ces différentes circonstances permettent d'établir deux divisions principales.

1° *Symptômes qui peuvent avoir lieu lorsque les concrétions mettent plus ou moins de temps à parcourir le canal cholédoque.* Malgré le soulagement que les malades éprouvent lorsque le calcul est passé dans le cholédoque, ils ne sont pourtant pas à l'abri de nouvelles douleurs. Si, dans un certain nombre de cas, il ne faut plus que quelques efforts de la nature pour lui faire franchir le pore duodénal, dans d'autres le trajet du canal cystique à l'intestin ne se fait pas sans occasionner des accès très longs et d'affreuses douleurs.

En général, après l'arrivée du corps étranger dans le conduit cholédoque, la sensibilité des parties devient moindre ; la tension interne paraît quelquefois se déplacer et se porter un peu vers l'épigastre ; les spasmes douloureux semblent prendre aussi cette direction ; on peut présumer alors qu'il chemine et qu'il est sur le point de tomber dans le duodénum. Ces douleurs finissent par s'émousser s'il subit un temps d'arrêt. Cependant, de nouveaux efforts de la nature, soit spontanés, soit provoqués par l'art, peuvent les réveiller et produire une crise terminale qui le fait passer dans le tube digestif.

Pour peu que les concrétions séjournent dans le canal cholédoque, l'ictère, qui, dans ce cas, ne manque pas de se développer, en est un indice. Il devient plus ou moins prononcé en raison de l'obstacle qu'elles apportent à l'arrivée de la bile dans le duodénum, et il persiste tant que cet obstacle n'est pas détruit. Il n'est toutefois pas constant, car il peut arriver que ces concrétions dilatent le conduit sans le boucher complétement et laissent filtrer la bile dans leurs intervalles; j'en ai cité des exemples, un surtout d'après M. Cruveilhier. Il est possible même que, après avoir oblitéré le passage pendant quelque temps, elles se placent de manière à laisser sur leurs côtés un écoulement à cette humeur ; les fèces peuvent alors reprendre leur coloration, l'ictère diminuer et finir même par disparaître. Beaucoup de malades, pendant toute la durée de leurs coliques, terminées pourtant par des décharges calculeuses, n'ont présenté qu'une teinte jaune de la conjonctive et du visage.

Les crises les plus terribles peuvent se terminer subitement, et comme par enchantement, par l'entrée des calculs dans le duodénum. Je ne puis m'empêcher de mentionner ici un fait de ce genre que m'a communiqué M. le docteur Ségalas. Cet habile médecin était en consultation, avec MM. Nacquart et Husson, près de M. T..., riche architecte, d'une forte constitution, âgé d'environ 45 ans, en proie, depuis vingt-quatre heures, à des douleurs de la plus extrême violence, et dont le siége était principalement rapporté à l'hypochondre droit et à l'épigastre. Une sueur froide s'était répandue par tout le corps du malade et son état faisait craindre une fin prochaine. Les médecins, retirés dans une pièce voisine pour délibérer, furent avertis que les douleurs venaient de cesser tout-à-coup. En effet, la physionomie ne tarda pas à reprendre sa sérénité habituelle, et le lendemain il sortit par les selles une quarantaine de calculs mous et du volume de petits pois.

L'échappement des calculs peut être indiqué aux malades par une sensation particulière, comme celle d'un ressort qui se défend, d'une sorte de rupture, une douleur transversale ou une forte tension qui cessent tout d'un coup.

Cette cessation si brusque des douleurs, ce bien-être si inattendu, qui succèdent si vite à d'horribles angoisses, ont donné quelquefois, chez des personnes impressionnables et exaltées, le spectacle des états les plus singuliers : les unes se sont agenouillées, rendant grâce à la Providence, ou se sont jetées, en fondant en larmes, dans les bras de leurs parents ; les autres sont restées comme hébétées, surprises, ou, au contraire, se sont livrées à une joie qui pouvait passer pour de la folie ; quelques autres, enfin, contumières de leur mal, ont surpris l'assistance en se remettant tranquillement à leurs occupations.

Une sueur abondante survient fréquemment à la fin des crises ; son odeur est quelquefois désagréable ; elle teint parfois le linge en jaune, bien qu'il n'y ait pas un ictère prononcé. Les urines, à la suite, sont souvent épaisses, jaunes, avec un dépôt noirâtre et comme huileux.

Quoique le calme le plus complet survienne ordinairement après les coliques hépatiques terminées par l'issue des calculs dans l'intestin, on comprendra cependant que la plupart des malades doivent éprouver, pendant plus ou moins de temps, de la fatigue, du brisement, une courbature proportionnée à la durée et à l'intensité des souffrances. Ils accusent souvent une sorte de bandeau douloureux sur le front et autour de la tête. L'épigastre et l'hypochondre droit restent tendus et douloureux, et les femmes surtout, quelque temps encore après leur délivrance, osent à peine se décider à livrer cette partie à l'exploration du médecin. Le bras droit demeure souvent comme engourdi, et ses mouvements en sont pénibles et même douloureux dans l'épaule. On a vu, dans l'observation de Mlle de C....., que le moral s'en ressentait encore longtemps après, sous le rapport de la mémoire et de la netteté des idées. Les organes digestifs conservent, pendant plus ou moins de temps, une grande susceptibilité..... Mais j'ai déjà parlé, dans l'article précédent, des suites des longues attaques, en énumérant tous les accidents produits par le passage des calculs dans le canal cystique.

Une seule colique hépatique entraîne quelquefois la sortie de plusieurs et même d'un grand nombre de calculs. Pujol a vu rendre, en deux ou trois selles, près d'une centaine de concrétions pisiformes ; mais une bien plus grande quantité a été constatée par d'autres médecins. (Voir au chapitre suivant.) Le plus ordinairement, les calculs sortent assez peu de temps après la fin de la crise ; dans quelques cas, ce n'est que le lendemain ou quelques jours après qu'on trouve les concrétions dans les garde-robes. Il peut en sortir plusieurs jours de suite.

L'ictère, une fois les calculs passés dans le duodénum, se dissipe en peu de jours. S'il n'y a qu'une teinte ictérique, elle peut même disparaître en peu d'heures.

2° *Symptômes qui résultent de la rétention de la bile produite par les calculs arrêtés dans le canal cholédoque.* J'ai déjà dit que l'ictère était le résultat nécessaire de l'obstacle apporté au cours de la bile dans le cholédoque. Un calcul rendra cet obstacle d'autant plus complet qu'il aura une forme plus régulière, qui permettra au conduit de l'embrasser plus exactement. Ce résultat aura lieu encore plus facilement si le corps étranger est arrêté près de l'embouchure duodénale, qui est étroite et oblique.

Dans le chapitre précédent, en traitant des altérations qui résultent de la présence des cholélithes dans les voies biliaires, j'ai décrit toutes celles qui reconnaissent pour cause la dyscholie ou l'arrêt du cours de la bile. Je dois m'occuper à présent des symptômes par lesquels cette dyscholie se traduit au dehors.

Lors donc qu'un calcul ou une agglomération de calculs dans le canal cholédoque constituent un obstacle complet au cours de la bile, la vésicule se distend peu à peu, en même temps que le foie; elle forme, au-dessous des côtes, une tumeur variable en volume, en forme et en étendue, suivant les circonstances indiquées dans le chapitre précédent.

Les *symptômes de la distension de la vésicule* sont les suivants : Le palper peut la sentir longeant le bord des côtes, faisant saillie à l'épigastre, dépassant la ligne médiane en se portant à gauche, descendant à l'ombilic, à la crête iliaque, se perdant dans la fosse du même nom, et occupant même tout l'abdomen. D'ordinaire, cette tumeur est facile à circonscrire par ce moyen. On sent qu'elle tient au foie et qu'elle se prolonge sous les côtes. Elle est mobile; elle offre une fluctuation qui se fait également sentir dans tous les points de son étendue. Au-devant d'elle, les téguments restent souples et sans changement de couleur. Sa formation, en général, ne se fait pas avec lenteur.

Il est à propos de faire remarquer que ce n'est pas seulement chez des adultes ou des vieillards que cette tumeur a été observée, et qu'on l'a rencontrée plusieurs fois chez des enfants.

La bile, s'accumulant aussi dans le foie, distend cet organe, lequel alors repousse les autres viscères abdominaux et produit la saillie du ventre. Dépassant le rebord des côtes, il devient perceptible au toucher au-dessous de celles-ci. En même temps qu'il descend dans l'abdomen, il remonte vers le thorax et s'y élève quelquefois, ainsi qu'on l'a vu, jusqu'à la hauteur de la troisième côte. Il en résulte une grande dyspnée, par suite du refoulement qu'il opère sur le cœur et les poumons. Par la percussion et l'auscultation, on peut constater ses progrès dans la cavité thoracique.

La distension du foie et de la vésicule par la bile cause un sentiment pénible de poids, de gonflement, qui augmente et peut devenir très-douloureux dans les efforts de la respiration et pendant la toux. Suivant Annesley, ces sensations s'accompagneraient aussi d'un froid désagréable [1].

L'ictère, dont j'ai déjà parlé plus haut, qui est presque toujours une conséquence de l'introduction des calculs dans le canal cholédoque, et qui devient plus ou moins intense, suivant la prolongation de leur séjour, cet ictère, lorsque l'obstacle est complet et dure depuis longtemps, prend des caractères tout particuliers. Si la vie se prolonge, il acquiert une teinte verdâtre et même noirâtre. Il est, au contraire, peu intense et passager, si l'occlusion du conduit, se dissipant promptement, laisse arriver la bile dans l'intestin. Lorsque l'obstacle ne bouche pas complétement le canal, et que celui-ci donne encore passage à une petite quantité de bile, les selles peuvent être colorées, et cependant l'ictère persiste ou diminue seulement de temps à autre. Il est des cas où les causes de l'obstruction se déplacent brusquement. Il peut survenir alors des vomissements de bile ; mais cette liqueur a plus de tendance à passer dans les intestins. Le malade est averti de son pas-

[1] *Journal hebdomadaire*, n° 79.

sage dans ces organes par des coliques, et enfin, par la nature des selles qui en résultent. Ces évacuations font disparaître peu à peu les tumeurs formées par la vésicule et le foie. J.-L. Petit[1] et M. Andral[2] ont rapporté des faits de ce genre. Le cours de la bile étant rétabli, l'ictère se dissipe également, et même avec assez de rapidité.

Ce n'est quelquefois qu'après plusieurs mois et même plusieurs années que les calculs, qui obstruaient le cholé-doque, parviennent à se faire jour dans l'intestin. On a vu, dans les observations du chapitre précédent, que, lorsqu'ils s'y arrêtent définitivement, la mort en est le triste résul-tat. Peu de malades sont aussi privilégiés que celui cité par *Besoldus*, qui, après six années d'ictère, en fut délivré en rendant par les selles un calcul. L'obstacle au cours de la bile peut être quelquefois levé de la manière la plus inattendue ; cela a été observé à la suite d'une chute, d'un voyage dans une mauvaise voiture, d'une impression mo-rale, d'une douleur aiguë, etc., circonstances qui peuvent déterminer une contraction dans les parois de la vésicule, dans les muscles de l'abdomen et dans le diaphragme, et imprimer ainsi à l'humeur biliaire amassée une succussion capable de lever l'obstacle.

Il peut arriver, ainsi que je l'ai dit, que, après la dispa-rition de l'obstacle, la vésicule et les canaux biliaires, dont la contractilité a été vaincue, ne puissent plus se re-serrer et restent distendus. La bile ne s'écoule plus alors qu'en partie et par une sorte de *regorgement*[3]. On a vu cette rétention durer plusieurs années, la tumeur formée par la vésicule augmentant ou diminuant alternativement, pouvant se vider par une légère pression, ou se vidant

---

[1] *Mal. chir.*, t. I, p. 286.
[2] *Clin. méd.*, t. IV, p. 333.
[3] J.-L. Petit, *loc. cit.* — M. Cruveilhier, *Anat. pathol.*, 12° livre.

d'elle-même de temps en temps. On peut, avec J.-L. Petit, comparer cet état à ce qui arrive à la vessie urinaire, après une longue rétention d'urine.

L'observation rapportée par ce célèbre chirurgien est trop remarquable pour que je puisse me dispenser de la transcrire ici : « Un homme, de 35 à 40 ans, était, depuis huit ou dix jours, attaqué de coliques hépatiques. Les grands symptômes furent apaisés par les saignées, les potions et autres remèdes propres à combattre l'inflammation. Mais il restait encore une tumeur à la région de la vésicule, qui, alternativement, était sans douleur et plus ou moins douloureuse, plus ou moins élevée, accompagnée de fluctuation, tantôt plus, tantôt moins apparente. On avait agité, dans une consultation, la question de l'opération. Celle-ci fut rejetée, sur l'assertion de J.-L. Petit qu'il avait déjà vu des tumeurs regorger un peu de bile qui teignaient les selles. En effet, au bout de peu de jours, le malade prit des forces et se rétablit ; mais la tumeur subsista pendant plusieurs années. Il vaquait à ses affaires. La tumeur était quelquefois considérablement affaissée, d'autres fois elle reparaissait aussi saillante qu'elle l'avait été dans le plus fort de la maladie, mais elle ne lui causait pas de douleur. Il la pressait lorsqu'il y sentait quelque tension, et il en diminuait le volume en faisant couler une partie de la bile dans l'intestin. Ce moyen ne lui réussissait pas toujours ; mais il arrivait souvent que la nuit, et quelquefois même le jour, la tumeur se vidait d'elle-même, sans qu'il la pressât et sans qu'il s'en aperçût. Il était parfois averti de cette évacuation par de petites tranchées qui lui annonçaient qu'il irait bientôt à la selle et qu'il rendrait beaucoup de bile. Cela n'arivait pas cependant immédiatement après que sa tumeur était vidée, parce qu'il était souvent constipé ; et, comme les excréments retenus occupaient le colon et le rectum, la bile ne pouvait sortir qu'après avoir excité les intestins à chasser ces excréments. Quand la résistance était grande, il était tourmenté de coliques avant d'aller à la selle. »

Ces symptômes peuvent même se produire périodiquement, et nous pouvons citer à l'appui une observation recueillie à la clinique de M. le professeur Chomel [1] : « Une femme de 45 ans, portait à l'hypochondre droit, depuis un an, une tumeur ayant tous les caractères de celles formées par la vésicule distendue par la bile. Chaque mois, cette tumeur devenait plus volumineuse, et tellement douloureuse que la malade était forcée de s'aliter ; il lui était même arrivé plusieurs fois d'entrer à l'hôpital. La jaunisse survenait, et les urines, ainsi que les selles, prenaient la couleur propre à cette affection. M. Chomel administra des purgatifs variés, et, en dernier lieu, la scammonée combinée avec le savon. Au bout de quelque temps, la malade sortit de l'hôpital sans tumeur et ne souffrant plus. On n'a pas su si la guérison avait été définitive. »

D'autres symptômes graves se manifestent, lorsque la rétention de la bile dans le foie, ou dans la vésicule en même temps, vient à se prolonger. Les malades éprouvent du dégoût pour les aliments. S'ils sentent le besoin d'en prendre, ils ne leur produisent plus la sensation accoutumée ; ils leur paraissent souvent avoir un goût terreux. La langue se couvre d'un enduit épais, grisâtre. Assez souvent les lèvres et les gencives sont revêtues de pellicules blanchâtres. L'absence de la bile a rendu, dès le principe, les digestions pénibles. Les aliments, et même les boissons, produisent un sentiment de pesanteur et de gonflement. Il y a fréquemment des vomissements de matières glaireuses, noirâtres dans quelques cas. La constipation est habituelle ; mais on observe quelquefois une diarrhée mu-

---

[1] *Gaz. médicale de Paris*, t. I, n° 7, 1834.

queuse et même puriforme. L'abdomen offre une fluctuation presque toujours manifeste, par suite de l'accumulation de sérosité qui s'est formée dans le péritoine. Les malades sont abattus, découragés, plongés dans une espèce de torpeur, tourmentés d'un grand malaise, d'insomnie, du *tædium vitæ*. Ils s'affaiblissent graduellement. Le pouls et la chaleur diminuent de plus en plus. La salive devient visqueuse. Le hoquet se manifeste et se continue souvent sans interruption. L'ictère a pris une couleur verdâtre toute spéciale, comme bronzée, et qu'un célèbre praticien, médecin à l'hopital de la Charité, M. Lerminier, appelait avec justesse *couleur lézard*. La peau est huileuse et exhale une odeur de bile. Les malades finissent par succomber dans une sorte d'état adynamique et sans agonie ; souvent ils prévoient et annoncent leur fin.

Lorsque la vésicule biliaire a été longtemps distendue, il n'est pas rare qu'il *se forme de l'inflammation dans son intérieur.* La surface interne de cette poche sécrète du pus qui se mêle à la bile. Cette inflammation est annoncée par une tension douloureuse à l'hypochondre droit et à l'épigastre, des frissons et de la fièvre ; quelquefois il s'y joint des hoquets, des vomissements, de la dyspnée, etc. Le pus peut être sécrété en abondance et distendre encore la vésicule. Le gonflement inflammatoire devient quelquefois énorme. On l'a vu s'étendre depuis le rebord des côtes jusqu'à l'épine iliaque et prendre le volume de la tête d'un enfant. Tantôt ces abcès sont d'une nature demi-inflammatoire et fort longs à s'ouvrir ; tantôt, au contraire, ils produisent des douleurs extrêmement vives et forcent les malades à se tenir penchés en avant. Pendant le travail phlegmasique, des adhérences s'établissent entre la vésicule et les parois abdominales. Au bout d'un temps plus ou moins long, qu'on peut, d'après les observations, fixer approximativement de douze à dix-huit jours, la peau rougit, s'amincit et finit par s'ouvrir. Ce n'a été, dans quelques cas où l'inflammation avait été sourde, qu'après plusieurs années de souffrance dans l'hypochondre droit, que l'abcès était venu à aboutir. L'ouverture, de quelque manière qu'elle ait lieu, produit un grand soulagement. Elle donne issue à du pus, à une plus ou moins grande quantité de bile, et souvent à quelques calculs. Lorsque le canal cystique est oblitéré, il est possible qu'il ne sorte point de bile, celle-ci ayant été résorbée ou convertie en pus. Dans ce dernier cas, l'ouverture peut se refermer, mais si c'est le cholédoque qui est obstrué, la bile ne pouvant trouver d'autre issue que par cette ouverture, cette dernière devient nécessairement fistuleuse, si la vie du malade se prolonge. Il est arrivé que l'ouverture ait eu lieu dans les intestins, et qu'une fistule interne, établie de cette manière, soit devenue un moyen de guérison. J.-L. Petit en rapporte un exemple. C'était une dame de 30 ans, tourmentée, depuis quelques années, de coliques hépatiques. Dans un accès des plus violents et qui durait depuis sept jours, une tumeur très douloureuse et très tendue s'était formée à la région de la vésicule. La douleur et la tumeur se dissipèrent à la suite de selles abondantes de matières purulentes et bilieuses. La malade se rétablit. Mais, quelques années après, la mort étant survenue, on put constater la réalité de cette ouverture. Frank [1] fait mention d'un fait bien extraordinaire : il a vu la vésicule, distendue et adhérente à l'utérus, chez une femme grosse, se rompre pendant l'accouchement, et donner lieu à un abcès qui sortit par le vagin.

Je terminerai cet article en rapportant cinq observations. Elles montreront les symptômes qui sont produits par le passage et par l'arrêt des calculs dans le canal cholédoque. Qui pourrait me blâmer de les prendre dans

---

[1] *Observ. medico-chirurg.* obs. 1. *Act. moguntinis*, 1783.

les écrits d'observateurs, tels que MM. B. Voisin, Duparcque, Bricheteau et Chomel?

OBSERVATION DE M. B. VOISIN [1] : *Coliques hépatiques, ictère,
saignées, calmants. Issue d'un calcul par les selles. Guérison.*—
« M. A. Bernard, âgé de 45 ans, d'un tempérament sanguin,
obligé à une vie sédentaire, étant employé de bureau, affecté
depuis plusieurs années d'un flux hémorrhoïdal, est tout-à coup,
par suite de la suppression de ce flux, attaqué de douleurs violentes, avec sentiment de déchirement à la région épigastrique.
Le 3 juin 1829 , le malade offre l'état suivant : visage pâle ,
traits contractés et exprimant l'angoisse ; malaise insupportable l'empêchant de rester plus de cinq minutes dans la même
position ; insomnie ; point d'appétit ; soif assez vive ; nausées ;
pouls fréquent, dur, serré ; ictère (*tous les objets paraissent
jaunes*). Cependant la pression du foie n'est pas douloureuse ;
la sensibilité de l'épigastre est légère. (Saignée de 12 onces,
vingt sangsues au siége, cataplasmes émollients sur tout le ventre, bain, eau de chiendent nitrée.) Par ces moyens, le mal diminue d'intensité, mais la couleur jaune de la peau persiste.
De temps en temps, coliques, léger ténesme, constipation. Les
digestions sont lentes. Le malade reprend ses travaux.

Deux mois après, nouvelle acuité des symptômes ; douleurs
des plus déchirantes à l'épigastre ; sentiment d'une vrille qui
traverserait le ventre de droite à gauche ; anxiété des plus
grandes ; vomissements de matières glaireuses ; langue blanche
avec enduit épais ; altération plus profonde des traits ; même
fréquence et dureté du pouls qu'à la première attaque. Les saignées, les antiphlogistiques sous toutes les formes, ne produisent aucune amélioration. Eréthisme général. Coliques des plus
atroces, que rien ne peut calmer. Le malade veut mettre fin à
son existence.

Enfin, après six jours des plus cruelles angoisses , que l'on
pensait devoir se terminer par la mort , un mieux sensible se
prononce. Bientôt M. Bernard n'accuse plus aucune douleur.

[1] Mém. sur la digestion. *Trans. méd. franc.*, n° 1.

Ce mieux si inopiné, après de si longues souffrances, fait soupçonner, d'après les circonstances commémoratives, qu'un calcul biliaire a pu être la cause de ces accidents pendant le temps qu'il a mis à parcourir les canaux avant d'arriver au duodénum. En effet, deux jours après, le malade rend par les selles un calcul assez volumineux, cubique et d'un vert noirâtre. Peu à peu les forces se rétablissent, la couleur jaune de la peau disparaît, l'appétit devient vif, la digestion facile. La constipation n'existe plus, et les déjections, au lieu d'être blanchâtres, contiennent de la bile. Enfin la santé se consolide de jour en jour davantage. Un an après elle continuait d'être bonne.

OBSERVATION DE M. DUPARCQUE [1] : *Douleurs à l'hypochondre droit; gonflement du foie et de la vésicule; ictère; secousses convulsives dans tout le côté droit du corps. Guérison par un mélange d'huile de ricin et d'éther, d'où résultent de nombreuses selles qui contiennent des matières grasses.* — « Mme A..., Italienne, 43 ans, tempérament névroso-bilieux, bien réglée, mais un peu moins abondamment que de coutume depuis quelques époques, figure couperosée, portant un engorgement squirrheux de la glande mammaire droite, fut affectée en août 1824 d'inflammations nodosiformes aux jambes, avec enflure, accidents qui cédèrent à la saignée du bras, aux émollients et au repos.

Le 11 mai suivant, douleurs sourdes, profondes dans l'hypochondre, retentissant dans l'épaule du même côté, nausées, vomissements.

Dans la nuit du 12 au 13, à ces douleurs continues se joignent des accès de douleurs aiguës, poignantes, commençant par un sentiment de serrement, de crispation qui, de l'hypochondre droit, s'étend à l'épigastre et à l'ombilic. Les douleurs semblent parfois remonter le long du rachis jusqu'au cou. Hoquet fatigant, éructation, efforts violents de vomissements sans résultat, lorsque l'estomac ne contenait pas de boisson.

---

[1] Deuxième observation de son Mémoire, *Revue médicale*, avril 1844.

Le 13, dès 6 heures du matin, la malade avait éprouvé, à chaque retour des accès, des secousses brusques et répétées dans tout le côté droit de l'abdomen. A 8 heures, ces convulsions locales s'étendent à tout le membre abdominal, en se propageant ensuite à la poitrine et au membre supérieur, mais n'allant pas au-delà. La malade se plaint alors de vives douleurs dans la tête qui lui font pousser des cris. Ces cris et ces convulsions ont lieu d'une manière interrompue, saccadée. La face animée exprime la souffrance. La peau est sèche, brûlante; le pouls fréquent, dur et serré. L'attaque convulsive à laquelle la malade était en proie à l'arrivée de M. Duparcque fut subitement suivie d'un affaissement profond et de résolution des membres, sans qu'il y eût perte de connaissance. La pression de l'épigastre et du rebord costal droit détermine de la douleur. Là, on sent le foie hypertrophié, et l'on trouve la vésicule formant une tumeur ovalaire, allongée, descendant jusque près du niveau de la crête iliaque. Constipation, urines rares, d'un jaune un peu rosé. (Quarante sangsues, cataplasmes, chiendent miellé, lavements huileux.)

Le soir, rien n'est changé. (Vingt sangsues à l'anus, limonade gazeuse, bain de deux heures.)

Le 14, anxiété inexprimable. L'estomac ne peut supporter les boissons, pas même l'eau froide par cuillerées. Les secousses convulsives sont cependant moins intenses et plus rares, et les coliques hépatiques moins vives; mais les choses sont toujours en même position dans l'hypochondre et le flanc droits. Conjonctives jaunes; urine acajou; pouls petit et très fréquent. (Huile de ricin, 60 grammes; éther, 4 gr.; sirop de sucre, 30 gr. Prendre une cuillerée à bouche chaque demi-heure.) A midi, toute la potion avait été prise; il n'y avait eu que deux selles abondantes de matières ordinaires, avec les traces de l'huile ingérée. Les vomissements avaient cessé dès la deuxième cuillerée; les coliques hépatiques étaient plus faibles; les secousses convulsives étaient complétement suspendues; mais le foie restait volumineux, sensible à la pression, et la vésicule toujours très distendue.—A sept heures du soir, l'ictère était beaucoup plus prononcé; les efforts de vomissements revenaient; la malade était dans des alternatives d'anxiété et d'affaissement. M. Duparcque revint à l'huile éthérée dans les proportions de 30 gr. pour 2 gr. 1/2 d'éther, à prendre en deux fois, à une heure d'intervalle. Quelques instants après l'ingestion de la deuxième dose, la malade se pla'gnit de coliques dans tout l'abdomen, et bientôt elle évacua, à plusieurs reprises, environ le tiers d'un vase de nuit de matières vertes, de consistance de purée claire. Les matières évacuées étaient couvertes de nombreux yeux huileux, d'un vert clair ; au centre de ces yeux surnageaient des fragments de bile concrète, d'un vert émeraude et translucide, ressemblant exactement à des morceaux de verre de bouteille, et gros comme des graines de chenevis, de lentille et de pois ; l'un d'eux avait le volume et la forme d'une petite olive.

Le 15, la tumeur vésiculaire était réduite de plus des trois quarts ; elle était devenue insensible à la pression ; le foie avait seul conservé son volume et sa sensibilité ; le pouls est plus développé. (Sangsues à l'anus et sur le côté, huile éthérée *ut suprà.*) Il y eut dans la journée trois évacuations séro-bilieuses, surmontées d'yeux huileux, verts, mais sans concrétions centrales La peau est assez fraîche ; la vésicule n'est plus sentie ; le foie est moins saillant ; les urines sont toujours aussi colorées et ictériques. (Onctions mercurielles.)

Le 16, la nuit a été anxieuse par suite de palpitations épigastriques et de suffocations qui ont obligé la malade à se tenir demi assise. Les extrémités sont froides, le pouls est petit, tremblotant, à 140 pulsations ; il y a des nausées, des défaillances. Six selles séreuses ont eu lieu, sans traces de bile. (Vésic. aux jambes, inf. de feuilles d'oranger, bouillon de poulet). A dix heures, selle abondante, liquide, d'un jaune safrané, contenant des matières caillebotées d'un jaune plus clair. Cette évacuation est suivie de défaillance. Peu à peu la chaleur se rétablit, le pouls se relève.

Le 17, physionomie reposée ; il y a eu du sommeil ; pouls à 100 pulsations. La vésicule n'est pas sentie ; mais le foie reste un peu gonflé et douloureux. Ictère fort intense. (Frict. mercurielles, large vésicat. sur la région hypochondriaque.)

Ce ne fut qu'après une huitaine de jours encore que la malade entra en convalescence. »

OBSERVATION DE M. BRICHETEAU [1] : *Coliques hépatiques terribles et réitérées ; ictères ; impuissance des émissions sanguines, des narcotiques et du remède du Durande. Issue de beaucoup de calculs à la suite d'une potion purgative.* — « Mme M..., âgée de 26 ans , d'une forte constitution et d'un tempérament bilieux très prononcé , d'un naturel timide qui cache des passions impétueuses et une grande énergie de caractère , a été , depuis l'âge de 18 ans, continuellement en proie à des affections morales tristes, par suite d'une union mal assortie. Depuis sept ans, elle a éprouvé quatre accès éloignés de vomissements violents, dont le dernier a été accompagné des accidents les plus graves.

Lorsque les accès qui ont précédé celui-ci avaient lieu , Mme M.... éprouvait pendant un ou deux jours des douleurs aiguës dans le dos et l'épigastre, puis elle vomissait avec de grands et douloureux efforts , à trois ou quatre reprises, de la bile claire et verdâtre. Les douleurs continuaient, en s'affaiblissant, durant deux ou trois jours, après lesquels la malade était parfaitement rétablie, sans avoir eu le moindre mouvement fébrile.

Le 21 juillet 1821, après avoir éprouvé, la veille, les douleurs ci-dessus indiquées, Mme M... vomit , à trois fois différentes, et avec de grands efforts, une certaine quantité de bile jaune, épaisse. La nuit suivante, il survint du frisson, une douleur dans l'hypochondre droit ; et le lendemain matin, les yeux, le tronc, étaient couverts d'une teinte jaune assez prononcée. Il y avait de la fréquence dans le pouls, de la céphalalgie, etc. On donna pour boisson de l'eau de veau, et une potion avec quelques gouttes d'éther et de laudanum. Le troisième jour, la malade se trouva soulagée ; mais l'ictère s'était étendu aux membres inférieurs. Le quatrième jour, 24 juillet, l'ictère disparut presque entièrement, à la faveur d'une sueur abondante, fétide, qui teignit la chemise en jaune. L'urine était jaune, épaisse , avec un dépôt huileux. Le pouls n'était plus fébrile, et l'hypochondre droit nullement douloureux.

---

[1] *Mémoires de la Société médicale d'émulation*, t. IX, p. 395.

La malade fut assez bien jusqu'au 5 août, époque à laquelle les douleurs du dos et de l'hypochondre droit reparurent, ainsi que les vomissements de bile verte. Ces vomissements se renouvelèrent fréquemment, et, dans l'intervalle qui les séparait, Mme M... éprouvait les souffrances les plus vives. Elle ne pouvait être couchée ni assise; il fallait que son corps fût courbé en avant et plié en deux, tandis que ses mains pressaient l'abdomen fortement contracté. Elle ressentait à chaque instant des frissons qui parcouraient toutes les parties du corps.

Le lendemain 6, le pouls était serré. Il y avait une douleur à l'épigastre et dans la région du foie; cette douleur correspondait à l'épaule droite. Le ventre était d'ailleurs souple, et l'organe biliaire ne paraissait le siége d'aucun engorgement. (Eau de poulet émulsionnée pour boisson; dix-huit sangsues à l'anus; potion avec de l'eau de laitue, du sirop de limon, du carbonate de potasse et quelques gouttes de laudanum; lavements réitérés.)

Le 7, soulagement marqué; le pouls est développé, la peau fraîche, mais la langue est jaunâtre et la bouche amère. Il y a une douleur sourde et un sentiment de fatigue dans les muscles de l'abdomen, restés contractés pendant longtemps, et excavés par les vomissements de la veille. (Bain tiède; cataplasme émollient sur l'hypochondre droit; continuation de lavements de pavot.) — Les restes de cet accès se dissipèrent peu à peu, de manière que Mme M... put continuer à nourrir un enfant dont elle était accouchée six semaines avant. Mais bientôt, contre l'ordinaire, il se manifesta, à de très courts intervalles, des douleurs dans l'épigastre, l'hypochondre droit et l'épaule de ce côté. Il survint de petits accès, qui, conjointement avec les fatigues de l'allaitement, minèrent lentement la malade et déterminèrent à envoyer l'enfant en nourrice vers le 15 novembre. — Ce parti, pris dans de bonnes vues, au lieu de soulager Mme M..., l'affecta vivement et fut la cause d'un nouvel accès pendant lequel on fit deux applications de sangsues, l'une à l'hypochondre droit et l'autre à l'épigastre. On administra aussi deux fois le remède de Durande. Les accidents se calmèrent promptement, et la cessation de l'allaitement ne donna lieu à aucun autre dérangement.

Une violente attaque se manifesta de nouveau le 3 décembre. Pendant quatre ou cinq heures que durèrent des douleurs presque inouïes, Mme M... vomit plusieurs fois, comme à l'ordinaire. Il y avait dans le côté, le dos et l'épigastre, une sensation déchirante, qui ne permettait pas à la malade de faire le moindre mouvement et l'obligeait à se tenir sur le dos, les genoux élevés et maintenus le plus rapprochés que possible du front. L'accès se termina assez promptement, le lendemain, par un ictère général, ainsi que cela arrivait le plus souvent. On suspendit le remède de Durande pour se borner à des potions simplement éthérées.

Dans le courant de décembre, il y eut encore plusieurs accès, mais particulièrement le 31. A cette époque, la malade fut prise d'un violent vomissement, avec des douleurs intolérables dans le dos, qui durèrent toute la nuit et la forcèrent de se tenir assise sur son séant, la poitrine appuyée contre les genoux ; elle se livrait à un balancement régulier qui lui rendait la douleur supportable Cet accès fut suivi d'ictère. (Pot. avec laudanum et castoreum, emplâtre de ciguë sur l'épigastre avec addition d'opium.)

Pendant le mois de janvier, les accès se montrèrent avec une sorte de régularité, toutes les semaines et durant le jour. Jusque-là ils avaient paru la nuit. Des sangsues furent appliquées à la vulve pour supp'éer à l'écoulement des règles, qui avaient reparu deux mois après que Mme M... se fut séparée de son enfant, et qui, ce mois, n'étaient pas venues. Du reste, les accidents étaient à peu près les mêmes, avec des variations dans leur intensité.

M. Bricheteau, qui dirigeait le traitement que suivait cette malade, voyant que les saignées, les narcotiques employés sous des formes diverses, ainsi que le remède de Durande, n'avaient aucun succès durable, se décida à administrer les purgatifs, et fit prendre, vers la fin de janvier, une potion composée de deux gros de séné, autant de sulfate de soude, une once de sirop de nerprun, dans 4 onces de véhicule. Cette potion excita d'abord de vives douleurs, mais ensuite des selles copieuses, dans lesquelles on trouva une grande quantité de petits calculs. Ils étaient de faible dimension, arrondis, inégaux, de couleur brune et très friables. Quelques jours après, la malade en rendit encore un certain nombre. A dater de cette époque, Mme M... s'est trouvée beaucoup mieux. Les accès ont disparu, et la maigreur affreuse à laquelle elle était réduite a été remplacée par l'embonpoint qui lui était naturel.

Environ deux ans après la guérison, Mme M... a eu de nouveau un accès de ce mal terrible, qui a été dissipé au moyen d'une application de glace sur l'hypocondre droit. Un autre accès assez violent s'est manifesté au mois d'octobre 1824, et la malade l'a encore fait cesser par l'application de la glace. »

OBSERVATION RECUEILLIE A LA CLINIQUE DE M. LE PROFESSEUR CHOMEL [1] : *Trente-quatre attaques de coliques hépatiques, accompagnées deux fois seulement d'ictère.* — « Une femme de 28 ans, cuisinière, d'une bonne santé, menant une vie active, eut, en juillet 1849, une fièvre typhoïde suivie d'une très grande faiblesse qui, pendant plusieurs mois, l'empêcha de quitter son lit ou sa chaise. L'immobilité prolongée qu'elle fut obligée de garder contribua peut-être à produire les concrétions biliaires.

Tout à coup, sans cause apparente, elle fut prise de douleurs vives dans la région de l'épigastre, d'un sentiment de brûlure, lequel se propagea rapidement jusqu'au foie. Pendant cette crise, vomissements, agitation incessante, selles liquides, céphalalgie, tous phénomènes qui cessèrent bientôt.

La malade se crut guérie; mais les accès reparurent, et ils furent si fréquents qu'en trois mois elle en eut trente-quatre, qui furent tous, à bien peu de chose près, la répétition du premier, quant à la succession et à l'intensité des phénomènes. Dans l'intervalle des attaques, la malade se trouvait si bien, qu'elle demandait à manger quand la crise était passée.

---

[1] Voir le premier numéro du *Journal mensuel l'Observation*, par le docteur Michéa.

Il ne restait, après l'attaque, qu'une douleur obscure dans la région du foie.

Chez cette femme, dans toutes ces crises, l'ictère ne s'est montré que deux fois ; trois fois, dit-elle, les selles sont devenues grises. »

OBSERVATION DE M. DUPLAY[1] : *Coliques hépatiques ; ictère. Mort au bout de cinquante jours. Calcul oblitérant l'origine du cholédoque. Grande dilatation des racines du canal hépatique. Abcès du foie.* — « Une femme de 70 ans, d'un tempérament nerveux sanguin, avait toujours joui d'une bonne santé, quoiqu'elle ait eu dix-huit enfants. Les règles s'étaient passées à 57 ans, sans lui causer la moindre incommodité. Au commencement de décembre 1828, elle ressentit une douleur vive dans le côté droit de l'abdomen, à la suite d'un violent effort qu'elle fit pour soulever un fardeau. Aussitôt, dégoût, soif vive, fièvre continue très forte. La malade prit quelques boissons adoucissantes, garda le repos pendant huit jours, et, au bout de ce temps, reprit ses occupations. Les douleurs avaient diminué, mais il restait toujours un sentiment de gêne dans le flanc droit, avec anorexie, nausées fréquentes et constipation opiniâtre. Cet état dura jusque dans les premiers jours de janvier. A cette époque, Jeanne Prévot (c'était le nom de la malade) s'étant livrée à un travail pénible, il se manifesta aussitôt des douleurs très vives dans la région du foie, une soif inextinguible, des nausées, des vomissements, de la chaleur dans la région épigastrique, une fièvre très intense et un ictère général. Cette femme fut apportée à l'hôpital le 10 janvier 1829, un mois après l'apparition des premiers accidents.

Le 11, on observait les symptômes suivants : teinte ictérique très foncée, chaleur à la peau, pouls fort et fréquent (110 pulsations), langue sèche, couverte d'un enduit brunâtre très foncé ; bouche pâteuse, amère ; soif vive ; envies fréquentes de vomir ; région du foie très sensible. En palpant avec soin l'hypochondre droit, on sent, mais d'une manière peu distincte, à

[1] *Journal hebdomadaire de médecine.*

travers les parois abdominales qui se contractent involontairement, une saillie formée par le bord antérieur du foie. Cet organe semble descendre assez bas dans le flanc droit. On ne peut cependant déterminer d'une manière bien exacte quelles sont ses limites. Selles rares, pénibles, décolorées. (Vingt sangsues sur la région du foie et l'épigastre ; cataplasme; sinapismes mitigés aux pieds; petit lait édulcoré; eau d'orge et de chiendent miellée; deux demi-lavements d'eau de lin et de pariétaire.)

Le 12, un peu d'amélioration, moins de chaleur à la peau, pouls moins fort, moins fréquent (quatre-vingt-dix pulsations); langue sèche, mais en partie dépouillée de l'enduit fuligineux qui la recouvrait; soif toujours vive; nausées moins fréquentes; l'épigastre, la région du foie, moins douloureux que la veille. (Cataplasme, boissons id.) Le 13, l'enduit de la langue est devenu jaune et très visqueux. L'épigastre et l'hypochondre droit n'étant presque plus douloureux, on peut sentir le bord inférieur qui descend à trois travers de doigt au-dessous du rebord des côtes. (Quinze sangsues sur l'hypochondre droit, ventouses sur les piqûres, catapl.) Le 14, la chaleur de la peau reste vive et le pouls à quatre-vingt-dix pulsations. Le 15, moins de chaleur à la peau, le pouls devient plus petit. Le 16, la teinte de la peau devient d'un jaune un peu verdâtre. (Lait coupé.) Le 17, prostration; facies sans expression; sueurs visqueuses sur tout le corps; pouls très petit et fréquent (cent pulsations); langue sèche, comme racornie; déjections alvines liquides, involontaires. (Décoction bl. de Sydenh., eau de riz, gommée avec le sirop de coings, eau acidulée gazeuse; deux demi-lavements d'amidon, pavot et huit gouttes de laudanum.)

Le 18, adynamie profonde; parole embarrassée, pénible; réponses lentes, incomplètes; langue noirâtre, racornie; le malade la tire difficilement et semble l'oublier entre ses dents; dévoiement. (Décoct. blanche coupée avec l'eau gazeuse, deux verres de décoct. de quina, vésicat. aux cuisses, sinap. aux pieds.) Le 19, l'adynamie est à son comble: sueurs froides et visqueuses; pouls de plus en plus petit et fréquent, visage grippé, très amaigri, jaune-verdâtre, sans expression. Il n'y a plus de parole. Respiration haute; diarrhée abondante. Vers une heure de l'après-midi, râle trachéal. Mort à deux heures.

Autopsie. Au sommet des poumons, emphysème assez prononcé. Hypertrophie concentrique du ventricule gauche du cœur; l'orifice oriculo-ventriculaire gauche présente quelques plaques cartilagineuses; points ossifiés aux valvules sigmoïdes de l'aorte; dilatation de cette artère à son origine. Foie volumineux, dépassant de 10 centimètres le rebord des côtes, déformé sur la face supérieure qui est aplatie, et sur laquelle on remarque une place de 10 centimètres, irrégulière, légèrement déprimée, blanche, fibreuse : incisée, elle n'offre que quelques millimètres d'épaisseur; le tissu du foie qui l'entoure est dense et serré. Dans le lobe gauche sont deux cavités, dont l'une admettrait une petite pomme d'api, et l'autre une petite noix, remplies d'un pus légèrement verdâtre, homogène et de bonne nature; leur intérieur est revêtu d'une membrane de la couleur du pus, lisse, facile à déchirer. Le lobe de Spigel présente une légère saillie à sa face inférieure, et l'incision y laisse voir un troisième foyer purulent, tenant le milieu, pour le volume, entre les deux précédents. Le tissu hépatique qui environne les différents foyers est très légèrement rougeâtre et offre un peu plus de consistance que partout ailleurs. Le tissu du lobe droit est pâle et graisse légèrement le scalpel.

Le canal cholédoque, à son origine, est entièrement oblitéré par un calcul dur, verdâtre, du volume d'un gros haricot. Il est adhérent et comme enchatonné au commencement du canal, qui, jusqu'à son embouchure dans le duodénum, conserve ses dimensions naturelles. Le cystique, dont les parois sont un peu épaissies et la cavité libre, contient un peu de bile. La vésicule est racornie; ce n'est plus qu'un canal à parois épaisses, qui contient une bile d'un vert foncé. Le canal hépatique, fortement dilaté, permet facilement l'introduction du doigt annulaire et a beaucoup plus de diamètre que la vésicule; cette dilatation peu marquée dans la tranche droite, l'est bien plus dans la gauche, qui va se distribuer au lobe moyen et au petit lobe. Toutes les racines du canal hépatique sont extrêmement distendues par une grande quantité de bile épaisse et d'un vert très foncé. En incisant sur un stylet les dernières ramifications, on pénètre dans de petites cavités, formées par les origines rentrées du canal hépatique. Ces espèces de culs-de-sac, qui renfermeraient pour la plupart un pois de moyenne grosseur, et dans l'intérieur desquels on voit se continuer la membrane interne des canaux, contiennent un liquide d'un vert tendre, épais, onctueux, formé par un mélange de pus et de bile. Ces petites cavités au nombre de douze ou quinze, n'occupent que le lobe gauche du foie.

Rien de remarquable dans les autres organes, si ce n'est que la fin du gros intestin offre quelques plaques d'un rouge assez vif de 3 à 4 centimètres de longueur. »

CHAPITRE HUITIÈME.

DE LA PRÉSENCE DES CALCULS BILIAIRES DANS LES DIFFÉRENTES PARTIES DES VOIES DIGESTIVES ; DES ALTÉRATIONS ANATOMIQUES ET DES SYMPTOMES QUI EN RÉSULTENT.

Les altérations anatomiques étant ici beaucoup moins nombreuses que dans les voies biliaires, je puis en traiter en même temps que des symptômes.

La plupart des calculs qu'on trouve dans les voies digestives de l'homme, ou qui en sont expulsés, viennent des conduits de la bile. Ils sont quelquefois en telle disproportion avec le diamètre de ces conduits qu'on ne peut s'empêcher de croire qu'ils soient sortis par une ouverture anormale, en supposant même qu'ils aient pris de l'accroissement dans ces mêmes voies digestives. Nous verrons, en effet, dans le chapitre suivant, que ce mode de passage de la vésicule à l'intestin s'établit peut-être plus souvent qu'on ne le croit communément.

Un auteur italien, Rubini [1], s'est occupé spécialement des calculs du tube digestif. Il les distingue en hépatiques, en gastriques ou intestinaux et en hépato-gastriques ou mixtes. Les premiers viennent réellement des voies biliaires, ont une composition en harmonie avec cette origine et conservent leurs caractères pendant leur séjour dans le tube digestif. Les calculs intestinaux ont un mode de production tout-à-fait distinct. Les calculs mixtes sont des produits lithoïdes dont le noyau est constitué par un calcul biliaire et la périphérie par divers sels, analogues à ceux qui forment certaines concrétions intestinales et qui se sont successivement déposés. Je ne dois m'occuper particulièrement que de ceux qui reçoivent leur composition de matériaux de la bile.

Les calculs, une fois passés des voies biliaires dans le canal intestinal, s'échappent presque toujours promptement au dehors. Dans quelques cas rares, c'est par le vomissement, mais habituellement leur sortie a lieu par les selles. Il est pourtant des circonstances, assez importantes pour que nous en traitions à part, où ces concrétions sont retenues dans les diverses parties des intestins et y produisent les plus graves accidents.

---

[1] *Pensieri sulla varia origine e natura de corpi calculosi che vengono tavolta expulsi del tubo gastrico.* Verone, 1808.

ARTICLE PREMIER.

CALCULS RENDUS PAR LE VOMISSEMENT.

Je n'ai pas appris qu'on ait trouvé des calculs retenus dans l'estomac. Pourraient-ils se former dans ce viscère? Morgagni [1] semble se ranger à cette idée; mais la bile remonte habituellement en trop faible quantité dans cet organe pour qu'on puisse en admettre la possibilité. Il paraît, au contraire, certain que ceux qui sont rejetés par le vomissement ont traversé les voies biliaires, car leur évacuation a toujours été précédée des symptômes auxquels donne lieu leur passage dans ces voies, et leur composition est la même. Il peut, toutefois, se former sur les parois de l'estomac des incrustations qui sont d'une nature semblable à celle des calculs, si on en juge par l'observation suivante de Bourru et Devilliers neveu, rapportée par Portal [2], et dont voici l'extrait :

« Chez une demoiselle de 15 ans, la vésicule renfermait plus de quatre cents concrétions biliaires, dont quelques-unes plus petites que des grains de chénevis. On apercevait, à travers les parois de l'estomac, des taches nombreuses et d'un vert foncé, lesquelles taches formaient sur la membrane muqueuse des empreintes assez profondes, plus ou moins larges. Devilliers neveu, qui avait fait l'autopsie, s'assura qu'elles étaient de véritables incrustations biliaires. »

§ I. Observations connues de calculs rendus par le vomissement.

Les exemples de calculs biliaires expulsés par le vomis-

[1] Lettre 37, n° 41.
[2] P. 128, obs. x.

sement sont encore en trop petit nombre pour que je puisse me dispenser de transcrire tous ceux qui sont parvenus à ma connaissance.

PREMIER FAIT DE MORGAGNI [1]. — « Le premier exemple, dit Morgagni, est cité par Donatus et a pour sujet un de mes compatriotes, le maître de J. Julianius, qui envoya de Forti à Gentilis une pierre de la grosseur d'une noix, qui avait été rejetée par le vomissement, après une douleur d'estomac. La dureté de cette pierre surpassait celle du gypse, et sa forme était celle d'un œuf. »

DEUXIÈME FAIT DE MORGAGNI.—Morgagni rapporte, en ou re, ce qui suit : « J'ai vu autrefois dans mon pays une autre pierre semblable à la précédente, si ce n'est qu'elle ne dépassait pas la grosseur d'une jujube, qu'elle était de couleur blanchâtre et sans couches manifestes. Elle avait été vomie par une femme, après des douleurs d'estomac de longue durée. »

OBSERVATION DE F. HOFFMANN [2]. — « Cet auteur a vu un malade qui, dans le fort d'une colique hépatique, ayant pris imprudemment un purgatif drastique, rendit par la bouche et par de violents efforts de vomissement, vingt calculs anguleux, d'un jaune verdâtre, qui pesaient un drachme et demi. L'ictère avait précédé leur vomissement et se dissipa aussitôt après lui. Le malade mourut malgré cette déjection critique. »

OBSERVATION DE M. LE DOCTEUR CAMILLE PIRON. —« Cet honorable confrère m'a montré, en 1826, un calcul, du volume d'une grosse noisette, qui venait d'être vomi, après de grands efforts, par une femme de 36 ans. Cette femme digérait mal, vomissait fréquemment et maigrissait ; on la croyait atteinte d'un squirrhe au pylore. Peu de temps après, elle vomit un autre calcul de même nature. Quelques années auparavant, elle en avait rejeté un semblable de la même manière. Plu-

---

[1] Lettre 37, n° 41.
[2] *Med. rat. syst.*, t. VI, obs. 2, p. 44.

sieurs fois elle avait eu la jaunisse, sans que cette affection répondît à l'époque de l'expulsion de ces concrétions. »

OBSERVATION DE PORTAL [1]. — « Ce grand praticien raconte que le comte de Guemès, âgé de 45 ans, d'une forte constitution, ayant la peau jaune et de l'embonpoint, portait depuis assez longtemps des taches jaunâtres au-devant du cou. Déjà, en Espagne, il avait éprouvé des coliques hépatiques, lorsqu'il fut repris à Paris, par suite d'excès, d'attaques nombreuses, longues et cruelles.

Portal, appelé, trouva le comte au milieu de vives douleurs, poussant les hauts cris, agitant ses bras par secousses. Pouls très-serré, parfois convulsif. Pas d'urines depuis quelques heures. Selles supprimées malgré les lavements, même purgatifs. Ventre douloureux, surtout vers l'épigastre et la vésicule, où l'on distingue une éminence, probablement due à cette poche distendue de bile. (Julep anodin, petit-lait, eau de poulet, lavement de pavot, bain, fomentations, anodines.) Rien ne calmait les vives douleurs. Hoquets, efforts pour vomir, visage rouge cramoisi. Pouls plein, dur, fréquent. (Saignée.) Les douleurs diminuèrent peu après, et le malade vomit une grande quantité de matières bilieuses, dans lesquelles Portal remarqua des concrétions granuleuses jaunâtres qui lui parurent de petits calculs ou des fragments de calculs. Douleurs calmées enfin et sommeil de plus d'une heure dans le bain ; nuit calme ; lavement qui amène des matières bilieuses, glaireuses et fécales.

La région épigastrique restait rénittente et douloureuse ; on y découvrait encore une éminence globuleuse formée par la vésicule, ce qui faisait craindre de nouvelles coliques, qui survinrent, en effet, peu après. Dans la soirée, douleur d'abord sourde dans l'estomac, puis vers la vésicule ; elle devint bientôt plus intense. On donna un bain tiède, où elle cessa. (Potion anod. ; eau de poulet.) Cette colique, moins forte que la précédente, amena, après qu'elle eut cessé et après des lavements émollients, une grande quantité de matières jaunâtres, verdâ-

_____
[1] Ouvrage déjà cité, p. 275.

tres, noirâtres. Il y eut encore plusieurs coliques, mais moins fortes, qui cessèrent par la continuation des mêmes moyens.

Le malade conservait un teint jaune. Portal lui fit prendre des pilules savonneuses, des extraits amers, un peu d'aloës, une infusion de scolopendre et de marrube blanc, des sucs de plantes borraginées et chicoracées, avec de la crême de tartre, de l'eau de Vichy. Peu à peu le teint devint plus clair. »

OBSERVATION DE M. BRICHETEAU[1] : *Coliques hépatiques; vomissement d'un calcul; selles contenant des concrétions analogues.* — « Une dame de 49 ans, veuve d'un ancien officier d'artillerie, était en proie, depuis quelque temps, à des chagrins réitérés. En 1833, commencèrent des symptômes de coliques hépatiques, d'abord modérées, suivies de vomissements biliaires et muqueux. Au mois de juin, les douleurs étaient devenues excessives; l'hypochondre droit était tendu et sensible au plus léger contact. Les crises, se montrant de plus en plus violentes, étaient accompagnées de perte de sentiment. Les pommettes étaient colorées en rouge et le contour des yeux en jaune. Extrémités froides, corps inondé d'une humeur glaciale, délire, tout annonçait une fin prochaine, que la malade appelait à grands cris. Les vomissements continuaient, ainsi que la constipation.

Tout-à-coup, dans une de ces crises, cette dame rend, avec des matières muco-bilieuses, *un corps rond, de la grosseur d'une noisette*, de la consistance de l'argile légèrement desséchée et facile à broyer. L'expulsion de ce corps fut suivie de coliques violentes et de selles abondantes, également de matières mucoso-bilieuses, contenant une grande quantité de parties solides délayées, analogues à celles qui avaient été rendues par le vomissement. Puis les crises devinrent plus rares, sans que la malade reprît des forces.

Enfin, à la mi-août, il survint une crise terrible, accompagnée de vomissements de matières liquides, abondantes, ayant une teinte violacée, assez semblable à celle de l'eau de javelle.

[1] *Analyse d'une observation de la clinique de l'hôpital Necker.*

Le traitement, suivi jusqu'alors, avait consisté dans l'emploi des saignées générales et locales, des antispasmodiques et des opiacés. Après cette dernière évacuation, la douleur persistant encore assez vive, on employa, pendant cinq jours, l'opium par la méthode endermique, et elle céda. Alors revint le sommeil perdu depuis longtemps. L'appétit se réveilla, et la malade retrouva ses forces, qu'elle a conservées depuis, sans ressentir aucun des anciens accidents. »

OBSERVATION DE M. LE DOCTEUR PETIT[1] : *Attaques de coliques hépatiques ; la dernière de onze jours, dans le cours de laquelle des calculs biliaires sont rendus par les vomissements, ainsi que cinquante-huit cuvettes de matières mucoso-bilieuses. Guérison.* — « M..., Portugais, âgé de 60 ans, qui avait occupé dans son pays une des hautes fonctions du gouvernement, ayant été obligé de s'expatrier avec sa famille, sous le règne de don Miguel, fut pris, après quelques années d'exil et de préoccupations de tout genre, de coliques hépatiques très vives et presque toujours suivies de coloration ictérique plus ou moins prononcée de la peau. Le malade offrait, en outre, tous les autres symptômes qui accompagnent ordinairement cette affection. M. le docteur Blache, qui lui donnait des soins, pensa, avec raison, que les eaux de Vichy étaient le meilleur moyen à mettre en usage dans ce cas, et l'adressa à M. le docteur Petit, au mois de juillet 1840.

A son arrivée, M. Petit ayant exploré avec le plus grand soin les organes abdominaux et notamment la région du foie, reconnut que le lobe droit de cet organe offrait un peu de sensibilité à la pression et dépassait légèrement le rebord des côtes. On excitait surtout une douleur assez vive dans la région occupée par la vésicule biliaire, où l'on trouvait très distinctement, en enfonçant les extrémités des doigts, une tumeur ayant à-peu-près la forme et le volume d'un très petit œuf de poule.

M..... fut soumis immédiatement à l'usage des eaux en

___
[1] *Mémoire sur les eaux minérales de Vichy considérées, etc.,* 1843.

boisson et en bains, et l'on put, grâce à la tolérance de son estomac, en élever graduellement la dose jusqu'à dix à douze verres par jour. Après trois semaines d'un traitement suivi régulièrement et parfaitement supporté, il fut pris subitement d'une douleur vive à l'épigastre, avec vomissements répétés d'un liquide verdâtre très abondant. Ce ne fut que lorsqu'on avait déjà vidé deux cuvettes remplies de ce liquide, que le malade, dans un court intervalle de calme, put recommander d'examiner les matières rejetées, disant qu'il avait senti passer *quelque chose de dur qui lui avait gratté la gorge*. Malheureusement c'était dans les fosses d'aisance qu'on avait vidé les cuvettes, de sorte que l'on ne put examiner que les matières qui furent vomies ensuite, et dans lesquelles on trouva *six calculs biliaires à facettes*, d'une couleur un peu foncée; l'un d'eux, un peu plus gros que les autres, avait le volume d'une *noisette*.

Ces vomissements continuèrent, accompagnés de douleurs spasmodiques des plus violentes, qui se faisaient sentir, en même temps et non moins vivement, dans la région dorsale au bas de l'épaule droite. Il y avait si peu d'intervalle entre les crises, qu'on était obligé de tenir constamment un vase prêt à recevoir le produit de ces déjections, et encore, pendant ces intervalles, le patient était-il tourmenté par un hoquet incessant, qui ne lui permettait pas de prendre un instant de repos. Cet état d'angoisses dura, presque sans interruption et souvent avec des redoublements qui semblaient devoir épuiser le courage et les forces du malade, *pendant onze jours consécutifs*. Tous les moyens conseillés pour combattre ces crises furent mis en usage sans aucun succès. On ne put parvenir à éloigner un peu les vomissements et à procurer quelques instants de repos, qu'en faisant garder constamment de petits morceaux de glace dans la bouche. Enfin ces vomissements furent tellement réitérés, pendant les onze jours que dura cette crise, que la femme du malade, qui n'avait cessé de lui prodiguer ses soins, calcula qu'on avait vidé *cinquante-huit cuvettes* plus ou moins remplies de matières vomies. Pendant tout ce temps, il n'y eut pas une seule évacuation par en-bas. Plusieurs des lavements administrés ne furent même pas rendus.

Malgré la violence et la durée de cette colique, le teint ne devint que légèrement ictérique ; mais les traits étaient fortement altérés, le corps s'était considérablement amaigri, et le malade paraissait épuisé. Cependant il recouvra ses forces assez rapidement, et, après une quinzaine de jours de repos et d'un régime convenable, il retourna à Paris complétement rétabli. M. Petit lui fit continuer l'usage de l'eau de Vichy en boisson.

L'hiver se passa sans retour de crises, sans même aucun dérangement dans sa santé, et il revint prendre les eaux de Vichy pendant l'été de 1841. Depuis, M... a continué de se bien porter, et maintenant encore (décembre 1842) son état de santé est parfait. »

OBSERVATION DE M. LE PROFESSEUR ROUISSON [1] : *Calculs biliaires carbonnés, rejetés par le vomissement.* — « Mlle Joséphine X..., de Lodève, âgée de 22 ans, offrant tous les caractères du tempérament lymphatique, peu mais régulièrement menstruée, a souffert depuis son enfance du vice scrofuleux. Dans le commencement de l'année 1839, elle se plaignit de douleurs à l'épigastre et à l'hypochondre gauche, auxquelles se joignirent des vomissements tantôt sanguinolents, tantôt bilieux. Plus tard, les signes d'une lésion, vers la base de la poitrine, se manifestèrent ; mais ils disparurent bientôt pour faire place au retour des douleurs épigastriques et des vomissements. Quelques moyens thérapeutiques, empruntés aux astringents opiacés, suspendirent pendant quelque temps ces symptômes. Mais quelques mois après, la douleur de l'épigastre et de l'hypochondre droit se réveilla plus fort que jamais et sembla préluder à l'apparition de vomissements noirs, dont la matière, obtenue par l'évaporation, ressemblait à du charbon porphyrisé. La malade rejetait une certaine quantité de ce liquide jusqu'à sept à huit fois par jour ; elle avait des syncopes fréquentes, produites par la faiblesse qui suivait ces vomissements.

D'autres fois, la matière rejetée se présentait sous forme de masses concrètes, dont les plus volumineuses avaient à peu près

[1] Ouvrage déjà cité, p. 203.

le développement d'une noisette ; leur forme était inégale ; leur surface poreuse et leur couleur d'un noir mat et uniforme. Notre collègue, M. Bérard, voulut bien se charger d'en faire l'analyse, et reconnut que c'étaient des calculs biliaires formés d'une substance carbonnée, résultat d'une altération de la matière colorante de la bile, et entièrement analogue à la variété rare des calculs indiqués par les expériences de Powel.

La malade, qui fournit ces concrétions, n'éprouva qu'un médiocre soulagement des divers moyens qui furent employés. Son état pathologique se prolongea encore deux ans, période pendant laquelle de nouvelles concrétions furent rejetées à divers intervalles, soit par les vomissements, soit par les selles, et s'accompagnèrent de symptômes bizarres très variés, parmi lesquels nous nous bornerons à signaler des phénomènes de catalepsie et de coloration noire de plusieurs liquides sécrétoires. — La mort a terminé, au commencement de 1842, cette succession de symptômes insolites. Des circonstances particulières ne permirent pas l'examen cadavérique. »

§ II. Résumé des observations du paragraphe précédent.

Il ne sera peut-être pas sans quelque intérêt de résumer les huit observations qui se trouvent réunies dans le précédent paragraphe. Nous y trouvons autant d'hommes que de femmes. L'âge n'a été noté que cinq fois : trois femmes avaient vingt-deux, trente-six et quarante-neuf ans, et les deux hommes quarante-cinq et soixante ans. Les calculs rejetés avaient un volume variable, depuis le plus petit jusqu'à celui d'une noix. Plusieurs fois un seul a été expulsé, d'autrefois plusieurs, jusqu'à vingt et plus, mais très-petits ; tantôt avec des matières mucoso-bilieuses, tantôt avec une grande quantité de bile. Dans deux observations, les selles, à la suite de la même crise, ont entraîné également des concrétions biliaires. Une femme a vomi un calcul, à trois reprises, à plusieurs années d'intervalle.

Le rejet des calculs a été ordinairement précédé de coliques hépatiques : douleurs à l'épigastre, à l'hypochondre droit, au dos, à l'épaule droite, grands efforts de vomissements, etc. Les crises, dans quelques cas, ont été terribles : hoquets, hauts cris, agitation, injection du visage, sueurs froides, refroidissement des extrémités, pouls misérable, perte de sentiment, etc. Dans la septième observation, elles avaient duré onze jours. La vésicule a été quelquefois sentie globuleuse, gonflée ; c'est dans ces cas que d'abondants vomissements de bile étaient survenus, ainsi que des selles de même nature. L'ictère, plusieurs fois, avait précédé les vomissements et même s'était développé à plusieurs reprises ; mais, les calculs une fois expulsés, il s'était dissipé assez promptement.

ARTICLE DEUXIÈME.

CALCULS RETENUS DANS LES INTESTINS.

Les calculs, après avoir traversé les voies biliaires, quelquefois après s'y être frayé un passage artificiel, arrivent dans le canal intestinal. Ils y cheminent entourés de mucus, de bile, de matières alimentaires, et obéissent au mouvement péristaltique qui les pousse incessamment. Cependant il est des circonstances où ils y sont retenus. Alors ils peuvent s'accroître par des couches que viennent y former, soit la bile qui passe sur eux, soit des matières glutineuses sécrétées par la membrane interne de l'intestin. Le volume énorme de certains calculs rendus par l'anus, sans que les malades aient éprouvé d'accidents notables du côté du foie, et sans qu'on ait trouvé, dans ces cas, de communication fistuleuse entre la vésicule et l'intestin, prouve que cet accroissement a eu lieu de la sorte. Ajoutons, à l'appui de cette opinion, que Portal [1] a rencontré, dans le canal intestinal, de semblables masses presque aussi grosses qu'un œuf de poule et ayant dans le centre un petit calcul biliaire.

Nous allons passer en revue les faits dans lesquels des concrétions calculeuses ont été retenues dans le duodénum, dans l'intestin grêle, dans l'appendice cœcal et dans le gros intestin, et nous verrons quels accidents peuvent en résulter.

§ I. Calculs retenus dans le duodénum.

L'étendue et le grand nombre des replis valvulaires du duodénum expliqueraient jusqu'à un certain point comment des calculs peuvent être retenus dans cet intestin ; mais cela n'a été observé que dans un cas où la membrane muqueuse présentait un relâchement anormal. Ce fait curieux a été constaté par *Chomel* [2], grand oncle du célèbre professeur de ce nom : « Sur une femme décrépite, il existait un petit sac formé par le relâchement des tuniques du duodénum, et rempli de calculs... »

Dans cet intestin, l'accroissement des calculs serait facile s'ils s'étaient arrêtés près de l'ouverture du cholédoque, la bile devant passer incessamment sur eux avant de se mêler aux autres humeurs intestinales. Dans un cas analogue à celui de Chomel, il ne serait peut-être pas même impossible qu'un calcul prît naissance, si la bile séjournait assez longtemps dans quelques-uns des replis de la membrane muqueuse.

[1] *Anat. med.*, t. V, p. 318.
[2] *Hist. de l'Académie royale des Sciences*, année 1710. *Obs. anat.* 3.

§ II. Calculs retenus dans les intestins grêles.

On possède quelques observations dans lesquelles une grosse pierre biliaire ou une agglomération de calculs, arrêtés dans l'intestin grêle, y ont déterminé des accidents d'étranglement et par suite la mort. Ces observations sont dues à MM. Mayo, Monod, Renaut et Reignier, Broussais et Puyroyer. Elles sont trop remarquables pour ne pas trouver ici leur place. Je les ferai suivre d'un résumé.

1° *Observations de calculs retenus dans les intestins grêles.*

OBSERVATION DU DOCTEUR MAYO [1] : *Vives douleurs abdominales ; vomissements stercoraux ; palper, puis sensation de déplacement d'un corps ; issue d'un calcul par les selles.* — Ce médecin a rapporté le fait suivant à la société médicochirurgicale de Londres : « Une femme âgée est prise subitement de vomissements et d'une violente douleur abdominale. Bientôt les vomissements deviennent stercoraux ; la malade tombe dans la stupeur et le pouls devient lent et à peine perceptible. Il y a une grande sensibilité à la pression de l'abdomen, ce qui détermine à examiner attentivement cette région, afin de s'assurer si les symptômes éprouvés ne pourraient pas être produits par une hernie. Aussitôt après cet examen, et probablement par suite de cet examen, la malade se plaignit d'avoir senti quelque chose qui se déplaçait dans le ventre. Quelques heures après, elle rendit un calcul dans une selle, et aussitôt tous les symptômes disparurent, la douleur cessa et la malade revint promptement à la santé. »

OBSERVATION DU DOCTEUR MONOD [2] : *Symptômes d'étranglement ; oblitération du jéjunum par un calcul biliaire ; fistule*

---

[1] *Gazette médicale de Paris*, du 30 décembre 1843, p. 848.
[2] Communiquée à la Société anatomique. (Voir Séance annuelle du 26 mars 1828.)

vésiculo-duodénale; autre calcul engagé dans cette fistule. —
« Belhabit, âgé de 72 ans, pauvre de Bicêtre, où il était occupé
à des travaux pénibles, fut pris de vomissements pendant la
nuit du 24 janvier 1827 : dévoiement d'abord, puis constipation.
Les vomissements se renouvellent; dépérissement rapide. Il
entre à l'infirmerie le 30 janvier 1828. Observé le 31, il présente les traits affaissés, de l'abattement; la langue est rouge
et sèche; l'abdomen est légèrement tuméfié à l'épigastre; bruit
de liquide par l'effet d'une petite secousse imprimée à cette région; les vomissements sont très fréquents; les matières vomies
sont d'un jaune brunâtre; pouls plein et fréquent. (20 sangsues
à l'épigastre, boissons émollientes, lavements purgatifs.) Le
1ᵉʳ février, mêmes symptômes.; vomissements de plus en plus
fréquents; mort dans la soirée.

Autopsie. On trouve la moitié inférieure de l'œsophage,
l'estomac, le duodénum et le tiers supérieur du jéjunum distendus par un liquide jaune brunâtre, d'une odeur fétide, semblable à la matière des vomissements; un calcul biliaire présentant une forme conique assez régulière, ayant un pouce trois
lignes de hauteur, un pouce deux lignes de diamètre à sa base,
légèrement renflé à sa partie moyenne, était engagé dans le jéjunum, immédiatement au-dessous de la dilatation, et si étroitement embrassé par cet intestin, que les liquides ne pouvaient
franchir l'obstacle. La partie de l'intestin supérieur au calcul
avait huit pouces de diamètre, la partie inférieure n'en avait
qu'un pouce. La muqueuse teinte en jaune et fortement injectée
au-dessus du calcul, était d'un noir violacé au-dessous; l'extrémité de l'intestin grêle et le gros intestin offraient des traces de
phlegmasie légère. La muqueuse gastrique était ramollie et fortement injectée; le duodénum et le colon ascendant étaient tous
deux adhérents au bas fond de la vésicule. Une perforation qui
permettait la facile introduction du doigt, établissait une communication entre la cavité du duodénum et celle de la vésicule.
Un calcul biliaire, d'une forme pyramidale, triangulaire, ayant
six lignes de hauteur, était engagé par sa base dans cette ouverture, dont la circonférence était lisse et unie. Les parois de
la vésicule avaient acquis beaucoup de densité et d'épaisseur;

le tissu cellulaire qui l'unissait au foie était en pleine suppuration ; un stylet introduit dans la vésicule pénétra facilement
dans l'abcès situé entre le foie et cette poche : celle-ci contenait
un peu de bile ; le conduit cholédoque était libre ; le conduit
cystique, très-étroit et en partie obstrué, ne permettait pas l'introduction d'un stylet. L'aorte descendante était affectée d'un
anévrisme commençant. »

OBSERVATION DE MM. RENAUT ET RÉGNIER[1] : *Symptômes d'étranglement ; oblitération du jéjunum par un calcul gros comme un
œuf; fistule vésicule duodénale.* — « Marie, âgée de 85 ans, reçue à
la Salpêtrière à cause de son grand âge, jouissait d'une bonne
santé, sauf une constipation habituelle. Le 11 juin 1834, après
son repas, elle fut prise de vomissements qui continuèrent la
nuit et les jours suivants. Amenée à l'infirmerie le 14, elle présentait les symptômes ci-après : hoquet, vomissements fréquents de matières d'abord alimentaires, puis bilieuses ; douleurs très vives à l'épigastre et dans l'hypochondre droit,
même jusque vers le cœcum; légère tension de l'abdomen. On
sentait, en palpant la région du colon, quelques tumeurs stercorales très dures. Chaleur à la peau, un peu de fréquence du
pouls, figure colorée, céphalalgie. (*Sangsues à l'épigastre, cataplasmes, lavements, limonade.*) Langue sèche, rouge à la pointe,
peu de soif.

Le 15, vomissements abondants de matières vertes sans mauvaise odeur; figure grippée ; yeux abattus ; ventre moins sensible à la pression, plutôt empâté que tendu ; pouls filiforme ;
peau chaude; langue sèche et rouge. (*Sangsues sur l'abdomen,
bains, cataplasmes.*)

Le 16, vomissements moins rapprochés; pas d'évacuations
alvines depuis le début de la maladie; douleurs abdominales moins
vives; pouls à peine sensible ; extrémités froides ; traits affaissés.
On croit sentir à travers les parois abdominales, du côté
droit, un empâtement et même un corps arrondi qu'on soup-
çonne d'être l'obstacle au cours des matières fécales. Tout
annonce la fin prochaine. Elle a lieu, en effet, le 17 au matin.

[1] Société anatomique, *Bulletin* n° 4, nouvelle série.

Autopsie. L'estomac très dilaté descendait jusqu'au bas de l'hypogastre. Le duodénum était resté à sa place ordinaire, retenu par des adhérences qu'il a contractées avec la vésicule et le foie. La partie supérieure de l'intestin grêle a subi, dans l'étendue de plusieurs pieds, une dilatation considérable. Sa partie inférieure est diminuée de diamètre. A la partie supérieure de cet intestin grêle, à un pied et demi environ du duodénum, était une tumeur oblongue, très dure, de la grosseur d'un œuf de pigeon, formant obstacle au cours des matières fécales ; cette tumeur était un *calcul biliaire.* Ce calcul s'était probablement avancé jusqu'à l'endroit où l'intestin grêle diminuait de volume, et était remonté ensuite par l'effet de mouvements antipéristaltiques de l'intestin. Une large perte de substance, limitée par les adhérences qui existaient entre la vésicule et le duodénum, faisait communiquer ces deux cavités. Cette perforation ne paraissait pas très ancienne. Le tissu cellulaire environnant était dur et engorgé. Le gros intestin contenait des matières fécales très dures. »

OBSERVATION DE BROUSSAIS [1] : *Symptômes d'étranglement ; calcul arrêté dans le jéjunum.* — « Un homme de 60 ans, et qui n'avait jamais eu de maladies graves, éprouva des étouffements accompagnés de toux, dont l'intensité alla toujours en augmentant, ce qui ne l'empêcha pas de se livrer à un travail pénible. Il commença subitement à vomir dans la nuit du 24 janvier 1827. Un peu de dévoiement survint, mais ne tarda pas à être remplacé par une constipation opiniâtre. Les vomissements se renouvelèrent et devinrent de plus en plus fréquents. Le malade dépérit rapidement. Il entra à l'infirmerie le 30 janvier, et mourut après avoir constamment vomi, sans que la constipation eût cessé, et après avoir présenté les symptômes de la gastro-entérite. Le ventre était, en outre, plat en bas et tuméfié dans la région épigastrique.

A l'*autopsie,* on trouva les marques d'une violente gastro-entérite, et, de plus, un *calcul biliaire,* ayant un pouce trois

[1] *Annales de la Doctrine physiologique.* Août 1827, 8ᵉ numéro.

lignes de hauteur et un pouce deux lignes de largeur. Ce calcul, engagé dans le jéjunum, l'oblitérait complétement. La vésicule biliaire était squirrheuse; le tissu cellulaire qui l'unissait au foie était le siége d'une suppuration chronique. »

OBSERVATION DE PUYROYER [1] : *Symptômes d'étranglement; masse de calculs obstruant le jéjunum; calculs dans la vésicule et dans le cholédoque.* — « Ce médecin rapporte qu'un homme de 56 ans, qui, depuis longtemps, éprouvait de la gêne dans l'exercice des fonctions digestives, fut pris tout-à-coup de douleurs abdominales et de vomissements. Les accidents continuèrent pendant treize jours, et les matières vomies, d'abord alimentaires, devinrent successivement muqueuses et stercorales. La constipation était opiniâtre, le pouls faible et petit, les forces abattues. Enfin le malade succomba le vingt-sixième jour de la maladie.

On trouva dans l'iléon des calculs biliaires agglomérés qui en remplissaient exactement la cavité. Ils formaient, par leur réunion, un cylindre continu qui se sépara en plusieurs pièces par la dessiccation. La vésicule contenait beaucoup de concrétions analogues, et l'une d'elles obstruait l'extrémité inférieure du canal cholédoque qui présentait au-dessus une dilatation extraordinaire. »

2° *Résumé des observations précédentes.* — Ces cinq observations ont pour sujet des hommes de 56, 66 et 72 ans, une femme de 64 ans et une autre femme âgée.

Chez ces individus, les vomissements survinrent assez brusquement et ne cessèrent plus jusqu'à la mort, excepté dans le cas où ils se terminèrent par l'issue du calcul par les selles. Chez l'un d'eux, ils furent précédés d'étouffements et de toux. Les matières vomies étaient d'abord alimentaires, puis bilieuses, verdâtres, d'un jaune brunâtre, et enfin stercorales. L'abdomen était très douloureux, bal-

[1] Extrait du rapport de M. Maisonneuve, sur l'observation de MM. Renaut et Régnier, *loc. cit.*

lonné à l'épigastre et dans sa partie supérieure, plat et comme empâté dans sa partie inférieure. La constipation était constante ; on sentait des fèces dans le gros intestin, et, dans un cas, on croyait même reconnaître l'obstacle ; les traits étaient grippés, abattus, le pouls pétit et fréquent. Le dépérissement avait été rapide et la mort était arrivée du sixième au huitième jour, sauf, dans la dernière observation, où elle n'avait eu lieu que le vingt-sixième.

L'oblitération du canal intestinal existait dans le jéjunum dans trois cas, et dans un autre dans l'iléon. L'obstacle était complet et ne permettait à aucun liquide de passer sur ses côtés. Les calculs sont indiqués comme ayant le volume d'un œuf de pigeon, un pouce et deux ou trois lignes de diamètre ; cependant, on a des exemples de calculs gros comme des œufs de poule qui ont pu franchir les intestins et être évacués par les selles. Dans l'observation de Puyroyer, l'obstacle était dû à une réunion de calculs formant un cylindre continu. Au-dessus de l'oblitération, les voies digestives étaient très-dilatées. Dans l'observation de M. Monod, la dilatation s'étendait jusqu'à la moitié inférieure de l'œsophage ; dans celle de MM. Renaud et Régnier, l'estomac agrandi descendait jusqu'au bas de l'hypogastre. Dans le premier de ces faits, l'intestin grêle offrait, au-dessus de l'obstacle, une dilatation d'environ seize centimètres de diamètre. Au-dessous, le tube digestif avait généralement diminué de volume.

La nature du liquide trouvé dans la partie agrandie des voies digestives, n'est mentionnée que dans une observation. Ce liquide était brunâtre et d'une odeur fétide.

Le canal intestinal, comme cela se conçoit, surtout d'après les violents efforts de vomissement, offrait de vives injections au-dessus de l'obstacle, surtout dans la deuxième observation ; au-dessous, il était d'une couleur violacée, ce qui était dû sans doute à l'étranglement.

Le gravité du pronostic ne ressort que trop des faits, puisque dans tous, hors le premier, la mort a été la conséquence de cette obturation de l'intestin.

Que peut la thérapeutique en faveur du malade? Dans la première observation, le palper de l'abdomen a pu dégager le calcul. On devra donc d'abord essayer ce moyen, mais s'il ne réussit pas , on ne peut qu'administrer des calmants à l'intérieur et à l'extérieur. Peut-être en narcotisant le patient avec de l'opium ou de la belladone , peut-être aussi, en administrant avec prudence des lavements de décoction de tabac, pourrait-on faire cesser le spasme de la membrane musculaire, si tant est qu'il joue alors un rôle essentiel , ou déterminer des contractions *utiles* dans l'intestin grêle. On ne peut guère , sans s'exposer à augmenter l'intensité des accidents, chercher par un purgatif à chasser le calcul dans les gros intestins. Qui oserait proposer une opération pour lever l'obstacle, en incisant les parois abdominales?

§ III. Calculs retenus dans l'appendice cœcal.

On ne possédait que quelques observations, isolées et perdues en quelque sorte, dans nos recueils de médecine , sur les maladies qui peuvent affecter l'appendice cœcal, lorsque M. le docteur Mêlier, après avoir observé un fait de ce genre, présenta sur ce sujet un intéressant mémoire à la Société de médecine de Paris [1]. La *Gazette médicale de Paris* [2], de son côté, a extrait des journaux allemands de nouvelles observations sur ce même sujet. On voit, en résumant les faits contenus dans ces divers travaux, que

[1] *V. Journal général de médecine,* t. C, p. 317.
[2] Du 20 mai et du 19 août 1843.

cet appendice a pu s'allonger, être dilaté par des matières biliaires au point d'égaler le volume de la vésicule, s'en-flammer, être frappé de gangrène, se perforer, former fis-tule au dehors ou s'ouvrir seulement dans une petite poche accidentelle, contenir des ascarides lombricoïdes, une noix de cacao, des matières fécales plus ou moins consis-tantes. Il existe plusieurs observations dans lesquelles ces matières formaient de véritables calculs, uniques ou multi-ples, quelques-uns constitués par des couches concentri-ques. Ces corps, introduits ou ayant pris naissance dans l'appendice, y ont déterminé les plus graves accidents. Il en a été de même d'autres calculs ayant pour origine un cheveu, une aiguille, un débris de viande non digérée, entouré de semences de tomate et de groseille et incrusté d'une substance calcaire. L'un de ces calculs avait le vo-lume d'une noisette, un autre quelques millimètres, un troisième plus de 2 centimètres de diamètre.

Parmi toutes ces observations, il n'en est qu'une seule où il soit bien établi que les calculs étaient de la même nature que ceux dont il est question dans cet ouvrage. Je ne rap-porterai donc que celle-ci ; mais j'ai cru devoir me servir des autres pour l'analyse des symptômes, parce que les concrétions intestinales, quelle que soit leur nature, peu-vent déterminer les mêmes accidents et les mêmes lé-sions.

On peut s'étonner qu'il n'existe pas un plus grand nombre de faits dans lesquels de véritables calculs bi-liaires se soient introduits dans cet appendice, car nous avons vu que ces productions sont communes, qu'elles sont souvent nombreuses dans le même individu, qu'elles sont généralement petites, légères, et, par conséquent, bien susceptibles de pénétrer dans le cul-de-sac du cœcum. Il n'est pas douteux que, l'attention une fois appelée sur ce point, on ne réunisse assez promptement un certai nombre de faits de la nature de celui qui termine ce paragraphe.

Toutefois, les observations déjà assez nombreuses de concrétions d'une autre nature, et dont la présence doit produire les mêmes accidents que les calculs biliaires, permettent, dès à présent, de déterminer les principaux symptômes qui doivent résulter de leur introduction, d'en pronostiquer la gravité et d'établir le traitement qu'il faudrait se hâter d'employer dans un cas de ce genre.

Les malades ont éprouvé des coliques sourdes dans la partie droite du ventre, vers la fosse iliaque. Au bout de quelque temps, ces coliques se sont accrues, s'accompagnant de tension dans cette partie de l'abdomen, augmentant par la pression. Ces douleurs, dans d'autres cas, ont été très vives dès le début et précédées de frissons. Elles ont été atroces, déchirantes, se propageant à tout le ventre, qui devenait tendu, et se sont accompagnées de nausées, de grands efforts pour vomir, de vomissements de bile porracée, et même de matières stercorales, bien que, à l'autopsie, on n'ait pas trouvé d'indice d'étranglement. Dans les cas particulièrement où l'inflammation s'était étendue au péritoine, ces symptômes avaient été plus prononcés. Mais la gangrène s'annonçait par la prostration des forces, la décomposition des traits, la petitesse et la fréquence du pouls, les sueurs froides, le refroidissement des extrémités, les syncopes, la cessation des douleurs, le météorisme de l'abdomen.

La mort a été souvent la suite de l'introduction de ces concrétions dans l'appendice cœcal, car ce n'est que par les autopsies qu'on a pu constater les lésions que j'ai indiquées ; mais il est probable que les choses ne se passent pas toujours d'une manière aussi funeste, que les corps étrangers peuvent se dégager par suite de la contractilité dont est doué l'appendice, séjourner même plus ou moins de temps sans déterminer d'accidents notables. En cela, sans doute, la sensibilité propre aux individus doit avoir une grande influence sur le développement de ces accidents.

On comprend, d'après la gravité des accidents survenus, combien on se doit tenir en garde, lorsque des symptômes comme ceux que nous venons de mentionner commencent à se manifester, et avec quelle activité il faut les combattre. Les sangsues, en plus ou moins grand nombre, placées sur le point douloureux, seront le premier moyen à mettre en usage. On les réitérera tant que la douleur sera vive. Des applications émollientes et narcotiques seconderont leur effet. Il en sera de même des vésicatoires volants. Les potions antispasmodiques, l'opium même à haute dose, pourraient peut-être entraver la marche de l'inflammation,

OBSERVATION DE WEGELER [1] : *Douleur dans la région iliaque droite ; calculs biliaires arrêtés dans l'appendice cœcal; entérite; gangrène du cœcum.* — « Un jeune homme de 18 ans, d'une forte constitution, tonnelier, éprouvait depuis quelque temps des coliques, qui, d'abord assez légères, devinrent ensuite plus intenses. Il souffrait davantage depuis trois jours, lorsque le médecin fut appelé. Celui-ci le trouva dans l'état suivant : douleur vive et continue dans la région iliaque droite, occupant une étendue égale à la paume de la main et augmentant à la moindre pression; ventre tendu; constipation qui avait été précédée d'une diarrhée légère; hoquets; vomituritions et ensuite vomissements, d'abord d'une bile porracée, puis, au bout de douze heures, de matières stercorales; aspect de la face et des yeux qui présage le délire; langue humide; pouls inégal.....

[1] *Journal de Médecine, Chirurgie et Pharmacie*, de Corvisart, Leroux et Boyer, t. XXVIII, sous le titre de : *Historia enteridis malignæ et singularis calculosi concrementi , auctore Wegeler, M. D. ac. profess. confluentiensi.*

Le lendemain, prostration des forces, face altérée, douleur nulle; météorisme très considérable; pouls très débile; vomissements fréquents de matières stercorales; délire tranquille; extrémités froides; enfin tous les symptômes d'une mort prochaine. Le malade succcomba la nuit suivante, *placidâ mort*».

· A l'*ouverture du cadavre*, on trouva une inflammation de la fin de l'iléon et du commencement du colon. Le cœcum était frappé de gangrène, et cette altération paraissait avoir commencé vers l'appendice cœcal : *cœcum ipsum à ganyrenâ destructum erat, quæ omnis ab eâ parte, ubi processus vermicularis illi se inserit, exorta esse videbatur.* L'appendice lui-même, d'une couleur rouge, présentait un volume plus considérable que dans l'état naturel; le petit mésentère qui lui adhère était injecté. Cet appendice contenait dans sa cavité plusieurs calculs que l'auteur décrit en ces termes : *mox autem, non sine summâ admiratione, corpora quædam duriora in eo latere sentiebamus, quæ, hâc appendiculâ dissectâ, lapides esse deprehendebamus; plures quidem exiguos, tres alios ipsi quemque, alium deinde ovi columbini magnitudinem adæquantem.*

Ces calculs, envoyés à la Société médicale d'émulation, furent analysés par M Robiquet. Le plus gros, de forme ovoïde, pesait environ un gramme; les autres étaient mamelonnés et recouverts d'aspérités; leur odeur fétide rappelait leur origine. M. Robiquet les trouva formés, sur 100 parties, de 60 d'adipocire, de 30 de phosphate de chaux et de 8 d'une matière animale indéterminée; perte, 2. »

§ IV. Calculs retenus dans les gros intestins.

Les gros intestins, en raison de leurs dimensions et de l'habitude qu'ils ont de se dilater pour contenir une plus ou moins grande quantité de fèces, sont moins exposés aux accidents que nous avons vu arriver dans l'intestin grêle; toutefois ils n'en sont pas complétement exempts. Ainsi des calculs, soit volumineux, soit nombreux et réunis, peuvent être retenus au-dessus du sphincter pendant un certain temps, sans pouvoir être évacués, et donner lieu à une constipation opiniâtre. Je vais même rapporter des observations où leur rétention a déterminé de graves accidents. On verra, dans l'observation du docteur Leigh Thomas, qu'il y eut tous les symptômes d'une hernie étranglée; que, dans une autre, une douleur fixe avait été ressentie, pendant plusieurs mois, dans la région du cœcum, et, après plusieurs jours de terribles douleurs, un calcul de la grosseur d'un œuf de poule avait été évacué.

Sans que les calculs aient un grand volume, ils peuvent se placer de telle manière dans les anfractuosités du cœcum qu'ils déterminent de l'inflammation, des ulcérations, la gangrène, la péritonite, une perforation. Dans deux observations du docteur Volz, de Carlsruhe, ces concrétions passèrent de l'intestin au milieu des fosses membranes ou dans l'humeur purulente résultant de la péritonite.

On trouvera, à la suite des observations, le fait singulier d'une pierre perforée qui, retenue dans le rectum, laissait passer les matières les plus liquides.

Si les symptômes qui ont eu lieu ont pu permettre de diagnostiquer la présence des calculs, on se hâtera, après avoir employé les calmants et même les antiphlogistiques, de provoquer (de le tenter du moins) leur sortie par l'emploi réitéré des lavements et par de doux purgatifs. Mais il n'est pas toujours facile de reconnaître que de petites concrétions se sont arrêtées dans le cœcum. Que peut-on alors faire autre chose, si ce n'est de combattre les symptômes qui se manifestent?

Observation de Leigh Thomas[1] : *Calcul retenu dans le gros intestin, accidents d'étranglement; son évacuation par les selles* — « Leigh Thomas a rapporté un cas d'obstruction du

---

[1] *The medico-chirurgical transactions*, vol. VI, p. 98.

gros intestin causée par une pierre biliaire d'un volume extraordinaire. Ce calcul donna lieu à tous les accidents d'une hernie étranglée. Ce médecin avait même proposé une opération; mais la malade s'y étant refusée, on gagna du temps. Le calcul fut évacué par les selles, et les symptômes s'évanouirent. »

OBSERVATION TIRÉE DE L'ANCIEN JOURNAL DE MÉDECINE. *Calcul retenu dans le cæcum, accidents; enfin, sortie par l'anus.* — — « On trouve dans ce journal qu'une femme septuagénaire, qui, depuis trois ou quatre mois, était attaquée d'une douleur fixe dans la région du cæcum, éprouva la passion iliaque, et que, après plusieurs jours de durée, tous les accidents cessèrent par l'évacuation d'un calcul biliaire qui était de couleur jaune, à surface polie et de la grosseur d'un œuf de poule. »

Ire OBSERVATION DU DOCTEUR VOLZ, DE CARLSRHUE [1] : *Deux calculs ayant perforé le cæcum; péritonite; mort.* — « Ch. Mortock, âgé de 34 ans, idiot, mourut le 14 septembre 1841, après s'être plaint de coliques pendant un jour seulement.

A l'*autopsie*, on trouva dans le bas-ventre les produits d'une péritonite ancienne et d'une autre très récente. Il y avait des exsudations purulentes, plastiques, collant les intestins, des fausses membranes bien organisées, et même des dégénérescences cartilagineuses du péritoine. L'épiploon adhérait au cæcum, et des adhérences anciennes liaient cet intestin avec la paroi abdominale. *Au milieu de ces adhérences se trouvait une petite cavité contenant deux calculs gris, de la forme de pois.* L'appendice cæcal n'a pas été examiné. »

2º OBSERVATION DU DOCTEUR VOLZ, DE CARLSRHUE [2]: *Concrétions, ayant pour base un haricot passé du cæcum dans un abcès iliaque; mort.* — « Stralz, artilleur, jeune homme robuste, entra à l'hôpital le 8 janvier 1835, avec fièvre et douleur dans le bas-ventre depuis la veille. (Potion diurétique, sinapisme sur le ventre.) Les symptômes s'aggravèrent rapidement. La fièvre et la dou-

---

[1] *Gazette médicale de Paris,* du 19 août 1843.
[2] *Loc. cit.*

leur, principalement sur la région du foie, augmentèrent. Le ventre se tuméfia. Constipation, soif ardente. (Sangsues, calomel, lavements.) Délire, douleurs dans la jambe et l'épaule droites. Mort le 21.

A l'*autopsie*, on trouva les muscles du ventre, de la poitrine, du dos, du côté droit, convertis en un putrilage sanieux. Le cœcum adhérait au péritoine et aux parois de l'abdomen. Un abcès énorme se trouvait derrière le cœcum; le pus fusait à travers le carré des lombes perforé et entre les muscles du dos. Le cœcum était troué et dilaté, et, dans le pus mêlé aux matières fécales, on trouva une concrétion calcaire du volume et de la forme d'une aveline. Elle avait pour noyau un petit haricot. Les autres viscères du bas-ventre étaient sains. »

OBSERVATION DE BAILLOU [1]: *Pierre perforée.* — « Baillou parle d'une pierre perforée qui existait dans les intestins de Duperron, de telle sorte qu'elle laissait une voie à la matière la plus liquide : *In D. Duperron erat lapis in intestinis perforatus, ut liquidiori materiæ via pateret : aer sese in vacuum locum insinuavit; dolores implacabiles oriuntur, et antecedentibus sæviores.»*

ARTICLE TROISIÈME.

CALCULS RENDUS PAR LES SELLES.

C'est presque constamment par les garde-robes, ainsi que cela a déjà été dit plusieurs fois, que s'échappent les calculs, à la suite des accidents variés et quelquefois cruels dont nous avons présenté le triste tableau. Quelques personnes en rendent fréquemment et en assez grand nombre, sans avoir éprouvé, auparavant, des coliques hépatiques ; mais les calculs sont alors très petits et mal formés. Souvent ces concrétions se trouvent au milieu de selles ordi-

[1] *Ballonii opera omnia medica*, lib. II, consil XXIV, *de Volvulo.*

naires. Dans l'observation de Mme Noël, rapportée par Portal [1], quelques-unes se trouvaient au milieu de fèces très dures et formant une masse de la grosseur d'un œuf de poule. Assez fréquemment aussi, elles sont mêlées à des selles bilieuses, quelquefois sanguinolentes. Tantôt il n'est rendu qu'un seul calcul ou un petit nombre de ces corps, tantôt il y en a un très grand nombre ; ce n'est parfois même qu'un sédiment épais, jaunâtre, brunâtre, ou même tout à fait noir, qui peut être très abondant ; ou bien les concrétions sont si petites qu'elles échappent, de même que le sédiment, à un examen superficiel. Les calculs rendus par les selles ont quelquefois été remarquables par leur grande agglomération, leur volume considérable, leur forme bizarre, en ce que ces corps pouvaient s'adapter à d'autres déjà expulsés. On a vu des hydatides évacuées en même temps que des calculs. Les observations suivantes vont fournir des exemples de ces différentes circonstances.

§ I. Gravelle pulvérulente expulsée par les selles.

Je ne veux pas m'arrêter à parler de l'expulsion des calculs les plus ordinaires, ce qui n'offrirait aucune espèce d'intérêt ; mais je crois devoir transcrire ici un fait rapporté par M. le docteur Petit, médecin inspecteur des eaux de Vichy, et dans lequel une poudre biliaire était évacuée par les garde-robes en quantité prodigieuse, à la suite de chaque colique hépatique.

OBSERVATION DE M. LE DOCTEUR CHARLES PETIT [2] : « M. B., de Pont-à-Mousson, âgé de 65 ans, auquel j'ai donné des soins

[1] Page 177.
[2] *Du mode d'action des eaux minérales de Vichy, etc.* Paris, 1850, p. 104.

à Vichy en 1844 et 1845, qui avait des coliques hépatiques violentes et très fréquentes, avec une gastro-duodénite chronique
des plus graves, de beaucoup antérieure aux coliques hépatiques, avait déjà recueilli dans ses selles, avant de venir à cet
établissement, une grande quantité de poussière biliaire à la
suite de ses crises. A Vichy, ayant eu encore quelques coliques
hépatiques pendant qu'il faisait usage des eaux, il en rendit une
quantité vraiment prodigieuse, qu'il recueillait avec soin après
chaque attaque. La plupart des grains dont se composait cette
sorte de poussière étaient si petits, si fins, qu'il eût été impossible de les compter. »

§ II. Grande agglomération de calculs évacuée par les selles.

Des calculs formant une masse vraiment surprenante
peuvent être expulsés par l'anus, ce qui n'a lieu qu'après
les plus grands efforts et par une sorte d'accouchement.
Nous avons vu l'oblitération complète de l'intestin grêle
opérée par un cylindre constitué par un amas de concrétions calculeuses. Voici maintenant une autre observation
où la masse qu'elles formaient, et qui a été évacuée, pouvait être comparée au volume des deux poings. Ce fait
offrant encore, sous d'autres points de vue, des détails intéressants, je le rapporterai en entier.

OBSERVATION DE M. LE DOCTEUR BERMOND [1] : *Coliques hépatiques ; évacuation par les selles d'une masse de calculs comparable au volume des deux poings.* — « Mme B...., âgée de
50 ans, s'était toujours bien portée jusqu'à l'année 1824 ; à cette
époque, les chagrins occasionnés par la perte de son mari et le
changement de sa position dans la société altérèrent profondément sa santé. Depuis, elle a eu, à peu-près tous les ans, quelque
affection plus ou moins grave de l'appareil digestif. Au mois

[1] *Bulletin médical de Bordeaux,* et *Lancette française,* du 27 février 1834.

d'août 1833, après une fatigue au dessus de ses forces, Mme B....
fut prise de douleurs violentes dans la région hépato-gastrique,
de vomissements de mucosités et d'un sentiment de brûlure
dans le centre de l'épigastre. L'abdomen, dont les parois présentaient assez d'embonpoint, ne laissait apercevoir à l'extérieur aucune tuméfaction, seulement la douleur était augmentée
lorsque l'on exerçait une légère pression. La figure, tout-à-fait
décomposée, annonçait les vives douleurs auxquelles devait être
en proie la malade ; la bouche et la langue se trouvaient dans
l'état naturel ; pouls petit, serré. La peau avait pris presque subitement une coloration jaune verdâtre, et répandait, par la
transpiration qui la recouvrait, une odeur désagréable. (20 sangsues à l'épigastre, foment. émol. sur l'abdomen, bains de siége,
lav. émoll. et anodins, diète, boissons délayantes.) La malade
éprouva un peu de mieux. Trois jours après, 14 sangsues à l'anus.
Cessation des vomissements, diminution des douleurs du ventre ;
la coloration jaune de la peau existe toujours, peut-être même
plus intense. Tous les soirs mouvement fébrile durant lequel la
malade tousse davantage, se trouve oppressée et ressent des
douleurs de tête plus fortes. Pendant dix jours, même état ; continuation des mêmes moyens : on commence à donner un peu
de bouillon de carotte et d'oignon ; ceux de poulet et de bœuf
sont difficilement digérés.

Dans la nuit du 28 septembre, 33e jour de la maladie,
Mme B.... est prise subitement des mêmes accidents qu'elle
avait éprouvés au début de son affection. Ils sont même tellement intenses, qu'elle éprouve une syncope de laquelle on a
beaucoup de peine à la faire revenir. Douleurs d'entrailles déchirantes, vomissements se succédant avec une effrayante rapidité. Pouls presque imperceptible, peau froide ; sensation de
déchirement à la suite de laquelle il survient une selle abondante et très douloureuse. On trouve dans le vase, avec un liquide vert foncé et filant, une quantité considérable de calculs,
dont on peut comparer la masse au volume des deux poings.
Ils sont à facettes, de grosseurs variables ; on en remarque plusieurs aussi gros qu'une petite noix ; ils sont durs, lisses, d'un
jaune clair à l'extérieur, foncé à l'intérieur, et laissant voir, par
zônes, les différentes couches qui les forment.

Immédiatement après l'expulsion de ces calculs, les vomissements cessent, la peau reprend sa couleur naturelle d'une manière presque instantanée ; le pouls se développe. La malade n'éprouve qu'une sensation de chaleur et de brûlure dans la région épigastrique. (Sangsues à l'anus, bains de siége, demi-lavements émol. et anodins, fomentat. sur le ventre, tis. de chiendent ; on y ajoute, trois fois le jour, 20 grains de bicarbonate de soude, lait, crême de riz.)

Pendant les six jours suivants, on remarque dans les selles, qui sont assez fréquentes, plusieurs couches bien distinctes. La plus superficielle est un fluide d'un vert jaunâtre épais et filant (véritable bile) ; la seconde est formée par des mucosités abondantes ; la troisième est une matière muqueuse plus épaisse, contenant un sédiment noir (bile altérée).

Mme B... est débarrassée peu-à-peu de ses douleurs ; ses selles deviennent moins fréquentes et naturelles ; son appétit reparaît.

Après avoir été soulagée des douleurs qui suivirent l'évacuation des calculs, la malade ne put satisfaire sa faim qu'à l'aide d'aliments végétaux, encore les digestions étaient-elles pénibles. Aussitôt que ses selles devinrent moins nombreuses et furent mêlées à moins de bile, les substances alimentaires végétales et animales purent être facilement supportées. »

§ III. — Calculs très volumineux évacués par les selles.

Des calculs d'un grand volume sont quelquefois évacués par les selles ; on va voir dans les observations suivantes qu'ils avaient celui d'une grosse noix, d'un œuf de pigeon, de poule, etc. Ils ont ordinairement la forme de la vésicule dans laquelle ils se sont formés. Il faut pour leur expulsion autant d'efforts douloureux que pour une agglomération analogue à celle dont il a été question dans le précédent paragraphe. En voici des exemples remarquables :

OBSERVATION DU DOCTEUR WILSON, MÉDECIN DE L'HÔPITAL

SAINT-GEORGES, DE LONDRES [1] : *Calcul gros comme une noix, rendu par les selles, après de graves accidents.*— « Un homme de 73 ans, d'habitudes tempérées, et qui avait passé la plus grande partie de son existence aux Indes orientales , après avoir longtemps éprouvé des hoquets et des vomissements fréquents, qui l'avaient réduit à un état de faiblesse considérable, rendit par le rectum un calcul avec des selles liquides. Les premiers symptômes qui se manifestèrent furent la constipation , l'anorexie et des nausées, auxquelles succéda un ictère prononcé ; mais, au bout de quinze jours, les urines et les fèces avaient repris leur couleur normale ; puis l'ictère disparut, et le malade put reprendre ses occupations ordinaires. Peu de temps après, cependant, les symptômes reparurent avec une nouvelle gravité, et, pendant deux jours, on eut de légitimes craintes de voir le malade succomber à la violence des accidents ! Enfin, les intestins, après être restés longtemps inactifs, malgré l'emploi des purgatifs énergiques et à fortes doses, commencèrent à se débarrasser d'eux-mêmes et donnèrent issue à un calcul du volume d'une grosse noix ; aussitôt tous les symptômes diminuèrent ou disparurent graduellement. »

OBSERVATION DE PUJOL [2] : « Je connais, dit Pujol, une vieille dame qui jouit encore aujourd'hui d'une bonne santé , et qui rendit, après une suite de coliques hépatiques, dont la durée ne fut pas moins de cinq mois, sans aucun mouvement de fièvre, une pierre vésiculaire et vraiment biliaire, de forme ovoïde et de la grosseur d'un *œuf de pigeon*. Cette pierre, qui est cristalline et de couleur grisâtre, sortit par le fondement et termina sa longue maladie. »

OBSERVATION D'IMBERT [3] — « Imbert , ancien chancelier de l'université de Montpellier, dit, dans une dissertation latine (*Dissertatio de lapidibus biliariis*), qu'il avait vu une femme en rendre, par la même voie et de la même nature, une, qui était

---

[1] *Gazette médicale de Paris,* du 30 décembre 1833,
[2] Mémoire déjà cité,
[3] Pujol, p. 367.

plus grosse encore, puisqu'elle égalait un *œuf de poule*. Lieutaud, qui était ami de l'auteur, cite ce fait dans son *Précis de médecine.* »

OBSERVATION DE PETIT, ANCIEN MÉDECIN DE L'HÔTEL-DIEU [1] — « La mère de M. le comte de M..., l'un des hauts fonctionnaires du roi Louis-Philippe, souffrait depuis longtemps de coliques hépatiques, revenant à intervalles variables et disparaissant assez rapidement; mais une crise plus forte survint. Plusieurs médecins furent appelés. De ce nombre était M. Petit, décédé, depuis peu d'années, doyen des médecins de l'Hôtel-Dieu, qui a communiqué ce fait à M. Guilbert. La malade présentait un ensemble de phénomènes qui ne laissaient point de doute sur l'existence des calculs biliaires, quand, tout-à-coup, après une douleur vive, le calme survint, et bientôt la malade rend par l'anus un calcul biliaire arrondi, *du volume d'un œuf de poule.* Cette crise fut salutaire pour le moment et pour la suite, car la malade n'a pas éprouvé depuis de nouveaux accidents. »

OBSERVATION DU DOCTEUR DERAMOND [2] : *Très gros calcul échappé avec de grandes douleurs par l'anus, et passé probablement par une fistule de la vésicule dans l'intestin.* — « Mme veuve G...., âgée de 52 ans, d'un tempérament lymphatique, d'un embonpoint excessif, quoique très sobre, et choisissant de préférence les végétaux pour aliments, au teint vif et pur, au caractère le plus enjoué, issue de parents sains et dont la longue existence ne fut jamais tourmentée ni par l'arthrite, ni par la gravelle, ni par des calculs biliaires ou autres, éprouva, il y a environ neuf ans, sans qu'aucun trouble se montrât encore dans la menstruation, un ébranlement soudain et profond, avec frissons, anxiété et tension épigastrique, éructations rapides et bruyantes alternant avec des vomissements abondants de matières bilieuses. Une syncope de très courte durée termina cette

---

[1] Thèse de M Guilbert.
[2] *Gazette des Hôpitaux* du 25 août 1849.

première crise, qui ne laissa qu'un sentiment général de lassitude et comme un cercle très sensible pendant quelques jours
vers le bord libre du foie.

Un médecin, appelé, fit appliquer des sangsues et des cataplasmes. La malade reprit ses habitudes, son régime simple et
toute sa belle humeur, ne se plaignant que de l'opiniâtreté d'une
constipation difficilement combattue par des laxatifs et des lavements journaliers. Les matières rendues étaient toujours dures,
rares et décolorées.

Six mois de bien-être s'étaient écoulés, lorsque les mêmes
symptômes, à peu près, se représentèrent et furent encore com-
battus par les antiphlogistiques.

Deux fois par jour et presque périodiquement, la malade
était reprise de ce qu'elle appelait *sa rage*, dont la durée variait
de vingt à trente heures. Le siége des douleurs déchirantes
qu'elle éprouvait s'était successivement porté vers la région splénique, aux reins, et, dans ces derniers temps, à la fosse iliaque droite. A chaque atteinte, l'agitation générale s'accompagnait de frissons irréguliers et de vomissements abondants de
bile verdâtre; presque pas de réaction fébrile; nulle trace d'ictère; urines d'une entière limpidité; bosselures du ventre alternant avec des dépressions rapides; pas de traces de phlegmasie
intestinale; constipation toujours tenace.

Mme G..... avait oublié ses souffrances, lorsque, pendant
qu'elle dînait avec un appétit vorace, le 8 août 1849, elle se
leva brusquement, poussant de grands cris et demandant secours
aux voisins, qui la supposèrent atteinte du choléra en la voyant
se tordre dans les convulsions et les crampes de tous les membres, accusant d'horribles coliques, et avec des vomissements
bilieux que rien ne pouvait modérer.

Le docteur Deramond, médecin à Bellevue, appelé alors
auprès de la malade, rassura tout le monde sur l'existence de
l'épidémie, prescrivit un grand bain et 60 grammes d'huile de
ricin dans une tasse de thé, ainsi qu'un lavement huileux laudanisé.

Une heure environ après cette médication, les contractions
de l'estomac se suspendirent, et tout un changement s'opéra

dans la nature et dans le siége des douleurs. Le rectum parut soudainement comme traversé par un fer chaud dans toute son étendue ; des mucosités sanguinolentes s'écoulèrent en abondance, mais point de matières fécales, malgré les efforts inouïs faits par la malade, qui répétait à tout instant qu'elle avait moins souffert pendant les deux accouchements que dans le nouvel et singulier enfantement qui se préparait, et qu'annonça une longue et bruyante sortie de gaz très fétide.

Lorsqu'un commencement de syncope pouvait faire craindre pour la vie de la malade, un dernier et extrème effort opéra l'expulsion, par l'anus déchiré et tout sanglant, d'un calcul très volumineux, qui tomba avec bruit dans le vase, à la grande surprise des personnes présentes et de la patiente. Les tortures qu'elle endurait furent à l'instant apaisées, et elle put réparer quelques heures après les fatigues d'une insomnie de deux nuits entières.

Le lendemain, malgré le brisement du corps, un peu de météorisme et de sensibilité abdominale, une douleur cuisante au pourtour de l'anus, elle reprit le repas si singulièrement interrompu, et sortit pour recevoir les félicitations de ses voisines sur son heureuse délivrance. Dix jours après, l'harmonie ordinaire des fonctions se continuait, moins la défécation, toujours rare et difficile. L'embonpoint n'a pas été diminué par cette grande tourmente, et la fraîcheur des couleurs s'est continuée. »

Nota. L'*Ancien Journal de médecine* contient encore une observation que nous avons déjà citée, et dans laquelle le calcul, expulsé par les selles, avait aussi le volume d'un œuf de poule. Il en est de même dans un fait mentionné par Nicolas Venette [1]. Le docteur Johnson [2] a vu un cas où un calcul, à surface inégale et pesant deux gros et demi, fut rendu par le tube digestif. On trouvera, à la fin des *fistules biliaires internes*, une observation du docteur Cosseret, dont le calcul évacué pesait 12 grammes et demi,

[1] *Traité des pierres*, p. 70.
[2] *Gazette médicale de Paris* du 30 décembre 1843, p. 848.

avait 4 centimètres et demi de longueur et 2 et demi de
largeur. M. Hervey de Chégoin m'a parlé aussi tout récemment d'un calcul tout aussi volumineux évacué dernièrement par une malade de son service à la maison de
santé du Faubourg-Saint-Denis. Il serait facile de multiplier
encore ces exemples. On doit justement supposer que,
dans tous ces cas, les calculs ont passé de la vésicule dans
le canal digestif, au moyen d'une fistule.

§ IV. Calculs à formes bizarres évacués par les selles.

Les gros calculs évacués par les selles ont quelquefois
offert des formes singulières. J'en citerai deux exemples:
dans le premier, la forme était celle d'un cœur; dans le
second, elle était arquée comme une clef de voûte.

OBSERVATION DE VATER [1] : — « Cet auteur rapporte qu'une
femme rendit par le siége un calcul d'une grosseur remarquable. Cette femme étant morte peu de temps après, on trouva
dans la vésicule quinze autres calculs plus petits, tellement
configurés qu'on pouvait voir comment ils étaient attachés à celui qui avait été évacué et qui ressemblait à un petit cœur. »

OBSERVATION DE HABERT [2] : — « Une dame eut une jaunisse
accompagnée de coliques : il parut une tumeur dans l'hypochondre droit, qui d'abord était peu remarquable, mais qui,
dans la suite, devint assez considérable. On prescrivit à cette
malade divers remèdes qui n'eurent aucun succès; enfin, on
eut recours aux bains, qui lui procurèrent quelque soulagement. Après le troisième bain, le soir elle eut un vomissement,
causé par le retour de ses coliques, accompagné de convulsions
et d'une évacuation de sang fort considérable par le fonde-

---

[1] Disp. ad. n. b., thes. 3. V. Morgagni, lettre 37, n° 46.
[2] V. J. L. Petit, *Malad. chirurgic.*, t. I, p. 325.

ment. On trouva dans ses matières une pierre de couleur brunâtre, toute dentelée, comme de la peau de chien de mer, dans presque toute sa superficie. Elle pesait trois gros et demi, et avait deux pouces et demi de longueur, un pouce et demi de diamètre et trois pouces et demi de circonférence. Elle était *arquée comme une clef de voûte*, et polie par ses deux bouts, ce qui fit soupçonner qu'elle n'avait pas été seule, et qu'il y en avait au moins deux autres, contre lesquelles elle avait frotté. On ne s'est point aperçu cependant que la malade en ait rejeté d'autres depuis. Cette pierre était d'une nature graisseuse et bilieuse; malgré sa solidité, on enfonçait aisément une épingle dedans, et dans le trou qu'avait fait l'épingle, on voyait une substance jaune à peu près comme celle d'un jaune d'œuf durci. Quelque temps après la sortie de cette pierre, la malade rendit une espèce de sac ou de membrane corrompue et par lambeaux. Tous les accidents cessèrent ensuite; la tumeur diminua considérablement, et la malade, qui n'avait aucun appétit, et qui, au contraire, était tourmentée d'une affreux dégoût, put boire, manger, et finit par se rétablir. »

§ V. Calculs remarquables en ce qu'ils peuvent s'adapter à d'autres déjà expulsés.

Ce n'est quelquefois qu'à l'autopsie, ainsi qu'on vient de le voir dans l'observation de Vater, qu'on a pu vérifier que les calculs qu'on trouvait dans la vésicule s'adaptaient à ceux qui avaient été rendus ; mais il est arrivé aussi que de volumineux cholélithes, évacués successivement, s'adaptassent parfaitement par leur surface. Je citerai à ce sujet les deux exemples suivants :

OBSERVATION DE FRIEDLER [1] : —« Un homme de 67 ans, d'un tempérament robuste et bilieux, avait éprouvé, un an auparavant, des coliques hépatiques, lorsqu'il fut pris d'une diarrhée

---

[1] *Mediz. Jahrbüch, des KK. Osterreich. Hantes.* t. III, cah. 1.

qui dura dix-sept jours. Pendant le cours de cette diarrhée, il rendit avec les selles un calcul ayant la grosseur de la moitié d'un œuf de poule, et le lendemain un autre calcul semblable. Ces calculs pouvaient s'adapter par deux surfaces, ce qui indiquait leur réunion dans le corps. Ils avaient les caractères physiques et chimiques des calculs biliaires. »

OBSERVATION DE VAN SWIÉTEN [1] : —Ce célèbre auteur nous apprend que sa belle-mère, sujette à des paroxysmes périodiques d'ictère, rendit par les selles , deux jours après avoir éprouvé des douleurs fort vives au siége même de l'intestin duodénum, un calcul qui égalait un article de pouce. Ce calcul présentait sur la surface deux fosses qui indiquaient qu'il restait deux autres calculs, lesquels sortirent aussi ensuite et n'étaient pas beaucoup plus petits que le premier. »

§ VI. Calculs rendus par les selles en même temps que des hydatides.

Je terminerai ce chapitre en rapportant une observation d'hydatides rendues par les selles en même temps que des calculs biliaires.

OBSERVATION DE M. LE DOCTEUR PERRIN [2] : —« Une demoiselle de 50 ans, lymphathique, obèse , valétudinaire, éprouva, à la fin de janvier 1846, de vives douleurs partant de l'épigastre. Le 34 du mois suivant, elles reparurent subitement et avec violence, accompagnées de nausées et de vomissements. Ventre météorisé, douloureux, pouls petit, concentré. Des fomentations émollientes, huileuses, soulagèrent peu ; mais un laxatif produisit d'abondantes évacuations alvines qui firent du bien. Cependant le foie dépassait les fausses côtes, et l'on croyait sentir une fluctuation au-dessous de celles-ci. La douleur forçait la malade à se pencher en avant. Trois semaines après, nouvelles

[1] *Comment. ad. n.* 151, § 950.
[2] V. *Union médicale* du 20 février 1847.

douleurs plus violentes, plus longues. Les urines sont couleur rhubarbe. Efforts expulsifs qui amènent d'abondantes matières glaireuses, où se trouvent des hydatides et des concrétions friables. Pendant quatre mois, tous les trois septenaires, à jour fixe, coliques hépatiques, accompagnées d'évacuations abondantes dans lesquelles sont des hydatides et des calculs biliaires au milieu d'une bile gluante. Le 4 avril eut lieu la dernière colique ; le foie restait douloureux et proéminent, ne pouvant supporter la moindre pression. Pas de fièvre. Un traitement varié et enfin une saison à Vichy, sur le conseil de M. Prunelle, amenèrent la guérison. »

CHAPITRE NEUVIÈME.

DES FISTULES BILIAIRES.

Les fistules biliaires étant le plus souvent occasionnées par des calculs, leur histoire doit trouver sa place dans ce traité. Ces fistules peuvent être externes ou internes. Dans les premières, la bile s'écoule des voies biliaires à l'extérieur ; dans les secondes, il s'est formé une communication anormale entre les voies biliaires et un organe intérieur.

ARTICLE PREMIER.

DES FISTULES BILIAIRES EXTERNES.

Ces fistules sont une maladie rare. Quelques soins que

j'aie pris à rechercher les faits de ce genre, je n'ai pu
en rassembler que vingt-six, dont quelques-uns manquent même complétement de détails. Sur ces vingt-six
cas, dix-neuf ont eu pour cause des calculs. Ces observations montrant un des résultats les plus graves des concrétions biliaires, je les rapporterai toutes à la suite de
cet article. C'est au moyen de leur analyse que je vais
essayer de tracer une description de cette singulière affection.

§ I. Résumé des observations de fistules biliaires externes.

Dans les dix-neuf cas de fistules biliaires occasionnées
par des calculs, le sexe des malades n'est indiqué que quatorze fois, et il est remarquable qu'il se trouve treize
femmes. L'âge varie de vingt-trois à quatre-vingt-un ans,
sur onze cas où il en est fait mention. La plupart des malades chez qui ces fistules étaient survenues, avaient
éprouvé des coliques hépatiques et quelquefois des ictères.

L'ouverture extérieure de la vésicule a été presque toujours précédée de l'inflammation de cette poche, inflammation dont j'ai décrit les symptômes à la fin du chapitre
septième. Je me bornerai donc à ajouter ici quelques particularités relatives aux cas où il existait des calculs. Le
gonflement peut devenir très considérable sans qu'il se
forme une très grande quantité d'humeur dans le cholécyste. Il a lieu alors aux dépens de ses parois, des parties
voisines et surtout du foie. Ainsi, dans l'observation de
M. Grandclaude, où la tumeur avait le volume d'une tête
d'enfant, et d'où il s'échappa un calcul gros comme un
œuf de poule, la sérosité qui sortit en même temps n'était
pas considérable.

Dans d'autres cas, la tumeur ne consistait qu'en une sorte d'empâtement, et ce n'a été qu'après plusieurs mois ou même plusieurs années de sourdes souffrances dans l'hypocondre droit, que l'abcès est venu à se former et qu'il a fini par se présenter à l'extérieur. Quelquefois l'ouverture s'est opérée par une simple ulcération, une sorte d'usure, comme cela paraît avoir eu lieu dans l'observation de M. Manec. Dans celle de Lespine, la malade se plaignait d'un corps qui lui perçait la peau, et l'incision fut faite, en effet, sur le calcul même.

L'ouverture a donné issue à du pus plus ou moins formé, à de la bile et à des calculs ; au lieu de pus, ce n'a été parfois qu'une sérosité plus ou moins limpide.. Le pus était tantôt peu abondant, tantôt en plus ou moins grande quantité. Dans quelques cas, il était teint par la bile en une couleur jaune verdâtre plus ou moins foncée ; dans d'autres, la bile étant en grande quantité, celle-ci recevait seulement du pus une teinte blanchâtre ou grisâtre. Dans quelques cas, il y avait en même temps une teinte sanguinolente. Quand le canal cystique est oblitéré, il peut ne point sortir de bile, cette humeur ayant été convertie en pus, résorbée ou diversement altérée. Après l'ouver-. ture, la bile ne s'est pas toujours échappée de suite, ni en même quantité, ce qui tenait à des obstacles passagers qu'elle peut éprouver dans le canal hépatique. Il en était sorti quelquefois une énorme quantité, au point d'inonder, en quelque sorte, le malade. Dans l'observation de Dargeat, la quantité, rendue en douze jours, fut estimée à deux pintes.

Les calculs, dont la présence dans la vésicule a déterminé des fistules, étaient dans un certain nombre de cas très nombreux ou très volumineux. Pour ce qui a rapport au nombre, on voit, dans l'observation du docteur Dassit, qu'une quarantaine fut successivement évacuée. M. A.

Bonnet, sans préciser le nombre, dit avoir vu un individu qui, à la suite d'un abcès du foie, en rendit une grande quantité par une ouverture qu'on avait pratiquée dans la région hypochondriaque droite. D'après Thélézius, dans l'espace de neuf ans, il en serait sorti d'un abcès du foie, ouvert à l'extérieur, de cinq à six cents petits. Quant au volume, dans l'observation de M. Grandclaude, le premier calcul qui s'échappa spontanément avait, comme nous l'avons dit, le volume d'un œuf de poule ; dans celle de M. Klemm, celui qui fut extrait était gros comme un œuf d'oie, et enfin dans l'observation de M. de Meersmann, la pierre avait 8 centimètres de longueur, et 2 centimètres 8 millimètres d'épaisseur.

La fistule n'a pas toujours abouti directement de la vésicule à l'extérieur. Dans l'observation de M. Grandclaude, on a pu constater que le calcul s'était porté de la vésicule dans la substance hépatique, y avait déterminé un abcès, lequel, s'ouvrant à son tour à l'extérieur, avait donné lieu à la fistule biliaire externe ; il y avait donc dans ce cas une double fistule. J'ai publié ailleurs [1] une observation de ce genre, celle du capitaine T..., mais dans laquelle il n'y avait pas de calculs.

Le siége de l'orifice externe de la fistule variait ; tantôt il était immédiatement sous le rebord costal et il correspondait à la vésicule, tantôt, plus ou moins éloigné du niveau de celle-ci, il se trouvait près de l'ombilic et même à gauche de la ligne médiane. On a constaté, en même temps, plusieurs orifices, plus ou moins éloignés l'un de l'autre. Au bout de quelque temps, ainsi qu'il arrive pour les fistules de toute autre nature, les orifices se sont beaucoup rétrécis.

Les trajets fistuleux n'étaient pas toujours en ligne

____
[1] La bile et ses maladies.

directe ; ils étaient quelquefois obliques, tortueux, anguleux, et même bifurqués, comme dans l'observation de Saurau. Ils avaient, en conséquence, une plus ou moins grande longueur ; celle-ci était de dix centimètres dans l'observation de J.-L. Petit. Leur intérieur était ordinairement calleux. Leur diamètre s'est montré généralement très petit ; lors même que ces trajets avaient été parcourus par de gros calculs, ils n'avaient pas tardé à se rétrécir. Lorsqu'ils ont été longs, il a pu s'y former des culs-de-sac, quelquefois très profonds, où se sont amassés du mucus, de la bile et quelquefois des concrétions ; dans l'observation de Saurau, un calcul énorme, puisqu'il avait 8 centimètres de longueur sur 8 de circonférence, s'y était arrêté et probablement accru. Les cholélithes qui se sont engagés dans ces fistules ont pu s'y arrêter, lors même que le trajet de celles-ci était direct, et y déterminer une tumeur inflammatoire. Il est certain que, dans quelques circonstances, ils ont augmenté de volume par le passage de la bile ; ils pourraient même y prendre origine si cette liqueur y était retenue. Dans l'observation de J. L. Petit, des bourgeons cellulo-vasculaires, introduits dans de petites cavités que présentait l'extrémité d'un calcul, y avaient pris adhérence et le fixaient dans le conduit fistuleux. Dans l'observation de Dargeat, il existait un petit foyer sur le trajet de la fistule, sorte de lac que traversait la bile.

Ces fistules, ayant eu en général leur siége vers le bas fond de la vésicule, étaient entretenues par le suintement de la bile, lors même que cette liqueur coulait librement dans l'intestin. Elles ont été aussi entretenues par des calculs s'échappant de temps à autre.

Plusieurs abcès se sont quelquefois formés successivement dans le réservoir biliaire et ont laissé, après eux, des fistules plus ou moins longues à guérir. Une nouvelle tumeur inflammatoire a été ordinairement produite par un calcul qui avait tendance à se porter au dehors. L'ouverture de ces abcès subséquents ne s'est pas toujours faite au même endroit que la première.

Dans la plupart des faits. qui nous ont · servi à former cette histoire, les malades n'ont pas succombé à cette maladie; un certain nombre ont guéri complétement. Ceux qui n'avaient qu'un calcul, quoique volumineux, ont vu leur plaie se cicatriser, sans presque arriver à l'état fistuleux ;· et ceux chez lesquels il en existait un grand nombre, dont quelques-uns sortaient de temps à autre, voyaient leur fistule persister, ou se fermer pour se rouvrir bientôt, et cela quelquefois pendant un certain nombre d'années. Chez quelques malades, on ne pouvait empêcher la cicatrisation ; chez d'autres, même dans des cas où il n'y avait pas de calculs, on ne pouvait, au contraire, l'obtenir, parce que l'arrivée continuelle de la bile en entretenait l'ouverture.

Quelques malades, après avoir guéri de leurs fistules, ont fini par succomber, soit à des lésions organiques du foie qui avaient pour origine l'affection calculeuse elle-même, soit à d'autres maladies ayant un rapport plus ou moins direct avec cette affection.

Les fistules biliaires par elles-mêmes ne produisent, en quelque sorte, qu'une incommodité, du moins une fois passés les accidents qui ont déterminé leur formation. On a vu que les pertes de bile étaient quelquefois très considérables. Elles peuvent affaiblir beaucoup les malades. Dans mon observation du capitaine T..., une perte abondante et subite de cette liqueur l'avait plongé dans un grand abattement; mais une déperdition d'environ quarante-cinq grammes, en vingt-quatre heures, ne paraissait pas apporter un obstacle notable aux digestions. Dans l'observation du docteur Dassit, on avait remarqué un appétit extraordinaire et qui était en raison directe de la déperdition qui s'opérait par la fistule. Généralement, lorsque le trajet s'était beaucoup rétréci, il ne s'écoulait plus qu'une faible quantité de bile. L'économie, d'ailleurs, s'habituait à cette perte; elle finissait même quelquefois par avoir besoin de se débarrasser ainsi; car il est arrivé, dès que la fistule se fermait, lors même qu'il n'y avait pas de calculs à évacuer, que la peau se gonflait, devenait rouge, douloureuse, que la fièvre, des symptômes gastriques, etc., survenaient, et que ces accidents ne cessaient qu'autant que la bile et la matière purulente commençaient à couler au dehors.

Lorsque l'occasion s'est présentée d'ouvrir le corps d'individus qui avaient eu des fistules biliaires, on a eu de la peine à reconnaître les anciens trajets, surtout s'ils dataient de loin, tant ils étaient confondus avec les adhérences qui réunissaient la vésicule aux parois abdominales. La vésicule, le plus souvent, était revenue sur elle-même, contractée sur un ou plusieurs calculs, épaissie, tiraillée. Les fausses membranes étaient quelquefois si épaisses qu'on ne pouvait disséquer les voies biliaires. Dans l'observation de M. Andral, on ne trouvait même aucune trace du cholécyste; elle avait pour sujet un individu qui, un certain temps avant sa mort, avait rendu par une ouverture fistuleuse, survenue spontanément à l'hypochondre droit, du pus et des calculs. Le foie lui-même a souvent éprouvé de fortes atteintes ; on l'a trouvé plus ou moins déformé, altéré, ayant, ainsi que la vésicule, contracté des adhérences avec les parties voisines.

§ II. Observations de fistules biliaires externes.

OBSERVATION DE THÉLÉSIUS [1]. — « Cet auteur a vu, dans l'espace de neuf ans, sortir d'un abcès du foie, qui s'était ouvert à l'extérieur, de cinq à six cents calculs. »

OBSERVATION DE ELLER [2] : — « Cet ancien membre de l'Académie de Berlin a donné la description d'une suppuration du foie, suivie de celle d'une concrétion qui se fit jour par l'hypochondre droit. »

OBSERVATION DE J.-L. PETIT [3] : — « Malgré l'avis de ce célèbre chirurgien, on ouvrit, croyant que c'était un abcès, une tumeur qu'une dame portait à la région du foie. J.-L. Petit consulté constata, en le goûtant, que le liquide qui sortait de la fistule était de la bile pure. Plus tard il apprit qu'on avait dilaté la fistule et retiré une pierre biliaire. »

OBSERVATION DE BORRICHIUS [4] : — « Cet auteur rapporte qu'une femme, âgée de 50 ans, assez grasse, souffrait depuis longtemps de violentes douleurs dans l'hypochondre droit. Il se forma dans cette région un abcès qui s'ouvrit au dehors et laissa un ulcère fistuleux. Il sortit de cet ulcère, à différentes fois, plus de quatre cents pierres biliaires un peu plates, de diverses couleurs, grosses comme des fèves et d'une consistance médiocre. Cette femme vivait avec cette incommodité, sans que sa santé en fût autrement dérangée. »

OBSERVATION DE DESPINES [5] : *Tumeur considérable à l'hypochondre droit; incision; extraction de plusieurs calculs, dont*

---

[1] *Traité des maladies du foie* de M. Aug. Bonnet.
[2] *Sur la formation des pierres dans le corps humain*, t. X, collect. académique.
[3] *Traité des maladies chirurgicales*, t. I, p. 285.
[4] *Act. reg. Soc. med. hawniensis*, an. 1676, obs. 176.
[5] *Recueil périodique de la Société de médecine de Paris*, t. XXXVII, p. 290.

l'un gros comme un œuf de pigeon ; guérison.—« Je fus appelé,
le 2 mars 1807, dit M. Despine, médecin du prytanée militaire, à la Flèche, auprès de Mme veuve Remars, laquelle, depuis très longtemps, se plaignait de douleurs sourdes dans le
ventre, mais dont les souffrances étaient devenues insupportables depuis quelques jours. Voici ce qu'on m'apprit et ce que
j'observai. Cette femme, âgée de 61 ans, d'un tempérament
bilieux, ayant éprouvé plusieurs ictères, accompagnés de coliques violentes, de fièvre, etc., rapportait les plus vives douleurs
à une tumeur énorme qu'elle portait du côté droit. Je palpai
cette tumeur, ou plutôt un empâtement dur et profond qui,
occupant la presque totalité de l'hypochondre droit, depuis sa
partie supérieure jusque vers l'épine antérieure de l'os des iles,
s'étendait jusqu'à la partie moyenne de l'épigastre. Il présentait,
à peu-près vers son centre, une légère protubérance ; d'ailleurs
il n'y avait aucune fluctuation. (Catapl. émol. fréquemment renouvelés, pot. calm.)

Quarante-huit heures après ma première visite, je fus subitement rappelé auprès de la malade, qui, tourmentée par une soif
ardente et par l'augmentation de ses douleurs, produites par
les secousses répétées d'une toux opiniâtre, s'écriait, à tout moment, qu'elle sentait quelque chose dans sa tumeur *qui semblait
lui percer le ventre.*

Après l'avoir examinée attentivement, j'observai que la peau
paraissait moins épaisse au sommet de la petite protubérance
et un peu plus rouge ; mais, comme je ne pouvais y distinguer
aucune espèce de fluctuation, j'avoue que j'hésitai pour pratiquer une incision.

Cependant, en me rappelant l'historique de la maladie, et
réfléchissant au siége et à la nature de la tumeur, à la forme
conoïde, mais dure, de la petite saillie qu'elle présentait à peu
près vers son centre, je ne pus m'arrêter qu'à l'idée d'un calcul biliaire qui, après s'être fait jour lentement à travers la vésicule, les muscles et le tissu cellulaire, pouvait former cette
saillie, et, par la pression qu'il exerçait sur la peau à chaque
quinte de toux, devait être la cause de l'augmentation des douleurs. Je me décidai donc à faire une petite incision sur la par-

tie saillante de la tumenr, et je reconnus aussitôt, au grand étonnement de la famille qui entourait le malade, un corps solide et brunâtre, de la grosseur d'un œuf de pigeon, que je détachai avec des pinces à pansement. Cette concrétion ovoïde présentait, à l'une de ses extrémités, une surface polie et un peu concave, ce qui me fit présumer qu'elle n'était pas seule. L'introduction d'un stylet me le confirma. Le lendemain, je facilitai la sortie d'une seconde concrétion par quelques petites dilatations ; elle était à peu près de la même forme et du même volume que la précédente. Il n'avait paru d'autre liquide que quelques gouttes de sang après l'extraction de la première, mais la sortie de celle-ci fut suivie d'une quantité assez considérable de matière limpide, mêlée à quelques stries rouges et jaunâtres. L'introduction d'un stylet boutonné dans le trajet sinueux qui se dirigeait obliquement en bas, au travers du tissu graisseux, pour remonter vers la région de la vésicule, me fit rencontrer quelques corps solides et pronostiquer la sortie de nouvelles concrétions, ce qui eut lieu les jours suivants, au milieu d'une énorme quantité de bile pure, qui dénotait évidemment et la nature des calculs et la communication du sinus avec la vésicule. Pendant deux mois, l'écoulement fut très abondant et de diverses couleurs ; je le favorisai par des pansements méthodiques.

L'empâtement très volumineux, dur et profond que la malade portait, depuis plus de dix-huit mois, diminua graduellement ; les tiraillements et les douleurs cessèrent, le teint s'éclaircit, et toutes les fonctions se rétablirent. Je m'assurai, par de profondes mais prudentes introductions du stylet, qu'il n'y avait plus de corps étranger dans la fistule qui pût en nécessiter la conservation. La bile d'ailleurs coulait abondamment par les selles. Je crus donc pouvoir aider la guérison de la plaie, guérison qui ne tarda pas à devenir complète. Depuis deux ans qu'elle est fermée, la malade jouit de la plus parfaite santé. »

OBSERVATION DE LOMBART [1] : *Tumeur de la vésicule ; issue de*

[1] Recueil périodique de la Société de médecine de Paris, t. VI, p. 93.

pus et de calculs nombreux ; récidive, fistule, guérison. —
« Une femme ressentit tout-à-coup des douleurs sourdes dans
l'hypochondre droit, souffrit pendant deux ans, continuant,
malgré cela, ses travaux champêtres. Au bout de ce temps,
l'acuité de la douleur la força de garder la maison. Un chirurgien reconnut dans cette région une tumeur sur laquelle il fit
appliquer des émollients. La fluctuation s'y étant manifestée, il
fit une incision qui donna issue à beaucoup de pus et à quelques
pierres biliaires. Les jours suivants, la malade en rendit, à plusieurs reprises, un grand nombre de différentes grosseurs. La
plaie se cicatrisa, et cette femme reprit ses travaux. Six ans
après, la maladie se renouvela, mais avec moins d'intensité. Le
chirurgien étant mort, M. Lombart, chirurgien à Rethel, fut
appelé et trouva une tumeur de la grosseur d'un œuf de poule.
Il l'ouvrit et il en sortit une petite quantité de pus séreux,
suivi d'une pierre biliaire du volume et de la forme d'une fève
de marais. M. Lombart fit des injections détersives. Quelque
temps après, la plaie se cicatrisa en partie. Il restait un petit
trou fistuleux qui suintait de temps à autre. Enfin, après s'être
assuré qu'il n'existait plus de corps étranger, on cautérisa la
fistule avec la pierre infernale. Peu de jours après, la guérison
était complète. »

Observation de Dargeat [1] : *Coliques hépatiques ; tumeur
ouverture spontanée ; douleur et tuméfaction dès que la fistule se
referme ; abondante évacuation de bile. Autopsie : long trajet
fistuleux ; vésicule déformée ; calculs enchatonnés.* — « Une
dame de 65 ans était, depuis plusieurs années, sujette à des
coliques hépatiques et à l'hypochondrie, lorsqu'il survint, au
côté droit du ventre, une tumeur qui, en grossissant, s'étendit
depuis le rebord des fausses côtes jusque vers l'épine antérieure
et supérieure de l'os des iles. Cette tumeur s'était manifestée
dans un temps où la malade n'était point tourmentée de coliques, ni d'aucun autre symptôme qui indiquât un embarras
dans les couloirs de la bile, ce qui fit qu'elle se négligea ; mais,

[1] Observation de M. Dargeat ; *V.* J.-L. Petit, *Traité des maladies
chirurgicales ;* t. Ier, 315.

peu de temps après, se trouvant attaquée de violentes coliques, de dégoût, de fièvre, d'insomnie, etc., elle appela du secours. On pratiqua la saignée, on prescrivit l'usage des bouillons amers, et ensuite des eaux ferrugineuses.

Malgré le soulagement qui résulta de ce traitement, cette dame eut, pendant près de trois ans, de fréquents retours des mêmes accidents, étant, d'ailleurs, toujours constipée, ou ayant de temps à autre des dévoiements biliaires et des attaques de fièvre, quelquefois assez réglée, mais le plus souvent fort irrégulière.

La tumeur, qui jusqu'alors avait augmenté sans douleur, commença à devenir douloureuse. On appliqua dessus, pendant deux mois, des cataplasmes émollients. Au bout de ce temps, cette tumeur ayant suppuré, la peau s'ouvrit d'elle-même, et le suintement qui se fit pendant plusieurs mois, par cette ouverture, procura la fonte presque totale de la tumeur. Alors l'ouverture fistuleuse qui s'était faite à la peau commença à se fermer et à se rouvrir alternativement, sans autre accident qu'un peu de douleur à l'endroit qu'occupait la tumeur et un engorgement aux téguments, qui disparaissaient dès que le trou fistuleux se rétablissait et que la matière s'écoulait. C'est ce qui arrivait peu après l'application d'un cataplasme de mie de pain et de lait; il survenait une évacuation de matière limpide qui, d'abord très abondante, diminuait ensuite et ne s'écoulait plus que par intervalle. Indépendamment de quelques légères douleurs qui survenaient lorsque la fistule se fermait, la malade était, de temps à autre, attaquée de douleurs plus profondes, qui lui prenaient même dans le temps que le pus coulait librement par la fistule, et que, par cette raison, on regardait comme un symptôme de colique hépatique.

On jugeait d'autant mieux, qu'un jour qu'elle était tourmentée de ces douleurs, il se fit tout à coup, par le trou fistuleux, une évacuation abondante d'une liqueur qui, par sa consistance, sa couleur et sa saveur, avait tous les caractères de la bile; ce qui s'en écoula, pendant les douze premiers jours, peut être évalué à deux pintes. L'écoulement de bile fut encore abondant pendant plusieurs jours; mais, diminuant par degrés, il cessa entièrement au bout de huit ou dix jours, et le trou fistuleux de la peau se ferma.

Depuis cette première évacuation de bile, la fistule continua de se rouvrir et de se fermer de jour à autre, fournissant tantôt une simple suppuration séreuse en fort petite quantité, et d'autres fois de la bile pure, plus ou moins abondamment. La première évacuation de bile fut suivie d'un grand soulagement des douleurs, de la cessation de la fièvre, du dégoût et de l'insomnie; mais ces mêmes accidents reparurent au bout d'un mois, et, peu de temps après, une seconde évacuation de bile par la fistule, presque aussi abondante que la première, les calma de nouveau. Depuis cette seconde évacuation, l'écoulement de la bile n'eut point d'interruption si longue; mais aussi, à chaque retour, n'était-il pas aussi abondant.

La longueur de la maladie, mais surtout la fréquence des accès de fièvre, joints au peu de nourriture que prenait la malade, la jetèrent peu-à-peu dans l'épuisement et dans une fonte totale, qui fut suivie d'une leucophlegmatie universelle et d'un dévoiement auquel la malade succomba.

Autopsie. Un stylet introduit par le trou fistuleux pénétrait à cinq pouces, montant obliquement vers la vésicule. En effet, à l'ouverture de l'abdomen, on s'aperçut que le stylet enfilait une espèce de ligament allongé qui attachait cette poche aux parois du ventre, un pouce et demi au-dessous du rebord cartilagineux des fausses côtes. Ce ligament, en forme de cordon, avait un pouce et demi de longueur, et, dans son épaisseur, il y avait un canal fistuleux qui, d'une part, se rendait dans la vésicule, et qui, de l'autre, communiquait avec un petit sac purulent qui était entre les deux muscles obliques et qui se vidait par la fistule extérieure. Sa vésicule, du reste, était tellement confondue, par des adhérences, avec les parties voisines, qu'on avait peine à l'en distinguer. Sa cavité était fort irrégulière. Elle n'avait guère plus que sa capacité ordinaire, quoiqu'elle ait été sans doute considérablement dilatée, lors de la première évacuation de la bile, par la fistule extérieure. Ses membranes étaient fort dures et avaient le triple de leur épaisseur naturelle. Cette poche offrait plusieurs allongements en forme de cul-de-sac. Il y en avait surtout trois plus marqués, dans lesquels on trouva des *pierres nichées*; l'un de ces culs-de-sac s'étendait à côté du ligament fistuleux qui s'ouvrait dans la vésicule ; l'autre était vers l'embouchure du canal cystique ; le troisième, enfin, se trouvait entre les deux premiers et s'avançait fort avant dessous l'intestin jéjunum , avec lequel la vésicule était très adhérente. »

OBSERVATION DE SAURAU[1] : *Coliques hépatiques; ictère; tumeur à l'hypochondre droit ouverte spontanément; fermeture de l'ouverture suivie de douleurs ; trajet fistuleux bifurqué ; calculs dans les deux branches; opération: guérison.* — « Une femme de Bellegarde-en-Gâtinais, âgée de 74 ans, eut une colique qui fut suivie d'une jaunisse universelle. On fit plusieurs saignées et on mit en usage les délayants , les apéritifs et les purgatifs doux, qui calmèrent les accidents. Mais il parut ensuite une tumeur à l'hypochondre droit, laquelle abcéda et laissa une fistule qui se fermait de temps en temps ; alors la malade souffrait cruellement, et elle était, au contraire, fort soulagée lorsque cette fistule se rouvrait. M. *Saurau* donna des soins à cette femme dans les premiers temps de sa maladie, mais fut obligé de la quitter avant qu'elle fût entièrement guérie.

Il la revit un an après. Elle avait une tumeur considérable à l'hypochondre droit, plus du côté des vertèbres que de la partie moyenne de cette même région. Un conduit fistuleux qui répondait à cette tumeur avait son issue à côté et un peu audessous de l'ombilic. Ce conduit était fermé, et la malade en éprouvait de grandes souffrances. M. Saurau ayant détruit avec la sonde une pellicule qui le bouchait exactement, il sortit beaucoup de la sérosité sanguinolente , ce qui soulagea cette femme. En suivant le trajet de la fistule, il sentit avec la sonde, dans la tumeur , un corps dur qui lui parut placé sur les muscles de l'abdomen. Pour le découvrir , il fit une incision depuis l'entrée de la fistule jusque dans le corps de la tumeur ; il saisit avec des pinces ce corps solide qu'il trouva adhérent , l'ébranla peu-à-peu et l'enleva. Une matière jaune

---

[1] J.-L. Petit, *Traité des maladies chirurgicales*, t. Ier, p. 323.

et sanguinolente sortit aussitôt. Ce corps dur était une pierre biliaire de la *longueur de quatre pouces sur trois de circonférence;* il était lisse par une de ses extrémités et garni par l'autre de plusieurs petites cavités où logeaient des mamelons charnus, ce qui formait l'adhérence. M. Saurau enleva ensuite toutes les duretés ou callosités qui ne lui parurent pas susceptibles de résolution. Cette opération faite, il aperçut l'ouverture d'un autre conduit qui allait vers le côté opposé et qui pénétrait au-delà de la ligne blanche jusqu'à l'hypochondre gauche, où il n'y avait aucune apparence de tumeur. Il introduisit sa sonde dans le conduit environ la longueur de trois à quatre travers de doigt. Il y trouva une seconde pierre, qu'il tira, après l'avoir découverte en prolongeant son incision jusqu'à l'endroit où elle était placée, et emporta, comme à l'autre côté, toutes les parties qui auraient pu retarder la guérison.

La place de l'hypochondre droit laissa écouler, pendant quelques jours, un peu de matière biliaire, mêlée avec le pus. La suite de la cure n'eut rien de particulier, et la malade fut parfaitement guérie au bout de deux mois. »

OBSERVATION DU DOCTEUR GRANDCLAUDE : *Vives douleurs dans la région de la vésicule; plusieurs ouvertures successives; l'une, précédée d'une tumeur grosse comme la tête d'un enfant, donne issue à un calcul du volume d'un œuf de poule. Autopsie.* — « Marie Girard, âgée de 81 ans, qui fut mère de douze enfants, et dont l'union, cependant malheureuse, la força, par suite de mauvais traitements, de passer souvent la nuit exposée aux variations atmosphériques, après un travail pénible dans le jour, éprouva, vers la fin de l'année 1846, de vives douleurs dans l'estomac. Ces douleurs furent augmentées par l'usage de boissons spiritueuses. Des vomissements eurent lieu. L'hypochondre droit devint très douloureux et très tendu. Les nuits se passaient sans sommeil. La position assise, la poitrine penchée en avant et les cuisses fléchies sur l'abdomen, était gardée par la malade, comme la seule qui apportât quelque adoucissement à ses maux.

Dans le mois de mars de la même année, la région du foie, un peu au-dessous des fausses côtes, augmenta au point que, vers la fin du mois, elle avait la grosseur *d'une tête d'enfant.* Une fluctuation y existait à quatre travers de doigt au-dessus de l'os des iles. Des cataplasmes émollients furent appliqués, et, après quinze jours de leur usage, quinze jours qui furent des jours de martyre, on trouva, un matin, en levant l'appareil, le cataplasme imbibé de sérosité, et, dans le milieu de ce topique, *une pierre de la grosseur d'un petit œuf de poule.*

La plaie résultant de ce dépôt resta fistuleuse jusqu'en 1825. Il s'en écoulait de temps en temps une humeur verdâtre. Les douleurs d'estomac et du côté étaient devenues supportables, les digestions plus faciles, et la malade avait pu s'adonner à quelques travaux.

Après la cicatrisation de la fistule, cette femme éprouva de nouveaux chagrins domestiques; les digestions devinrent plus laborieuses, une nouvelle tumeur se forma ; enfin, après quinze jours de douleurs atroces, un second abcès s'ouvrit spontanément un peu au-dessous de la cicatrice du premier, et il en sortit un calcul à facettes de la *grosseur d'une aveline.*

Depuis cette époque (1825) jusqu'au 29 novembre 1827, jour où la malade réclama les soins de M. Grandclaude, la seconde plaie resta fistuleuse, donnant écoulement à un liquide verdâtre, écoulement qui augmentait ou diminuait suivant les alternatives de mieux ou de douleur qu'elle éprouvait. Le médecin trouva la malade alitée, dans la position dont il a été parlé plus haut, la peau de couleur jaune, le pouls à 110 pulsations par minute, la respiration difficile. Il y avait des douleurs violentes dans l'hypochondre droit. La fistule, depuis deux jours, ne donnait issue à aucun liquide. Les parois abdominales étaient rétractées ; le nombril semblait attaché à l'appendice xiphoïde; toute la région du foie était dure. Une sonde, introduite dans la fistule, se dirigeait d'avant en arrière, à la profondeur d'un pouce, et était arrêtée par un calcul. Voulant favoriser la sortie de ce corps étranger, M. Grandclaude dilata la fistule, au moyen de l'éponge préparée, et appliqua un large cataplasme de farine de graine de lin. Ces moyens, renouvelés deux fois par jour, furent secondés par des bains, l'usage du petit lait, etc. Enfin, le 2 décembre, sortie d'un *troisième calcul,* de forme cubique, à bords légèrement arrondis, d'une couleur brun-grisâtre, pesant 34 grains lors de la sortie.

La sonde, introduite de nouveau, faisait sentir quelques brides molles dans le trajet fistuleux. Depuis ce temps, Marie Girard éprouva des alternatives de mieux et de mal ; elle fut soumise à un régime doux, à des bains, à l'usage de boissons délayantes, aux potions éthérées et aux résineux, dans l'intention de fondre les calculs qui pouvaient encore exister. Malgré le soin qui fut pris pour entretenir la fistule, elle se cicatrisa en septembre 1828.

Le 15 mars 1829, cette pauvre femme fut atteinte d'une pleuro-pneumonie et y succomba le 19.

Autopsie le 21 mars. Maigreur extrême ; ventre ballonné ; hypochondre droit tendu et très dur ; toute la peau est d'une couleur jaune terne. Quelques efforts faits dans le but d'étendre le cadavre, dont la position était fléchie, déterminèrent la déchirure de la cicatrice supérieure ; cette déchirure était la bouche d'un conduit, long de 2 pouces, qui aboutissait dans le foie, à une cavité pouvant contenir une aveline et humectée par une sérosité verdâtre. A l'endroit où ce conduit s'élargissait, il s'en présentait un nouveau qui, partant de dehors en dedans, se terminait dans l'intérieur de la vésicule. On ne put pas trouver le trajet aboutissant à la première cicatrice. Le foie était moins volumineux que dans l'état ordinaire, d'une forme irrégulière, d'une couleur jaune sale ; il adhérait fortement au diaphragme par sa face convexe ; le bord antérieur et la face concave adhéraient également avec les parois abdominales, l'estomac, le duodénum, le colon, le rein droit, la veine cave, etc. La vésicule était confondue au milieu de ces adhérences. On remarquait à son bas-fond l'ouverture déjà mentionnée. Ses membranes, très épaissies, étaient contractées sur un *calcul* semblable à celui qui était sorti en dernier lieu. Une sérosité verdâtre, analogue à celle qui lubréfiait le conduit fistuleux, remplissait les cellules formées par les membranes de la vésicule. On ne put découvrir les traces des conduits biliaires. La substance du foie, surtout celle du grand lobe, se déchirait facilement ; le scalpel même la déchirait autant qu'il la coupait ; il s'y rencontrait des points granuleux, entourés d'un liquide blanchâtre et sans odeur ; les membranes d'enveloppe faisaient corps avec cet organe ; les intestins, à l'extérieur comme à l'intérieur, étaient pâles et dilatés par des gaz. »

Nota. M. le docteur Grandclaude, de Remiremont, ayant communiqué, en 1828, à l'Académie royale de médecine, par l'entremise de son ami, M. Baffos, les premiers détails sur cette intéressante observation, je lui écrivis pour le prier de suivre avec soin l'état de cette femme. L'année suivante, cet excellent et savant confrère eut l'obligeance de me faire parvenir le complément de la maladie, ainsi que le résultat de l'ouverture cadavérique. Qu'il me soit permis de lui en témoigner ici tous mes remerciements et ma reconnaissance.

OBSERVATION DE M. DE MEERSMANN[1] : *Calcul biliaire énorme extrait de la vésicule, à la suite d'un abcès; guérison.* — « Mme N.. ; âgée de 73 ans, présentait les indices extérieurs d'une affection organique du foie. Malgré l'emploi rationnel des moyens préconisés en pareille occurrence, la maladie fit des progrès. Une douleur vive se déclara dans l'organe affecté, et s'accrut bientôt au point de ne plus laisser de repos à la malade. La fièvre éclata en même temps avec une violence qui fit craindre prochainement une issue fâcheuse. Les sangsues, les cataplasmes émollients et narcotiques sur la région du foie, et les calmants à l'intérieur, furent mis en usage afin d'entraver la maladie dans sa marche précipitée, mais en vain. Le cortége des symptômes alarmants marchait à grands pas, en dépit de toutes les ressources thérapeutiques, lorsque, le troisième jour, il survint, dans la région affectée, une tumeur, accompagnée des symptômes ordinaires du phlegmon aigu. Dès lors, la formation d'un abcès ne fut plus douteuse, et, bientôt après, la fluctuation fit reconnaître la nécessité de l'ouverture, à laquelle M. de Meersmann procéda immédiatement. La grande quantité de bile qui se trouvait mêlée au sang et le pus sorti du foyer de l'abcès indiquèrent qu'il y avait obstruction du canal cholédoque; en conséquence, il fallait laisser une issue à la bile qui ne pouvait plus couler par son conduit naturel. A cet effet, il introduisit

[1] *Extrait des Mémoires de la Société d'Anvers.* V. aussi *Gaz. méd. de Paris,* du 25 avril 1840.

une mèche dans l'ouverture. La malade fut soulagée par l'évacuation de l'abcès, à tel point qu'elle disait ne plus souffrir du tout.

Après quelques jours, et quand les symptômes inflammatoires eurent disparu, M. de Meersmann se mit en devoir de sonder la fistule biliaire. Cette manœuvre lui donna l'assurance qu'il y avait un corps étranger considérable dans le foyer de l'abcès. La plaie fut agrandie en proportion du volume de ce corps, et celui-ci extrait au moyen de tenettes ordinaires. — La malade guérit parfaitement en vingt jours, au moyen d'une position convenable et de cautérisations avec le nitrate d'argent.

Le calcul extrait a une forme ovalaire allongée, légèrement courbée. Ses extrémités sont d'inégale grosseur. Il est légèrement rugueux à l'extérieur, et d'une couleur brun-noirâtre. Il a une longueur de 3 pouces, et 1 pouce d'épaisseur. Son poids est de 6 gros 2 scrupules. Scié dans la direction de son plus grand diamètre, il offre un aspect ligneux à couches concentriques, ovalaires. Cette surface sciée est douce au toucher, d'une couleur jaune. Avec l'ongle on en détache facilement une poudre onctueuse jaunâtre. — L'analyse de ce calcul, faite avec beaucoup de soin par M. Vandevelde, pharmacien, a donné sur 100 parties : cholestérine, 80 ; matière colorante, 19 ; perte, 1. »

Observation de M. le docteur Dassit : *Tumeur et fistule biliaire ; sortie de quarante calculs ; tuméfaction du foie ; guérison passagère ; mort après retour d'accidents.* — « Madame P..., âgée de 44 ans, d'un tempérament sanguin prononcé, ressentit, au mois de mai 1835, après une longue promenade, une douleur dans l'hypochondre droit. Cette douleur devint si vive, qu'au bout de quelques jours elle fut obligée de s'aliter. L'hypochondre droit était très sensible à la pression, la tension forte, et le foie dépassait de beaucoup le revers des côtes. Les urines étaient briquetées, les sclérotiques jaunâtres. La plénitude et la dureté du pouls engagèrent à pratiquer une saignée, et à appliquer vingt sangsues sur le côté. Après cette médication, il y eut un léger amendement. Des fomentations émollientes, des bains, un régime sévère, triomphèrent de cette première

période de la maladie, qui présentait tous les caractères d'une
hépatite sur-aiguë.

Quoique les douleurs du foie eussent tout-à-fait disparu,
il se formait à la région hépatique une tumeur rénittente que
l'on prit pour une tumeur érectile. Elle augmentait à chaque
époque menstruelle. Plusieurs praticiens de la capitale, et
entre autres le professeur Fouquier, prétendirent, avec juste
raison, que cette tumeur était produite par la distension de la
vésicule. La malade ressentit aussi des douleurs très vives à
l'abdomen, surtout vers la tumeur. Les bains, les fomentations
émollientes, la calmaient ordinairement; mais à la suite de chaque crise le teint devenait ictérique.

Entre autres médications, M. Fouquier conseilla d'appliquer
de la potasse caustique sur la tumeur, afin de donner un libre
essor au liquide qui pouvait y être contenu. Six mois se passèrent sans qu'il y eût aucune indication d'appliquer le caustique; mais la tumeur augmentant de volume et présentant extérieurement de la résistance, un fragment de potasse fut
appliqué, et, à la chute de l'escarre, il sortit une grande
quantité de bile, puis, quelques jours après, cinq ou six calculs biliaires.

Il semblait que la bile, au lieu de suivre la direction du
canal cholédoque, sortait toute par le trajet fistuleux. Des draps
et des serviettes étaient imbibés si vite que, pour exprimer
pittoresquement la sortie, on peut dire qu'on la voyait jaillir
comme d'une source d'eau vive. L'aspect du liquide ne pouvait faire prendre le change sur sa nature. Sa couleur verdâtre
était suffisante pour faire penser que c'était de la bile. Son
aspect, semblable à celui qu'on trouve dans les vésicules biliaires, dans les nécropsies, devait confirmer cette opinion. De
temps en temps, il sortait par cette ouverture fistuleuse des
calculs qui, avant d'être chassés au dehors, faisaient éprouver
à la malade des souffrances très vives qui disparaissaient immédiatement.

M. le docteur Mêlier, qui a aussi donné ses soins à cette
dame, m'a montré un des calculs sortis par cette fistule : il
est brunâtre, pyramidal; sa base forme une face; trois autres

faces forment les côtés de la pyramide ; toutes sont lisses ; le sommet est tronqué ; il y a trois bords pour les faces et le contour de la base.

Malgré la sécrétion si abondante de la bile, la constitution de la malade n'était pas affaiblie. Huit ou dix pintes de ce liquide étaient expulsées, et cependant son appétit augmentait en raison directe de son évacuation. On ne sait point la quantité qui arrivait dans les voies digestives ; mais l'abondance de celle qui était expulsée au dehors devait faire penser que le canal cholédoque était oblitéré, et que toute la bile sécrétée par le foie avait une direction anormale. Les sclérotiques étaient jaunâtres et les urines légèrement briquetées, sans cependant présenter le caractère pathognomonique de l'ictère. La défécation était impossible. Lorsqu'on parvenait à faire aller la malade à la selle, à l'aide de lavements purgatifs, les excréments étaient noirâtres.

Quoiqu'on voulût soumettre la malade à un régime un peu sévère, et que la raison dût lui faire sentir l'importance d'un semblable moyen, elle ne pouvait résister au sentiment de la faim qui la tourmentait continuellement. Elle se faisait apporter les substances les plus indigestes ; elle a avoué qu'un jour elle avait mangé un pain de deux livres avec du fromage d'Auvergne, et, dans une autre circonstance, trois ou quatre livres de marrons sans en être fatiguée.

La digestion paraissait aussi facile, que l'alimentation fût animale, végétale ou laiteuse ; la bile ne sortait pas avec plus d'abondance, et si elle augmentait, cela tenait à une recrudescence des douleurs de l'hypochondre, ou à la sortie prochaine de calculs.

Il est arrivé deux fois, dans le courant de la maladie, que l'ouverture fistuleuse se soit oblitérée. La malade était alors en proie à des douleurs si vives, que si la nature n'était pas parvenue à donner issue au liquide, on aurait été obligé de ponctionner la tumeur, qui augmentait de volume jusqu'à la sortie de la bile.

Les calculs, échappés de la vésicule biliaire, sont au nombre de quarante, représentant assez exactement des polyèdres réguliers, lisses sur chacune de leurs faces ; leur couleur est rougeâtre, avec des stries jaunâtres. Le poids de chacun est de quelques grains, et sa densité peu considérable. A l'incision on trouve le fond jaunâtre. L'analyse chimique n'en a point été faite.

En 1837, la malade fut à Vichy et se soumit à la direction de M. le docteur Petit. A cette époque, le foie, nous a dit M. Petit, descendait au-dessous de l'ombilic et était très dur. La défécation devint moins difficile, ce qui semblait indiquer que la bile commençait à prendre son cours normal. Six mois après le retour de la malade, l'ouverture fistuleuse s'oblitéra, les garde-robes devinrent plus faciles encore, mais la digestion en ressentit une influence sensible ; l'appétit, ou pour mieux dire, la voracité, n'était pas aussi grande.

Quelque temps après, le trajet fistuleux se rouvrit, et ne tarda pas à se refermer après avoir donné issue à plusieurs calculs.

En 1838, Mme P... fit un second voyage aux eaux de Vichy ; mais elle éprouva, pendant son séjour, des coliques hépatiques très vives qui lui firent suspendre de temps en temps les bains.

Au mois de décembre, il se forma, à l'hypochondre droit, une tumeur qui s'ouvrit et se fondit après l'expulsion d'un calcul volumineux.

Après deux saisons de Vichy, prises encore en 1839, la malade revint dans son pays natal avec une amélioration notable. Elle jouit aujourd'hui d'une santé parfaite, et il ne lui reste plus que le souvenir de sa maladie. »

NOTA. Cette observation du docteur Dassit, médecin à Confolens (Charente), a été publiée dans le *Bulletin général de thérapeutique médicale et chirurgicale*, nᵒˢ des 15 et 30 septembre 1839 ; mais j'ai pu la compléter, mon ami ; M. le docteur Mêlier, ayant eu l'obligeance d'en demander la suite à M. Dassit, aux soins duquel Mme P... n'avait pas cessé d'être soumise.

« Au mois de septembre 1842, Mme P... éprouva une crise plus violente qu'à l'ordinaire. Les douleurs de l'hypochondre droit

étaient très aiguës; cette région était très élevée, la soif très vive;
la suppression des urines presque complète. M. Dassit fit une
forte application de sangsues, et baigner chaque jour la malade.
Les douleurs s'amendèrent sous l'influence de ce traitement. La
soif cependant persistait. On donna du petit-lait fortement nitré
à la dose de deux pintes par jour. La diminution des symptômes
fut telle qu'on put ramener la malade de la campagne à Confolens.

Les premiers jours du retour furent assez bons, malgré quelques douleurs plus ou moins vives dans la région du foie. Les
digestions et les selles étaient naturelles. Tout faisait présumer
un retour à la santé.

Un soir, Mme P... aperçut un léger œdème aux malléoles,
qui lui causa des inquiétudes. (Tisane de pariétaire édulcorée
avec le sirop de digitale.) L'œdème disparut.

Sans cause apparente, les coliques hépatiques se firent ressentir. A partir de cette dernière crise, le ventre devint plus
volumineux, la fluctuation manifeste; les extremités inférieures
s'œdématièrent fortement. (Sirop digitale, six cuillerées par jour.)
Résultat à peu près nul. Il en fut de même de l'oxymel scillitique additionné de vingt gouttes de teinture de digitale par
30 grammes. Sirop de pointes d'asperges, sans obtenir un
amendement bien satisfaisant. Frictions sur la partie interne des
cuisses avec la teinture de digitale et de scille; tisane de raisin
d'ours, etc. Enfin, ponction, qui dit assez que tout avait été à
peu près inutile.

L'anasarque engage le docteur Dassit à administrer des ré-
vulsifs, à doses fractionnées, sur le canal intestinal; ainsi, plusieurs fois : calomel, 30 centigrammes, ou pilules avec le savon médicinal, le calomel ou l'aloès. Résultat nul. D'ailleurs,
l'insistance de cette médication animant la fièvre, il fallut y
renoncer. (Frictions sur le bas-ventre avec la pommade stibiée.)
La fièvre déterminée par l'éruption paraît avoir augmenté l'anasarque.

A la fin de novembre 1842, la malade employait le sirop de digitale, à trois cuillerées par jour, augmentant d'une chaque jour,
avec addition de 5 centigrammes de poudre matin et soir. Ti-

sane habituelle de pariétaire. L'abdomen était fluctuant; les extrémités inférieures étaient œdématiées; la secrétion urinaire presque nulle et très rouge. Quelquefois soif vive, d'autres fois nulle. Presque toujours accélération du pouls, parfois fièvre prononcée. Langue naturelle; déjections normales. La malade prenait des aliments. Peu de temps après elle mourut. »

OBSERVATION DE M. LE DOCTEUR MANEC [1] : « *Calculs sortis par deux ouvertures.* — Cet habile chirurgien a observé le fait suivant chez Mme P..., femme d'un pharmacien de Clérac (Lot-et-Garonne) : « Cette dame, d'une constitution frêle, détériorée d'ailleurs par de longues souffrances, car elle était attaquée depuis nombre d'années de coliques hépatiques, portait, au-dessous des côtes, une tumeur descendant vers l'ombilic et renfermant évidemment des calculs. On la sentait facilement. Il y a plusieurs mois, cette tumeur vint à s'ulcérer; de la bile sortit ainsi qu'un calcul biliaire. La malade fut soulagée; la plaie se ferma. — Au bout de trois mois, une nouvelle ouverture se fit à côté de la cicatrice de la première; un calcul sortit encore. Il en reste évidemment dans la vésicule. »

OBSERVATION DU DOCTEUR KLEMM [2] : *Tumeur à l'hypochondre droit, qu'on incise, et d'où l'on retire un calcul gros comme un œuf d'oie.* — « En mars 1840, M. Klemm fut appelé auprès d'une femme de 70 ans, qui se plaignait depuis quelque temps de toux et d'une tumeur qui se trouvait au dessous des fausses côtes droites. Cette tumeur était dure, mobile et adhérente aux ligaments externes du bas-ventre; du reste, la femme, d'une constitution forte, était bien portante, sans fièvre; toutes les fonctions étaient à l'état normal, l'appétit bon, la couleur de la peau et des yeux nullement ictérique. On appliqua des cataplasmes sur la tumeur, qui devint bientôt fluctuante, et on l'ouvrit. Il s'écoula à peu près 2 onces de pus jaune, sanguinolent. A un demi-pouce de profondeur, on découvrit un corps

---

[1] Thèse de M. Guilbert.
[2] *Berliner medicinische Central-Zeitung.* V. *Gazette médicale de Paris*, du 2 juillet 1842; p. 425.

dur qu'on pouvait circonscrire avec la sonde et qui dépassait encore 3 pouces. En agrandissant la plaie, il fut facile de retirer ce corps, qui n'était autre chose qu'un calcul biliaire du volume d'un œuf d'oie et de la forme de la vésicule. Il était brun foncé en dehors, jaune clair en dedans et plus clair encore dans le centre, d'où partaient en tous sens des rayons brillants, semblables à des cristaux. Il était friable, brûlait à la chandelle et répandant une odeur particulière. Il pouvait être dissous dans l'essence de térébenthine et l'éther sulfurique. Il pesait 6 gros et 2 grains et avait un poids spécifique moindre que l'eau. La femme a guéri complétement. »

OBSERVATION RECUEILLIE PAR MOI-MÊME : M. T...., employé des finances, âgé de 63 ans, d'une bonne constitution, d'un tempérament qui paraît avoir été plutôt un peu sanguin que rapproché de tout autre, venait quelquefois chez M. Garot, pharmacien, rue Caumartin, 45, et l'un de mes bons amis. Il lui parlait gaiement d'une maladie extraordinaire qu'il portait et qui avait été considérée comme telle par MM. Cruveilhier et Rostan qu'il avait consultés. D'après quelques détails qui me furent rapportés, je n'eus pas de peine à reconnaître qu'il s'agissait d'une fistule biliaire, compliquée de calculs. Dès que le malade eut entendu parler de mes recherches sur son affection et du désir que j'avais d'entrer en relation avec lui, il s'empressa de venir me voir, ce qui eut lieu le 27 octobre 1845. Voici ce que j'appris et vis.

M. T.... a eu quelques chagrins, et ses fonctions l'obligent à une vie sédentaire. Il y a huit ans environ, des douleurs de reins qu'il ressentait depuis un temps indéfini se changèrent en violentes coliques néphrétiques. Pendant à peu près quatre ans, il ne rendit point de sable avec ses urines, mais de très petites concrétions, presque toutes inégales, ce qui rendait leur passage d'autant plus douloureux. L'une de ces pierres, plus volumineuse et plus inégale encore que les autres, s'étant engagée dans l'urètre pendant qu'il était dans la rue, et les efforts qu'il ne pouvait s'empêcher de faire ayant déterminé la rupture de quelque vaisseau, il perdit un litre de sang. Deux voyages à

Vichy, pendant lesquels il se confia aux soins du docteur Petit, le soulagèrent et le guérirent même de cette affection.

Mais à peine débarrassé de celle-ci, il fut pris de coliques hépatiques sourdes, puis assez fortes ; mais il ne survint jamais d'ictère, et le malade ne chercha point à constater s'il sortait avec les selles quelques concrétions biliaires. Parmi ces coliques, une seule fut d'une violence remarquable ; elle se manifesta à onze heures du soir, cinq heures après le dîner ; elle fut accompagnée de vomissements.

Les douleurs que le malade ressentait presque constamment à l'hypochondre droit le déterminèrent à faire une troisième fois le voyage de Vichy, en 1843. Il eut du soulagement ; mais cependant ce fut peu de temps après qu'il se forma une tumeur grosse comme le poing assez rapidement, à l'hypochondre droit, dans la région de la vésicule, et que MM. Cruveilhier et Rostan furent consultés. Ces célèbres médecins furent d'avis de temporiser, conseillèrent quelques moyens simples et ne voulurent pas se prononcer sur la nature de la tumeur, quoiqu'elle leur semblât fluctuante.

Le malade, qui avait étudié un peu la médecine dans sa jeunesse, se figura qu'une tumeur fluctuante pouvait s'ouvrir sans danger, et il détermina un chirurgien de Versailles de ses amis à y appliquer un caustique : on choisit celui de Vienne, et l'on en fit triangulairement sur la tumeur trois applications. M. T..., sans être maigre, n'a pas d'embonpoint, de sorte que ces trois applications aboutirent. La plus interne donna à peine issue à quelques gouttes de liquide et se referma ; les deux autres donnèrent issue à des mucosités teintes de bile ; environ 25 calculs et de très petites concrétions molles et informes sont sorties par le trou supérieur ; le trou inférieur n'a donné issue à aucune, et s'est même fermé depuis deux mois, en laissant une cicatrice plissée et un peu creuse.

Les deux premières concrétions étaient grosses comme le bout du doigt, les autres ont été plus petites ; toutes étaient brunes, molles au toucher, à facettes, recouvertes de mucosités. Un parent du malade, pharmacien à Versailles, y a constaté de la cholesterine. Je n'ai pu avoir que de la poudre, qui est grasse.

au toucher et teint le papier en jaune. L'une de ces concrétions ayant eu peine à sortir, l'ouverture allant toujours en se rétrécissant, le malade lui-même lui facilita le passage en incisant avec son canif.

L'ouverture supérieure, la seule qui persiste, est tout-à-fait fistuleuse; son pertuis extérieur est rentré et se marque par un petit bourgeon cellulo-vasculaire. Le trajet doit être oblique ou très étroit, car M. T... n'a pu y faire des injections avec la seringue d'Anel; mais il est probable qu'il s'y est mal pris. Il ne sort qu'un peu de mucosité rosée, et qui, de jour en jour, est de moins en moins teinte de bile. Il en sort assez pour que le malade soit obligé d'y maintenir un tampon de charpie.

On ne sent plus de tumeur. En percutant, on reconnaît que le foie est bien rentré sous les côtes. Le trou fistuleux est à 3 centimètres de leur rebord. Le malade met sur ce côté un plastron de protection, et le maintient en portant un pantalon haut et un peu serré. Cette espèce de contention paraît même lui faire du bien.

Il me paraît certain que le canal cystique est bouché depuis longtemps, puisqu'il ne s'est presque pas échappé de bile quand l'ouverture a eu lieu et qu'il n'en a pas paru depuis. La vésicule tend sans doute à revenir sur elle-même chaque jour, et quand il n'y aura plus de pierres, la fistule, selon toute apparence, se fermera facilement.

OBSERVATION DE M. LE PROFESSEUR PIORRY [1] : *Abcès de la vésicule; fistule biliaire; dilatation par l'éponge préparée; sortie de trois énormes calculs.* — « Une femme de 40 ans, soignée par M. Piorry, ressentait une vive douleur au bord inférieur du foie; dans une étendue de 2 pouces on trouvait de l'empâtement et une tumeur notable. Le pourtour de l'empâtement étant induré et faisant présumer des adhérences bien établies, on plongea au centre un bistouri qui donna issue à une énorme quantité de pus. Une canule fut placée dans l'ouverture, puis

[1] Compte-rendu de la Société médicale du 1er arrondissement pour 1849, par M. Foissac.

remplacée par une éponge préparée, successivement augmentée de volume, ce qui permit à *trois énormes calculs* biliaires de sortir par la plaie, qui ne tarda pas à se cicatriser.

Mais le rétablissement fut de courte durée; il survint un second, puis un troisième abcès suivi de mort. — L'autopsie ne put être faite. »

OBSERVATION DE MM. BOUISSON ET CH. PETIT[1] : *Calculs biliaires évacués par un abcès de la région sub-hépatique; fistule consécutive; guérison.* — « M. L..., banquier à Montpellier, âgé de 44 ans, avait joui d'une bonne santé jusqu'à la fin de 1848, époque à laquelle il éprouva une fièvre intermittente. Cette affection prit d'abord une forme assez grave, qui exigea l'emploi de doses élevées de sulfate de quinine. Elle récidiva ensuite sous une forme plus bénigne, mais avec assez d'obstination pour qu'on ait dû recourir fréquemment à l'emploi du quinquina administré de diverses manières. C'est à l'action de ce médicament que le malade attribue une irritation gastrique consécutive à la fièvre intermittente, et qui ne fut elle-même que le début d'une maladie plus profonde et plus grave qui se développa dans la région inférieure du foie.

Vers le commencement de l'année 1849, la région de l'hypochondre droit était le siége d'une douleur sourde avec sensation de chaleur et gonflement appréciable à l'œil et au toucher. Les signes locaux et généraux d'un travail inflammatoire profond se dessinèrent de plus en plus et ne purent être enrayés par les topiques émollients, des applications de sangsues, des frictions mercurielles, ni par les moyens médicamenteux et hygiéniques exigés par le trouble qui s'était manifesté dans les fonctions digestives. Un abcès se forma au-dessous du foie, souleva les parois abdominales et vint faire saillie à trois travers de doigt au-dessous du rebord inférieur de la poitrine, un peu plus bas que le niveau occupé par la vésicule biliaire. Une ponc-

---

[1] Je dois cette observation à l'obligeance de ces deux savants confrères. Le premier, qui vient contribuer à donner du lustre au concours ouvert en ce moment devant la faculté de médecine de Paris, l'a recueillie dans la ville où il est professeur, et le second l'a complétée en relatant les soins qu'il a donnés au malade à Vichy.

tion faite avec le bistouri donna issue à environ 100 grammes
de pus médiocrement consistant. L'issue de ce liquide produisit un soulagement passager et permit d'apprécier l'état de la
région sub-hépatique, où l'on constatait par le toucher une induration profonde, mal circonscrite et douloureuse à la pression. L'ouverture de l'abcès resta fistuleuse pendant plusieurs
mois, puis se ferma spontanément.

Toutefois, l'état général ne s'était pas amélioré. Trouble constant dans les digestions, alternatives de diarrhée et de constipation, fréquence habituelle du pouls, quelquefois frissons
irréguliers, sueurs nocturnes, amaigrissement, teinte jaune de
la peau, mais sans ictère proprement dit : tel était l'ensemble
des symptômes assez alarmants qui existaient encore au mois
de mai 1849. A cette époque, il survint une recrudescence de
symptômes inflammatoires qui inquiéta plus vivement le malade, et le décida à réclamer les soins de M. le professeur
Bouisson.

Au moment où ce médecin examina la région malade, il reconnut une tumeur fluctuante prête à s'ouvrir. La peau était
tellement amincie au sommet de la tumeur qu'il crut devoir
attendre son ouverture spontanée. En effet, dès le soir même,
la collection purulente se fit jour sous un cataplasme, et au moment du pansement, il trouva un corps étranger, volumineux,
à moitié sorti du foyer de la tumeur ; il suffit d'une légère
pression pour le faire sortir en entier, et, à son inspection, il
eut bientôt reconnu un calcul biliaire.

Ce calcul était assez volumineux ; son plus grand diamètre
était de 2 centimètres et demi ; il présentait plusieurs facettes
qui lui donnèrent la certitude qu'il existait d'autres calculs, et
il annonça au malade que, selon toute probabilité, il en rendrait d'autres. Au pansement du lendemain, il trouva sous le
cataplasme un second calcul un peu moins volumineux que le
premier.

A partir de ce moment, il y eut un soulagement réel, quoique
incomplet. La douleur disparut ; mais l'amaigrissement, la fréquence du pouls, la susceptibilité des voies digestives persistèrent, malgré l'emploi des moyens administrés en vue des con-

ditions pathologiques où se trouvait le malade. La fistule qui avait succédé à l'ouverture de la tumeur ne tendait pas à se fermer et laissait échapper un liquide séreux et jaunâtre. M. le docteur Bouisson proposa au malade d'en sonder le trajet pour vérifier s'il existait encore quelque corps étranger et, au besoin, d'en tenter l'extraction; mais il s'y refusa. Il lui conseilla alors, avec insistance, les eaux de Vichy, où il se rendit, en effet, au mois de juillet, et se confia aux soins de M. le docteur Ch. Petit.

Le foie était alors un peu tuméfié et dépassait le rebord des côtes; mais on trouvait, surtout au-dessous du bord de cet organe, profondément, une large induration, comme une sorte de gâteau qui entourait le point de départ de la fistule. Tout l'hypochondre était douloureux à la pression, particulièrement la partie la plus voisine de la fistule, et le malade éprouvait encore souvent beaucoup de malaise, et même quelquefois des ressentiments de fièvre. La fistule continuait d'ailleurs à fournir une assez grande quantité de bile mélangée à du pus. Les eaux de Vichy furent administrées en boisson et en bains, à doses modérées, pendant un mois, et, à la fin de la cure, il y avait déjà moins de gonflement et de sensibilité dans la région malade; mais la fistule n'avait pas cessé de fournir le même écoulement et en aussi grande abondance qu'avant l'usage des eaux. Du reste, l'état général s'était amélioré : M. L... avait repris un peu d'embonpoint; les aliments étaient mieux supportés; il n'existait plus de fièvre. Le retour des forces lui permit de reprendre en partie ses occupations. C'est dans cet état qu'il se trouvait, lorsque M. le docteur Bouisson le revit à Montpellier. Des précautions hygiéniques de toutes sortes étaient encore rendues nécessaires par la susceptibilité morbide, qui était loin d'être éteinte.

Ce malade est retourné à Vichy et s'est remis sous la direction de M. le docteur Ch. Petit, le 10 juin 1850. Alors sa santé générale s'était encore considérablement améliorée; le bord du foie ne dépassait plus les côtes, et l'engorgement profond qui entourait la fistule avait beaucoup diminué d'étendue, en même temps que tout l'hypochondre était infiniment moins sensible à la pression. Pourtant la fistule ne paraissait avoir encore aucune disposition à se fermer; elle fournissait même encore une assez grande quantité d'un liquide jaunâtre.

Cette seconde cure a été encore plus favorable que la première. Le malade a fait usage des eaux pendant deux mois et demi, M. le docteur Petit ayant seulement soin de lui faire cesser de temps en temps tout traitement, pour le reprendre ensuite, lorsqu'il jugeait que les organes étaient suffisamment reposés. Après cette longue cure, il est retourné à Montpellier, où M. le docteur Bouisson l'a vu dans des conditions très favorables et avec toutes les apparences de la guérison. Il existe cependant encore, ajoute ce médecin, un suintement léger par l'orifice fistuleux ; mais la région sub-hépatique n'est le siége d'aucun engorgement appréciable ; les fonctions digestives sont complétement rétablies, et M. L... peut vaquer librement à toutes ses occupations. »

OBSERVATION DE M. ANDRAL [1]. — « Ce savant professeur rapporte qu'un individu qui, un certain temps avant sa mort, avait rendu, par une ouverture fistuleuse survenue spontanément à l'hypochondre droit, du pus et des calculs, n'offrait, à l'ouverture de son cadavre, aucune trace de vésicule. »

OBSERVATION DE M. AUG. BONNET [2]. — « Cet auteur a vu un individu qui, à la suite d'un abcès du foie, rendit une grande quantité de calculs, dans l'espace de quatre à cinq mois, par une ouverture qu'on avait pratiquée dans la région hypochondriaque droite. »

OBSERVATION DE M. LE DOCTEUR LEVACHER. — « Je ne note ici que pour mémoire cette intéressante observation que je dois à l'obligeance extrême de cet habile et savant confrère. Comme elle offre des circonstances on ne peut plus curieuses sous le rapport du traitement chirurgical de l'affection calculeuse du foie, je la rapporterai dans tous ses détails au chapitre où il sera question de ce traitement. »

[1] *Précis d'anatomie pathologique*, 2ᵉ partie, p. 610.
[2] *Traité des maladies du foie*, 2ᵉ édition, p. 308.

A toutes ces observations j'ajouterai la mention de quelques faits dans lesquels les fistules biliaires n'ont pas paru être accompagnées de calculs. On trouve dans l'ouvrage de Portal, qu'un abcès dans la vésicule produisit une fistule extérieure qui fut suivie de mort. On ne vit pas de calculs, mais il y avait eu des symptômes de coliques. M. Jobert, de Lamballe, dans sa thèse inaugurale, a rapporté l'observation d'une plaie au foie, avec complication de fistule biliaire, qui fut promptement guérie. Le professeur Marjolin, dont on déplore la mort récente, m'a dit avoir observé, dans sa pratique, deux cas de fistule biliaire dont il a pu obtenir la guérison. M. Cossy, pendant son internat à l'hôpital Beaujon, a recueilli l'histoire d'un malade qui offrait une poche biliaire qui s'était ouverte en dehors et en même temps dans le duodénum. Moi-même j'ai publié, dans mon traité de *la Bile et ses maladies,* l'observation du capitaine T..., qui portait une fistule biliaire par suite d'un abcès hépatique. Enfin, je remarque, dans l'*Union médicale* du 12 décembre 1850, que, chez une femme de 48 ans, une tumeur, qui s'était ouverte dans la région du foie, donna issue, pendant treize jours, à un demi-litre de bile pure, ensuite à des lambeaux putrilagineux qui furent reconnus pour être des fragments de la vésicule ; l'ouverture, qui resta ensuite fistuleuse, ne rendit plus alors que 2 grammes de cette humeur en vingt-quatre heures.

ARTICLE DEUXIÈME.

FISTULES BILIAIRES INTERNES.

J'ai déjà dit que ces fistules consistent en une communication pathologique entre les voies biliaires et un organe intérieur.

Malgré le petit nombre d'observations que l'on possède sur ces perforations, elles doivent cependant être assez fréquentes ; car, bien que d'assez gros calculs puissent finir par franchir les valvules sphéroïdes du canal cystique, il est bien probable que ceux, si volumineux, qui sont quelquefois rendus par les selles, ont passé directement de la vésicule dans le canal intestinal, au moyen d'une perte de substance.

Ainsi que les externes, ces fistules ont été produites, dans presque tous les cas, par des calculs qui ulcèrent la vésicule ou le point des voies biliaires avec lequel ils sont en contact, et passent d'une cavité dans une autre.

Les symptômes qui accompagnent la formation des fistules internes ont été peu observés, les faits qu'on possède ayant presque tous été recueillis sur des individus qui avaient succombé longtemps après d'autres à maladies. Ces symptômes doivent être très variables suivant les diverses circonstances. On croit devoir y rapporter des douleurs à l'hypochondre droit, plus ou moins vives et plus ou moins durables, étendues quelquefois assez loin, au dos et à l'épaule droite, des vomissements, etc. On verra, dans l'observation de M. Cosseret, qu'une tuméfaction dure, qu'on sentait à l'hypochondre, disparut peu-à-peu. L'absence fréquente de symptômes prononcés peut tenir à la lenteur du travail d'ulcération, à la sensibilité émoussée des vieillards chez lesquels ont lieu le plus souvent ces lésions. Ce travail d'ulcération est certainement moins douloureux que le passage des calculs, de petits ou de moyens volumes, par les canaux cystique et cholédoque, et c'est sans doute en ce sens qu'il faut entendre ce qu'à écrit Friedler, dont nous avons cité une observation, à savoir : que l'expulsion des gros calculs est moins douloureuse que celle des petits.

Je m'occuperai principalement de la communication

anormale des voies biliaires avec le canal intestinal;
mais celle-ci a été encore observée avec des abcès du
foie, et avec le système veineux abdominal. On suppose
aussi qu'elle a eu lieu avec les voies urinaires. Voici les
diverses espèces de fistules internes qui ont été constatées.

§ I. Communication avec le canal intestinal.

Le contact qui existe entre diverses parties du canal
intestinal et les voies biliaires permet que des adhérences
se forment facilement des unes aux autres, et rend ainsi
la communication fistuleuse facile à s'établir. Elle a été
observée un certain nombre de fois. On ne l'a point trouvée avec l'estomac, mais avec le duodénum et avec le
colon.

1° *Communication avec le duodénum*. Cet intestin se
trouvant en rapport d'une manière plus fixe avec la vésicule, la formation de la fistule entre ces organes est
plus commune. J'en ai réuni sept exemples, et même un
huitième dans lequel, selon toute apparence, la fistule se
sera établie de cette manière.

Ces fistules vésiculo-duodénales ont presque toujours
eu pour cause un ou plusieurs calculs, qui, ulcérant la
vésicule et même les parois des voies biliaires avec lesquelles ils sont en contact, produisant en même temps,
des adhérences avec les parties voisines, ont fini par
passer d'une cavité dans une autre. Quelquefois c'est au
moyen d'une véritable gangrène, résultat de la pression
exercée par les calculs, que la perforation s'est opérée;
on en trouva des traces évidentes dans l'observation de
M. Corbin. Le trajet de ces fistules ne pouvait avoir que
peu d'étendue; il offrait seulement de l'obliquité. Le

diamètre de l'ouverture variait suivant le volume des calculs qui y avaient donné lieu; la plus grande n'avait que 1 centimètre. Dans un cas elle était formée en même temps aux dépens de la vésicule et du canal cystique. Elle était généralement arrondie; tantôt la circonférence a été trouvée lisse et unie, et tantôt mamelonnée. Dans l'observation de M. Reynaud, un gros mamelon formait une sorte de soupape, disposée de manière à laisser passer plus facilement les liquides de l'intestin vers la vésicule, que de celle-ci vers l'intestin; un fragment de balle de graminée s'y était introduit. Dans les cas de gangrène, cette circonférence était molle, noirâtre; l'ouverture même était remplie d'une matière pultacée. Les trajets fistuleux, suivant qu'ils étaient récents ou anciens, étaient formés par des parties molles engorgées, ou par des adhérences intimes et fermes. Malgré l'existence de ces trajets, il est quelques cas où les canaux biliaires pouvaient continuer à donner passage à la bile. Presque tous ces cas appartenaient à de vieilles femmes, comme pour les fistules externes.

OBSERVATION DE M. MONOD : *Communication fistuleuse entre la vésicule et le duodénum produite par des calculs.* — « Le même vieillard chez lequel M. le docteur Monod trouva le jéjunum entièrement oblitéré par un calcul, et dont j'ai rapporté l'histoire dans le chapitre précédent, offrait les lésions suivantes, que je retranscris ici parce qu'elles sont un exemple de fistule biliaire interne : le duodénum et le colon ascendant étaient tous deux adhérents au fond de la vésicule. Une perforation, qui permettait la facile introduction du doigt, établissait une communication entre la cavité de la vésicule et celle du duodénum. C'était par cette perforation que le calcul avait passé de la vésicule dans l'intestin. Au moment de l'autopsie, un second calcul moins volumineux que le premier, d'une forme pyramidale, triangulaire, ayant six lignes de hauteur, s'y trouvait engagé par sa base. Les parois de la vésicule avaient acquis beaucoup de densité et d'épaisseur. Cette poche contenait un peu de bile. Le conduit cholédoque était libre. Le cystique était en grande partie obstrué ; un stylet ne pouvait le parcourir. »

OBSERVATION DE M. BRAYNE [1] : *Communication fistuleuse entre la vésicule et le duodénum. Antérédemment, colique hépatique violente et sortie d'un gros calcul par les selles.* — « M. Brayne a vu, chez une de ses malades, un calcul énorme rendu par les selles, sans autre symptôme qu'une colique hépatique violente. Par où cette pierre avait-elle passé pour sortir du réservoir de la bile? Les doutes qu'il avait conservés à ce sujet furent éclaircis par la mort de la malade , qui succomba longtemps après l'évacuation de ce gros calcul. — En examinant le corps de la défunte, il trouva la vésicule et le duodénum solidement adhérents et présentant des traces d'une ancienne ulcération. »

OBSERVATION DE M. CORBIN [2] : *Nombreux calculs dans la vésicule ; communication fistuleuse entre cette poche et le duodénum.* — « Une femme de 70 ans, habitant Ruel, près Paris, entra à l'Hôtel-Dieu le 9 novembre 1827. Elle était, depuis plus de vingt ans, en proie à des douleurs rhumatismales dans toutes les parties du corps. Elle ne mangeait presque plus, éprouvait un mauvais goût dans la bouche. Elle fut peu observée et mourut sans aucun symptôme aigu. — A l'*autopsie*, on trouva le lobe inférieur du poumon droit splénifié , de la sérosité dans les plèvres. Des calculs en très grand nombre, petits et à facettes, remplissaient complétement la vésicule biliaire. Cette poche adhérait inférieurement au duodénum, vers la fin de la portion transversale. L'intestin était ulcéré , rebouché par une substance gris-noirâtre. L'adhérence se déchirait en tirant, et la vésicule restait perforée. Un calcul était passé dans le duodénum. La membrane musculeuse du pilore hypertrophiée était évidemment squirrheuse ; la muqueuse paraissait saine. »

[1] *An account of two cases of biliaris calculi. Medico-chirurg. Transactions.* London, 1823, t. XII, p. 225.

[2] C'est à l'obligeance de M. Corbin , ancien interne des hôpitaux de Paris, maintenant médecin à l'hôpital d'Orléans, que je dois cette observation.

Observation de M. Reynaud[1] : *Communication fistuleuse entre la vésicule et le duodénum.* — M. Reynaud, actuellement médecin au Púy, a trouvé, étant interne à l'hôpital de la Charité, sur le cadavre d'une femme de 75 ans, morte à la suite de l'amputation du bras, l'altération suivante de la vésicule : « A la place qu'elle occupe dans l'état normal existait une poche, susceptible de contenir une très petite aveline; les parois étaient blanches et épaissies; cet épaississement dépendait particulièrement de l'hypertrophie de la tunique celluleuse; son intérieur n'était point coloré par la bile; le conduit cystique dilaté venait s'y ouvrir. A l'endroit de la jonction existait une perforation qui le faisait communiquer, ainsi qu'une partie de la vésicule atrophiée, avec l'intérieur du duodénum, que des adhérences intimes et anciennes unissaient l'une à l'autre. Cette ouverture de communication était susceptible de recevoir l'extrémité du petit doigt. Sur deux points de la circonférence de cette ouverture se voyaient deux mamelons formés par la membrane muqueuse de l'intestin, et dont l'un se présentait comme une soupape destinée à la fermer. La disposition était telle que le passage des liquides semblait avoir dû s'opérer plus facilement de l'intestin vers la vésicule que de celle-ci vers le premier. Un corps étranger, qui a paru consister en un fragment de balle de graminée, était dans la vésicule. Il est probable que, porté dans les voies digestives, ce corps avait pénétré là où il se trouvait, à travers l'ouverture accidentelle. Le conduit cholédoque, considérablement dilaté, s'ouvrait dans l'intestin dans son lieu accoutumé. — Cette femme avait assuré n'avoir jamais été malade. Peut-être son grand âge lui avait-il fait perdre le souvenir de symptômes éprouvés, et qui eussent pu révéler l'existence de cette lésion. On n'a pas su si quelques changements avaient été apportés dans l'acte de la digestion »

Nota. Quoique, dans cette observation, il ne soit pas question de calculs, on peut soupçonner qu'ils avaient existé et que la fistule en était le résultat.

[1] *Journal hebdomadaire de Médecine,* 1829, n° 51, p. 490.

OBSERVATION DE M. PORRAL [1] : *Douleurs épigastriques; vomissements; épuisement; mort. Calculs dans la vésicule comprimant le pylore; communication entre celle-ci et le duodénum.* — « Une dame de 72 ans, d'une constitution pléthorique et bilieuse, d'un caractère gai, d'une santé toujours assez bonne, éprouva un érysipèle qui fut traité par les vomitifs et les purgatifs. A la suite de ce traitement, l'estomac commença à n'exécuter qu'imparfaitement ses fonctions, et, quelques mois après, il y eut, presque chaque matin, des vomissements glaireux, avec un sentiment douloureux dans la région épigastrique et à l'hypochondre droit. A la même époque, disparurent des sueurs habituelles et une éruption pustuleuse, qui apparaissait, chaque printemps, à la tête et au cou.

Deux ans après, dans l'été de 1826, il y eut un peu d'amélioration. Mais, vers le mois de janvier 1829, douleurs plus vives à la région épigastrique, vomissements bilieux de temps en temps; diminution de l'appétit; langue sale, jaunâtre, à bords rouges; constipation. Plusieurs purgatifs, pris à cette époque, augmentèrent les souffrances. — En février, dyssenterie dissipée par les sangsues à l'anus. Les douleurs augmentant, ainsi que les vomissements, un médecin, consulté pour la première fois, conseilla la diète, les boissons rafraîchissantes, des potions calmantes, d'où résulta du mieux. Ce régime n'ayant pas été continué, les symptômes reparurent ; les vomissements, plus fréquents, étaient formés d'une partie des aliments que la malade avait pris peu d'heures avant. Des douleurs térébrantes s'étendaient dans tout l'hypochondre droit, vers l'épaule et le dos; constipation opiniâtre, inquiétude, insomnie, etc. Au commencement de mai, la malade fut forcée de s'aliter, par l'intensité des douleurs et sa faiblesse. Vomissements mélaniques assez abondants, pendant trois ou quatre jours, suivis de constrictions et de déchirements violents dans toute la région épigastrique, surtout vers le pylore; figure et tout le corps jaune paille bien tranché; accès fébriles le soir; langue rouge, poisseuse; saveur insupportable

---

[1] Observation recueillie par M. Porral, actuellement médecin au Puy (Hte-Loire). *Journal hebdomadaire de Médecine*, 1839, nᵒ 5, p. 473.

de la bouche. Des consultants annoncent un cancer du pylore
et prescrivent des potions opiacées, des calmants de toute sorte.
Malgré ces moyens, augmentation des vomissements, hoquet,
renvois nidoreux, douleurs suivant le trajet de l'œsophage, avec
sensation de vive chaleur. — A la fin de mai, la moindre cuillerée de liquide provoquait des crises. — Le 3 juin, commencement de dévoiement colliquatif, et mort le 13, dans le plus
grand épuisement.

Autopsie. Poumons et cœur sains; membrane muqueuse de
l'œsophage décolorée, saine. — Estomac : son grand cul-de-sac
est aminci, ramolli ; membrane muqueuse de la région pylorique
ardoisée, d'épaisseur double ; pylore un peu rétréci ; ses parois de
trois lignes d'épaisseur. — Duodénum : sa membrane muqueuse
est très-rouge ; à un pouce environ de la valvule pylorique, vers
la région antérieure du duodénum, existe une ouverture à peu
près ronde, de deux lignes de diamètre, qui conduit, par un trajet légèrement oblique et de très peu d'étendue, dans la vésicule
biliaire, remplie exactement par deux calculs volumineux, l'un
de forme ovale et l'autre en forme de losange Ces calculs sont
placés de manière à produire une compression sur le pylore et
ont pu déterminer les vomissements. Entre l'ouverture précédente et la fin de l'estomac, on remarque encore trois petits
trous de la grandeur d'une tête d'épingle, qui communiquent,
sous la membrane muqueuse, avec le trajet conduisant dans la
vésicule biliaire. Cette poche adhère par son sommet avec le
bord tranchant du foie, au moyen de fausses membranes organisées, et offre, dans toute l'étendue de la face postérieure et inférieure, une adhérence très intime avec la première portion
du duodénum. — Foie très volumineux, friable, substance
blanche prédominante. Le canal cholédoque contient un sédiment rougeâtre, espèce de dissolution de la matière formant les
calculs contenus dans la vésicule ; ses parois sont épaissies. »

Observation de MM. Renaud et Reignier. — Pour réunir
tous les faits relatifs à la communication fistuleuse entre les
voies biliaires et le duodénum, je reproduirai quelques passages
de l'observation de MM. Renaud et Reignier, déjà insérée en
entier, chapitre vii, article 2, § ii.

« Des adhérences solides existaient entre la vésicule et le duodénum ; une large perte de substance, limitée par elles, faisait communiquer les deux cavités. Cette perforation ne paraissait pas très ancienne. Le tissu cellulaire environnant était dur et engorgé ; le calcul, qui s'était arrêté dans l'intestin grêle, avait la grosseur d'un œuf de pigeon. »

OBSERVATION DE M. LE DOCTEUR COSSERET [1] : *Calcul biliaire très volumineux évacué par les selles ; symptômes graves pendant l'établissement de la fistu'e, par laquelle, selon toute apparence, il sera passé de la vésicule dans le duodénum.* — « Le 18 août 1829, le général Bard, habitant Toulon, d'un tempérament bilioso-sanguin, se sent, dans la nuit, tout-à-coup pris de violentes coliques et d'un fort accès de fièvre. Le pouls est nerveux, onduleux, un peu dur ; la soif est intense ; nausées, hoquets, éructations, vomissements bilieux, légère constipation, urines jaunes, sécheresse de la peau, douleur aiguë sous les fausses côtes droites s'étendant vers l'épaule, au cou, derrière la tête ; respiration douloureuse, inspiration plus difficile que l'expiration ; toux sèche ; décubitus sur le dos très pénible ; douleur gravative dans l'hypochondre droit par la pression ; on y sent un point tuméfié, arrondi, un peu dur.

A tous ces symptômes on ne pouvait méconnaître une affection du foie. M. le docteur Cosseret, appelé près du malade, crut devoir déclarer une hépatite aiguë et faire un traitement en conséquence. Le malade fut mis à l'usage des boissons chicoracées, du petit lait nitré. On lui appliqua des sangsues à l'anus, à l'hypochondre ; des saignées furent pratiquées au bras. Ces moyens furent employés alternativement. On fit des applications émollientes ; on administra des grands bains, des lavements ; la diète fut sévère.

Après quelques jours de traitement, le point saillant, dur, arrondi, que l'on sentait facilement, parut avoir changé de position et s'être porté plus en avant, où il était plus sensible. Le lendemain il sembla moins saillant et situé plus en bas et plus

[1] *Bulletin de thérapeutique*, année 1845.

en arrière. Il conserva cette position deux ou trois jours, devenant peu-à-peu presque inappréciable.

Les symptômes maladifs diminuaient au fur et à mesure que la tumeur semblait disparaître. M. Cosseret crut un moment que la terminaison aurait lieu par suppuration, et cependant les selles n'en donnaient aucun indice. Il soupçonna un calcul, et, dans cette pensée, il fit surveiller les selles. — Le malade se remettait assez bien, lorsque, le 2 septembre, il sentit une pesanteur au fondement, avec envie d'aller à la garde-robe. Quel ne fut pas son étonnement lorsqu'il entendit tomber au fond du vase, avec bruit, un corps dur, sec et sans matières. Il envoya chercher le docteur Cosseret, et le lui présenta bien lavé.

M. Cosseret a envoyé cette observation et le calcul à M. le docteur Miquel. Ce dernier a bien voulu me communiquer la première avant de la publier, et me donner le second à examiner, me priant d'ajouter quelques annotations.

La forme du calcul est ovoïde; sa couleur est d'un gris terreux. Sa surface est recouverte de petites granulations. Sa longueur est de 4 centimètres 1/2, et son diamètre de 2 centimètres 1/2 ; son poids est de 12 grammes 1/2, mais il doit en avoir beaucoup perdu, depuis près de seize ans qu'il a été rendu. Plongé dans l'eau, il la surnage.

Pour reconnaître sa structure, nous avons appliqué dessus, suivant sa longueur, un couteau mousse, et, en frappant quelques petits coups secs, nous l'avons facilement fait éclater en deux parties égales. La couche la plus extérieure seulement, plus sèche, s'est séparée en cinq ou six morceaux. On distingue facilement les trois parties qui composent ordinairement les calculs, savoir : les couches corticales, les stries radiées et le noyau. On peut reconnaître cinq ou six couches corticales aux extrémités de la concrétion ; mais sur les côtés elles sont moins distinctes, et quelques-unes même ne s'y prolongent pas. La plus extérieure est complète partout et peu adhérente aux autres ; elle eu est même séparée, surtout à l'un de ses bouts, par une assez grande quantité de matière colorante, qui tombe en poussière au moindre attouchement. Dans cette partie de la couche extérieure, on remarque, dans son épaisseur, plusieurs cellules. Les diverses couches ont une couleur brunâtre. On voit, au milieu d'elles, une foule de points brillants en forme de stries convergentes. Les stries radiées forment une masse très distincte, séparée des couches précédentes par de petits grains de matière colorante. Ces stries sont très brillantes, cristallines, et se portent en rayonnant vers le noyau; elles ont la forme de lames superposées. Le noyau n'a que le volume de la plus petite tête d'épingle; il est composé de légers grumeaux de matière colorante très noire. »

On ne peut admettre que ce calcul soit passé de la vésicule dans l'intestin autrement que par un trajet fistuleux. Son volume, sa forme, ne permettent pas de douter qu'il ait pris son origine dans la vésicule. La formation du trajet fistuleux a été annoncée par la douleur aiguë sous les fausses côtes, la tuméfaction de l'hypochondre, les vomissements, hoquet, fièvre, etc. L'intestin dans lequel cette fistule se sera établie est, presque sûrement, le *duodénum*, car ses connexions avec la vésicule font qu'il en était ainsi dans la plupart des cas qui ont été observés [1].

2° *Communication avec le colon.* Elle paraît bien plus rare qu'avec le duodénum. Cependant il y a contact habituel entre la vésicule et l'extrémité droite de l'arc du colon, et l'on trouve fréquemment des adhérences entre le réservoir de la bile et cet intestin. La grande rareté de cette fistule tient sans doute à ce que cet intestin est très mobile. Je ne connaissais que l'observation que je vais rap-

---

[1] Je ne rappellerai ici que pour mémoire l'observation déjà citée de M. Cossy, observation dans laquelle une cavité accidentelle, résultat d'adhérences et remplie de bile venue d'une perforation de la vésicule, s'était elle-même ouverte dans le *duodénum*. Ce dernier, immédiatement après son origine, communiquait avec le foyer par une ouverture en forme d'entonnoir, dont la partie rétrécie se voyait à la surface interne de l'intestin, où sa forme était arrondie et avait trois millimètres de diamètre.

porter, lorsque M. Bouvier m'a appris que M. Fiaux, interne, il y a quelques années, dans son service à la Salpêtrière, avait trouvé un cas semblable [1].

OBSERVATION DE M. DURAND. — « Une femme de 71 ans entra à l'infirmerie de la Salpêtrière le 14 avril 1838. Elle a eu des vomissements et des douleurs de ventre. Elle est triste; elle se plaint encore de l'hypochondre droit et ses vomissements persistent. Dévoiement depuis son entrée à l'infirmerie; la peau et les conjonctives sont d'un jaune prononcé. L'hypochondre droit est le siége d'une tuméfaction générale et d'une grande sensibilité. Les vomissements sont quelquefois composés de bile. (Vingt sangsues à l'hypochondre droit, répétées plusieurs fois.) Soulagement. Cependant la douleur s'étend à tout l'abdomen, qui se ballonne; dévoiement plus abondant; tumeur bosselée au-dessous des fausses côtes droites; dévoiement encore plus fort, presque continuel; affaiblissement, marasme, mort à la fin de mai.

Autopsie. L'ictère est resté général et très prononcé. La vésicule forme à la base du foie une tumeur grosse comme le poingt d'un enfant de 12 ans, pyriforme, inégale, assez résistante, adhérente en bas avec la portion droite du colon transverse d'une manière intime, remplie par une matière gélatiniforme assez dense (cancer colloïde, dit l'observateur), légèrement jaunâtre, presque transparente; à son centre, d'un rouge assez prononcé. Ses parois sont très épaisses, résistantes, *ulcérées au niveau du colon, ce qui forme une communication avec cet intestin.* Dans leur épaisseur, au niveau du point où elles adhèrent au foie, on trouve une petite concrétion pierreuse. Le canal hépatique et ses divisions dans le foie sont très dilatés. On rencontre dans celles-ci un calcul gros comme un haricot.

---

[1] On trouve, dans l'ouvrage de Saunders sur les maladies du foie, que le docteur Cheston a vu qu'un calcul s'était frayé, à travers la vésicule, un passage dans l'intestin; que M. Cline, dans sa superbe collection anatomique de l'hôpital Saint-Thomas, conserve une pièce qui démontre un cas semblable. Mais Saunders ne dit pas dans quel intestin, et ne parle pas des causes de ces fistules.

Foie sans dégénération, peu volumineux, d'un rouge brun; ses granulations sont grosses.

Le colon offre, à son adhérence avec la vésicule, une *ulcération large de 6 centimètres en tous sens*, communiquant avec cette poche. Le fond de cette ulcération est couvert de masses cancéreuses, végétantes, d'un rouge assez vif. Le gros intestin présente, dans toute son étendue, les traces d'une inflammation sub-aiguë [1]. »

§ 11. Communication avec un abcès du foie.

Les communications fistuleuses entre les voies biliaires et les abcès hépatiques ont été observées un assez grand nombre de fois. Bien souvent ces perforations reconnaissent pour cause la présence de concrétions calculeuses. J'ai déjà plusieurs fois parlé d'une observation qui avait pour sujet le capitaine T..., dans laquelle un abcès du foie, qui s'était ouvert au dehors, avait donné issue, au bout de quelque temps, à une grande quantité de bile, mais sans aucun calcul. Mais on a vu, dans l'observation de M. le docteur Grandclaude, qu'un gros calcul étant passé de la vésicule dans le tissu du foie, y avait déterminé un abcès, lequel s'était ouvert au dehors. Le fait déjà cité de Thélésius peut être rapproché du précédent, et surtout celui de Stalpart-Vanderviel, qui assure avoir retiré d'un abcès du foie une pierre grosse comme un œuf de pigeon. Portal [2], d'après Bonnet, dit qu'on trouva à la partie inférieure du foie une ample vessie qu'on reconnut être la vésicule, laquelle contenait une partie du pus d'un abcès voisin qui avait pénétré dans sa cavité. Morgagni et Eller ont rencontré la même altération. M. Cruveilhier [3] indique un au-

---

[1] Observation recueillie par M. Durand, interne.
[2] P. 445, obs. F.
[3] *Dict. de médec. et chirurg. pratiques*, t. VIII, p. 320.

tre mode de fistule interne, complexe même, puisque du pus entourant la vésicule avait pénétré dans cette poche et était passé de là dans l'intestin. Enfin, on trouve dans Frank une observation dans laquelle la communication était entretenue par la présence d'un calcul. Voici comment s'exprime cet auteur :

OBSERVATION DE FRANK[1] : — « Une femme, qui avait été tourmentée de coliques hépatiques, présenta, avant sa mort, les signes d'une inflammation gangréneuse du foie. Elle n'avait pas eu de douleur à l'épaule droite.

A l'*autopsie*, on trouva le foie occupé, à sa partie convexe, par un abcès du diamètre de 6 à 7 centimètres et contenant un liquide purulent et fétide. Sur un des côtés de cette poche gangrenée apparaissait la pointe d'un calcul triangulaire, faisant une saillie de 4 à 5 millimètres. La vésicule avait des parois cartilagineuses de l'épaisseur du doigt, était adhérente au colon et au duodénum, communiquant seulement avec le foie par plusieurs sinus d'où s'écoulait la même matière purulente et fétide. Elle contenait aussi deux calculs gros comme des châtaignes et nombre d'autres petits. »

§ III. Communication avec le système veineux abdominal.

Il existe deux faits qui peuvent être considérés comme des fistules des voies biliaires ouvertes dans les veines portes. Le premier est de Columbus, qui rapporte que, chez *Ignace de Loyola*, le célèbre fondateur de l'ordre des Jésuites, des calculs biliaires se frayèrent une route de la vésicule dans le confluent de la veine porte, où ils furent trouvés. Dans le second fait, dû à M. Robert, il n'est pas question de calculs : cet habile chirurgien a montré, à la Société anatomique, une pièce où le cholédoque avait

---

[1] *Interpretationes clinicæ.*

contracté des adhérences avec la veine mésentérique supérieure. L'érosion des deux vaisseaux dans le point de contact avait déterminé un épanchement de bile dans cette veine, épanchement suivi de phlébite et de formation d'abcès dans une foule d'organes différents.

§ IV. Communication présumée avec les voies urinaires.

L'observation suivante, dans laquelle des calculs d'une nature tout-à-fait semblable à celle des calculs biliaires furent rendus par l'urètre, semble annoncer qu'une communication fistuleuse se serait établie entre les voies biliaires et les voies urinaires. Le bassinet du rein droit n'est pas, en effet, tellement éloigné de la vésicule qu'une adhérence ne puisse se former entre ces deux organes. Si, par suite, une perforation venait à s'y produire, on concevrait qu'un ou plusieurs calculs biliaires pussent passer dans les voies urinaires pour être enfin rejetés par l'urètre. Le docteur Faber, qui a recueilli cette observation, admet une autre explication et pense que les principes de la bile se sont déposés dans le bassinet du rein, et que là les calculs se sont constitués. Nous ne repousserons pas tout-à-fait cette manière d'expliquer le phénomène, car nous verrons, dans le chapitre suivant, de véritables calculs biliaires ayant pris naissance dans la veine porte elle-même. Parmi le grand nombre d'observations sur les calculs biliaires que M. Faber a consultées, il n'en a trouvé qu'une seule qui eût de l'analogie avec la sienne ; c'est celle de M. Barraud, de Lyon [1]. M. Faber [2] donne avec

---

[1] *Journ. de Clinique médic.*, 1837.

[2] *Medicinische Annalen*, 4ᵉ cahier du 5ᵉ volume. *V. Gaz. méd. de Paris* du 18 avril 1840.

beaucoup de détails l'histoire d'une femme qui a rendu des calculs biliaires par l'urètre, sans avoir éprouvé les symptômes ordinaires des coliques hépatiques ou de quelque autre affection du foie, et sans avoir présenté d'ictère; mais, après avoir souffert pendant quelque temps de douleurs et de pression dans la région hypogastrique, de ténesme vésical, elle a vu s'échapper, par le canal de l'urètre, plusieurs petits calculs, que l'analyse chimique a démontré être formés par les mêmes principes que ceux contenus dans les calculs biliaires. Une fois, les symptômes de dysurie furent si violents qu'on se trouva obligé de pratiquer l'urétrotomie pour extraire un calcul volumineux. La femme finit par guérir.

CHAPITRE DIXIÈME.

CALCULS BILIAIRES FORMÉS AU MILIEU DU SANG DE LA VEINE PORTE.

Dans toutes les descriptions précédentes, nous avons vu que les calculs dont nous nous occupons étaient formés au sein de la bile, et que lorsqu'on les trouvait en dehors des voies biliaires, ou bien ils avaient suivi le trajet de ces voies pour arriver dans le canal intestinal, ou bien, les ayant perforées, ils s'étaient introduits dans des divers trajets fistuleux. Nous avons même dit que ces calculs pouvaient se former hors des voies biliaires, si la bile y sta-

gnait. Mais, ici, j'ai à m'occuper d'un fait unique, remarquable par sa singularité, et qui pourrait être révoqué en
doute s'il n'était rapporté par un savant médecin, et entouré, du reste, de toutes les preuves de la véracité. Il s'a-
git, en effet, d'une concrétion qui s'est formée au milieu du
sang de la veine porte, et qui a été trouvée par M. Francis
Deway, médecin suppléant de l'Hôtel-Dieu de Lyon et se-
crétaire-adjoint de la Société médicale d'émulation de la
même ville [1]. Ce même auteur nous apprend que M. Imbert,
médecin de l'Hôtel-Dieu de Lyon, affirme avoir rencontré
un grand nombre de petits calculs dans l'intérieur de la
veine porte ; mais cette assertion n'est point accompagnée
de détails qui nous donnent l'assurance qu'ils devaient

[1] Cette formation de calculs au milieu du sang de la veine porte,
doit sans doute paraître bien extraordinaire, malgré la supposition
que je viens de faire qu'il avait dû s'y accumuler une grande quantité
de matériaux biliaires. Pour donner plus de poids à cette supposition,
je dois faire mention ici d'une observation au moins aussi surprenante,
puisqu'elle a pour sujet des douves rencontrées dans ce même sang ;
cela montre qu'entre le sang de la veine porte et la bile, on peut véritablement établir un rapprochement physiologique. Cette observation
est celle qui a été recueillie par M. Duval, professeur d'anatomie à
l'école préparatoire de médecine de Rennes, et qui a été publiée par
lui-même dans la *Gazette médicale de Paris* du 3 novembre 1842.

Quelques observateurs avaient bien parlé vaguement de douves
ayant leur siége dans le sang de la veine porte ; mais Rudolphi avait
cherché à démontrer que c'était une erreur d'observation, et son opinion avait prévalu. Aujourd'hui le fait de M. Duval ne peut plus laisser aucun doute. Je crois devoir le reproduire, parce qu'il vient, en
quelque sorte, corroborer l'observation de M. F. Deway et prouver
que, en raison de l'analogie que l'on peut établir entre le sang de la
veine porte et la bile, des distômes hépatiques peuvent se développer, de même que des cholélithes, ailleurs que dans les voies
naturelles de cette dernière humeur.

OBSERVATION DE M. LE PROFESSEUR DUVAL, DE RENNES : *Distômes
hépatiques trouvés au milieu du sang de la veine porte.* — « Sur
le cadavre d'un homme de 49 ans, qui servait à la démonstration du
système veineux abdominal, ce médecin trouva dans le tronc de la
veine porte une douve de la plus grande dimension, au milieu d'un
peu de sang fluide. Il ne s'en trouva pas dans les branches abdomi-

s'être formés dans le sang de cette veine ; de plus, ces calculs n'ont point été analysés.

Dans l'observation de M. Francis Deway, les voies biliaires étaient complétement oblitérées ; elles devaient même l'être de longue date, puisque l'ictère durait depuis sept années. L'atrophie de la vésicule était complète. Pendant le temps qu'a duré cette oblitération, il a dû s'accumuler dans le sang de la veine porte une grande quantité de matériaux biliaires, qui, s'extrayant de la masse du sang, ont probablement déterminé la formation de cette concrétion, ce que favorisait d'ailleurs l'atrophie du foie.

Il faut regretter, avec M. Deway lui-même, qu'on n'ait pas songé à soumettre à l'analyse chimique le sang des cavités du cœur et quelques autres humeurs du cadavre. Il eût été curieux de constater s'il s'y trouvait les mêmes matériaux que contenait le sang de la veine porte.

nales ; mais deux ou trois autres douves semblables à la première furent rencontrées dans le sinus et les divisions sous-hépatiques de ce vaisseau. Les branches de la veine porte ayant été suivies jusque dans l'intérieur du foie, M. Duval découvrit alors d'autres entozoaires de la même espèce ; en tout il y en eut six : ces veines et le foie étaient dans l'état normal. Le corps appartenait à un ouvrier couvreur, mort dans un service de médecine, et sur lequel on ne put recueillir rien de précis. Ces vers, qui avaient de 25 à 32 millimètres de longueur, et de 9 à 12 de largeur, excédaient, de plus de trois fois, les dimensions qui sont indiquées par les observateurs pour les distômes de l'homme, et égalaient au moins la taille de ceux qu'on trouve dans les grands mammifères. »

On ne peut douter qu'il s'agît bien ici de distômes, car M. Duval eut soin de les montrer à d'autres médecins, en particulier, à M. Félix Dujardin, doyen de la Faculté des sciences de Rennes, qui a écrit sur ce sujet et qui les a reconnus pour tels. Comme il a été parfaitement constaté que les voies biliaires et les veines étaient saines, qu'elles n'offraient ni déchirure, ni érosion, il faut bien admettre que ces entozoaires se sont développés dans la veine porte et y ont vécu. On ne peut même supposer la possibilité de leur passage à l'état de germe ou d'embryon, des canaux biliaires dans le système veineux, par la voie des vaisseaux capillaires, puisque, à cet état, d'après les recherches du même M. Dujardin, ils ont un volume bien supérieur à celui des globules du sang.

La concrétion dont il est question n'a pu se former que graduellement et n'atteindre même que lentement son développement. Elle s'est constituée comme ces cristallisations qui s'opèrent dans un liquide qui tient beaucoup de sels en suspension. L'observation de M. F. Deway est insérée dans la *Gazette médicale de Paris* du 20 avril 1843 ; mais elle est trop remarquable pour que je puisse me dispenser de la transcrire presque en entier.

OBSERVATION DE M. FRANCIS DEWAY : *Véritable concrétion biliaire formée dans la veine porte ; vésicule remplacée par un calcul enkysté ; oblitération des canaux biliaires ; atrophie et désorganisation de la substance du foie ; ictère noir existant depuis plusieurs années.* — « Une femme de peine, âgée de 47 ans, d'une constitution naturellement forte, entra, le 6 août 1842, à l'Hôtel-Dieu de Lyon, pour y être traitée d'un ictère qu'elle dit exister depuis environ sept ans. Cette femme, d'une intelligence faible et grossière, ne fournit que très peu de renseignements sur ses précédents. Elle n'a point eu d'enfants ; ses règles ont cessé à l'âge de 40 ans, sans amener la plus légère indisposition ; elle ajoute que, toute sa vie, elle a été habituellement resserrée du ventre. Il y a huit ans, elle fut atteinte d'une fièvre tierce dont les premiers accès furent coupés, mais qui revint ensuite et se prolongea pendant environ six mois ; c'est à partir de cette époque que sa santé a été ébranlée ; depuis lors elle a éprouvé des vomissements, du dégoût pour les aliments, de fréquentes alternatives de diarrhée et de constipation. Il y a sept ans, elle a commencé à ressentir une douleur obtuse à la région du foie ; en même temps est survenue une légère suffusion ictérique des téguments. Mais cette femme, accoutumée à une vie de dures privations, a constamment, depuis cette époque jusqu'à celle de son entrée à l'hôpital, vaqué à ses travaux, sans s'astreindre à un traitement régulier.

Examen d'entrée le 7 août : couleur jaune safran de tous les téguments et des conjonctives ; langue plate et humide ; appétit conservé ; constipation pénible, qui a amené un relâchement de la muqueuse du rectum ; douleur fixe à la région hépatique, en arrière et antérieurement au niveau des dernières fausses côtes ; cette douleur n'augmente pas par la pression ; la percussion ne fait entendre le son jécoral que dans des régions très limitées. Au niveau des deux dernières fausses côtes, le son intestinal est parfait. En arrière, il est également facile de reconnaître que le foie y occupe un très petit espace; les urines sont peu abondantes et légèrement teintes en vert; pouls lent, à 55 puls. (Décoct. de carottes jaunes;. 60 centigr. de calomel, incorporés à du miel.)

Le 11, l'ictère est devenu plus prononcé; la teinte se rapproche un peu de celle du bronze. Douleur permanente en arrière du foie. La malade n'a fait qu'une selle depuis le jour de son entrée; celle-ci a présenté l'aspect de grumeaux de pain bouilli; urines rares et difficiles; insomnies. (*Prescript. ut suprà.*)

Le 12, à partir de ce jour jusqu'à celui de la mort, l'ictère est devenu d'une teinte de plus en plus foncée. Dans les derniers temps, on ne pouvait mieux comparer cette coloration qu'à celle du vert bronzé. La constipation devient de plus en plus pénible et réfractaire aux drastiques les plus énergiques (julep, huile de croton-tiglium , scammonée). Les urines, de plus en plus rares, se supprimèrent les trois derniers jours.

1er septembre, collapsus; mort dans la soirée.

Autopsie. La coloration brunâtre des téguments persiste. Cerveau, poumon et cœur sains. Ce dernier organe contient du sang fluide, dont la consistance est un peu poisseuse; quelques petits caillots mous sont adhérents aux colonnes charnues.

L'estomac est contracté; on voit quelques rougeurs, par plaques, vers le grand cul-de sac ; la consistance de la muqueuse est normale. Les intestins sont sains et renferment quelques matières décolorées. La rate a un volume triple du normal ; sa substance est mollasse; la simple pression du doigt fait tomber son tissu en un déliquium rougeâtre. Les capsules surrénales sont hypertrophiées et coiffent le bord supérieur des deux reins.

Le foie est d'un petit volume; sa coloration est d'un jaune sale tirant sur le vert. En le soulevant pour le détacher, on remarque, sous la face inférieure, un corps cylindrique, assez consistant et allongé. Un peu d'attention fait reconnaître que ce corps appartient à une ramification de la veine porte, sa branche droite, presqu'à l'endroit où elle va émerger dans la substance du foie. Le tronc principal est mis à nu et découvert jusqu'à la veine splénique. Cette opération est assez facile, vu l'ampliation anormale du tronc et des branches principales de la veine porte. Le volume de celle-ci est *double au moins de celui de la veine cave inférieure.* Une incision faite dans la direction du tronc principal jusqu'à sa division dans la scissure du foie, permet de dégager, de la branche qui se rend dans le lobe droit, un *corps cylindrique*, noirâtre extérieurement, ayant 2 centimètres et 13 millimètres de longueur. Son poids est de 4 grammes 10 centig. L'extrémité qui regarde le foie est mousse, arrondie; celle qui regarde le tronc principal de la veine porte offre une digitation considérable, comme celle qu'auraient produite les ondulations d'un liquide dans une substance molle. La substance du foie est profondément ramollie et n'offre qu'une teinte uniformément verdâtre. En la fendant par tranches, on trouve dans la profondeur de son tissu, dans le calibre des ramifications de la veine porte, de petits cylindres analogues à celui décrit précédemment. A l'intérieur, ils présentent une coloration semblable à celle de la rouille.

La vésicule biliaire n'existe pas; mais, à sa place, on trouve une petite tumeur dure: c'est un calcul arrondi, de la grosseur d'une petite noix, du poids de 3 grammes 20 centig., revêtu d'un kyste séreux. Sur le côté gauche de cette tumeur se voit un petit cordon fibreux (très probablement le canal cystique), qui va se réunir à un autre plus loin, partant de la surface concave du foie et se dirigeant vers le duodénum.

L'artère hépatique est d'un volume incontestablement moindre qu'elle ne l'est dans l'état normal. La veine cave n'offre rien de particulier. Le pancréas est très volumineux; il a les dimensions d'une rate saine. Ses grains glanduleux sont manifestement hypertrophiés; quelques-uns ont le volume d'une grosse lentille.

L'analyse chimique de la concrétion, faite par M. Guillermond fils, pharmacien et chimiste distingué de Lyon, a fourni les résultats suivants :

La pesanteur spécifique était moindre que celle de l'eau ; elle était d'une consistance friable, mais noire à sa surface ; extérieurement d'une couleur brune, elle devenait plus foncée au centre ; coupée transversalement , elle était formée de couches concentriques, parsemée de petits grains cristallins ; réduite en poudre, elle était d'un rouge brique et laissait aux doigts une matière onctueuse jaune ; exposée à l'action du feu, elle brûlait avec flamme. Les débris de la matière mis à la disposition du chimiste étaient du poids de 1 gramme 50 centigr. Il les pulvérisa et les sépara en deux parties.

Une première partie fut traitée par l'alcool bouillant ; presque aussitôt ce liquide prit une teinte jaune, et il resta dans le fond du matras une poudre rouge qui, épuisée de tout principe soluble, fut recueillie sur un filtre. L'alcool ainsi séparé était transparent, mais, par le refroidissement, il laissa déposer une matière micacée, qui fut recueillie, et qui était de la cholestérine d'un blanc jaune.

La liqueur alcoolique, dans laquelle avait cristallisé la cholestérine, ayant été évaporée à siccité, le résidu avait l'aspect de la cire, se ramollissait entre les doigts, était d'une couleur jaune et d'un goût amer et sucré (vraisemblablement le picromel). L'alcool n'a pu se redissoudre entièrement et a laissé insoluble une substance molle élastique.

La poudre, insoluble dans l'alcool, fut séparée en deux portions :

L'*une* fut mise en contact avec quelques gouttes d'acide azotique ; aussitôt il se manifesta une vive effervescence. Soumise à l'impression de la chaleur, cette substance se tuméfia considérablement ; la petite quantité d'acide azotique ayant été sur-le-champ décomposée, la matière devint sèche et cristalline ; elle se dissolvait alors dans l'alcool, en prenant une belle couleur jaune orangé. Enfin, l'ensemble de ces phénomènes fit penser qu'il s'était formé de l'acide cholestérique que l'alcool n'avait pu dissoudre.

' L'*autre* partie de la poudre, insoluble dans l'alcool, fut mise en contact avec une solution de potasse caustique, qui, aussitôt, put en dissoudre la plus grande quantité, en prenant une couleur d'un vert brun. La substance insoluble dans la potasse caustique fut traitée par l'acide azotique qui réagit comme précédemment.

Quelques gouttes d'acide chlorhydrique ayant été versées dans la solution alcaline, une belle couleur vert foncé se développa, et une multitude de petits flocons verts troublèrent la liqueur, qui ne tarda pas à passer au bleu (caractère distinctif de la matière colorante de la bile).

La seconde partie de la concrétion, pulvérisée, fut traitée par l'eau distillée froide; elle se colora aussitôt en jaune. Séparée de la partie insoluble et portée à l'ébullition, elle ne se troubla pas. Evaporée, elle laissa un résidu d'une couleur jaune et d'un goût amer et sucré. La poudre insoluble à l'eau ayant été traitée par l'alcool bouillant, il se forma, comme précédemment, un dépôt abondant de cholesterine, qui, cette fois, était parfaitement blanche.

Les solutions alcooliques, d'un jaune verdâtre au commencement, devenaient de plus en plus vertes; évaporées aux deux tiers de leur volume, elles laissaient déposer une nouvelle quantité de cholestérine, et on voyait nager à leur surface une substance blanche, grasse, qui fut reconnue pour être de la stéarine. Evaporée à siccité, une partie de cette liqueur laissa un résidu d'un jaune vert, d'un goût âcre. Le goût amer et sucré signalé plus haut ayant fait soupçonner la présence du picromel, on voulut essayer d'isoler le principe. A cet effet, ayant réuni les solutions alcooliques et les ayant fait évaporer au tiers de leur volume, on les traita par le sous-acétate de plomb; mais le résultat de cette opération fut si minime qu'il fut impossible d'en déterminer la nature. La poudre insoluble, ayant été exposée à l'action vive et prolongée du feu, fut changée en un résidu charbonneux difficile à incinérer. Le résidu fut traité par l'acide azotique. Quelques gouttes d'ammoniaque, versées dans la dissolution qui en résulta, occasionnèrent un très léger nuage blanc, dû sans doute à la magnésie.

En *résumé*, la substance examinée a tous les caractères physiques d'une concrétion biliaire, ainsi que les caractères chimiques ordinaires. La cholestérine s'y trouve en majeure partie, et le picromel, dont la présence n'est pas essentielle à la détermination de l'espèce de calcul, peut y être soupçonné. On peut énoncer ainsi les principes que renferme la concrétion : 1° cholestérine ; 2° stéarine ; 3° matière colorante jaune ; 4° matière résineuse verte de la bile ; 5° picromel ; 6° sels magnésiens.

CHAPITRE ONZIÈME.

DU DIAGNOSTIC DE L'AFFECTION CALCULEUSE DU FOIE.

Ce diagnostic peut être établi de deux manières : d'abord, en se rappelant tous les symptômes qui ont été indiqués dans les chapitres précédents comme dénotant l'existence de l'affection calculeuse dans les diverses parties où nous avons vu qu'elle peut se montrer, et en tenant compte aussi de toutes les causes qui peuvent en favoriser la production ; en second lieu, en signalant les difficultés qu'on peut rencontrer quand il s'agit de constater la maladie à laquelle on a affaire. Ces deux éléments de diagnostic vont constituer deux articles.

ARTICLE PREMIER.

RÉSUMÉ DES SYMPTÔMES PROPRES A ÉTABLIR LE DIAGNOSTIC DES CALCULS BILIAIRES.

On a vu que les cholélithes peuvent exister non-seulement dans les diverses parties des voies biliaires et dans les différentes sections du canal intestinal, mais encore dans des trajets accidentels et même au milieu du sang de la veine porte : ce sont les symptômes qui résultent de leur présence dans cette série de localités, qu'il s'agit en ce moment de résumer.

Dans les racines du conduit hépatique, les concrétions étant, en général, très petites et entraînées par le concours de la bile, ne déterminent qu'une sensation passagère, plus ou moins pénible, et se renouvelant à des intervalles variés ; mais ces souffrances, quoique le plus souvent locales, peuvent déterminer, chez certains sujets névropathiques, les symptômes les plus variés. Lorsque ces concrétions seront plus volumineuses et arrêtées, la douleur sera continue et plus limitée ; rarement alors elles interceptent assez le cours de la bile pour déterminer un ictère.

Dans le conduit hépatique lui-même, les concrétions s'arrêtant très peu, n'y déterminent que de faibles douleurs ; cependant, dans les cas rares où elles seront retenues, les douleurs se feront sentir à la partie inférieure du foie, et il sera possible que l'ictère et le gonflement de cet organe en soient le résultat. Les symptômes les plus graves de péritonite dénoteront la rupture de ce conduit.

Bien que, le plus souvent, aucun signe ne traduise l'*existence des calculs dans la vésicule*, il est pourtant quelques circonstances dans lesquelles il se développe dans cette région de la gêne, de la tension, une douleur sourde, la sensation d'un corps qui se porte d'un côté à l'autre, celle d'une collision, d'une crépitation, reconnaissables surtout avec le secours du sthétoscope. Le palper, chez les personnes maigres, peut quelquefois les constater. Par suite de leur nombre, de leur volume ou de leurs inégalités, ils peuvent déterminer de véritables douleurs, s'irradiant dans tout l'hypochondrê droit, à l'épigastre, au dos, au sein, à l'épaule, dans tout le thorax. En appuyant sur le pylore, ils ont déterminé des vomissements ; s'ils perforent le cholécyste, ils en résulte une péritonite.

On a vu que c'est à l'engagement et au passage des *calculs dans le conduit cystique* qu'on doit rapporter la plupart des symptômes qui constituent les coliques hépatiques. Ces coliques sont, en général, caractérisées par des douleurs siégeant à la réunion de l'épigastre et de l'hypochondre droit ; s'irradiant à la région précordiale, au dos, à l'épaule, au cou, quelquefois dans toute la poitrine et dans tout le ventre ; s'accompagnant de nausées, de vomissements, de défaillances. Ces douleurs sont ordinairement très vives, et peuvent offrir les caractères les plus variés. La région primitivement douloureuse est tendue et sensible au toucher, quelquefois elle est rétractée. Le système nerveux en entier est souvent alors mis en jeu, et l'on voit les malades se livrer aux mouvements les plus singuliers, aux attitudes les plus bizarres, à l'accent du désespoir. La céphalalgie, les vertiges, les spasmes, les convulsions générales ou bornées au côté droit, etc., ont été le résultat de l'excès de la douleur. Dans cette période de la maladie, l'ictère est rare, et l'on n'observe, de coutume, qu'une légère teinte jaune, due au trouble du système nerveux. La durée de ces accès est extrêmement variable ; ils se répètent d'ordinaire un plus ou moins grand nombre de fois, avant que le calcul ait franchi le canal cystique. Des symptômes inflammatoires peuvent s'y joindre et compromettre la vie des malades. La gangrène elle-même a été observée et a donné lieu aux symptômes qui lui sont propres. Une grande perversion dans l'action nerveuse est fréquemment la suite des accès violents et réitérés.

Lorsque les *concrétions* sont parvenues *dans le canal cholédoque*, les symptômes douloureux perdent une partie de leur intensité, sans toutefois qu'on cesse d'observer des efforts pénibles, quelquefois même terribles, d'expulsion. Si le calibre de ce conduit est incomplétement oblitéré, la jaunisse est peu intense ; mais elle va, au contraire, toujours en augmentant, lorsque l'obturation est complète. On remarque en même temps le gonflement de la vésicule et du foie, par suite de la rétention de la bile. Les malades sont immédiatement soulagés dès que les calculs ont franchi la fin du cholédoque pour tomber dans le canal intestinal. L'échappement de ces corps est indiqué par des sensations diverses. Une sueur abondante, des urines épaisses, se montrent parfois à la fin de ces crises. Il peut se faire que ce ne soit qu'après un long temps que les corps étrangers parviennent à se dégager. On a vu, à la suite, les canaux biliaires rester distendus, de manière que la bile ne s'écoule plus que par regorgement.

Enfin, lorsque les *concrétions biliaires* sont parvenues *dans les voies digestives*, bien que les symptômes, en général, cessent complétement, cependant il peut arriver qu'elles soient rejetées, après de grandes angoisses, au moyen du vomissement ; qu'elles soient retenues dans les intestins grêles, où, dans quelques cas, leur grand volume ainsi que leur agglomération ont produit les accidents les plus graves d'étranglement ; qu'elles s'engagent encore dans l'appendice cœcal ; qu'elles s'arrêtent dans les replis du cœcum pour y déterminer de l'inflammation et une perforation gangréneuse ; qu'elles soient, enfin, retenues longtemps au-dessus du sphyncter anal, et qu'elles ne puissent le franchir qu'après les efforts les plus pénibles.

Lorsque *la bile est retenue très longtemps*, elle *peut déterminer dans la vésicule de l'inflammation*, un véritable *abcès* qui s'ouvre soit au dehors, soit dans un organe intérieur; et une fistule externe ou interne peut en résulter. La douleur locale, la rougeur, le gonflement, la fièvre, etc., viennent annoncer la formation de cet abcès ; quand il prend son cours à l'intérieur par une sorte de gangrène, un état d'abattement ou des symptômes de péritonite, etc., traduisent au dehors ces désordres intérieurs.

Quant aux *calculs* biliaires qui peuvent se former *au milieu du sang de la veine porte*, on n'a pas eu l'occasion d'en constater les symptômes dans le seul cas qui en existe dans la science.

Après cette analyse succincte des symptômes principaux de l'affection calculeuse du foie, analyse destinée seulement à rappeler la description qui en a été donnée avec détail, je rapporterai une observation tirée de ma pratique, et dans laquelle j'ai pu diagnostiquer, avec la plus grande précision, les différentes phases de la maladie, et suivre, en quelque sorte, pas à pas la marche des calculs.

OBSERVATION TIRÉE DE MA PRATIQUE: *Coliques hépatiques violentes et longues ; ictère à deux reprises; traitement par les calmants et les purgatifs ; symptômes douloureux, cessant brusquement dans un bain de vapeur ; emploi efficace des eaux de Vichy. Huit ans après, nouvelle attaque terrible; symptômes appréciés avec précision; phases de la maladie annoncées et ponctuellement réalisées.* — Le lieutenant général T. Séb...., pair de France, âgé de 52 ans, d'un tempérament biliosonerveux, éprouva, dans l'été de 1836, des douleurs dans les régions épigastrique et hypochondriaque droite, par crises et pendant environ six semaines. Il se souvient que ses selles prirent une teinte grisâtre, mais il n'eut pas d'ictère prononcé.

Le 24 février 1838, se trouvant à Paris pour la session des chambres, il fut pris subitement, vers le milieu de la journée, d'une douleur vive à l'épigastre et à l'hypochondre droit. Il n'y avait aucune fièvre. Supposant alors qu'il se formait une congestion dans le foie, je prescrivis 20 sangsues au siége, un bain, un large cataplasme émollient sur les parties douloureuses et des boissons adoucissantes. Le soulagement ne se fit pas longtemps attendre.

Mais le 27, la douleur reparaît de nouveau plus forte. Elle se fait sentir tantôt en avant, tantôt en arrière. Il se manifeste quelques envies de vomir. Le traitement antiphlogistique ayant bien réussi la première fois, je fis appliquer 15 sangsues sur le point le plus douloureux. Le malade fit encore usage de bains, de cataplasmes, d'un liniment narcotique, et, peu après, il n'éprouva plus aucune douleur. Cependant, un malaise ne cessait de se faire sentir dans toute la région hépatique, et les digestions étaient pénibles.

Le 10 mars, le général étant sorti par un vent froid et sec, pour aller au spectacle, fut pris subitement, pendant la représentation, d'une douleur ayant son siége au même lieu qu'aux deux précédentes attaques. Elle était si vive qu'il eut beaucoup de peine à revenir à son domicile, malgré l'assistance de son aide-de-camp.

Pendant toute la nuit et toute la journée du 11, il souffrit beaucoup et sans interruption. Il ne savait quelle position tenir. Il vomissait toute espèce de boisson. Au milieu de cette longue crise, on ne remarquait pas de chaleur à la peau, et le pouls était à peine accéléré. La bouche avait un goût terreux. Aucun soulagement n'était résulté des bains, des cataplasmes, des liniments les plus narcotiques employés en frictions d'une manière continue. Les potions calmantes et quelques pilules de 2 ou 3 centigrammes d'extrait de belladone, n'avaient pas non plus amené d'amendement. Le soir, j'appelai en consultation M. le docteur Louis, qui eut l'idée de conseiller un bain de vapeur en boîte. Ne voulant pas quitter le malade, pour qui j'avais le plus grand et le plus affectueux dévouement, je pus observer l'effet de ce bain. A peine le général y était-il plongé depuis quelques minutes, qu'il m'apprit avec étonnement et avec une satisfaction que je partageai bien avec lui, que la douleur venait de cesser tout-à-coup. La sueur fut abondante après le bain, et la nuit suivante des plus calmes.

Le 12, dans la matinée, on s'aperçut que la conjonctive et la peau avaient pris une teinte jaune assez prononcée ; les urines étaient brunâtres et teignaient le linge en jaune ; les selles étaient décolorées ; les douleurs, quoique plus faibles, apparaissaient de temps à autre ; elles se manifestèrent principalement le 14 et le 15. L'ictère était alors devenu intense. Le général éprouvait un sentiment de pesanteur et de gêne à l'hypochondre droit, où le palper constatait une tension et du gonflement. Le désespoir produit par les douleurs avait été remplacé par une tristesse insurmontable et un abattement physique et moral. On continua les bains et les applications émollientes, ainsi que les boissons de même nature, auxquelles on associait l'eau de Vichy.

Le 22, les docteurs Louis et Bertin se réunirent en consultation avec moi... Nous fûmes parfaitement d'accord sur la nature de la maladie. Il s'agissait de concrétions biliaires dont l'engagement et le passage dans le canal cystique avaient occasionné les premières et cruelles douleurs. Arrivées dans le cholédoque, elles avaient produit l'ictère, et les douleurs, qui revenaient de temps à autre, étaient le résultat de quelques efforts expulsifs pour achever de les conduire dans l'intestin. Il fallait donc chercher à opérer leur dégagement complet. Pour remplir cette indication, nous eûmes recours aux purgatifs suivants :

Le malade prit, tous les matins d'abord, puis ensuite tous les deux jours, une pilule composée avec calomel 20 centigr., opium 5 centigr., extrait de taraxacum q. s., et, immédiatement après, un verre d'eau de Pullna. De nombreuses évacuations furent le résultat de ce traitement, et, peu de jours après, la coloration des selles annonçait que la bile prenait son cours et que les canaux biliaires étaient redevenus libres.

On continua, de temps à autre, l'usage de ces pilules et de l'eau de Pullna. A la fin de mars, le malade fut mis à l'usage des sucs d'herbes, et on lui recommanda celui de l'eau de Vichy à ses repas. L'amélioration qui s'était manifestée dès que la bile avait repris son cours, devint de plus en plus évidente. La jaunisse disparut, l'appétit revint, ainsi que la sérénité et les forces.

Malgré le peu de soin avec lequel on rechercha les calculs dans les selles, quoique je l'eusse maintes fois recommandé, on en trouva cependant un certain nombre de très petits et de fort irréguliers à la fin de mars, en avril et en mai. La matière colorante semblait uniquement les composer.

Le général retournant dans le Midi, pour reprendre le grand commandement qui lui était confié, je lui recommandai de s'arrêter à Vichy pour faire une longue saison à ces eaux, dont il n'avait pas, du reste, discontinué l'usage depuis sa guérison. Chaque année je l'ai revu, et lorsqu'il a été appelé à Paris, aux mêmes, mais plus difficiles fonctions, j'ai eu fréquemment l'honneur d'être admis auprès de lui. De vives douleurs n'ont jamais eu lieu ; cependant, l'hypochondre droit est souvent le siége d'un grand malaise, ce qui peut être provoqué par le travail soutenu de cabinet auquel il se livre et par des occupations trop actives. Pourtant l'embonpoint s'établit notablement depuis quelques années. L'eau de Vichy, l'eau d'Ems, sont, autant que possible, mêlées aux boissons depuis la colique hépatique de 1838, et le régime est suivi avec une certaine ponctualité.

Les choses en étaient là, lorsque, le 10 juin 1846, le général eut une sorte d'indigestion qu'il attribua à ce que, après avoir bu à la glace, contre son habitude, il avait travaillé dans un courant d'air. Lorsque je le vis, le lendemain matin, il éprouvait une douleur assez intense dans la région du foie. Cette douleur fut dissipée par un cataplasme et un bain. Les urines étant ictériques et la langue saburrale, deux verres d'eau de Sedlitz, que je fis prendre, entraînèrent une grande quantité de bile, et l'appétit revint.

Mais, le 14 au soir, les douleurs reparurent dans la région hépatique. Appelé vers trois heures du matin, je trouvai le malade entouré déjà des médecins de son état-major, MM. Michel et Camille Piron. Les douleurs avaient été affreuses dans la première partie de la nuit. Je fus moi-même témoin des terribles angoisses que nul remède ne pouvait alléger. L'agitation était telle qu'aucune position ne pouvait être gardée, et que nous pouvions à peine palper la région d'où partaient les douleurs, région cependant sur laquelle la pression des doigts semblait plutôt produire du soulagement qu'une augmentation du mal. La figure était pâle, les extrémités froides, le pouls petit. Il y avait eu, et il y avait encore parfois, quelques nausées et quelques efforts de vomissement.

Mes honorables confrères me communiquèrent de suite leurs inquiétudes, et l'incertitude où ils étaient au sujet du diagnostic d'un aussi effrayant état. Ils ignoraient les antécédents de la santé du général ; mais comme je les connaissais parfaitement, et que je m'occupais depuis longtemps de l'affection calculeuse du foie, je n'hésitai pas un seul instant, et j'émis mon opinion en ces termes : *Le purgatif a vidé la vésicule de la bile qu'elle contenait. Le repas d'hier soir a appelé dans l'intestin le reste de cette humeur pour sa digestion, et un calcul s'est engagé en même temps dans le canal cystique. C'est ce corps qui détermine les douleurs actuelles, en raison des contractions qu'il imprime aux fibres de ce conduit, contractions bien cruelles, mais qui servent à le porter au dehors. Ces douleurs vont sans doute diminuer d'ici à quelque temps, ce qui indiquera que la concrétion sera passée dans le cholédoque, où elle sera plus à l'aise ; mais il y aura encore quelques angoisses et des efforts expulsifs, peut-être douloureux, pour son passage définitif dans l'intestin. Dès que ce soulagement arrivera, nous verrons la jaunisse se développer, parce que le cours de la bile s'en trouvera interrompu.*

Mes conjectures se réalisèrent ponctuellement. La douleur diminua beaucoup dans la matinée, et, tout en continuant dans le reste de la journée, elle était tolérable et s'augmentait seulement de temps à autre. Le soir, après un bain que je lui faisais prendre, le général, pendant qu'on l'essuyait, se plaignit de démangeaisons, surtout aux jambes. *Eh bien, mon général,*

lui dis-je, vous marchez vers votre délivrance; ces démangeai-
sons sont le résultat de la bile qui se répand dans la peau, et qui
indique que votre ennemi n'a plus que le dernier défilé à fran-
chir. Demain vous serez jaune, mais ce sera l'affaire de peu
de jours. Quelques doses d'eau de Sedlitz débusqueront cet
ennemi de son dernier retranchement et le forceront à passer
dans l'intestin.

Malgré que, en plusieurs circonstances, j'eusse expliqué au général le mécanisme de son affection, je ne le trouvai pas moins incrédule sur mon pronostic; mais le lendemain il put se convaincre que j'avais raison en regardant dans sa glace ses conjonctives, ainsi que la teinte de sa figure, lesquelles étaient manifestement jaunes; les urines avaient pris la couleur acajou et les selles étaient décolorées. Je prescrivis immédiatement une bouteille d'eau de Sedlitz et beaucoup de bouillon d'herbes; mais les garde-robes restèrent décolorées et les urines ictériques.

Le 17, je fis continuer le même traitement; les dernières matières se colorèrent un peu, et le 18, le malade, qui était sans souffrance, m'annonça que la bile passait bien. En effet, elle avait entraîné un calcul à facettes, gros comme le bout du doigt, et composé de cholestérine, imprégnée, çà et là, de matière colorante. Les facettes de ce calcul devaient faire supposer qu'il y avait d'autres corps de ce genre dans la vésicule.

Cette appréhension était fondée, car, quelques jours après l'issue de ce premier calcul, lorsque l'ictère disparaissait et que l'appétit revenait, de nouvelles douleurs, mais sourdes, se manifestèrent, et la teinte jaune des yeux redevint manifeste. J'eus recours de nouveau à l'eau de Sedlitz, et un second calcul, de même grosseur, plus chargé de matière colorante, fut trouvé dans les garde-robes. L'ictère se dissipa ensuite totalement sous la seule influence du temps, des bains, des boissons adoucissantes et du régime. Il était probable que les concrétions étaient d'ancienne date, et peut-être un reste de celles qui furent rendues en 1838.

Je n'avais pas à prescrire des précautions différentes qu'à cette époque; mais le général préféra, par des raisons particulières, les eaux de Monte-Cattini, près Pise, qui sont un peu

alcalines et purgatives, et qui paraissent lui avoir fait beaucoup
de bien. Aucune atteinte de colique hépatique n'a eu lieu depuis ce temps. Par suite des déplorables événements de 1848,
le général s'est retiré dans ses foyers. Pendant un séjour d'un
mois qu'il a fait à Paris, pendant l'automne dernier, je l'ai vu
presque chaque jour, et j'ai pu constater que sa santé se main-
tenait assez bonne, malgré quelques souffrances passagères dans
la région hépatique.

ARTICLE DEUXIÈME.

DES DIFFICULTÉS QU'ON PEUT RENCONTRER DANS LE DIAGNOSTIC DES CALCULS BILIAIRES.

On peut rapporter aux trois divisions qui suivent les
difficultés que les calculs biliaires présentent, pour qu'on
puisse en établir le diagnostic : Ils ne manifestent pas toujours assez de symptômes pour qu'on ait la certitude de
leur présence; ils peuvent simuler une autre maladie;
d'autres affections peuvent simuler les calculs.

§ 1er. Défaut de manifestation de symptômes.

Nous avons vu que, dans le plus grand nombre de circonstances, les petites concrétions qui se forment dans les
racines du canal hépatique y cheminent sans déterminer
d'autre symptôme qu'un malaise ou une douleur obtuse
dans la région du foie, et qu'elles franchissent même les canaux hépatique et cholédoque sans aucune autre manifestation. Le diagnostic ne peut donc alors être établi, à
moins que des recherches dans les garde-robes ne viennent à y faire constater leur présence. Mais il n'en sera
plus de même si ces concrétions, par leur accumulation

ou leur volume, obstruent le canal hépatique; car bientôt, ainsi que nous l'avons établi, l'ictère et le gonflement du foie par suite de la rétention de la bile, viendront décéler la nature de l'affection.

La même insuffisance de symptômes a lieu pour les calculs de la vésicule : légers de leur nature , nageant dans un liquide onctueux, ils n'irritent pas ses parois, et le palper de cette région ne fait pas reconnaître un sentiment de collision. Il peut en être très longtemps ainsi jusqu'à ce que, nombreux et volumineux , ce bruit puisse être perçu, ou que, s'engageant dans le canal cystique, ils y produisent les douleurs si vives et si caractéristiques dont nous avons tracé l'effrayant tableau. Les douleurs que les concrétions déterminent, en traversant le cholédoque, offrent des caractères suffisants pour le diagnostic, surtout si l'on remarque qu'elles se prolongent en suivant le trajet de ce canal, et si le palper rend quelquefois cette douleur plus prononcée. Lorsque les calculs viennent à s'y arrêter, l'ictère , le gonflement du foie, et de plus, dans ce cas, le gonflement de la vésicule, deviennent des signes importants pour établir la nature de l'affection.

Une fois tombés dans le canal digestif, les calculs ne produisent plus aucun symptôme spécial , et l'on ne songerait pas à les chercher dans les selles, sans les douleurs et les autres symptômes qui ont fait soupçonner leur présence dans les conduits de la bile. S'ils obstruent l'intestin grêle et y produisent des signes d'étranglement; s'ils s'engagent dans les replis du cœcum où dans l'appendice cœcal et sont l'occasion d'une péritonite ; si, enfin, accumulés dans le gros intestin, ils donnent lieu à de grands efforts de défécation ; tous les symptômes n'ont rien de spécial et peuvent être reproduits par des fèces endurcies ou un corps étranger quelconque.

Les abcès que les calculs déterminent quelquefois dans

la vésicule, n'ont, généralement du moins, rien non plus de spécial, et ce n'est qu'après leur ouverture que la sortie de ces corps, ou que la sonde, portée sur eux, viennent montrer la véritable cause des accidents.

§ II. Les calculs peuvent simuler une autre maladie.

Non-seulement les accidents que produisent les calculs peuvent en imposer pour une autre affection du foie, mais encore pour celle d'un organe voisin.

1° *Affection nerveuse , goutteuse ou rhumatismale.* Nous avons vu que la bile , dans quelques circonstances, acquiert une disposition toute particulière en vertu de laquelle elle opère divers dépôts qui constituent les différentes variétés de la gravelle biliaire. Les symptômes qui en résultent sont vagues , mais très pénibles, et peuvent durer longtemps sans caractère prononcé ; ils ont pu, en conséquence , en imposer pour une affection nerveuse, goutteuse ou rhumatismale. Tel .était le cas du confrère dont j'ai rapporté l'observation, en parlant des symptômes des calculs dans les racines du conduit hépatique. C'est dans ces circonstances que l'examen des fèces a la plus grande importance , car le traitement de la maladie est modifié d'après ce qu'on y trouve.

Je ne crois donc pas entrer dans des détails superflus et trop minutieux en disant quelques mots sur la manière dont il faut s'y prendre pour que cet examen soit aussi sûr que possible. On mettra toutes les selles dans une *passoire,* instrument en forme de vase creux et percé d'une multitude de petits trous. On délayera les matières en plaçant la passoire sous le robinet d'une pompe. Celles-ci finiront par s'échapper en totalité, et elles laisseront les calculs qui ne peuvent se dissoudre dans l'eau. Sans ces précautions, ces concrétions , ordinairement très petites et de la couleur des matières, échapperaient le plus souvent aux recherches. La présence des matières graveleuses dans les selles serait bien plus fréquemment constatée, sans le dégoût qu'inspire une pareille exploration. Si le médecin ne la fait pas faire sous ses yeux, on la néglige, parce que, outre la répugnance, on a peine à comprendre les vues qui le guident.

2° *Affection de l'estomac.* Les calculs peuvent simuler une affection de l'estomac. Quoique cela puisse paraître étrange au premier abord, on peut cependant s'en rendre compte en remarquant que les voies biliaires, placées à la partie inférieure du foie, sont embrassées par la concavité du bord supérieur de l'estomac ; qu'ainsi ce viscère se ressent promptement des affections propres aux conduits de la bile, en raison de sa contiguité et même de sa continuité, au moyen de la membrane muqueuse, et enfin par ses rapports fonctionnels. J'ai à en citer deux exemples remarquables.

OBSERVATION DE M. CAYOL. — « Une comtesse du faubourg Saint-Germain, Mme de G....., vomissait, depuis plusieurs mois, des matières semblables à du marc de café , et présentait tous les symptômes du cancer du pylore. M Cayol, médecin ordinaire de la malade, et MM. Récamier et Fouquier, appelés en consultation, inclinaient tous à penser que telle était, en effet, la nature de la maladie. M. Bretonneau, venu en consultation à son tour, un mois après les deux célèbres praticiens que je viens de nommer, s'étant fait rendre compte des circonstances antécédentes, et ayant appris que cette dame avait eu de fréquentes atteintes de coliques hépatiques, soupçonna que les symptômes pouvaient être dus à la présence d'un calcul biliaire. Il proposa, en conséquence, d'essayer à l'intérieur l'extrait de belladone, que M. Cayol avait déjà employé, mais seulement en frictions. Dès le lendemain, soit effet du remède, soit coïncidence fortuite, un calcul gros comme le bout de l'in-

dex, de forme ovoïde, avec une facette lisse sur une extrémité, fut trouvé dans les garde-robes. Les vomissements cessèrent; mais la malade, réduite au dernier degré d'épuisement
et de faiblesse, s'éteignit deux jours après. Il fut impossible
d'obtenir de la famille la permission de s'assurer, par l'autopsie, de l'état des organes. M. Cayol a eu l'extrême obligeance
de me communiquer ce fait, dont déjà M. Trousseau m'avait
entretenu, et de me montrer la moitié du calcul qu'il avait
partagé avec le célèbre médecin de Tours. Ce calcul, formé de
beaux cristaux cholestériques, est mural, avec une enveloppe
épaisse, structure qui indique son ancienne formation. »

J'ai déjà eu l'occasion de mentionner le second exemple, qui est dû à M. Porral, et qui avait pour sujet une
dame de 72 ans, qui, étant morte après avoir éprouvé de
fréquents vomissements et la plupart des symptômes d'un
cancer de l'estomac, présenta, à l'autopsie, pour toute altération, deux calculs volumineux qui remplissaient exactement la vésicule, et qui étaient placés de manière à
produire une forte compression sur le pylore.

§ III. D'autres maladies peuvent simuler des calculs biliaires.

Des coliques hépatiques se sont manifestées dans quelques circonstances où des corps autres que des concrétions calculeuses avaient pénétré dans les conduits.
Ainsi, une bile épaissie, dégénérée, de petites concrétions
graisseuses, en parcourant ces conduits, des vers, en s'y
introduisant, peuvent déterminer des symptômes analogues à ceux que produisent les calculs. D'un autre côté,
des douleurs de nature nerveuse peuvent faire croire
à des coliques calculeuses, et enfin, des coliques néphrétiques peuvent exister dans des conditions telles qu'on
peut croire avoir affaire à des douleurs occasionnées par
des calculs.

1° *Bile épaissie ou altérée*. Comme il est fréquent de trouver dans la vésicule la bile épaissie, poisseuse, très consistante, adhérente aux parois, doit-on s'étonner que, dans ces états, elle détermine, en traversant les conduits, des douleurs plus ou moins prononcées? Il arrive quelquefois que les coliques sont suivies de vomissements où l'on peut reconnaître l'altération de cette sécrétion; mais, le plus ordinairement, celle-ci a plus de tendance à se faire jour par les selles. Fréd. Hoffmann rapporte une observation de cette nature, sous le titre de *Sævissimæ dolores in hypochondrio dextro ab amurcá biliosá*[1].

Dans les cas où la bile est retenue dans la vésicule, elle éprouve des altérations bien plus grandes, qui la font ressembler à de l'albumine, à de la gélatine, etc. Si, alors, l'obstacle des conduits venait à disparaître, cette humeur, en les traversant, ne produirait-elle pas des coliques hépatiques?

Lors même qu'il n'y a pas d'obstacle permanent à son cours, elle peut cependant s'altérer au point de former, soit dans les canaux, soit dans l'intestin, de véritables bouchons, d'où résultent des accidents analogues à ceux des calculs. Je citerai, à cette occasion, deux observations singulières et on ne peut plus intéressantes, tirées du mémoire sur la colique hépatique, par Pujol, cet auteur si ingénieux, si bon observateur, et qui, malgré qu'il ait passé sa vie à exercer dans une petite ville, a su tirer de sa pratique, dans l'intérêt de notre science, un si brillant parti.

Première observation de Pujol[2] : « En août 1780, Pujol ut appelé à Lacaune, petite ville à huit lieues de Castres, pour Mme de Saint-Marc, âgée de 60 ans, d'une complexion sèche

---

[1] *Med. ration. syst.*, t. V, p. 279, obs. IV.
[2] La cinquième de son Mémoire.

et fluette, qui était travaillée, depuis une douzaine de jours, d'une colique, qui, d'abord, n'avait affecté que l'estomac, mais qui, peu-à-peu, s'était étendue sur l'hypochondre droit, où la malade sentait encore des douleurs vives, et où l'on trouvait un gonflement résistant et fort volumineux.

Le médecin ordinaire, croyant à une hépatite, avait fait faire plusieurs saignées ; mais, malgré ce traitement, la tumeur augmentait. Les recherches de Pujol le convainquirent bientôt que la douleur et la tuméfaction de l'hypochondre, postérieures à la colique stomacale, tenaient à la vésicule. Il crut même apercevoir dans cette tumeur oblongue et transversale, quoique peu distinctement circonscrite, des signes obscurs de fluctuation ; et il vit, en même temps, que la malade, sans être précisément ictérique, offrait ce teint jaunâtre et blafard qui est familier dans les coliques hépatiques.

Convaincu donc que la cause du mal était dans l'obstruction des tuyaux biliaires, il consacra la première journée à l'usage des bains et autres relâchants ou anodins. Par leur moyen, la vivacité des douleurs se calma, et les vomissements devinrent beaucoup moindres ; la nuit suivante fut même assez tranquille. Le lendemain, il profita de cette tranquillité pour faire passer 10 drachmes de crème de tartre, réduite en bolus par le sirop de pavots blancs, et le remède fut gardé.

La première selle n'offrit rien qui fût digne de remarque. Dans la seconde, le jeune confrère crut trouver un gros ver ; mais Pujol ayant lavé ce prétendu ver en eau claire, découvrit aisément qu'il n'était autre chose qu'un *cordon lymphatique* qui était flexible et pourtant fort solide, et qui sur deux pouces de long pouvait avoir une ligne et demie de diamètre. Une bile énorme et pourrie coula bientôt par les selles d'une manière si étrange, qu'il fallut soutenir à tous moments la malade par des cordiaux, à cause de lipothymies qu'entraînaient après elles de si grandes évacuations. A chaque selle, la tumeur se flétrissait, et tous les symptômes de la maladie allaient en diminuant. La nuit suivante fut des meilleures : la malade mangea le lendemain, et, la tumeur n'existant plus, il n'y eut plus qu'à régler son régime et à prescrire des moyens de précaution. »

Deuxième observation de Pujol [1] : « Le sieur Aussenac, riche négociant de Castres, âgé de 50 ans, d'un tempérament bilioso-sanguin, chez qui de grands revers de fortune agirent fortement sur le moral et occasionnèrent peu à peu les accidents familiers à l'affection hypochondriaque, en ressentit les premiers symptômes vers le commencement de l'hiver de 1778. Naturellement gai, vif et loquace, il devint triste, inquiet et taciturne, et se plaignait souvent de certaines anxiétés épigastriques, qui n'étaient pourtant que passagères et qu'il négligea totalement.

Pujol ne fut appelé que le 8 mai suivant pour remédier à une de ces anxiétés qui l'avait pris subitement, et qui lui occasionnait des douleurs si vives vers le cardia, qu'on craignait pour sa vie. Son pouls était petit et serré; une couleur faiblement ictérique se montrait sur son visage et sur ses conjonctives; et l'anxiété douloureuse, qui semblait partir de l'épigastre, se propageait dans tout l'hypochondre droit. Cependant, à travers des téguments bien fournis de graisse, tout parut assez souple dans l'épigastre et dans l'hypochondre. — Pujol visa à calmer les spasmes locaux, à détremper et à faire couler les sucs biliaires; mais les vomissements, qui se mirent bientôt de la partie, empêchèrent le malade d'en user comme il aurait voulu.

Le lendemain matin, 9 de ce mois, se développa, au côté droit de l'épigastre, une douleur vive et étroitement circonscrite, avec une tension douloureuse et très sensible dans tous les environs. Dans le cours de la journée, cette douleur se déplaça lentement, et gagna peu-à-peu la ligne blanche; à l'entrée de la nuit, elle disparut tout-à-coup, et laissa à la place un embarras dolent, qui allait en s'étendant, et qui occupa bientôt tout l'espace compris entre le nombril, la moitié inférieure de l'épigastre et la moitié gauche de l'hypochondre droit. Ce changement singulier porta une diminution considérable dans les douleurs épigastriques et dans le penchant qu'avait le malade aux nausées et aux vomissements.

La forme nouvelle et inattendue que prenait la maladie fit

---

[1] La quatrième de son Mémoire.

soupçonner à Pujol que la cause obstruante avait quitté le canal cholédoque et s'était précipitée dans l'intestin. Dans cette idée, il profita du calme pour faire passer un laxatif salin qui ne fut pas vomi et procura quelques selles. On trouva dans celles-ci quatre pierres jaunes, globuleuses, de la grosseur d'une noisette.

Malgré la sortie de ces concrétions, la maladie ne fut pas guérie : mille symptômes abdominaux se développèrent successiment ; tout le ventre se gonfla et prit une tension douloureuse ; les nausées revinrent, et le malade, toujours inquiet et dans le désespoir, prit pour les boissons une répugnance insurmontable. De plus, la constipation la plus opiniâtre avait succédé à l'effet du purgatif : les lavements cessèrent d'entraîner aucune parcelle d'excréments. Pendant six jours, les choses restèrent en cet état. De temps en temps le malade ressentait des coliques abdominales très vives, et auxquelles se joignaient de violents efforts de vomissements, qui n'évacuaient que quelques glaires épaisses. On craignait que le sieur Aussenac ne succombât dans ces tourments. On ne pouvait employer que des bains multipliés, des fomentations et des lavements, rendus stimulants dans le dessein de vaincre la grande constipation.

Le troisième jour de ces scènes, un des derniers lavements entraîna quelques flocons d'une bile jaune et concrète ; il en parut encore dans les lavements des jours suivants. Leur sortie n'ôtait rien de la violence et du danger de la maladie. Ce ne fut que le soir du sixième jour, à dater du dernier accident, et le dix-septième du mois, que le sieur Aussenac, au milieu des souffrances les plus grandes, se sentit envie d'aller à la selle. On le porta sur sa chaise percée, et là, avec tout l'appareil d'un laborieux accouchement, il rendit, par des efforts successifs qui durèrent une demi-heure, une masse filée de bile concrète des plus énormes. Cette masse filée était uniformément jaune comme les flocons dont nous avons parlé. La grosseur de la corde était à peu près la même partout, et avait un pouce et demi de diamètre ; sa longueur, divisée en trois ou quatre morceaux, pouvait avoir en total une aune. Examinée sur un fer chaud, cette matière y fondait comme de l'huile, et donnait, en brûlant, une odeur pénétrante et alcaline; elle prenait flamme à l'approche d'un corps allumé, ne laissant, quand la flamme cessait, qu'un bien petit résidu charbonneux.

Après cette opération pénible, le malade se sentit beaucoup soulagé. On le fit reporter dans son lit, où il prit un bouillon qu'il garda. Il y dormit d'un bon sommeil pendant deux heures. Il se sentit ensuite de nouvelles envies d'aller à la garde-robe, où il fit une autre masse de bile, toute pareille quant à la matière et à la grosseur, mais qui n'eut en longueur que la moitié des dimensions qu'on avait vues dans la première. Ce dernier accouchement, qui fut bien moins douloureux que le précédent, termina les coliques du sieur Aussenac et son hypochondrie. Il se remit en peu de temps et n'a plus éprouvé le moindre retour de l'affection hépatique. »

2° *Concrétions graisseuses.* Il se trouve quelquefois dans les voies digestives de petites concrétions graisseuses, qui, dans quelques cas, sont rejetées par le vomissement ou évacuées par les selles. Elles paraissent pouvoir prendre aussi naissance dans la vésicule, traverser les conduits et donner lieu à des coliques hépatiques. Voici du moins deux faits qui nous semblent s'y rapporter. Le premier est encore dû à Pujol, qui s'exprime ainsi : « Il y a quelque temps qu'une riche abbesse quinquagénaire, que je traitais de colique hépatique, compliquée d'ictère, guérit au bout de huit jours de sa maladie qui fut cruelle, en rendant par la bouche plusieurs boules d'une espèce solide de suif verdâtre qu'on eût pu employer pour entretenir une lampe. »

J'ai connu la personne qui fait le sujet du second fait : un ancien employé supérieur des postes, âgé de 70 ans, rendait assez souvent par les selles de petites masses renfermées dans des espèces de vésicules membraneuses ; et, quelque temps avant, il avait coutume d'éprouver un sentiment pénible de compression à l'hypochondre droit. M. Bourdois, qui était l'ami et le médecin du malade, remit quelques-unes de ces concrétions à M. Caventou, qui les trouva composées d'oléine et de stéarine.

3° *Corps étrangers animés au sein de la bile.* Les corps étrangers qu'on trouve quelquefois au milieu de la bile et qui sont doués de la vie, pouvant déterminer des symptômes analogues aux concrétions biliaires, je dois m'en occuper ici. Les uns prennent naissance dans cette humeur, les autres s'y introduisent par les voies digestives.

a. Les *corps étrangers animés qui prennent naissance au sein de la bile* sont les hydatides et les douves.

Hydatides. Le développement de ces entozoaires dans la bile doit être rare, car je n'ai pu en trouver que deux exemples : Le premier est de Duvernai le jeune [1], qui a rencontré une vésicule remplie de bile et d'hydatides ; le conduit cystique était imperméable. Le second se trouve dans le mémoire de M. Decaisne [2] sur les causes de l'ictère ; il y est dit que M. Saussier a constaté dans les voies biliaires elles-mêmes la présence de tumeurs hydatiques.

Douves. Elles sont heureusement très rares dans la bile de l'homme. Dans le petit nombre de cas où l'on a pu les constater, on les a trouvées en plus petit nombre et de plus petite taille que chez les animaux, dans lesquels nous allons voir qu'elles sont fréquentes. Bremser, dans son traité des vers intestinaux, ne cite que sept observateurs qui aient rencontré d'une manière certaine la douve du foie dans l'espèce humaine ; ce sont : Malpighi, Bidloo, Pallas, Jordens, Chabert, Bucholz et Bréra [3]. Les vers de cette espèce trouvés dans les voies biliaires de l'homme étaient, dit Bremser, de la longueur de 2 à 9 millimètres et de la largeur de 1 à 2 ; toutefois, ceux rencontrés par Bréra étaient

---

[1] *Mémoire de l'Académie,* année 1701.

[2] *Annales de la Société de médecine de Gand.*

[3] Bremser lui-même, quoiqu'ayant multiplié ses recherches, ne l'a jamais rencontrée.

d'une moins petite dimension. On ne sait rien de positif sur les symptômes qui ont pu être déterminés par la présence de ces parasites dans les voies biliaires, mais on peut soupçonner qu'ils ont dû y produire des accidents semblables à ceux que nous verrons avoir été déterminés par les vers ascarides.

Si les douves sont rares chez l'homme, elles sont on ne peut plus communes dans le foie de certains animaux ruminants domestiques, et particulièrement dans celui des moutons, du bœuf et de la chèvre. Elles se rencontrent encore dans le foie des cerfs, des gazelles, des chamois, des cochons, des chevaux, des lièvres, des kanguroos, etc. Ayant cherché à rapprocher dans cet ouvrage, autant que possible, l'affection calculeuse biliaire des animaux de celle de l'homme, je crois rester fidèle au plan que je me suis tracé, en traçant ici une description succincte des altérations que ces parasites produisent dans les voies biliaires de ces animaux. Comme les douves sont surtout communes chez le mouton, où j'ai pu en observer un grand nombre de cas, je le choisis pour type afin de mieux montrer les ravages qu'elles produisent. A une époque déjà éloignée, où je commençais à m'occuper des maladies hépatiques, j'avais demandé à mon boucher de m'envoyer les foies de mouton dans lesquels il apercevrait ces lésions. Ses envois, auxquels il trouvait son profit, devinrent bientôt si nombreux, tant ces altérations sont fréquentes dans cette espèce d'animaux, que je ne tardai pas à le prier de les suspendre.

Peut-être ne sera-t-il pas inutile de donner d'abord les caractères distinctifs de cet entozooaire, quoiqu'il soit bien connu, non-seulement des naturalistes, mais encore des vétérinaires, des bergers et des bouchers, ainsi qu'on vient de le voir.

La douve *(distoma hepaticum)*, appelée *fasciola* par

Linné, en raison de sa ressemblance avec une feuille, appartient à l'ordre des hématodes de Rudolphi ; c'est une des principales espèces de cet auteur. Elle est aplatie et a la forme d'un ovale un peu allongé ; elle est brunâtre ; sa consistance est molle et parenchymateuse. Sa longueur, chez le mouton, va jusqu'à 2 centimètres, et sa largeur est de 9 à 13 millimètres. On rencontre de très petites douves conjointement avec celles qui ont acquis leur complet développement. La douve est contractile dans tous les sens et peut s'étendre ou se raccourcir en totalité ou partiellement. On n'aperçoit ni fibres musculaires ni cavité viscérale ; mais le corps est parcouru dans tous les points par des vaisseaux ovifères et séminifères. A l'extérieur sont deux ouvertures principales appelées *pores*. L'une, placée à l'extrémité antérieure, est l'orifice des vaisseaux nourriciers ; l'autre, située à la face inférieure, semblable à une ventouse, sert à l'animal pour se fixer à la surface d'un organe. De plus, une sorte de mamelon rétractile, nommé *cirre*, placé entre les deux pores, paraît être un des prinpaux organes de la génération. Le col est la portion placée entre les deux pores, le reste est le corps ; l'extrémité antérieure est la tête, la postérieure est la queue. Il est probable que ces vers sont hermaphrodites. On croit leur accroissement assez rapide.

Il est des saisons, les automnes humides surtout, où l'on en trouve une plus ou moins grande quantité dans les voies biliaires et les intestins de *tous* les moutons. Chez quelques-uns, cette quantité est vraiment prodigieuse. M. Cruveilhier [1], qui a fait aussi une étude de cette altération, lorsqu'il habitait Limoges, dit qu'elle règne épizootiquement dans le département de la Haute-Vienne ; mais la même remarque a été faite dans un grand nombre

[1] *Anat. Pathol.*, 12ᵉ livrais.

de pays. Une alimentation aqueuse, insuffisamment ré-
paratrice, un air froid, humide, sans soleil, paraît favoriser, chez ces animaux, le développement de ces entozoaires.

Les voies biliaires des moutons, envahies par la douve,
acquièrent généralement une dilatation considérable. Cette
dilatation règne, non-seulement dans les canaux, dans la
vésicule, mais encore dans les racines du canal hépatique;
dans les principaux canaux, elle égale quelquefois le diamètre d'un intestin. A l'intérieur du foie, elle n'est pas
continue, et, çà et là, on remarque des renflements plus ou
moins considérables ; plusieurs de ces renflements ne sont
parfois séparés l'un de l'autre que par une espèce de col ;
ces cols pouvant se fermer, ces renflements se trouvent
tout-à-fait isolés du reste des voies biliaires; ils constituent alors de véritables kystes, et on les voit, à la surface
du foie, se terminer en culs-de-sac, et y former des
protubérances de la grosseur d'une noisette.

Lorsqu'on incise les conduits, on n'y trouve qu'une humeur qui offre à peine quelque teinte de bile ; elle est
presque toujours brunâtre et parfois contient des concrétions. Les douves se trouvent principalement dans les
renflements, où elles sont souvent au nombre de 15, 20
et plus ; elles y sont presque toujours roulées sur elles-
mêmes. La capacité du renflement est en proportion de leur
nombre. On les voit au milieu d'une lie brunâtre, tirant
sur le noir, épaisse, assez abondante, teignant les parois
des renflements, et même les parties des canaux où il n'y
a pas de dilatation : cette lie a remplacé la bile. Dans un
foie où les canaux biliaires contenaient beaucoup de douves, j'ai trouvé la vésicule remplie d'une bouillie d'un
brun ardoisé, si épaisse qu'on pouvait la comparer à de
la terre glaise. Bremser nous apprend aussi que cette
mucosité se durcit avec le temps.

Il peut se produire, dans les conduits ainsi affectés, de véritables ossifications. Ils s'incrustent à la manière des artères. L'incrustation atteint particulièrement les couches internes, et transforme les canaux biliaires en tubes osseux, qu'on peut retirer entiers, lorsque l'ancienneté de l'incrustation a fini par user et détruire la membrane muqueuse. L'analyse de cette matière a démontré qu'elle était formée de carbonate de chaux. En pressant le foie, on a la sensation de nodosités qui crépitent sous la main; on entend même une sorte de craquement qui résulte de la fracture des lamelles osseuses. Ces incrustations avaient été reconnues par Glisson et sont décrites par M. Cruveilhier et M. Bouisson. Bremser, qui en a fait aussi une mention spéciale, ajoute que, quand cette dégénération se manifeste, les douves meurent peu-à-peu, et qu'on finit par n'en plus trouver aucune trace.

Cette transformation osseuse n'est pas très commune. Voici l'état le plus habituel : Les parois des conduits biliaires s'hypertrophient et acquièrent une épaisseur de plusieurs millimètres, si bien que, lorsqu'on les dissèque, ils se présentent sous la forme de cordes volumineuses, noueuses, recouvertes de beaucoup de tissu fibreux. Leur membrane interne a pris un aspect mamelonné qui ressemble tout-à-fait à cet état pathologique qu'on remarque dans la muqueuse gastrique de l'homme. Le lavage n'enlève pas complétement la teinte brune que lui a donné la lie que nous avons décrite.

La démarcation entre l'état malade et l'état sain est quelquefois brusque : la douve n'a pas été plus loin porter ses ravages. Ces helminthes n'occupent parfois qu'un seul lobe du foie; l'altération peut même être bornée à quelques racines du canal hépatique ; mais toutes les voies biliaires peuvent être envahies, et, dans aucun de leurs points, on ne trouve plus alors d'apparence de bile.

Les douves paraissent se nourrir de bile, et se trouvent, conséquemment, dans un milieu favorable pour leur accroissement. Elles seraient mieux appelées, dit M. Bouisson, douves de la bile que douves du foie. Leurs vaisseaux nourriciers sont remplis de cette humeur ; on peut en retirer une matière liquide, brunâtre, qui est de la bile déjà altérée, et y reconnaître, au microscope, les corpuscules de matière colorante. Elles ne se rencontrent guère, d'ailleurs, que dans les voies biliaires, et très rarement dans l'intestin, mais alors près du duodénum, où elles trouvent encore leur pâture. La sécrétion biliaire une fois détruite, elles succombent ; nous avons vu que cela arrivait dans la dégénération osseuse. Quand elles se trouvent emprisonnées dans les coarctations des conduits, elles meurent aussi.

Lorsque le nombre des douves est considérable, la lésion organique du foie et le trouble de la sécrétion biliaire font dépérir les animaux, ce qui détermine à les abattre prématurément. A un degré plus avancé, ils tombent dans le marasme le plus complet. Ils périssent par milliers en certaines années. Chose remarquable ! on n'observe pas d'ictère. On n'a pas non plus remarqué que les douves fussent rendues avec les excrétions, à moins que, déjà mortes et altérées en parcourant le tube digestif, elles n'y fussent rendues méconnaissables.

La douve n'a été rencontrée chez aucune espèce faisant un usage exclusif du régime animal, et on ne l'a trouvée que très rarement chez l'homme, dont le régime est mixte. Quant aux affections morbides qui auraient pu avoir, chez ce dernier, de l'influence sur le développement de cet entozoaire, on possède à peine quelques données à cet égard. Bucholz en a trouvé une grande quantité dans la vésicule d'un forçat qui avait succombé à une fièvre putride. Bréra en a observé dans les canaux hépatiques d'un homme mort à la suite d'un scorbut compliqué d'hydropisie.

Quoique la bile paraisse être une condition d'existence pour le distôme hépatique, cependant on a vu, dans le chapitre précédent, qu'il a été trouvé aussi dans le sang de la veine porte.

On peut se demander, puisque nous nous sommes étendus sur ce sujet, comment ces entozoaires prennent origine dans les voies biliaires. Il ne paraît pas possible d'admettre que les germes viennent du dehors, puisqu'on a trouvé des vers chez les fœtus, et des douves dans la veine porte. Il y a, suivant Bremser, dont on est obligé de partager l'opinion, des conditions de l'organisation innées ou acquises, conditions qui déterminent la production de ces germes. De ceux-ci proviennent les premiers entozoaires, qui, une fois développés, se reproduisent eux-mêmes indéfiniment. Les douves ne se trouvent guère solitaires. On peut constater l'existence des germes ou œufs secondaires dans les grandes. Diverses expériences, que j'ai rapportées ailleurs [1] et qui ne peuvent trouver place en ce lieu, viennent confirmer cette manière de voir sur l'origine spontanée de ces vers.

b. Les corps étrangers animés qui peuvent s'introduire dans les voies biliaires sont les ascarides lombricoïdes et probablement aussi le tænia. On ne peut admettre qu'avec un doute légitime le genre de parasites observés par Bauhin et qui n'avaient qu'une ressemblance éloignée avec les douves. De même, quand Wepfer parle de vers trouvés dans le canal hépatique et qu'il désigne sous le nom de sangsues, on peut supposer une erreur de détermination.

Lombrics. Les exemples de vers lombrics introduits dans les voies biliaires ne sont pas encore assez nombreux pour qu'on ne puisse pas les réunir. Tantôt ils se sont

---

[1] Voir mon livre : *la Bile et ses maladies.*

simplement introduits, tantôt il y a eu perforation des conduits.

Lieutaud [1] nous apprend qu'un enfant de 14 ans éprouva les symptômes suivants : fièvre aiguë, tranchées, cardialgie, salivation, ventre enflé, surtout à l'hypochondre droit, face et yeux jaunis, selles blanches, pouls inégal, douleurs atroces, convulsions ; la mort survint bientôt. On trouva le foie gonflé et jaune, la vésicule distendue par la bile, et un ver lombric dans le canal cholédoque. — Wierius [2] rapporte qu'une fille, âgée de 16 ans, éprouvait des symptômes qu'on croyait tenir tantôt à une colique hépatique violente, tantôt à l'absence de menstruation. Elle dépérissait. Il survint une toux fréquente, sèche, un dévoiement opiniâtre, une fièvre lente avec intumescence du bas-ventre, la mort enfin. Les poumons étaient sains, le foie peu altéré ; mais l'estomac, les intestins grêles, et le duodénum surtout, très enflammés. Il y avait dans cet intestin et le jéjunum trois gros vers lombrics. Le canal cholédoque était dilaté et plein d'une bile épaisse, noirâtre ; mais il ne contenait aucun ver. La dilatation du cholédoque et les symptômes paraissent indiquer qu'il s'y en était introduit.— Le docteur Treille m'a raconté qu'un sapeur du 92ᵉ régiment, âgé de 28 ans, fort, se trouvait, pendant l'été de 1806, à l'hôpital d'Udine, éprouvant de la fièvre, des vomissements, une douleur vive à la région du foie, et ayant un ictère. Il mourut, et M. Treille trouva un long ver lombric engagé dans les conduits cholédoque et hépatique. —Broussais [3] a vu, chez un sujet affecté de jaunisse et de gastro-duodénite aiguë, un de ces vers engagé dans le conduit cholédoque, tandis qu'un autre avait pénétré

[1] Lib. 1, obs. 907.
[2] V. Lieutaud, obs. 908.
[3] *Traité des phlegm. chroniques*, t. III, p. 273.

jusque dans le foie lui-même.—Nebelius, cité par M. Piorry, rapporte un fait analogue.—Une femme, d'une cinquantaine d'années, mourut à la clinique de Lobstein ; à l'examen du cadavre, on rencontra une quantité énorme de vers ascarides-lombricoïdes dans toute l'étendue de l'intestin grêle ; d'autres remplissaient toutes les divisions du canal hépatique, et le conduit cholédoque en était pour ainsi dire farci; ce conduit avait acquis, par sa distension, la grosseur d'un doigt; mais ce qu'il y avait de plus remarquable, c'est qu'un calcul biliaire pyriforme, qui correspondait par sa base à l'orifice duodénal, qu'il obstruait complétement, ayant été divisé, montra qu'il avait pour noyau un lombric desséché [1].—Mon parent et ami, M. Charcellay, professeur de clinique interne à l'École préparatoire de Tours, a aussi rapporté un exemple de vers lombrics introduits dans le canal cholédoque. M. Jobert, de Lamballe, en a trouvé également. —Guersant a écrit dans le *Dictionnaire de médecine en 18 volumes*, à l'article *Ver*, qu'un enfant qui se plaignait de légères coliques eut bientôt après des convulsions et mourut promptement. L'autopsie fit connaître que deux ascarides, de 16 à 18 centimètres de longueur, étaient profondément introduits dans les canaux biliaires. —Mon ancien condisciple, M. Tonnellé, qui jouit maintenant d'une réputation méritée à Tours, où il est directeur de l'École secondaire de médecine, a rencontré, étant interne à l'hôpital des Enfants, un lombric à demi introduit dans la cavité du cholédoque, qu'il remplissait en entier ; mais, comme aucun symptôme n'avait annoncé cette introduction, on peut soupçonner qu'elle n'avait eu lieu qu'après la mort. Il n'est pas non

[1] *Catalogue du Musée anatomique de la Faculté de Strasbourg,* n° 1987. — J'ai déjà fait mention de ce fait en parlant du *Noyau des calculs.*

plus question de symptômes dans un fait de ce genre rapporté par Laënnec, dans le savant Mémoire qu'il a publié, en 1804, sur les vers du corps humain ; il y est dit seulement que les canaux biliaires étaient distendus par un grand nombre de lombrics, et que la vésicule en contenait plusieurs. J'ajouterai que Ph. Gmelin en a trouvé un de 7 centimètres engagé dans le canal pancréatique.

Voici maintenant les cas dans lesquels les conduits étaient perforés. Il y a sur ce point litige entre les auteurs : les uns prétendent que ces vers peuvent percer les membranes saines, les autres qu'ils ne peuvent les franchir que lorsqu'elles sont altérées. Je ne discuterai pas cette question, je m'inclinerai devant l'opinion de Guersant, qui était si bien à même de la juger. Il pense que les lombrics ne sont point pourvus d'organes ayant cette puissance, et que les aiguillons cornés qu'on remarque autour de leurs bouches, peuvent seulement faciliter leur passage au travers des parties ramollies ou ulcérées. Voici deux faits que ce savant médecin avait eu l'obligeance de me communiquer. On voit, à Naples, dans le cabinet du docteur Lorrentini, un foie conservé dans l'esprit de vin, avec le conduit cholédoque perforé par un ascaride lombricoïde, qui était en partie renfermé dans le canal, et en partie pendant hors de ce canal par une perforation qui y existait. Une pièce pathologique toute semblable se trouve à Vienne, dans le cabinet du grand hôpital civil. Le fait suivant militera en faveur de la puissance perforatrice des vers lombrics ; il est, du reste, si extraordinaire qu'il mérite d'être connu : le sujet est un enfant de 3 ans, dont le cadavre fut apporté aux salles de dissection de Clamart. Il n'était point ictérique, et l'on ne put savoir les symptômes offerts dans la maladie à laquelle il avait succombé. M. Philippe Boyer y trouva l'altération suivante qui fut présentée le 2 décembre 1840, par M. Estevent, à la Société anatomique : des lombrics remplissaient tout le cholédoque, et étaient si nombreux et si pressés qu'ils donnaient à ce conduit l'aspect d'une corde de la grosseur du petit doigt, tressée avec plusieurs petites. Ces vers s'étaient répandus dans les racines hépatiques des canaux biliaires, et quelques-uns avaient voyagé tellement loin que le foie en était transpercé, c'est-à-dire que l'extrémité céphalique de ces animaux apparaissait à la surface de cet organe. Cette pièce est conservée dans le cabinet de Clamart.

Laënnec a trouvé dans le foie de petites cavités que ces vers s'y étaient pratiquées, et M. Cruveilhier a rencontré une disposition à peu près semblable. Je n'ai plus à citer qu'un fait qui est rapporté avec détail par M. Tonnellé dans le *Journal hebdomadaire:* Il y avait dans le foie trois foyers purulents; le plus grand contenait un ver lombric roulé sur lui-même ; on ne put trouver la communication avec les canaux biliaires, mais, évidemment, elle avait existé, ainsi que dans les deux cas précédents. Dans les symptômes présentés, on avait noté que le ventre était tendu, gros et sensible sur l'hypochondre droit.

Dans sept de ces cas seulement, les symptômes, comme on vient de le voir, ont été constatés. Dans tous, on remarque une douleur plus ou moins intense à l'hypochondre droit; dans trois, il y a de la tension ou du gonflement dans cette partie ; dans trois aussi, de la fièvre. Deux fois, on trouve l'ictère ou une teinte jaune de la face et des yeux, deux fois des convulsions, et une fois des vomissements, de la salivation ou de la toux. Ces observations ont été généralement faites sur des enfants; toutefois, l'une d'elles a pour sujet un homme de 28 ans.

Tænia. Le tænia peut s'introduire dans les voies de la bile, au moins chez certains animaux. Le fait suivant en est une preuve : on voit, en effet, dans les bulletins de la

Société anatomique, n° 45, que M. Jonas a trouvé dans le foie d'un rat, pris à Montfaucon, une cavité tapissée d'une membrane pellucide, d'apparence séreuse, qui contenait un tænia de 12 à 15 centimètres de longueur. On n'a point constaté, du moins à ma connaissance, la présence de ce ver dans les voies biliaires de l'homme. Cependant, il semble résulter d'une observation que l'on doit à M. Moreau, de Vitry-le-Français [1], que cela peut avoir lieu : il s'agissait d'une dame de 36 ans, qui rendait des fragments de tænia, et qui éprouvait, tous les quinze jours environ, un ictère accompagné de douleur et de gonflement du foie. Elle fut débarrassée de ces symptômes et du parasite après un traitement par le calomel.

4° *Douleurs névralgiques et coliques néphrétiques.* J'ai dit précédemment que les calculs pouvaient simuler des douleurs nerveuses, goutteuses ou rhumatismales ; voyons à présent si des douleurs purement névralgiques ou des coliques néphrétiques peuvent en imposer à leur tour pour celles produites par l'affection calculeuse biliaire.

Tout porte à croire qu'il existe des névralgies soit des filets du pneumo-gastrique gauche ou des filets des nerfs diphragmatiques qui se distribuent au foie, soit des plexus hépatiques. Les névralgies des autres nerfs sont si communes qu'on peut bien admettre celles-ci. M. Andral, de l'autorité de qui on peut si justement s'appuyer, est enclin à adopter leur existence, et cite, dans sa *Clinique médicale,* l'exemple de quelques individus dont l'ictère cessait avec les douleurs, sans qu'on pût trouver des calculs dans leurs selles ; l'un d'eux, mort peu de temps après, n'en avait point dans les voies biliaires, et n'offrait non plus aucune autre altération hépatique. Je suis donc disposé à croire que, dans quelques circonstances, des douleurs essentielle-

---

[1] *Gazette de santé,* 1826.

ment nerveuses peuvent, par le trouble qu'elles déterminent dans les fonctions sécrétoires du foie, produire l'ictère et en imposer pour des symptômes propres à l'affection calculeuse hépatique.

Il me reste à dire un mot de la colique néphrétique. Je n'ai pas d'exemple à citer dans lequel elle aurait été prise pour une colique hépatique calculeuse ; mais on peut supposer que des pierres, existant dans le rein droit, sont capables, en raison de leur position, de leur volume, de leur irrégularité, de la sensibilité du sujet, etc., de déterminer une irritation qui, se propageant au foie, y produirait des douleurs ou une inflammation des conduits, d'où pourraient résulter des douleurs, la rétention de la bile et l'ictère, toutes circonstances qui pourraient donner l'idée que les accidents tiennent à des concrétions biliaires. Quelque chose de semblable ne pourrait-il pas être produit par une hydronéphrose qui se porterait vers la face inférieure du foie?

CHAPITRE DOUZIÈME.

DU PRONOSTIC DE L'AFFECTION CALCULEUSE DU FOIE.

Tout ce qu'on a vu dans les précédents chapitres a dû faire comprendre combien le pronostic de cette affection doit varier suivant les diverses circonstances. Pour en apprécier les différences, il est nécessaire de les passer rapidement en revue.

Les concrétions graveleuses qui sont propres aux conduits intra-hépatiques suivant le cours de la bile, il n'en résulte pas ordinairement de danger, malgré les symptômes pénibles dont il a été question. Mais s'il s'y formait un calcul gros et inégal, l'hépatite, un abcès, etc., pourraient se développer, et des accidents graves et même mortels en être la conséquence.

Les cholélithes, s'arrêtant rarement dans le canal hépatique, n'y occasionnent, de coutume, aucun symptôme propre ; on a vu cependant la rupture de ce conduit avoir lieu au milieu d'une crise très violente.

La vésicule peut conserver longtemps des calculs sans qu'il y survienne ni douleur, ni inflammation; toutefois des désordres peuvent survenir à la longue, comme des ulcérations, une sécrétion anormale, une perforation, un abcès qui se porte au dehors ou s'ouvre dans un organe intérieur, etc., et ces désordres peuvent amener des douleurs très vives, et, dans quelques cas, la mort.

L'engagement des calculs dans le canal cystique donne lieu aux coliques les plus atroces. Leur intensité seule peut faire périr ; mais la catastrophe est plutôt le résultat de l'inflammation suppurative qui se forme autour de ce conduit, ou d'une perforation de ce dernier.

Le passage des calculs dans le cholédoque produit des douleurs moins vives. La fréquence de l'arrêt de ces corps devant l'ampoule par laquelle ce conduit s'ouvre dans le duodénum, donnant lieu à la rétention de la bile, la vie peut être compromise par l'abondante absorption de cette humeur et par l'empoisonnement du sang qui en résulte.

La crise par laquelle des calculs s'échappent par le vomissement a été extrêmement pénible, sans qu'il en soit résulté des suites graves. En général, ces concrétions passent beaucoup plus facilement par les intestins, et cessent même de produire des symptômes dès qu'ils y sont tombés des voies biliaires. Mais, dans quelques cas où ils étaient très volumineux ou agglomérés, ils se sont arrêtés dans les intestins grêles, en ont obstrué le calibre et ont déterminé des accidents mortels, semblables à ceux des hernies étranglées.

Il est arrivé encore plus rarement que des concrétions se soient introduites dans l'appendice cœcal et y aient produit de l'inflammation, la gangrène, une péritonite plus ou moins étendue, et par suite la mort.

Enfin, soit en raison de leur volume, soit à cause de leur accumulation, retenues plus ou moins de temps au-dessus du sphincter, elles n'ont été quelquefois évacuées qu'après les efforts les plus douloureux.

Quant aux fistules biliaires, elles ne s'établissent qu'après des symptômes fort sérieux. Si elles ont lieu au dehors, la perte de bile qui en résulte peut affaiblir le malade et gêner plus ou moins l'activité des digestions. Si ces fistules sont internes, la nature et le danger des accidents varieront selon le lieu où elles se seront ouvertes. Leur ouverture dans le canal intestinal, si le malade échappe à la péritonite, n'aura pas de bien grands inconvénients; car la vésicule, d'où partent ces fistules, se videra dans le lieu accoutumé, quoique dans une partie plus inférieure. Mais si, comme nous en avons cité des exemples, la bile se porte dans l'intérieur du foie, elle peut augmenter les symptômes de l'hépatite; si elle pénètre dans le système vasculaire, elle peut déterminer des abcès multiples et mortels.

Enfin, quant aux calculs développés au milieu du sang de la veine porte, le fait unique qu'on possède ne permet encore d'établir d'autre pronostic que celui de ce fait même, et dans lequel la mort a eu lieu par suite d'altérations variées.

Je crois devoir terminer ce chapitre par le récit de trois observations que j'emprunte à Portal, au docteur Bolu et a M. B. Voisin. Les deux premières montreront avec quelle

peine on a pu amener les malades à la guérison après les
souffrances les plus grandes et un dépérissement graduel,
et la dernière fournira l'exemple d'une délivrance déterminée soudainement par un moyen tout-à-fait singulier.

OBSERVATION DE PORTAL[1] : *Coliques hépatiques ; gros et nombreux calculs rendus par les selles ; traitement compliqué ; guérison.*—«Mme Noël, maîtresse lingère, rue Saint-Honoré, âgée de
50 ans, ayant eu plusieurs enfants, éprouva de légers tiraillements
dans la région épigastrique ; digestions pénibles, hoquets, rapports, d'abord éloignés, ensuite fréquents, puis quelques vomissements. Langue un peu rouge, bouche un peu amère, urines
rougeâtres, peau sèche.—Les douleurs deviennent plus vives, plus
longues, plus fréquentes à la région épigastrique, surtout pendant les repas, et même après les moindres aliments. Des
vomitifs aggravent cet état. On emploie des amers, surtout
du vin de kina, et des frictions fréquentes avec les spiritueux ; mais le mal augmente. Des coliques violentes se pro-
pagent quelquefois et subitement à l'hypochondre droit, parfois vers l'ombilic ; elles font pousser les hauts cris ; vomissements de mucosités abondantes, parfois avec une eau jaunâtre, verdâtre, noirâtre, d'une extrême amertume. Après
ces crises, selles jaunes, verdâtres. Urines très rouges avant
les coliques, plus claires après ; quelquefois évacuations de bile
par haut et par bas.

Portal, consulté, trouve le lobe gauche du foie tuméfié,
se prolongeant à gauche, très douloureux. La malade a des
hémorroïdes sèches. (Sangsues à l'anus, bains, eau de poulet,
infusion de cerfeuil, avec 15 grains de sel de nitre, julep, lavements émollients, qui calmèrent un peu ; tisane de feuilles de
scolopendre, de chiendent, avec un 1/2 gros de terre foliée de
tartre. Soupes aux herbes, poissons, légumes au gras, pas de
beurre. Potions avec l'eau de fenouil, de fleurs d'oranger et
10 gouttes de liqueur d'Hoffmann ; au besoin, 5 à 6 gouttes de

----

[1] Analyse d'une longue observation de Portal, p. 177 et suiv. de son
Traité du foie.

teinture d'opium. Puis, pilules de la formule qui suit : extrait de pissenlit, 1 gros ; assa fœtida, 1/2 gros ; poudre tempérante de Sthal, 1/2 gros, extrait d'opium 6 grains.) Ces moyens furent employés successivement.

Après quinze jours, les douleurs étant dissipées, on donna les pilules suivantes : savon médicinal, extrait de petite centaurée, de patience, quelques grains de safran de mars et d'aloès; puis infusion de scolopendre et de marrube blanc.

Le calme était parfait, lorsque de nouvelles coliques survinrent. (Boissons relâchantes, anodines, bains prolongés, saignée.) A leur suite, évacuations alvines, bilieuses, liquides ou concrètes, quelquefois avec de vrais calculs biliaires. Alors les douleurs restaient longtemps sans revenir ; mais quand il n'y avait pas de calculs, elles revenaient bientôt, et cruellement.

Ces douleurs étaient imminentes, si les régions épigastriques et de la vésicule étaient tendues, gonflées et très-sensibles. Un léger dévoiement les dégorgeait. Plusieurs fois, après des coliques terribles, il était sorti des concrétions d'un très grand volume, quelques-unes enveloppées de matières stercorales, formant, parfois, un corps aussi gros qu'un œuf de poule, et en ayant la forme. La malade rendait aussi des calculs du volume d'une petite olive. (Continuation du traitement. Au printemps et à l'automne, sucs de plantes chicoracées, borraginées, avec terre foliée de tartre, eaux de Vichy, pilules savonneuses, extraits amers, un peu d'aloès, sirop des cinq racines ; pilules d'assa fœtida, de fiel de bœuf, avec quelques grains de calomel.)

Ce traitement, pris et repris, continué deux ans, secondé par l'exercice, finit par opérer la guérison.

OBSERVATION DU DOCTEUR BOLU [1] : *Coliques hépatiques très fréquentes et très vives ; ictère ; épuisement ; emploi des calmants et des laxatifs ; issue par les selles de beaucoup de bile épaisse et de trois calculs ; guérison.* — « Une femme de 48 ans, d'une santé robuste, d'un tempérament nervoso-sanguin, ayant le visage coloré et le teint fleuri, issue d'un père et d'une mère par-

<hr>

[1] *Journal général de médecine*, t. XLVI, p. 370.

venus à une grande vieillesse, éprouva, il y a plusieurs années, un chagrin violent par la mort de sa fille unique. Depuis cette époque, elle ressentit, de temps en temps, des coliques plus ou moins fortes.

Au mois d'avril 1840, elle consulta le docteur Bolu. Les douleurs avaient leur siége principal dans l'hypochondre droit, où le palper était extrêmement sensible ; elles étaient périodiques, revenant de quinze en quinze jours, et quelquefois de mois en mois. (Saignée du bras, suc de plantes savonneuses et chicoracées, petit-lait que la malade ne put souffrir, crême de tartre soluble, eau de veau, baïns, lavements émollients, fomentations *id.*)

Ce régime, continué pendant toute la belle saison, sembla modérer les souffrances ; mais le calme ne fut que passager, car, à la fin de l'hiver suivant, elles se montrèrent avec une nouvelle fureur, et même elles devinrent si fréquentes, qu'elles se faisaient sentir tous les jours. Pendant le paroxysme, qui durait sept à huit heures, la malade éprouvait une douleur vive et piquante du côté du foie. La région épigastrique était tendue et très sensible ; le visage, les yeux et la peau devenaient jaunes, les urines étaient épaisses, bilieuses, noirâtres ; les selles rares et blanches ; la fièvre était ardente. Les plaintes et les soupirs étaient continuels. (Nouveaux sucs de plantes chicoracées, crême de tartre soluble, eau de mauve, lavements, fomentations, bains, eaux acidules, quelques cuillerées d'une potion calmante.)

Rien ne paraît diminuer la violence et la continuité des douleurs. La malade est d'une maigreur et d'une faiblesse extrêmes; elle ne peut sortir de son lit. Les nausées et les vomissements ne lui laissent plus de repos. Le pouls est vif, petit, enfoncé. (Petite quantité de manne en larmes dans de l'eau de poulet.) Trois heures après, évacuation par les selles d'une bile noire, épaisse, poisseuse, avec trois pierres biliaires, de forme allongée et de différentes grosseurs. La plus petite égalait au moins une fève de haricot. Ces calculs, d'un brun noirâtre à l'extérieur, étaient à l'intérieur formés de plusieurs couches concentriques, jaunâtres et quelquefois brillantes. Au centre des plus volumineux se trouvait une petite cavité remplie de matière liquide. Les plus petits ont pu se dissoudre presque complétement dans l'alcool ; le plus gros, écrasé, a fourni une poudre douce, grasse, onctueuse au toucher, laquelle, jetée au feu, s'est réduite en une fumée noire, épaisse et puante.

Dès ce moment, la malade qui, une heure auparavant, se trouvait aux portes de la mort, fut soulagée comme par enchantement. Au bout de quarante-huit heures, la fièvre avait complétement disparu. La figure, les yeux conservaient encore une teinte jaunâtre ; mais, par le moyen d'un exercice modéré, d'un grand usage de végétaux et de fruits rouges de la saison, la fraîcheur et l'embonpoint ne tardèrent pas à reparaître. »

OBSERVATION DE M. B. VOISIN [1] : *Coliques hépatiques; ictère; guérison par les cahots d'une voiture qui font rendre un calcul et beaucoup de bile.* — « En 1828, M. L..., depuis longtemps en proie à des coliques atroces, avec pincements à l'épigastre, douleurs erratiques à l'épaule droite, mouvement fébrile le soir, avait la peau et les yeux jaunes. Les digestions étaient languissantes et mettaient quelquefois plus de six heures avant d'être achevées. Tous les moyens conseillés en pareil cas avaient été infructueux. Le malade fit plusieurs courses dans une voiture non suspendue. Un jour qu'il faisait cette promenade, il éprouva une crise des plus violentes qui dura près d'une demi-heure, et fut instantanément suivie de l'absence de toute douleur.

Cet état de bien-être inexprimable, après une longue souffrance, continua, et deux jours après, le malade rendit, avec les excréments, un calcul de la grosseur d'une aveline, arrondi et d'un vert foncé. Immédiatement après, il eut plusieurs évacuations de nature bilieuse, et la peau, ainsi que les yeux, perdirent peu à peu leur couleur jaune. Le caractère sombre et chagrin de M. L..., ses idées tristes de mélancolie, de suicide, sa grande susceptibilité nerveuse disparurent aussi très promptement, et firent place à une satisfaction tout à la fois physique et morale, attribut d'une bonne santé.

[1] *Transact. médic. française*, p. 326.

Depuis trois ans, M. L... a eu quelques prodrômes d'ictère, mais très légers, et qui se sont dissipés, chaque fois, après avoir rendu quelques concrétions biliaires, mais d'un volume bien inférieur à celui du premier calcul. »

CHAPITRE TREIZIÈME.

DU TRAITEMENT DE L'AFFECTION CALCULEUSE DU FOIE.

Je commencerai par donner un historique de ce traitement. Je le considérerai ensuite sous le rapport médical, en donnant à celui-ci toute l'étendue que comporte l'intérêt du sujet ; et, après avoir consacré un troisième article aux circonstances qui exigent un traitement chirurgical, je terminerai par un résumé général des diverses méthodes curatives qui conviennent le mieux à l'affection dont je me suis occupé dans cet ouvrage.

ARTICLE PREMIER.

HISTORIQUE DU TRAITEMENT.

Les premières notions indiquées par les auteurs pour le traitement des calculs biliaires ne peuvent remonter bien loin, puisque, dans notre exposé historique, on a vu que ce n'a été que vers le milieu du XVIIe siècle, au temps de Fer-

nel, que cette affection a été assez bien connue pour qu'on
pût penser à lui appliquer quelques remèdes.

Ces premières notions sont bien vagues. On les trouve
dans Michel Ettmuller, professeur à Leipsick[1]. Dans cet
ouvrage, reflet des théories de cette époque, on voit que,
d'après l'opinion de plusieurs médecins, l'esprit de nitre
est capable d'agir un peu sur ces pierres. Hoffmann pensait que l'alcali fixe suffisait à leur dissolution. Guillaume
Héberden rapporte[2] que, outre l'alcali fixe et volatil, on
employait avant lui l'eau de chaux, la lessive des savon-
niers, les acides actifs, moyens dont il dit avoir reconnu
le peu d'efficacité, d'après des expériences réitérées.
Bianchi assure[3] que, parmi les dissolvants recommandés par
les auteurs, aucun remède ne mérite ce nom. Vanswieten
ne craint pas d'avouer qu'il s'est occupé inutilement de
cette recherche. C'est dans Vallisnieri[4] qu'on peut remarquer la première origine du remède qui a été modifié
depuis par Durande, et sur lequel je vais revenir. L'esprit de vin et l'esprit de térébenthine avaient déjà été
mis séparément en usage ; mais le médecin de Venise,
ayant constaté leur action sur certaines pierres biliaires,
en opéra le mélange et le préconisa contre la maladie qui
nous occupe.

Durande, médecin à Dijon, étudia cette même affection
et fut conduit, par les données précédentes, à en établir le traitement à sa manière. Son travail, fort bien
fait, est intitulé : *Mémoire sur les pierres biliaires, et
sur l'efficacité du mélange d'éther vitriolique et d'esprit de térébenthine dans les coliques hépatiques*. Il a

---

[1] *Disputatio de fermentatione et putridine*, opera in-folio,
Francofurti, 1708.
[2] *Medical. transact.*, etc.
[3] *Pars tertia, IX*.
[4] *Dissertatio de cholelito*, § 5.

été inséré dans les nouveaux Mémoires de l'Académie de Dijon[1]. Le volume suivant, qui ne se trouve pas à la bibliothèque de la Faculté de médecine, mais que j'ai pu me procurer à la Bibliothèque nationale, contient une série d'observations qui tendent à prouver l'efficacité de ce remède. Un autre volume d'observations a été publié par Durande[2]. Il est encore question de ce remède dans deux mémoires de Durande et Maret, dans le 3ᵉ volume de la *Chimie de Dijon*, et dans le tome III de l'*Histoire de la Société royale de médecine*. Il paraît que le mémoire de Durande avait été publié en 1774, bien que je ne l'aie trouvé qu'à l'année 1782 dans les Mémoires de l'Académie de Dijon. Je m'expliquerai plus tard sur la valeur des observations de cet auteur; je me borne pour le moment à faire un historique. Ajoutons cependant qu'on peut concevoir jusqu'à un certain point la faveur dont ce médicament a joui, en se rappelant le temps où il a été proposé. C'était à l'époque de la régénération de la chimie. Guyton de Morveau, savant en chimie et magistrat haut placé, ami de Durande, le prônait; et Fourcroy, celui des savants qui avait conçu le plus d'espérance de l'application de cette science à la médecine, ne doutait pas non plus que les éthers, les huiles fixes et volatiles, les alcalis, quelques savons, etc., pussent porter leur action jusque dans la vésicule.

Rast, fameux médecin de Lyon, s'était occupé, d'une façon toute particulière, du traitement des coliques hépatiques[3]. Ses opinions, qui sont rapportées par Pujol[4], et adoptées par lui, consistaient à n'employer les purgatifs que lorsque le calme était parfaitement rétabli, et à pros-

---

[1] 1782, premier semestre.
[2] Strasbourg, 1790.
[3] *V.* Sauvages. *Nosol. méth.*, class. 7, gen. 23, spec. 1.
[4] Mém. déjà cité.

crire les émétiques en usage de son temps. Pujol lui-même s'est complu, en quelque sorte, à établir les indications de ce traitement ; il en a posé les bases avec la plus grande sagacité, et en a aussi déterminé tous les détails avec la précision d'un habile praticien ; il a discuté les diverses méthodes et réduit à leur juste valeur tous les prétendus fondants, celui de Durande en particulier. Morgagni et Portal ont émis à peu près les mêmes opinions.

ARTICLE DEUXIÈME.

TRAITEMENT MÉDICAL.

Ce traitement doit nécessairement offrir une foule de modifications, suivant l'intensité des symptômes et aussi suivant la période de l'affection. Cette dernière considération, étant importante pour la pratique, va me fournir les divisions du premier paragraphe ; dans un second, je rapporterai par catégories les observations qui sont relatives aux divers modes de traitement.

§ I. Indications que présente le traitement médical.

Ces indications sont au nombre de quatre : 1° calmer les douleurs qui résultent du séjour, de l'engagement et de la marche des calculs dans les voies biliaires ; 2° dégager ces concrétions et faciliter leur évacuation ; 3° dissoudre celles qui restent dans les voies biliaires ; 4° empêcher qu'il ne s'en reforme de nouvelles. Sous ces quatre chefs, que je vais examiner successivement, il sera facile de ranger tout ce que j'ai à dire sur le traitement. J'exposerai les diverses méthodes, les modifications qu'on leur a fait subir, leurs avantages et leurs inconvénients, le temps de la maladie où tel ou tel moyen convient particulièrement, etc.

PREMIÈRE INDICATION.

Calmer les douleurs qui résultent du séjour, de l'engagement et de la marche des calculs dans les voies biliaires.

On a vu qu'il y a peu de symptômes propres à faire reconnaître l'existence des calculs lorsqu'ils séjournent dans la vésicule ; que le plus souvent ces symptômes sont équivoques , et que ce n'est même qu'assez rarement qu'on peut diagnostiquer cette affection. Toutefois , en réunissant les indices que nous avons donnés , si l'on peut soupçonner la présence des concrétions, et à plus forte raison la reconnaître, on s'empressera d'employer les moyens antiphlogistiques et calmants susceptibles d'apaiser les douleurs qu'elles occasionnent. Ainsi, des sangsues au point douloureux, des bains, des cataplasmes émollients, des liniments calmants, le vésicatoire volant, enfin, comme moyen dérivatif ; en même temps des boissons adoucissantes et un régime léger.

Mais il est loin d'en être de même lorsque les concrétions cheminent dans les voies biliaires, soit que, se formant au sein du foie, dans les racines du canal hépatique, ils arrivent vers le canal de ce nom , soit que, ayant pris origine dans le cholécyste, elles tendent à traverser le canal cystique , soit enfin que, dans les deux cas, elles franchissent le cholédoque pour arriver à l'intestin.

Lors donc que la marche de ces corps se manifestera par les douleurs vives que leur passage difficile occasionnera aux membranes des conduits étroits qu'ils sont obligés de parcourir, on cherchera de suite à calmer ces douleurs, à prévenir et même à résoudre l'état inflammatoire qui naît des frottements, ainsi que des distensions plus ou moins violentes qu'une pareille cause doit produire dans ces tuyaux, et à apaiser la fougue des spasmes sympathiques que l'état des parties souffrantes ne manque pas de communiquer à l'estomac, aux intestins, au foie, au cerveau et à toute l'économie; à relâcher et à détendre les canaux du passage, afin qu'ils se dilatent moins péniblement à l'approche des obstacles et qu'ils opposent de moindres difficultés à leur sortie.

On emploiera, dans ce triple but, tous les moyens antiphlogistiques, relâchants et calmants.

Si les douleurs sont vives, si le sujet est fort et pléthorique, la *saignée* devra être pratiquée. Abondante, faite par une large ouverture, laissant conséquemment couler beaucoup de sang en peu de temps, elle constitue le relâchant le plus utile qu'on puisse mettre en usage ; c'est celui-là qui mérite la priorité. La fibre en est infailliblement détendue ; elle devient plus extensible, moins irritable. En même temps que la saignée diminue les anxiétés locales, elle apaise les irritations sympathiques, qui effacent les premières par leur intensité. On la réitère suivant les sujets et les circonstances.

On combattra les symptômes locaux par des applications plus ou moins fortes et plus ou moins renouvelées de *sangsues* sur les points où la douleur se fait le plus sentir. On a vu, en effet, le danger qui peut résulter de l'inflammation, laquelle non-seulement attaque les canaux, mais se propage encore aux parties voisines. On jugera du degré de cette disposition inflammatoire dans les conduits, la vésicule et même le foie, par la sensibilité que la pression des doigts fera ressentir à ces parties. C'est là même le *thermomètre* qu'il est bon de consulter pour régler avec prudence la force et la quantité des saignées locales, ainsi que l'emploi méthodique des autres moyens antiphlogistiques. Il ne faut pas trop se conduire par l'état du pouls, que nous avons vu être petit et serré, en raison de l'état spasmodique ; mais, si la fièvre survient, comme elle indique l'inflammation, il faut avoir égard à sa force pour prescrire les émissions sanguines. Les ventouses scarifiées remplaceraient, au besoin, les sangsues, quoique celles-ci soient préférables.

On usera avec assiduité des cataplasmes émollients, des fomentations laiteuses, huileuses, narcotiques. Les *bains* tièdes, dans lesquels les malades resteront longtemps, seront donnés plusieurs fois en vingt-quatre heures : Portal [1] les y laissait s'endormir, faisant réchauffer l'eau de temps à autre.

On fera prendre des *boissons* adoucissantes, relâchantes, tempérantes, émulsives, en cherchant à les rendre aussi agréables que possible, pour qu'elles soient ingérées en grande quantité. On administrera quelques potions huileuses si les nausées et les vomissements n'en empêchent pas l'emploi. Des lavements mucilagineux, huileux, seront fréquemment donnés : tout en dégageant l'intestin des matières fécales qui pourraient être irritantes, ils tendent à assouplir les voies digestives et à produire le même effet sur les canaux biliaires.

Morgagni, Portal, Rast et Pujol s'élèvent, avec raison, contre l'emploi des vomitifs et des purgatifs pendant les crises, administrés dans le but de favoriser le passage des calculs. L'action de tels moyens, augmentant l'acuité des symptômes, pourrait produire de l'inflammation ou des ruptures.

Pujol ne se montre point partisan des *narcotiques* employés dès le début de la crise. « Ils enrayeraient, dit-il, et paralyseraient, pour ainsi dire, les mouvements qui tendent à opérer l'élimination des concrétions. Celles-ci

[1] Page 193.

resteraient fixées dans la portion du tuyau excréteur où les narcotiques les auraient trouvées. On enfermerait le loup dans la bergerie et on s'exposerait à rendre la maladie incurable pour avoir voulu la rendre plus supportable. Cependant, ajoute-t-il, si, malgré tous les soins, on s'aperçoit que les symptômes prennent de la férocité ou s'ils persistent avec obstination dans leur violence primitive, il est prudent et même indispensable de recourir enfin aux narcotiques, employés d'abord à l'extérieur sur les parties malades, et qu'on fait prendre ensuite intérieurement. Dans ce cas, je me garde bien de prescrire ces sortes de remèdes à haute dose et en une seule prise. J'aime mieux les donner par petites portions, qu'on éloigne ou qu'on rapproche suivant leur effet. Par cette attention, je demeure le maître de m'arrêter au point précis que je veux, et de modérer les anxiétés essentiellement utiles des conduits biliaires, sans supprimer leur mouvement péristaltique, ce qui se ferait au grand détriment des malades, qui ont besoin de souffrir pour guérir. »

Nous avons cité ce remarquable passage du mémoire de Pujol, pour montrer que ce n'est pas sans raison que nous avons loué ce praticien, et pour faire voir avec quels soins il établit son traitement. Nous croyons, toutefois, qu'il exagère un peu ses craintes relativement aux narcotiques. Sans vouloir qu'on prescrive outre mesure ces médicaments, nous ne pensons pas qu'ils entravent notablement les mouvements organiques, et bien des observations, celle, en particulier, déjà citée de M. Bretonneau, et celle que je citerai d'après le docteur Lolatte, où la belladone fut aussi employée, prouvent le bon parti qu'on peut tirer de ces moyens poussés jusqu'à un léger narcotisme.

L'opium et ses préparations nous paraissent donc, après les moyens ci-dessus, le secours le plus utile contre les crises affreuses, terribles, qui accompagnent quelquefois les coliques hépatiques. On en usera avec modération, par doses fractionnées, suivant le besoin, et ce ne sera que dans des cas extrêmes qu'on les augmentera au point de déterminer un léger narcotisme. Par ce moyen, on calmera les douleurs et les spasmes; on rendra les efforts d'expulsion supportables, et on préviendra de graves accidents. 10 ou 15 centigrammes, et même plus, d'extrait thébaïque peuvent être employés en vingt-quatre heures. On sera plus réservé sur l'emploi de l'extrait de belladone : M. Lolatte en avait donné 5 centigrammes par fraction pendant deux jours ; puis, le cinquième jour, il divisa 15 centigrammes en 6 pilules, et en donna une toutes les deux heures. Après la cinquième, il survint un grand narcotisme; les douleurs cessèrent. Après la sixième, le narcotisme reparut, et il survint des selles bilieuses où l'on trouva des calculs.

L'opium a été employé avec succès par la méthode endermique. On trouve, dans une observation du mémoire de M. Bricheteau, que la douleur ne céda qu'à ce moyen continué pendant cinq jours; elle avait résisté aux saignées générales et locales, aux adoucissants, aux opiacés et aux antispasmodiques à l'intérieur. Dans ces douleurs persistantes, on peut recourir aux *antispasmodiques*. Le même praticien, après avoir vu échouer l'opium contre des spasmes très violents, fit prendre la teinture de castoréum, à petites doses, dans des potions, et s'en trouva bien. On a associé les antispasmodiques et les narcotiques : Hufeland recommande l'eau distillée de laurier cerise avec la teinture thébaïque.

Les douleurs et les spasmes ont quelquefois cédé assez brusquement à certains moyens employés en désespoir de cause : ainsi, M. Bricheteau, dont nous nous plaisons à citer les excellentes observations, après avoir épuisé la plupart des moyens que nous venons de passer en revue, procura au malade un grand soulagement en lui appliquant des *vessies remplies de glace* sur l'épigastre et à la partie correspondante du dos. Depuis ce premier fait, cet habile médecin a eu encore occasion de réussir en employant le même procédé. J'ai déjà rapporté avec détail l'observation d'un général chez lequel un bain de vapeur fut immédiatement suivi de soulagement, après la complète inutilité des moyens les plus rationnels.

Que se passe-t-il lorsque les accidents se terminent ainsi ? De deux choses l'une, ou le calcul revient en arrière et retombe dans la vésicule, après s'être un peu engagé dans le canal cystique, ou bien, après avoir parcouru le canal cystique et le cholédoque, il passe brusquement dans l'intestin. Si les douleurs durent depuis très peu de temps, on peut penser que la concrétion est rentrée dans la vésicule : le malade alors n'est point guéri, il reste sous le coup de nouvelles crises ; cependant celles-ci peuvent aussi ne point se manifester, et même il est possible que les concrétions, durant le reste de la vie, ne donnent plus lieu à aucun symptôme ; un traitement fondant peut d'ailleurs être employé. Mais si les douleurs ont duré quelque temps, tout porte à croire que les concrétions ont suivi la filière des conduits et qu'elles sont arrivées dans le canal intestinal. Ce résultat est ordinairement annoncé par des selles bilieuses, au milieu desquelles on trouve des calculs. Toutefois, la guérison n'est complète qu'autant que toutes les concrétions ont été évacuées ; car, s'il en reste, de nouveaux accès seront nécessaires pour les porter au dehors.

A la suite des coliques calculeuses, la susceptibilité des organes hépatiques et digestifs restant très grande, il faut quelquefois user, pendant longtemps, d'un régime fort doux et de moyens calmants, de bains surtout, pour les remettre dans leur état premier. Le système nerveux, ainsi que je l'ai déjà dit, pouvant même en recevoir un profond ébranlement, de longs soins sont nécessaires pour le rétablir.

DEUXIÈME INDICATION.

Dégager les calculs et faciliter leur évacuation.

Lorsque, par le traitement qui vient d'être exposé, on est parvenu à modérer jusqu'à un certain point la violence des anxiétés locales, des spasmes sympathiques, ce qui exige plus ou moins de temps, le médecin peut penser, avec raison, que les concrétions obstruantes sont parvenues déjà dans le cholédoque et ne sont pas éloignées de son point d'insertion dans le duodénum, surtout si des signes ictériques dénotent que la bile ne coule pas dans l'intestin, et si les douleurs dont nous avons parlé sont parvenues peu à peu de la vésicule jusqu'auprès de la ligne blanche. On peut remarquer encore, dans ce cas, que la vésicule se tuméfie par la bile, qui, ne pouvant plus arriver dans l'intestin, reflue dans cette poche en plus grande quantité. Il y a alors lieu d'espérer qu'en excitant avec prudence le mouvement péristaltique du tube alimentaire, on déterminera la propagation du même mouvement dans le canal biliaire, et l'on pourra parvenir à faire tomber les concrétions du canal cholédoque dans la cavité du duodénum.

Ces excitants légers, qui, dans la période d'acuité, en augmentant les douleurs et les spasmes, auraient été rejetés par le vomissement et auraient exposé le malade à quelque rupture funeste, deviennent, au contraire, très indiqués dans la période actuelle. Ces moyens ne seront point les vomitifs, quoiqu'ils aient été conseillés par plusieurs médecins, qui voulaient même qu'on les mît en usage de bonne heure dans la vue d'exciter des mouvements de

compression sur la vésicule de la part des muscles abdominaux et de provoquer ainsi la contraction de cette poche
et des conduits excréteurs. Saunders est de cet avis : « C'est
à l'ipécacuanha, dit-il, qu'on a ordinairement recours ;
mais si l'on se borne à le donner à petites doses, de manière
qu'il ne produise que quelques nausées, il n'a qu'une action
insuffisante. Le tartrite de potasse antimonié mérite
d'être préféré ; il produit un plus grand degré de contraction musculaire, et excite plus vivement l'évacuation du
foie et de la vésicule. »

Loin qu'il faille déterminer des vomissements, ceux-ci
ne sont que trop fréquents dans les coliques hépatiques un
peu vives. Ils en sont même un des symptômes les plus
inséparables et les plus fâcheux, non-seulement par les
efforts, d'où peuvent résulter l'inflammation ou des ruptures, mais encore parce qu'ils s'opposent à l'admission de
tout secours intérieur. En effet, lorsque le vomissement
a lieu, tout le corps éprouve des spasmes, des espèces de convulsions, et il ne peut convenir, pendant ce
bouleversement de l'estomac, d'aller encore par des stimulants artificiels augmenter le trouble des organes ; et
quand le calme a commencé à se rétablir, n'y aurait-il pas
à craindre de provoquer le retour des premiers symptômes
et de perdre ainsi le fruit des moyens déjà employés ?

Mais les vrais moyens à mettre en pratique consisteront
en des laxatifs. Rast, que nous avons cité, n'employait que
les purgatifs les plus doux et ne s'en servait que quand il
voyait quelques moments de tranquillité. Il voulait même
que ces remèdes ne fussent jamais donnés que quand le
malade était dans le bain, parce qu'avec cette précaution
ils étaient moins facilement rejetés et qu'ils opéraient d'une
manière plus douce et plus satisfaisante. Pujol approuve
grandement cette méthode de purger. Dans des occasions
difficiles et même périlleuses, il s'est applaudi de l'avoir

suivie, et il engage les médecins à y avoir recours, surtout lorsque , malgré toutes les précautions, on ne peut parvenir à faire passer les purgatifs nécessaires. Ceux-ci impriment une secousse suffisante dans tout l'appareil biliaire , y excitent une sécrétion abondante , propre à dilater les conduits et à entraîner les calculs.

Il arrive souvent que le purgatif étant employé dans des circonstances favorables, n'étant point vomi et venant même à déterminer des garde-robes, ne fasse point sortir de leur gîte les concrétions calculeuses. On ne doit point alors se laisser décourager, car elles peuvent être retenues, ou par leur grand volume, ou par l'étroitesse comparative du passage qu'il leur reste à franchir. Il faut continuer avec plus d'assiduité encore la méthode relâchante , et réitérer à plusieurs reprises l'emploi des purgatifs, en mettant toujours quelques jours d'intervalle entre ces tentatives, jusqu'à ce qu'enfin la bile reprenne son cours, que la jaunisse disparaisse et qu'une inspection attentive des selles certifie que les obstacles qui bouchaient le canal cholédoque en sont complétement partis. J'ai déjà dit (aux symptômes) par quelles sensations diverses le malade était quelquefois averti de l'entrée des calculs dans l'intestin.

Lors même que des calculs sont déjà passés par les conduits, il est encore indiqué de mettre en usage les purgatifs, car il en reste probablement encore dans la vésicule, et le passage une fois frayé , les autres concrétions peuvent suivre à leur tour.

Quels sont les purgatifs qu'il est le plus convenable d'employer? Saunders conseille, pour stimuler le duodénum, le calomélas combiné avec la scammonée et la rhubarbe ; et, « dans le cas où le défaut de bile dans le canal intestinal se fait sentir, on y supplée, dit-il, au moyen d'un purgatif amer, tel qu'une infusion de fleurs de camomille avec la teinture d'aloès, ou que la racine de columbo avec la rhubarbe et le savon. » Il ajoute que l'alcali vitriolé (sulfate de potasse) , dans une infusion de rhubarbe, est également avantageux. Cet auteur conseille encore l'effet du tabac ; Craignie, d'après lui, aurait obtenu, de lavements composés avec la décoction de cette substance, de bons résultats dans des cas où le péril était imminent. Ces lavements, déterminant, en effet, des contractions dans le canal intestinal, peuvent peut-être en produire aussi dans les conduits biliaires ; mais, ce moyen exige, dans son emploi, une grande prudence.

Pujol rapporte un assez bon nombre de faits dans lesquels il a obtenu des succès remarquables par l'emploi du sulfate de soude, mêlé quelquefois à l'infusion de casse.

Dans d'assez nombreuses circonstances, je me suis servi avec un grand avantage de l'eau de Sedlitz artificielle ; loin d'avoir remarqué que le gaz acide carbonique qu'elle contient eût un mauvais effet, il m'a semblé, au contraire, qu'il empêchait que cette eau ne fût vomie.

M. Bouchardat [1] préconise l'huile de ricin, à la dose d'une cuillerée à café dans du bouillon, administrée toutes les demi-heures : « En pénétrant dans le duodénum, dit-il, elle l'irrite légèrement, provoque la sortie de la bile et favorise l'expulsion des calculs. Les huiles d'olive ou d'amandes douces, administrées de cette manière, agissent de même, quoique d'une façon moins puissante. »

Nous pensons que la préférence doit, d'abord, être donnée à l'eau de Sedlitz ou à l'huile de ricin, suivant le moins de répugnance que le malade éprouvera pour l'un ou l'autre purgatif, puis on passera à d'autres purgatifs légers, car, en les variant, on aura plus de chances d'exciter l'action péristaltique nécessaire pour l'expulsion des corps dont on veut débarrasser les conduits.

Non-seulement, ainsi que je l'ai déjà dit, il est assez

---

[1] *Annuaire de thérapeutique,* 1845.

souvent nécessaire de continuer pendant quelque temps
l'effet de ces purgatifs, avant que les calculs soient déga-
gés, mais encore, lors même que ces corps sont arrivés
dans le canal intestinal, ces moyens sont encore utiles
pour les pousser avec les garde-robes et déterminer leur
évacuation ; car on a vu qu'ils pouvaient s'amasser dans
quelque point de l'intestin, et y former des masses dont
la sortie devient ensuite très difficile. Cependant, dans la
plupart des cas, les concrétions, une fois passées dans le
tube digestif, s'échappent au dehors avec facilité [1].

J'ai parlé ailleurs des cas où des calculs ont obstrué
l'intestin grêle et y ont déterminé tous les accidents
de l'étranglement, ainsi que des faits relatifs aux concrétions retenues dans des replis du cœcum, engagées
dans l'appendice cœcal ou arrêtées au-dessus de l'anus ;
mais comme j'ai exposé ce qu'il y avait à faire pour
soulager les malades dans ces diverses circonstances, je
n'ai pas à y revenir. J'ajouterai seulement quelques mots
au sujet des cas bien rares où les calculs sont rejetés par le
vomissement. Lors donc que, des calculs ayant déjà été
vomis, on pourra soupçonner, au retour de nouvelles
crises, que d'autres concrétions sont disposées à profiter de la même issue, ne serait-ce pas, peut-être, après
l'emploi des antiphlogistiques et des calmants dont il a
été question, le cas de se servir de quelques légers vomitifs, moyens que nous avons cependant proscrits pour

[1] Le dégagement des calculs peut s'opérer quelquefois brusquement à la suite d'un usage assez abondant d'eau de Vichy, ce qui dépend de ce que cette eau, liquéfiant la bile, rend son cours plus
prompt et plus facile ; M. le docteur Horteloup m'en a cité récemment
un exemple : une personne était atteinte de jaunisse ; ce médecin lui
fit prendre, en une semaine, une assez grande quantité de cette
eau ; une débâcle bilieuse survint et entraîna une douzaine de concrétions de moyenne grosseur, après la sortie desquelles l'ictère disparut rapidement.

les cas ordinaires ? Ce n'est qu'avec réserve que nous émettons cette idée ; c'est là une décision qu'il faut laisser au tact du praticien, qualité si précieuse dans l'exercice de notre art !

Les médecins anglais conseillent aux personnes atteintes habituellement de coliques hépatiques, de faire des voyages sur mer. Les effets vomitifs, qui en sont fréquemment le résultat, leur paraissent favorables pour activer le cours de la bile et entraîner les concrétions qu'elle pourrait contenir ou charrier. D'autres médecins ont cru que l'équitation offrait des avantages en raison des secousses abdominales qu'elle produit. Enfin, comme un calcul retenu s'est échappé par suite des cahots éprouvés dans une voiture, ce moyen a été conseillé. Mais il n'est pas inutile de faire remarquer qu'ici l'espérance d'un succès pourrait se changer en une cause de graves accidents.

TROISIÈME INDICATION.

Dissoudre les calculs qui restent dans les voies biliaires.

Y a-t-il des fondants spécifiques capables de dissoudre les concrétions retenues dans les voies biliaires ? Sans doute il y en aurait, si l'on pouvait les faire agir directement sur ces concrétions, et l'on peut s'en convaincre en se rappelant ce que nous avons dit (composition chimique des calculs) au sujet des agents qui peuvent dissoudre soit la matière colorante, soit la cholestérine. Comme on a eu cette prétention, au moyen d'un remède célèbre, je dois examiner ici jusqu'à quel point elle était fondée.

J'ai indiqué les premiers essais qui furent tentés et le mélange imaginé par Vallisnieri ; mais, quoique Durande n'ait fait que suivre la même idée que le médecin de Venise, c'est à lui qu'il faut rapporter le premier traitement régulier, d'abord parce que, dans un très bon mémoire, il décrit exactement, pour son temps du moins, la maladie en question, et en second lieu, parce qu'il a recueilli et publié un certain nombre d'observations qui lui paraissaient être la preuve des succès qu'il obtenait, mais qui peuvent être interprétées autrement qu'il ne le faisait.

Remède de Durande. Voyons d'abord quel était ce remède du médecin de Dijon et comment il était employé par lui. Sa composition était la suivante :

Ether sulfurique, trois parties ;

Essence de térébenthine, deux parties.

Après un assez long usage d'humectants, de délayants et d'apéritifs doux, Durande commençait l'emploi de son remède. Il le donnait d'abord à la dose de 4 grammes chaque matin ; il faisait prendre ensuite quelques tasses de petit-lait, d'eau de veau, de chicorée ou du sirop de violettes délayé dans de l'eau pure. En général, les malades devaient prendre 500 grammes du mélange. Si le remède agitait, s'il échauffait trop, si la région du foie devenait douloureuse, on pratiquait la saignée ou on employait les bains. On joignait, au contraire, les toniques et les apéritifs les plus doux à ce remède, si l'on s'apercevait que le foie se gonflait avec très peu de douleur et que les patients fussent plus appesantis qu'échauffés. Lorsque les douleurs de l'hypochondre et l'ictère avaient disparu, on employait des purgatifs doux. Tels sont les préceptes donnés par Durande pour la mise en pratique de sa méthode.

Ce médecin a rapporté vingt observations de colique hépatique recueillies par lui, dont quelques-unes avec sortie de pierres biliaires par les selles. Dans tous les cas, la guérison aurait été obtenue par son remède. Il les fait suivre d'une observation avec guérison par Maret, aussi médecin à Dijon (et qui, comme on sait, était le père du duc de Bassano), de deux autres par Lavorre, de Clermont-Ferrand, et de deux autres encore par Hoin, de Dijon.

Durande affirme qu'il a vu rendre par les selles des calculs dissous et transformés en une matière blanchâtre ou semblable à de la poix.

La pratique de Durande a été suivie par beaucoup de médecins, qui ont également partagé ses convictions : Sœmmering, Richter, entre autres, n'hésitent pas à attribuer aussi à cette préparation la propriété de dissoudre les calculs. Cette confiance est encore partagée par un assez grand nombre de médecins de notre époque.

Comme ce remède est d'un goût des plus désagréables, comme il exige beaucoup de précautions dans son emploi, car il irrite l'estomac, pèse sur cet organe, et produit de fortes nausées et même des vomissements, on a pensé à le modifier. — Les médecins qui tenaient à le mettre en usage pouvaient, en effet, être effrayés de ce qu'en dit son auteur, et des accidents qu'ils avaient pu remarquer eux-mêmes. M. Bricheteau ne rapporte-t-il pas qu'une malade à qui il l'administrait, le rejetait immédiatement par le vomissement; et Portal, dans l'observation du président d'Ormesson, ne semble-t-il pas lui attribuer l'inflammation de l'organe hépatique? On a dû surtout penser à affaiblir son action irritante, lorsqu'on avait à le faire prendre à de jeunes femmes très susceptibles, sortant d'une crise douloureuse et accompagnée de violents symptômes sympathiques.

Haller déjà l'employait conjointement avec l'opium. Sœmmering conseille de supprimer l'essence de térébenthine, qui est très échauffante et donne au remède un goût détestable, et de faire prendre un mélange d'éther sulfurique et de jaunes d'œufs. De Gardanne, n'ayant pu, dans une observation que je rapporte à la fin de ce chapitre, faire supporter la formule de Durande, en modifia la composition ainsi qu'il suit, et le malade n'en éprouva plus ni incommodité ni dégoût; il en donnait une cuillerée chaque matin :

> Pr.: Sirop de guimauve . . . . . 45 grammes.
> Eau distillée . . . . . : . 15 id.
> Huile volatile de térébenthine. 6 jusqu'à 10 id.
> Ether sulfurique. . . . . 8 id. [1]

Notons, toutefois, qu'il se trouve encore de nos jours certains estomacs qui peuvent supporter ce remède comme Durande l'employait, témoin une observation du docteur Jacques [2], où l'on voit que ce praticien en a administré 4 grammes à jeun, pendant trois mois, à une jeune femme. Il ne manquait pas, à la vérité, de faire prendre en même temps des bains, des boissons adoucissantes, des lavements émollients, etc.

M. le docteur Duparcque a aussi introduit dans la pratique une modification au remède primitif du médecin de Dijon. Au lieu d'huile de térébenthine, il a mêlé à l'éther de l'huile de ricin d'après la formule suivante :

> Huile de ricin . . . . . 60 grammes.
> Ether. . . . . . . 4 id.

Il fait prendre cette mixture en vingt-quatre heures par cuillerées à bouche. La saveur peu prononcée de l'huile de ricin est complétement masquée par celle de l'éther. Celui-ci, se mixtionnant parfaitement avec l'huile de ricin,

---

[1] Odier, dit Portal (p. 195), prescrivait utilement quelques gouttes d'esprit de térébenthine distillée avec l'éther et l'esprit de vin, plusieurs fois dans la journée, sur un morceau de sucre. De si faibles doses, comme on le voit, ne pouvaient être données à titre de fondants, mais seulement comme antispasmodiques.

[2] *Lancette française* du 9 juillet 1833. Extrait du procès-verbal de la Société de médecine pratique, séance du 2 mai 1833. Voir la quatrième catégorie des observations, au traitement médical.

en corrige d'une manière très remarquable la viscosité, qui la rend d'ordinaire si difficile à couler et à être ingérée. Les coliques hépatiques pouvant se compliquer d'hépatite aiguë ou d'irritation gastro-intestinale ; on doit avoir moins à craindre de l'action de l'huile de ricin que de celle de l'huile de térébenthine. Ce mélange a été bien supporté par l'estomac, dit M. Duparcque, alors même qu'il rejetait toute autre chose, soit boisson, soit médicament. Il a fait cesser les vomissements et calmé tous les autres symptômes avant même qu'il ait eu le temps d'agir sur les voies et les concrétions biliaires.

Bien que M. le docteur Duparcque considère le mélange ci-dessus comme principalement propre à l'expulsion des calculs, il lui attribue cependant aussi une propriété fondante. Il a remarqué que l'huile de ricin évacuée par les malades avait pris une couleur vert-émeraude, et il en conclut que cela tient au mélange intime du médicament avec une partie des concrétions. C'est cette théorie de l'honorable M. Duparcque que je me propose de combattre.

Voyons d'abord quel peut être le mode d'action du remède de Durande ; nous examinerons ensuite celui des modifications qu'on lui a fait subir.

Je commencerai par rapporter une opinion qu'en fait de chimie on sera peu disposé à contester, celle de M. Thénard [1]. D'après ce savant auteur, « l'éther, à la température de l'estomac, doit se séparer en grande partie de l'huile essentielle de térébenthine et se volatiliser ; ce qui anéantit d'abord la vertu complexe de cette préparation. D'ailleurs, on ne peut prendre celle-ci qu'en petite quantité ; et, quand bien même on en userait à forte dose, il ne saurait en arriver jusqu'à la vésicule, ou il en arriverait si peu qu'on ne peut compter sur l'action dis-

---

[1] *Traité de Chimie*, t. III, p. 636.

solvante reconnue aux deux substances qui la composent.»
On ne peut admettre, comme le prétendait Durande, et
comme cela a été répété par Degardanne, que les vapeurs
ou les parties les plus fluides du médicament, pénétrant par
les canaux cholédoque et cystique jusqu'à la vésicule, ou
transsudant de l'intestin dans ce réservoir, soient capables
d'y dissoudre les concrétions calculeuses, surtout celles
qui sont bien formées. Rappelons que ces concrétions sont
généralement formées de cholestérine et de matière colorante; que si l'éther dissout très bien la cholestérine, il n'a
pas d'action sur la matière colorante qui abonde à leur
surface, et que l'essence de térébenthine ne dissout que
lentement ces deux substances. Si les choses se passent
ainsi dans un appareil chimique où les corps à dissoudre
sont en contact direct avec leurs dissolvants, peut-on rai-
sonnablement penser qu'il y a une action analogue dans le
corps humain? D'ailleurs le médicament, loin de remonter
dans la vésicule, se trouve mêlé aux sucs digestifs et chy-
leux, ce qui diminue son action et le dénature, puis à la
masse du sang, ce qui finit par l'anéantir. En supposant
que le sang, après des circulations réitérées, conserve
quelques vertus lithontriptiques, il ne pourrait agir sur les
calculs que par la bile qu'il fournit au foie et par les mucosités de la membrane interne de la vésicule, et cette
action doit être nulle.

Cependant, comme il est impossible de nier les bons
résultats obtenus par les praticiens avec le remède de
Durande, il faut les expliquer autrement. M. Thénard
pense que ce remède agit plutôt en favorisant le transport
des pierres dans les intestins. On peut attribuer encore à
l'éther une action antispasmodique puissante, capable de
faire cesser le spasme, la contractilité des conduits où sont
engagés les calculs. D'une autre part, l'essence de térébenthine n'est pas absorbée dans l'estomac; elle pénètre dans

le duodénum. Irritant la muqueuse de cet intestin, elle provoque énergiquement la sécrétion de la bile, comme un sialagogue provoque la sécrétion de la salive, et cette activité imprimée à tout l'appareil biliaire peut déterminer l'expulsion d'un calcul engagé dans le canal cholédoque. M. Bouchardat[1] propose de renfermer l'huile de térébenthine dans une capsule et de la donner à la dose de 5 grammes en vingt-quatre heures. Ne pourrait-on pas craindre que la capsule ne fût pas encore dissoute au moment où elle passerait dans le duodénum, et dès-lors serait-on, d'après l'explication que nous venons de donner de son action, en droit d'en attendre quelque résultat?

Les modifications faites au remède de Durande par Haller, Sœmmering et Degardanne, n'ayant eu d'autre but que de modérer ses qualités irritantes, nous n'avons aucune objection à présenter à ce sujet. Mais il n'en sera pas de même à l'égard de la préparation imaginée par M. Duparcque, surtout en raison des motifs sur lesquels il s'appuie. J'ai expliqué pourquoi on ne pouvait croire que l'éther pût arriver à la vésicule en assez grande quantité pour opérer la dissolution, même de la superficie, des cholélithes. L'huile de ricin que ce médecin y ajoute n'augmentera pas, assurément, cette propriété dissolvante, car par elle seule elle n'agit pas sur les calculs; bien plus, ce mélange d'huile de ricin et d'éther (dans les proportions indiquées par M. Duparcque), dans lequel j'ai plongé un calcul mixte très concassé, et que j'y ai laissé pendant deux jours à une température de 30° R., avait à peine éprouvé, au bout de huit jours, une légère teinte brunâtre. Comment, d'après cela, serait-il possible de penser que l'huile des garde-robes, qui offrait une couleur vert-émeraude, dût cette couleur à la dissolution des

---

[1] *Annuaire de thérapeutique* de 1845.

calculs? Cette idée est aussi erronée que celle de Durande, qui prétendait qu'une matière blanchâtre ou semblable à de la poix qu'il trouvait dans les selles, était le résultat de la dissolution des cholélithes.

Au reste, les observations suivantes de Pujol, de M. Mojon et de M. Mérat, vont montrer comment les praticiens qui croyaient à la dissolution des calculs ont pu s'en laisser imposer par des apparences.

Pujol dit avoir fait souvent à Castres, où il exerçait son art, la remarque que, parmi les malades auxquels il avait jugé à propos d'ordonner une grande quantité d'huile d'amandes douces, il s'en est trouvé un certain nombre qui ont rendu cette huile par le fondement, non pas avec son caractère primitif et huileux, mais sous forme de boules pisiformes qui surnageaient leurs matières alvines. Ces boules étaient molles, comme boueuses, fondaient à la moindre chaleur et prenaient flamme avec la plus grande facilité.

A propos du mémoire de M. Duparcque, qui parut dans le cahier d'avril 1844 de la *Revue médicale*, M. le docteur Mojon, professeur honoraire de l'université royale de Gênes, écrivit à ce journal une lettre qui fut publiée dans le cahier de juin et dont voici la substance :

« Après avoir avalé une certaine dose d'huile douce quelconque, on observe assez souvent que les matières fécales contiennent des concrétions rondes ou ovales, dont le volume varie depuis celui d'un petit pois jusqu'à celui d'une grosse amande et même plus. Ces concrétions sont verdâtres, translucides et d'une consistance assez ferme. En les approchant de la flamme d'une bougie, elles brûlent en pétillant. On regarde ordinairement ces masses comme autant de calculs biliaires formés dans l'appareil hépatique, et dont l'évacuation est aidée et provoquée par l'administration de l'huile.

Pour admettre cela, il faudrait s'assurer si ces concrétions, presque adipocireuses, ne pourraient pas être le résultat d'une altération physico-chimique de l'huile ingérée, qui parcourt le trajet du canal intestinal. Il n'est pas rare de remarquer, notamment en Italie et dans le midi de la France, où les habitants emploient abondamment l'huile d'olive pour assaisonner leurs mets, que les déjections renferment un grand nombre de ces prétendus calculs biliaires. Ne pourrait-on pas en expliquer la formation par une espèce de solidification ou de saponification qu'éprouverait l'huile ingérée dans le canal digestif, en se combinant à quelque matière alcaline et à un peu d'albumine ; ou bien par la séparation du principe liquide de l'huile (oléine), qui serait absorbé et porté dans le torrent de la circulation, et du principe solide (margarine ou stéarine) qui se figerait en s'emparant de la matière colorante de la bile versée dans le duodénum, laquelle donnerait à ces mêmes concrétions la couleur vert-émeraude ou vert-orangé qu'elles présentent?

Si l'on veut s'assurer que les concrétions dont il s'agit ne sortent pas toutes formées du canal cholédoque, on n'a qu'à administrer tous les jours, pendant plusieurs semaines, quelques décagrammes d'huile d'olive à une personne bien portante. Au bout de 20 ou 30 heures, l'on remarquera dans les fèces ordinaires plusieurs de ces concrétions adipocireuses, mêlées souvent à une matière liquide avec quelques traces de l'huile ingérée. Le nombre, la grosseur d'une amande et même d'un œuf de pigeon que présentent parfois ces concrétions, ne permettent pas d'admettre qu'elles aient pu tenir toutes dans la vésicule biliaire, ni qu'elles aient pu se frayer un passage par le canal cholédoque dans le duodénum. La déjection de ces masses verdâtres, diaphanes, dures, continue tant qu'on persiste dans l'usage de l'huile ; elle cesse dès qu'on le suspend.

Cela n'infirme pas l'opinion de ceux qui croient que les huiles d'olive, de ricin, d'amandes douces, de térébenthine ou autres, combinées à l'éther, puissent calmer les coliques hépatiques et faciliter l'expulsion des véritables calculs biliaires, quand il y en a; mais les concrétions d'un gros volume et en grand nombre que les malades évacuent en faisant usage d'une huile quelconque, ne viennent certainement pas des conduits biliaires. Elles se forment de toutes pièces dans le tube intestinal, et cela d'autant plus qu'elles sont évacuées assez souvent par des individus bien portants. »

A la suite de la lettre de M. le professeur Mojon, M. le docteur Mérat écrivit au même journal [1] pour rappeler que, dans un mémoire sur l'adipocire dans le corps de l'homme, publié, en 1806, dans le tome VIe des *Mémoires de la Société médicale d'émulation*, il a signalé l'observation d'un malade mort à la Charité, et dans le canal intestinal duquel il avait rencontré une grande quantité de cette matière. Comme la vésicule était détruite, il fallait bien qu'elle se fût formée dans les intestins. M. Mérat, adoptant l'explication de M. Mojon, pense que le malade avait dû prendre de l'huile en grande quantité pour résoudre sa hernie.

M. le docteur Duparcque, dans une réponse à M. le professeur Mojon [2], tout en appréciant les remarques de ce médecin, ayant persisté dans son opinion, j'ai dû la combattre, en me servant de tous les arguments qui se sont présentés à moi pour corroborer les objections tirées de mes recherches personnelles. Mais je me suis assez étendu sur le remède de Durande et ses modifications; je passe maintenant aux autres traitements qui sont ou ont été regardés comme fondants.

---

[1] Cahier de septembre 1844.
[2] Cahier de juillet même année.

Traitement alcalin. Si nous avons élevé des doutes et même des dénégations sur la possibilité de fondre les concrétions biliaires par le remède de Durande, en raison des petites quantités qu'il est seulement possible de prendre, et des inconvénients que son usage entraîne, nous manifesterons, au contraire, hautement, toute notre prédilection pour le traitement alcalin, auquel nous reconnaissons une incontestable efficacité, et que nous considérons comme le moyen le plus approprié à l'affection qui nous occupe.

Convenons d'abord, cependant, que les alcalins n'ont pas d'action dissolvante sur la cholestérine; mais comme ils s'emparent des matières grasses du sang et les entraînent en les saponifiant, ils peuvent empêcher le dépôt de cette espèce de graisse dans la bile, s'ils ne peuvent fondre celle qui est déjà déposée dans la vésicule.

Il n'en est pas de même de la matière colorante, les alcalins pouvant la dissoudre ; et comme ils ont la même action sur le mucus, il en résulte que la cholestérine est isolée des deux principes qui constituent avec elle la plupart des calculs biliaires. Cette cholestérine ainsi désagrégée et amoindrie peut s'échapper plus facilement par les conduits biliaires.

Le traitement alcalin pouvant être administré abondamment et sans grande crainte de fatiguer les organes digestifs eux-mêmes ni de troubler leurs fonctions, on peut en saturer les différentes humeurs, et augmenter considérablement l'alcalinité de la bile. On la rend plus liquide, plus abondante, double condition bien propre à entraîner les grumeaux cholestériques ou autres qui peuvent se trouver dans les voies biliaires. La matière résinoïde, l'albumine de la bile, étant tenues en suspension dans cette humeur par la soude, on comprendra comment le traitement alcalin pourra contribuer à la disgrégation des calculs dans lesquels entrent ces substances. M. le docteur Petit, médecin de l'établissement thermal de Vichy, a recueilli dans les garde-robes d'une dame affectée depuis longtemps de coliques hépatiques, et qui faisait un usage abondant de ces eaux, une grande quantité de petits fragments de matière colorante. Il a bien voulu m'en donner un échantillon : c'était une poussière d'un brun rougeâtre au milieu de laquelle se trouvaient des fragments lamelleux, celluleux, et qui offraient tous les caractères que nous avons attribués à la matière colorante dans notre étude physico-chimique des calculs biliaires.

Le bicarbonate de soude est le sel alcalin qu'on emploie le plus ordinairement [1]. Comme on le trouve abondamment et fort bien amalgamé dans les diverses sources des eaux de Vichy, on fait prendre ces eaux aux malades soit chez eux, soit, mieux encore, sur les lieux mêmes. Pour les personnes dont les organes sont délicats, pour les femmes surtout, je conseille les eaux d'Ems, qui ont la même composition, sauf que le bicarbonate y est en plus faible quantité. Ces eaux sont onctueuses, calmantes si l'on peut dire ainsi, et tout-à-fait propres à rétablir le système nerveux si souvent ébranlé par les coliques hépatiques. Le voyage, d'ailleurs, offrant mille agréments, peut encore, sous ce dernier rapport, être avantageux aux malades qui ont éprouvé de longues souffrances. D'autres sources peuvent aussi être prises avec avantage, telles que celles de Vals, de St-Nectaire, de St-Alban, etc.

D'après M. Bouchardat [2], on devrait également administrer plusieurs sels à base de soude et à acides organiques, qui agissent absolument comme les carbonates alcalins, et qui, quelquefois même, doivent être préférés à ces derniers. Ces

---

[1] On a essayé les dissolutions de sel ammoniac, de potasse, de chaux, etc.; mais le bicarbonate de soude est avec raison préféré.

[2] *Annuaire de thérapeutique*, 1845.

sels, lorsqu'ils sont introduits dans le torrent circulatoire, sont détruits; l'acide organique disparaît et est remplacé par l'acide carbonique qui reste combiné à la soude; et, en résumé, quoique l'on donne aux malades des citrates, des lactates, des acétates, des stéarates ou des oléates de soude et de potasse, ou des végétaux qui en contiennent, la chose revient au même que si on avait donné des bicarbonates de ces bases. Comme ces sels organiques ont une action locale moins puissante que les bicarbonates, ce médecin conseille de les préférer, parce qu'il est possible de les administrer à une dose plus élevée. On peut disscudre, par exemple, 5 grammes d'acide citrique et 6 grammes de bicarbonate de soude dans une bouteille d'eau, et, si l'on a eu soin de boucher exactement, on a une solution de citrate de soude saturée d'acide carbonique, laquelle est très agréable à prendre. On peut, très légitimement encore, employer l'acétate de soude à la dose de 10 grammes, et le savon amygdalin en égale quantité.

Puisque je traite aussi longuement du traitement alcalin, je ne dois pas omettre de parler d'un sirop de cette nature que j'ai fait préparer par un savant pharmacien, M. Garot : aux éléments alcalins sont unies des substances purgatives, dans le but d'appeler dans le duodénum et d'entraîner par les selles les matières calculeuses. Ce sirop, d'un goût agréable, est donné à la dose de deux cuillerées à bouche chaque matin. En voici la formule :

Pr. Jalap concassé,
    Rhubarbe id.,
    Sous-carbonate de soude, aa........... 12 grammes.
Faites infuser pendant deux heures dans eau froide................................... 144
Pilez ensuite dans un mortier de porcelaine, et passez à travers du coton, dans un entonnoir; à la colature, pesant 144 gr., ajoutez sucre blanc..................................... 248

Faites fondre à chaud, et, quand le sirop est refroidi, aromatisez avec teinture d'écorce d'o-range...................................... 48 grammes.

Chaque 30 grammes de sirop contient la partie soluble de 0 gramme 70 centigrammes de jalap et de rhubarbe, et de 80 centigrammes de sous-carbonate de soude.

Des malades à qui j'ai administré ce sirop, ont été purgés sans coliques, ont rendu beaucoup de bile et même quelques calculs. Plusieurs d'entre eux, qui en ont pris assez longtemps, m'ont paru moins sujets aux coliques hépatiques. On peut en augmenter la dose.

L'usage du savon amygdalin est proposé par M. Bouchardat[1] : « Le savon amygdalin, dit cet auteur, jouit de la propriété de dissoudre la cholestérine ; mais lorsqu'il est ingéré dans l'estomac en proportion modérée, il est décomposé par les acides qui se trouvent dans ce viscère, et le corps gras est absorbé par les chylifères. Cependant, s'il était pris en proportion suffisante et sous une forme telle qu'il ne provoquerait pas de purgation, une portion, pénétrant dans l'intestin grêle, serait absorbée par les rameaux de la veine porte, arriverait dans le foie, se mêlerait à la bile, et pourrait à la longue favoriser la dissolution de la cholestérine ; car une dissolution aqueuse de quatre parties de savon dissout, suivant Wagner, une partie de cholestérine. » M. Bouchardat approuve encore les pilules de savon, ou plutôt l'électuaire composé, à parties égales, de savon en poudre et de miel, dont on prendrait au moins 10 grammes par dose, et qu'on recommencerait trois ou quatre fois par jour. Je suis loin de blâmer cette médication ; toutefois, je ferai observer que les calculs étant presque toujours revêtus de matière colorante, le savon ne pourrait agir sur eux s'ils sont déjà

[1] *Ann. de thérap.*, 1845.

bien formés ; et je persiste à penser que la bile ne peut être modifiée, et qu'on ne peut espérer une action sur ses dépôts, qu'en faisant ingérer aux malades une très grande quantité de solutions alcalines.

On a beaucoup vanté les sucs d'herbes, et j'ai déjà rapporté la vieille observation qui a donné lieu à leur emploi. Cette particularité pourrait s'expliquer : l'herbe fraîche contient des alcalins unis à des acides organiques, substances que ne renferment pas les pailles et les graines mûres dont on nourrit les bœufs pendant l'hiver. Quand les animaux mangent l'herbe fraîche, ils ingèrent donc des citrates, des malates, etc., alcalins, qui se transforment en bicarbonates alcalins. Les sucs d'herbes agissent de la même manière que l'herbe fraîche; mais il faut en prescrire au moins 150 grammes, choisir les plantes chicoracées et la fumeterre, riches en sels alcalins. Pour en augmenter l'activité, on peut y ajouter de 5 à 15 grammes d'acétate de potasse, ou même d'acétate de soude. On peut croire d'autant mieux à l'action de ces plantes et de leurs sucs, que, chez les bœufs, les calculs biliaires sont complétement composés de matière colorante. Notons, en terminant, que les herbivores qu'on nourrit de plantes fraîches ont l'urine alcaline, tandis que celle des lapins, par exemple, lorsqu'on les nourrit avec de l'orge, est acide.

Portal recommande les fondants apéritifs, et il énumère les savons divers, la gomme ammoniaque, l'assa fœtida, les extraits de chiendent, de pissenlit à haute dose, les extraits amers d'inula campana, de patience, de houblon, de lierre terrestre, mêlés à quelques grains d'aloès succotrin. Nous nous sommes expliqué sur le savon. La gomme ammoniaque n'a pas d'action spéciale; l'assa fœtida ne pourrait être employée que pour calmer les spasmes. Les divers extraits peuvent être utiles ; mais les sucs des mêmes plantes à haute dose seront préférables. Je dois dire cependant que, dans l'esprit de beaucoup de praticiens, sans que cela soit bien démontré, l'extrait de pissenlit (*leontodum taraxacum*) jouit contre les calculs biliaires de vertus toutes spéciales.

Les médecins anglais, et Th. Gibbons en particulier, ont vanté le calomélas pour dissoudre les cholélithes. Ce médecin, dans un mémoire spécial, nous apprend qu'il donne ce médicament en pilules jusqu'à ce que la salivation survienne, et qu'il entretient cette évacuation. Il entremêle l'emploi du mercure de quelques purgatifs. Il cite quinze cas de guérison. Deux malades auraient rendu des calculs; il suppose qu'ils ont été dissous chez les autres. On peut bien croire que le calomel, agissant comme purgatif, a pu déterminer l'évacuation de quelques concrétions; mais il ne peut en être de même de leur dissolution, pour laquelle les préparations mercurielles n'ont aucune action.

On lit, enfin, dans *the American recorder of original papon* [1], que M. Hall annonce s'être servi avec succès de l'électricité dans certains cas de calculs biliaires. Nous n'avons pas pu trouver des détails sur ce traitement, que nous nous abstenons pour cela de juger.

QUATRIÈME INDICATION.

Prévenir la formation de nouveaux calculs.

On atteindra ce but en employant les moyens susceptibles de détremper et de rendre plus fluide la bile trop visqueuse, mais encore coulante, s'il n'est pas donné de fondre celle qui est concrétée et lapidifiée. Chaque jour

[1] Philadelphie, 1821.

les praticiens ne s'occupent-ils pas utilement , par les délayants et les apéritifs , à rendre moins épais, moins visqueux et plus coulants le sang et les diverses humeurs
qui en émanent? Pourquoi la bile ferait-elle exception ?

On emploiera donc avec avantage, surtout pour remplir
l'indication actuelle , des apozèmes composés avec le
chiendent, le cerfeuil , la dent-de-lion , la fumeterre , la
chicorée , le pissenlit , etc. On fera prendre de même les
sucs de cresson, de gazon frais et des plantes précédentes
susceptibles d'en fournir. Vanswiéten et Pujol conseillent
aussi les plantes antiscorbutiques , et ce dernier assure
avoir retiré, entre autres, de la rave et du navet, les mêmes avantages que des plantes chicoracées.

Il y a dans toutes les plantes , mais surtout dans celles
que je viens d'énumérer, une grande quantité de sels
alcalins à acides organiques , et l'on peut concevoir non-
seulement leurs vertus préservatrices, mais encore comment , à la longue , elles peuvent guérir les concrétions
elles-mêmes , si elles ne sont ni trop grosses ni trop anciennes.

Je constate, en passant, qu'on n'attache aujourd'hui aucune importance aux petites plantes herbacées, terrestres
ou parasites et rampantes , de la famille des *hépatiques*.
(3e ordre de la classe des acotylédones de Jussieu).

Les eaux minérales alcalines, dont nous avons reconnu
l'efficacité comme dissolvantes, devront encore être mises
en usage pour remplir la présente indication.

On évitera, au contraire, avec soin les boissons âcres,
acides, stimulantes, alcooliques, capables d'agiter les solides et d'augmenter l'épaississement et la concrescibilité
des fluides.

On est dans l'habitude de faire prendre des amers aux
malades qui ont rendu des calculs. Sans leur reconnaître
des qualités préservatrices particulières , ils sont recom-

mandables dans les cas surtout où la vésicule a été distendue par la bile, afin de lui rendre le ressort qui lui est nécessaire pour ses fonctions. Dans les cas aussi où elle aurait été le siége d'une inflammation chronique, ces moyens seraient utiles, conjointement avec quelques balsamiques, pour en opérer la résolution.

La sobriété doit être surtout prescrite aux personnes qui sont affectées de calculs biliaires. On leur recommandera de faire des repas légers, égaux, de manger peu de viandes, beaucoup de légumes. Ces précautions sont principalement applicables aux personnes qui vivent dans l'abondance, dont la nourriture est substantielle, et qui, faisant habituellement peu d'exercice, consomment plus qu'elles ne dépensent. Nous avons vu, en effet, aux causes, que les calculs se développaient dans de telles circonstances.

On conseillera à ces malades de restreindre le plus possible, dans leur régime, la proportion des corps gras. Sans doute nous ne sommes pas encore assez instruits sur l'origine de la cholestérine pour déterminer avec certitude quels sont les aliments ou les parties composant l'économie qui, par suite de dédoublement ou de combustion, donnent naissance à cette singulière substance ; mais, en attendant que des recherches plus positives nous éclairent à ce sujet, l'hypothèse qui consiste à admettre que la cholestérine résulte de la modification des corps gras existants ou introduits en nous, paraît être la plus rationnelle. Il faut remarquer de nouveau, à l'appui de cette opinion, que les calculs biliaires des bœufs, lesquels ne se nourrissent que d'herbages, du moins en général, ne contiennent jamais de cholestérine et sont composés presque uniquement de matière colorante.

Parmi les aliments les plus propres à s'opposer à la formation des concrétions biliaires, il faut placer en première

ligne, d'après M. Bouchardat [1], ceux qui donnent lieu à une
sécrétion abondante de bile, et dans cet ordre doivent être
rangés les aliments non gras qui ne sont ni dissous ni absorbés dans l'estomac, mais qui sont surtout dissous et
absorbés dans les intestins. Au nombre de ces aliments,
cet auteur admet principalement les féculents, et, à la tête
de ceux-ci, la pomme de terre, qui contient une grande
quantité de sels alcalins organiques, qui donnent au sang
des bicarbonates alcalins et à la bile plus de fluidité.

Si l'on permet l'usage des poissons, on évitera ceux
dont la chair est grasse, comme l'anguille, la carpe, la
sardine ; on préférera le brochet, le merlan, la truite, qui
sont dans des conditions opposées.

On a vu (aux caractères chimiques des calculs) que la
matière colorante qui entre en grande proportion dans
leurs éléments était une substance très azotée. N'est-il
pas probable dès lors qu'une nourriture trop azotée devrait contribuer à leur développement, et n'y aurait-il pas
quelque chance, par un régime qui contiendrait le moins
d'azote possible, de prévenir leur formation [2]. Dans cette
hypothèse, les sucs végétaux, les fruits, et, en particulier,
le beurre, le sucre, la gomme, qui ne contiennent point
d'azote, devraient spécialement être mis en usage.

On proscrira les ragoûts épicés. Nous ne trouvons pas
aux laitages les inconvénients qu'on leur a reprochés. On
peut user avec avantage des poires fondantes et du raisin,
ainsi que d'autres fruits bien mûrs ; on évitera toutefois
ceux qui contiennent trop d'acides ; car, bien que les acides
organiques soient décomposés dans l'économie, il faut
éviter que le sang en soit surchargé. Enfin on permettra

[1] *Annuaire de thérapeutique.* 1845.
[2] Voir le Mémoire de M. Magendie sur les propriétés nutritives des
substances qui ne contiennent pas d'azote, lu à l'Institut le 19 août
1816.

du café et du thé avec modération, si le malade n'est pas maigre et s'il n'a pas d'insomnies.

Quelques purgatifs seront nécessaires de temps en temps pour faciliter l'écoulement de la bile avec les matières fécales ; on préférera ceux qui sont alcalins.

Les malades se vêtiront chaudement et éviteront avec soin l'impression du froid. Pujol recommande des frictions (et même de douces percussions) sur l'hypochondre droit et les environs, avec des flanelles sèches ou imprégnées de vapeurs d'encens, de succin, de feuilles de sauge desséchées et réduites en poudre.

On aura la précaution, par un exercice journalier et suffisant, de tenir les membres agiles ; la circulation de toutes les humeurs en sera rendue plus active, et la bile aura moins de tendance à se coaguler. Ce serait même, d'après notre célèbre Dumas, un moyen assez puissant de débarrasser le sang de sa cholestérine, car plus la respiration est activée, plus l'oxygène de l'air s'empare du carbone de cette humeur pour en faire de l'acide carbonique. Le carbone entrant en grande proportion dans les matières grasses mêlées au sang, il en résulte que celles-ci sont, en quelque sorte, d'autant mieux détruites, qu'on respire avec plus de force et de rapidité.

Les bains domestiques seront généralement utiles, en détendant la fibre et facilitant l'action des divers moyens. De temps en temps, les bains de mer et les voyages sur mer pourront donner au système hépatique une activité favorable.

Enfin on recommandera aux personnes qui ont éprouvé les cruelles atteintes de la colique hépatique de se garantir des fortes émotions de l'âme, et également contre les occasions de tristesse et de chagrin. On s'efforcera de leur procurer des distractions. Aux affligés, comme on l'a écrit, il faudra des consolations, et aux prisonniers la liberté.

§ II. Catégories d'observations relatives aux divers modes de traitements.

Je fais suivre le traitement médical du récit d'un certain nombre d'observations dans lesquelles la guérison a été obtenue par divers moyens. Pour mieux faire apprécier les procédés par lesquels le succès a été acquis, je diviserai ces observations en catégories, et je me permettrai, à la fin, d'interpréter la manière dont les résultats heureux ont eu lieu.

PREMIÈRE CATÉGORIE D'OBSERVATIONS.

Traitements par les calmants, puis par les purgatifs.

PREMIÈRE OBSERVATION TIRÉE DE MA PRATIQUE : *Coliques hépatiques ; ictère. Emploi des calmants, puis de l'eau de Sedlitz ; guérison prompte ; calculs trouvés dans les selles.* — Mme de R..., âgée de 42 ans, sujette, depuis quelques années, à des atteintes douloureuses dans la région hépatique, étant revenue de la campagne le 8 décembre 1848 au soir par un temps froid, éprouva pendant la nuit une grande anxiété et de vives douleurs qu'elle rapportait à la région épigastrique et au dos. Un bain, une potion antispasmodique, un emplâtre de thériaque, parurent les calmer. Mais, le 13, elles reparurent avec une plus grande intensité ; on sentait au niveau des conduits biliaires une tension assez circonscrite et douloureuse au toucher. Craignant qu'il ne survînt une inflammation dans ces parties, j'ordonnai une application de 12 sangsues et fis continuer les bains et les calmants de toute espèce Le soulagement ne fut que médiocre ; les boissons étaient rejetées par le vomissement. La malade se tenant continuellement accroupie sur son lit, penchait sa tête sur ses genoux et tenait ceux-ci embrassés fortement avec ses mains. Du reste, il n'y avait pas de fièvre.

Le 14 au matin, il y avait un mieux marqué ; les douleurs

avaient cédé vers le milieu de la nuit, et, malgré qu'elles reparussent encore de temps à autre, Mme de R... avait pu dormir pendant quelques heures. L'ictère commençait à se manifester. La tension épigastrique et surtout celle qui existait au niveau des conduits biliaires avaient diminué.

Evidemment, les concrétions qui avaient produit ces symptômes si douloureux, en traversant le canal cystique, étaient passées dans le cholédoque, où, se trouvant plus à l'aise, elles produisaient moins de douleurs; mais comme elles retenaient la bile hépatique, l'ictère était le résultat de cet arrêt Il ne s'agissait plus que de les dégager de ce conduit A cet effet, je fis prendre le lendemain une bouteille d'eau de Sedlitz et beaucoup de bouillon d'herbes, et je recommandai qu'on gardât les selles. Celles-ci, qui furent très abondantes et contenaient de la bile, furent passées au tamis, et l'on trouva trois calculs cholestériques sans facettes, de la grosseur du petit bout du doigt, et quelques autres petites concrétions qui paraissaient de même nature. Cette dame, soumise ensuite à l'usage des bains, de l'eau de Vichy, du régime végétal, fut promptement débarrassée de sa susceptibilité épigastrique et de sa jaunisse. — Cependant, au commencement de mars de cette année, de nouvelles coliques hépatiques, mais moins fortes, se sont manifestées. Calmées assez promptement par les bains et les boissons émollientes, on administra le même purgatif, à la suite duquel une légère teinte jaune, qui s'était montrée sur la peau, disparut en peu de jours. Malheureusement on ne put pas constater si de nouveaux calculs avaient été rendus.

DEUXIÈME OBSERVATION DE MA PRATIQUE : *Coliques hépatiques réitérées ; ictère léger. Emploi des calmants, puis de l'eau de Sedlitz ; calculs constatés dans les selles ; guérison.* — Mme G..., âgée de 45 ans, menant une vie très sédentaire, avait été prise, le 13 septembre 1841, de vives douleurs dans la région de la vésicule biliaire avec sentiment de constriction autour du corps. Ces douleurs se répandirent bientôt à l'épigastre, où elles produisaient des battements sous les seins, à la pointe de l'omoplate droite, dans les lombes. Il y avait de la soif; la bouche était mauvaise, et il survint bientôt des nausées et des vomissements. Les mains étaient parfois suantes et froides ; mouvements nerveux ; envies de pleurer. Ces symptômes furent assez promptement diminués par des bains, des cataplasmes laudanisés, des potions calmantes et des boissons délayantes. En même temps paraissait un ictère qui se dissipa en peu de jours, après une purgation avec l'eau de Sedlitz. On ne trouva pas de calculs dans les selles.

Le 15 et le 17 mai 1842, les mêmes accidents se reproduisirent pendant plusieurs jours. Ils duraient pendant quelques heures, et cessaient quelquefois assez brusquement. Les douleurs augmentaient progressivement et commençaient à se faire sentir tantôt au milieu du dos, tantôt au creux de l'estomac. Quand elles cessaient, la malade ressentait de la chaleur et beaucoup de fatigue. Plusieurs fois des vomissements survinrent. Les moyens précédents amenèrent du soulagement, et, en même temps, la teinte jaunâtre, qui s'était manifestée dès le commencement de l'attaque, devint très apparente sur toute la peau. L'eau de Sedlitz et beaucoup de bouillon d'herbes firent couler une grande quantité de bile. Cette fois encore, malgré qu'on eût examiné avec soin les garde-robes, on ne put y constater la présence de concrétions.

Il n'en fut pas de même dans la nouvelle attaque, qui eut lieu le 6 novembre 1849 ; Mme G.... fut prise de vives coliques hépatiques ; on sentait, au niveau des conduits biliaires, une tension assez bornée et douloureuse à la pression. La douleur se faisait aussi sentir quelque peu au dos ; il y eut quelques envies de vomir, mais peu de fièvre. Après plusieurs bains prolongés, l'usage des onctions narcotiques et des cataplasmes émollients, ainsi que des calmants à l'intérieur, les douleurs diminuèrent beaucoup, et le 9, une teinte ictérique se répandit par tout le corps ; cette teinte avait été précédée d'urines bilieuses. Je m'empressai alors de prescrire pour le lendemain l'eau de Sedlitz, et, ayant fait passer les selles au tamis, j'y découvris un petit calcul brunâtre, ayant deux fois le volume d'une lentille et offrant quelques traces de facettes. — La malade fut mise à l'usage de l'eau de Vichy, et, la cause de l'ictère n'existant plus dans le cholédoque, la teinte jaune de la peau ne tarda pas à se dissiper.

Première observation de Pujol [1] : *Coliques hépatiques ;
ictère ; emploi des calmants, puis des purgatifs salins; issue par
les selles de plus de 80 calculs ; guérison, sans récidive.* — « Sur
la fin de l'automne de 1772, je fus appelé pour la nommée
Lafon, femme d'un de nos boulangers, âgée de 30 ans, et mère
de plusieurs enfants. Elle souffrait cruellement depuis trois jours
d'une prétendue colique d'estomac qui était des plus alarman-
tes. Le mal avait débuté subitement et avait été accompagné de
grandes nausées. Un émétique donné le second jour par le médecin ordinaire avait excité des vomissements violents, qui, depuis ce moment, n'avaient point discontinué, et qui s'étaient
bientôt associés à une jaunisse générale des plus foncées et à
une fièvre continue très forte.

En examinant les parties souffrantes, je vis d'abord que l'é-
pigastre était parfaitement souple et libre; mais, vers le milieu
de la vésicule du fiel, il me fut aisé de découvrir une tumeur
étendue et très bien prononcée, que le moindre contact de mes
doigts rendait très sensible et très douloureuse. Je déclarai de
suite que la colique était hépatique, et que, selon toute apparence, les voies biliaires étaient embarrassées par quelques concrétions pierreuses, ce qui étonna tout le monde.

En conséquence de ce diagnostic, les saignées furent réitérées
plusieurs fois; la malade prit des bains fréquents ; les lavements émollients lui furent prodigués ; et, dans l'intervalle des
bains, on usa successivement des applications locales les plus
relâchantes et même les plus calmantes; car le vomissement empêchait la malade de retenir dans son estomac non-seulement
les remèdes, mais même les boissons.

A peine 36 heures eurent été employées constamment à ce
traitement, que la vivacité des symptômes fut notablement apaisée : les vomissements étaient rares, la malade retenait quelque
peu de boisson. Je m'étais même aperçu que la sensibilité douloureuse de la région vésiculaire, en perdant de sa force, s'était
prolongée vers la ligne blanche ; ce qui me fit juger que les
obstacles s'étaient avancés vers l'embouchure du canal cholé-

---

[1] La première de son mémoire.

doque. Je fis donc espérer à ma malade qu'elle serait bientôt guérie, et que je lui ferais rendre des pierres qui faisaient toute sa maladie. J'ordonnai un laxatif salin, et je priai les gens de la maison d'observer bien les selles, et de me garder toutes les petites pierres qui s'y trouveraient.

Avant midi, plusieurs amis de la malade vinrent m'annoncer avec enthousiasme que ma prédiction avait été juste ; que la malade avait été déjà à la selle plusieurs fois, et qu'elle avait rendu une grande quantité de pierres, dont on en conservait une bonne partie. On ajouta, d'ailleurs, qu'elle se trouvait, depuis cet événement, dans le meilleur état possible.

En effet, à la visite du soir, je vis cette femme tout-à-fait bien. On m'avait gardé environ *quatre-vingts pierres* globuleuses, inégales en certains endroits, et qui toutes surnageaient l'eau. Elles étaient d'un vert sale, se fondaient dès qu'on les jetait sur un fer chaud, et s'enflammaient comme l'huile, lorsqu'on en approchait une bougie allumée. Les plus grosses n'excédaient point la grosseur d'un haricot.

En peu de jours, la jaunisse eut totalement disparu. Un second purgatif et quelques sucs de plantes savonneuses furent les seuls remèdes que je prescrivis par précaution.

Le sujet vit encore en parfaite santé et n'a plus eu de récidive. »

DEUXIÈME OBSERVATION DE PUJOL[1]: *Coliques hépatiques ; léger ictère ; saignées et calmants, puis laxatifs ; issue par les selles d'une grande quantité de calculs ; guérison, quoique avec continuité de malaise dans la région de la vésicule.* — « Un apothicaire nommé Dupui, justement réputé dans son art, éprouva de grands chagrins et tomba dans la misère, par suite de la suppression de l'ordre des Carmes de Toulouse, dont il tenait l'apothicairerie. Après avoir levé à Toulouse une autre boutique qu'il commençait à faire prospérer, il fut pris, vers les trois heures, après un dîner ordinaire, d'une colique d'estomac qui, faible d'abord, alla toujours en croissant jusque vers les six heures du soir, époque de ma première visite.

---

[1] La sixième de son mémoire.

Je l'examinai avec attention, et, trouvant l'épigastre libre et la région de la vésicule tendue et sensible à la plus légère pression, je lui annonçai que sa colique était hépatique, qu'il souffrirait beaucoup, et que vraisemblablement le mal finirait par la sortie de quelques pierres biliaires.

Je lui parlai grec sans doute; mais il fut docile, se mit à une diète sévère, et usa de lavements, de potions huileuses et d'une boisson adoucissante que je lui prescrivis de suite. Le lendemain matin, après une très mauvaise nuit, il se trouva avoir beaucoup de fièvre : la tension de l'hypochondre s'était accrue; le teint avait pris une légère couleur ictérique, et le malade était tourmenté par des nausées et des vomissements assez fréquents. Ce jour-là il fut saigné trois fois et prit deux bains où il resta longtemps. Les lavements n'entraînèrent rien. Sur le soir, la fièvre avait baissé, et la vivacité des accidents se trouva un peu apaisée. La nuit suivante fut pourtant très mauvaise.

Le troisième jour j'appuyai sur les bains, les fomentations et les lavements. Le malade ne vomit pas toute sa boisson et put même garder quelques cuillerées de sa potion huileuse. La constipation fut la même que la veille.

Le quatrième jour fut encore plus tranquille, et j'augurai que les matières obstruantes s'avançaient vers l'embouchure du canal cholédoque, parce que la tension de l'hypochondre, devenue encore moins dolente, s'était rapprochée de la ligne blanche. J'insistai sur l'usage du bain et des fomentations locales. Le malade retint encore plus de la potion huileuse que la veille.

Le cinquième jour, les choses étaient encore plus calmes. Je purgeai le malade de bonne heure avec 8 drachmes de sel de Glauber, finement pulvérisé, que je mêlai dans 2 onces de pulpe de casse. Je fis diviser le tout en cinq ou six prises, dont chacune fut donnée toutes les demi-heures. Quand je vis que le remède n'était pas vomi, je conçus de grandes espérances. Alors je recommandai à ses gardes d'examiner attentivement les selles, et de me conserver sur un papier les concrétions qu'on y trouverait, après les avoir lavées. A la grande surprise du malade et de ces femmes, la chose arriva comme je l'avais prévu. Dans la seconde selle, on trouva *huit pierres biliaires*, que M. Dupui, tout étonné, avait entendu tinter à mesure qu'elles étaient tombées dans le bassin, et qu'il voulut voir ensuite de ses propres yeux. Dans la troisième on en trouva *cinquante* : ce furent là toutes celles qu'on me réserva. Celles qui vinrent dans les selles subséquentes ne furent pas comptées, et l'on se borna à me rapporter qu'elles étaient fort nombreuses. Les pierres réservées que je vis le soir, étaient toutes d'un vert sale et de la grosseur d'une fève de haricot, avec quelques aspérités aux deux bouts. Leur caractère bilieux n'avait rien d'équivoque. Leur sortie fut pour M. Dupui une crise complète.

S'il n'a plus éprouvé de coliques hépatiques, il ressent de temps en temps des malaises douloureux vers la vésicule. Le suc des plantes graminées l'a toujours soulagé. Il s'est aperçu que le suc de feuilles de navet, de rave et de raifort, qu'il aime beaucoup, lui donne le même soulagement, et il en use souvent. Je crains qu'il ne porte encore quelque autre concrétion secrète qui embarrasse ce réservoir, et qui est sans doute la cause des malaises intermittents qu'il y éprouve. Cela n'empêche pas, d'ailleurs, qu'il ne soit très frais, très dispos et très vigoureux. »

TROISIÈME OBSERVATION DE PUJOL [1] : *Colique hépatique; ictère. Traitement par la saignée, les calmants, puis les laxatifs. Guérison.* — « Le 20 septembre 1802, je fus demandé à la hâte pour la femme d'un marchand très connu de Castres, et qui porte mon nom. Cette femme, âgée de 63 ans, a été sujette, depuis plus de trente ans, à des affections hystériques fort singulières, et qui, plusieurs fois, l'ont retenue dans son lit pendant quatre ou cinq mois de suite, quoique toujours sans fièvre, et seulement à cause de certaines ardeurs inquiétantes qu'elle ressent alors dans toute la capacité de l'abdomen.

Je venais depuis peu de traiter Mme Pujol depuis deux mois entiers de ses chaleurs abdominales, qui, à la fin, avaient cédé,

---

[1] La huitième de son mémoire.

et plus tôt qu'à l'ordinaire, à un traitement adoucissant et antispasmodique soutenu. Elle sortait déjà ; elle mangeait bien, lorsque je fus mandé à la hâte près d'elle. Il s'agissait d'une colique épigastrique des plus cruelles qui l'avait prise après son dîner et tout-à-coup. Ces douleurs lui faisaient pousser les hauts cris. Elle éprouvait de plus des nausées et vomissait de temps en temps, ce qui ne lui était pas du tout familier. Un air jaunâtre et demi-ictérique, que je n'étais pas accoutumé à lui trouver, me mit d'abord en soupçon sur l'existence d'une colique hépatique, dont il me semblait pourtant que le long traitement que je venais de lui faire essuyer aurait dû la préserver, puisque, avec les délayants continuels, elle avait pris plus de 40 bains.

Je fus bien surpris de trouver : 1° l'épigastre où elle souffrait tant, tout-à-fait souple et libre ; 2° une tension très douloureuse qui s'étendait de l'épigastre jusqu'au milieu de l'hypochondre droit, c'est-à-dire dans un lieu qui n'est pas celui où est naturellement placée la vésicule, laquelle se trouve ordinairement plus rapprochée de l'épigastre.

Malgré cette circonstance insolite, je ne doutai pas que ce ne fût là une véritable colique hépatique, et qu'elle n'eût pour cause quelque concrétion qui s'opposait au cours de la bile dans le cholédoque et obligeait ce fluide à refluer vers la vésicule et à s'y accumuler. La dureté de la tumeur prouvait seulement à mes yeux que la distension des parois vésiculaires était forte. La situation trop reculée pouvait être une singularité individuelle de position. D'ailleurs, cette tumeur, qui avait le volume d'une grosse poire, dont elle affectait même la forme, était transversale, comme le sont presque toujours les tumeurs vésiculaires. Son fond était placé du côté droit, et sa queue tendait, comme le fait le col de la vésicule, vers l'épigastre.

Dans la vue de détendre le tuyau biliaire et de calmer les irritations hépatiques, je fis saigner la malade ; je lui fis reprendre ses bains ; je lui fis faire des fomentations huileuses et narcotiques sur les régions souffrantes, et fis glisser dans son estomac autant d'huile douce que les nausées purent le permettre. Ces remèdes, employés constamment durant trois jours, non-seulement mitigèrent tous les accidents, mais permirent même à quelques concrétions de tomber dans le canal intestinal et de sortir par la voie des selles ; car les lavements du troisième jour en montrèrent déjà quelques-unes, et je m'aperçus que la tumeur n'avait plus dès lors la même dureté ligneuse que je lui avais remarquée jusque là.

Je purgeai donc ma malade, le quatrième jour, avec 10 drachmes de crême de tartre, dont elle ne vomit aucune partie. Aussi les selles furent-elles abondantes ; mais elles furent toutes chargées de concrétions bilieuses, qui nageaient sur les matières et avaient chacune la grosseur d'un pois. Le soir même, la tumeur pyriforme eut entièrement disparu, et le lendemain la couleur ictérique fut totalement dissipée.

Il ne reste plus à Mme Pujol que la c̄haleur hystérique d'entrailles dont elle venait d'être guérie, mais que les secousses de sa colique hépatique ont réveillée. Je travaille actuellement, par un traitement particulier, à la guérir une seconde fois de cette affection nerveuse, qui n'a rien quant au fond de relatif à son vice calculeux. »

Quatrième observation de Pujol[1] : *Colique hépatique et ictère depuis six mois. Emploi des calmants et des purgatifs salins. Issue par les selles d'un calcul gros comme un œuf de pigeon.* — « Sur la fin de l'automne de 1783, Mme Laporte, veuve âgée de 50 ans, et d'un tempérament bilieux, fut atteinte d'une colique épigastrique à laquelle elle n'était nullement sujette, et qui la prit coup sur coup après un repas et sans aucune cause manifeste. Elle habitait le village de la Bastide à six lieues de Castres, sur le chemin de cette ville à Saint-Pons. Le chirurgien du lieu lui administra d'abord beaucoup de remèdes qui la soulageaient et ne la guérissaient pas. La maladie traîna en longueur avec de courtes rémissions, et dura pendant cinq mois consécutifs.

Ce fut dans le mois de mai que, revenant de Saint-Pons, où j'avais été appelé, on m'arrêta à la Bastide, pour y visiter la dame en question. Je la trouvai tout à fait ictérique. Elle n'avait

---

[1] La troisième observation de son mémoire.

point de fièvre, mais elle souffrait toujours de sa colique, que je découvris d'abord être du genre des hépatiques. Dans la consultation que je lui laissai, je visai à relâcher les conduits biliaires, et à exciter, à temps réglés, des irritations modérées dans le canal intestinal par quelques laxatifs salins. J'appris bientôt que mes conseils avaient eu un plein succès. Après quelques souffrances, un gros calcul sortit du canal cholédoque, et la malade le rendit par les selles, ce qui opéra chez elle une guérison prompte et complète.

En m'annonçant cette heureuse nouvelle, le chirurgien eut soin de me faire passer le calcul, qui était gris, ovale, assez uni sur toute la surface, et de la grosseur d'un œuf de pigeon. La pierre était assez dure, mais légère. L'ayant cassée, je trouvai que l'intérieur était une cristallisation régulière, de couleur argentine, très brillante. Les filets dont elle était composée partaient tous du centre de la pierre et allaient se terminer à la circonférence. J'ai conservé depuis cette belle pierre dans mon cabinet, où je l'ai encore. »

CINQUIÈME OBSERVATION DE PUJOL [1] : *Colique hépatique; ictère; tumeur produite par la distension de la vésicule; emploi des laxatifs; issue par les selles d'un gros calcul; guérison prompte. —* « Vers le milieu de l'automne 1775, je fus demandé par le sieur Pestre, riche fabricant de mes amis, qui résidait à Cambonès, village distant de Castres d'environ quatre lieues. Dans ce temps, il régnait à Castres et dans les environs une épidémie très cruelle de fièvres bilieuses. A ce que l'on m'écrivait au sujet du malade, je soupçonnai qu'une colique d'estomac, qui le tourmentait depuis quelques jours, était de cause hépatique, parce qu'en me parlant de cette colique, venue sans cause manifeste, on me disait que le visage du malade était tout jaunâtre, et que je savais que son tempérament était décidément bilieux.

Ne pouvant, en aucune manière, m'arracher aux grandes occupations que me donnait notre épidémie, je fis prier un de mes jeunes confrères d'aller voir cet ami lointain. Je conférai même avec lui avant son départ, et lui fis part de mes soupçons, qui parurent peu l'affecter.

[1] La deuxième de son Mémoire.

A son retour, ce médecin me rapporta que le sieur Pestre avait une colique réelle d'estomac, compliquée d'un léger ictère, de nausées et de vomissements ; mais que le mal principal consistait en une tumeur squirrheuse, transversale et très volumineuse, qui, depuis le milieu de l'hypochondre droit, s'étendait dans toute la région épigastrique.

Ce squirrhe, venu en si peu de temps, augmenta mes premiers soupçons sur l'existence de quelque embarras dans les voies biliaires, embarras qui pouvait donner lieu à une réplétion extraordinaire de la vésicule. Cependant j'accédai au traitement calmant et légèrement apéritif qu'avait prescrit mon coufrère. Ce traitement fut inutile, et le mal continua à sévir avec quelques rémissions imparfaites et de courte durée, malgré les visites que le médecin fit de temps en temps et les divers fondants et apéritifs qu'il put tenter.

Ce ne fut qu'après deux mois de maladie, et au cœur de l'hiver, que je pus enfin céder aux vives instances que me faisait faire le malade pour m'avoir auprès de lui. Je trouvai le sujet tout-à-fait ictérique. Il était tout décharné et son visage paraissait cadavéreux. Le vomissement l'empêchait de boire et de prendre du bouillon, et sa tumeur transversale, qui ressemblait à un gros boudin, était, en effet, d'une dureté à en imposer aisément pour un squirrhe. Cependant, tout examiné, je pensai, plus que jamais, à des concrétions qui me semblaient gêner le cours de la bile, et avoir occasionné dans la vésicule du fiel cette collection bilieuse qui jouait si bien la tumeur squirrheuse, tant la poche, selon moi, en était fortement distendue.

Tout faible qu'était le malade, je le fis plonger dans le bain, où je le tins quelques heures, et où son vomissement se calma assez pour pouvoir lui faire passer quelque peu de bouillon. Je le fis mettre ensuite dans son lit, où il souffrit moins qu'auparavant, et où son vomissement parut surtout moins fréquent. Je profitai de la *bonace* pour lui faire avaler quelques cuillerées d'huile d'amandes douces, mêlées à un peu de fleur d'oranger ; et ayant fait préparer de la crème de tartre en bolus, auquel j'ajoutai quelques gouttes de teinture anodine de Sydenham, je le fis remettre, après quatre heures de repos, dans un second bain. C'est alors que je lui fis avaler, par petites portions, mes bolus laxatifs, qu'il soutint fort bien, au point qu'il prit, en trois heures, une once et demie de crême de tartre, sans en vomir aucune portion.

Sentant, au bout de trois heures, que les selles approchaient, je le fis tirer de l'eau pour le mettre au lit, où, au moyen d'un bassin plat, il lui était permis de rendre son purgatif sans se tracasser. Sa première selle fut copieuse et très putride. J'y démêlai une seule concrétion globuleuse, jaunâtre et solide, qui était de la grosseur d'une *petite noix* et qui surnageait les matières. J'en tirai, comme on comprend bien, le meilleur augure. En effet, les matières coulèrent à plusieurs reprises, toujours très fétides et fort abondantes. Quelques cuillerées de vin étaient le cordial avec lequel je tâchais d'éloigner les faiblesses. Le vomissement fut arrêté tout-à-fait et pour toujours ; et je voyais, à chaque selle, que la prétendue squirrhosité se rappetissait et prenait de la mollesse. Dans quatre heures, à dater du moment où le purgatif avait commencé d'opérer, il n'en resta pas même de vestiges, et je pus annoncer au mourant, qui prenait alors sans difficulté tout ce que je lui donnais, qu'il était guéri.

Le malade, se trouvant tout-à-fait dégagé, passa la meilleure nuit possible. Je lui fis manger, le lendemain même, quelques petites soupes ; et lui ayant fait préparer plusieurs bouteilles de jus dépuré de feuilles de gramen, je lui conseillai d'en user, pendant un certain temps, à la dose de trois ou quatre verres par jour ; de se purger doucement dans trois ou quatre jours ; d'aller, par gradation insensible, dans l'usage des aliments solides ; et je le quittai le troisième jour, en pleine et très heureuse convalescence.

Etant de retour à Castres, mon confrère vint tristement savoir comment allait notre malade. Je l'assurai qu'il était guéri et que son squirrhe n'existait plus. Alors je lui dis qu'il aurait le plaisir de constater lui-même le fait dans quinze jours, époque que j'avais fixée au malade pour venir me voir à Castres, et y dîner avec les deux médecins. Mon confrère me fit le plaisir de ratifier ce projet satisfaisant. Le malade ne manqua pas au rendez-vous ; il dîna de bon appétit. Non-seulement l'hypochondre droit se trouva parfaitement libre, mais les chairs et les forces étaient revenues, et son teint était tout-à-fait éclairci.

Depuis cette époque, le sujet s'est bien porté, à l'exception de quelques attaques de goutte, qu'il a essuyées de loin en loin, quoique, avant la colique, il n'eût jamais eu aucune menace de goutte. »

Réflexions. J'aurais pu multiplier les observations tirées de ma pratique particulière. Aux deux qui commencent cette catégorie, on peut, d'ailleurs, ajouter celle du général Tib.... S., que j'ai rapportée en détail au chapitre du diagnostic, et dans laquelle, après les bains et les boissons délayantes, l'évacuation de la bile et des calculs a été également provoquée et obtenue au moyen de l'eau de Sedlitz. J'ai préféré rapporter cinq observations d'un auteur que j'ai, souvent déjà, cité avec éloge. On trouve, en effet, dans les récits de Pujol, l'exposition la plus précise des symptômes et un succès constant des laxatifs après que les douleurs ont été apaisées. Les diverses espèces de purgatifs ont procuré le même résultat avantageux : ainsi le sel de Glauber, la crème de tartre, la pulpe de casse, tantôt isolés, tantôt associés, suivant les circonstances. Les sels étaient quelquefois administrés en bols fréquemment réitérés pour ménager la susceptibilité de l'estomac, et imprégnés de teinture d'opium, afin qu'ils fussent mieux supportés.

Je dois dire que l'eau de Sedlitz, telle qu'elle est préparée à Tivoli et au Gros-Caillou, me paraît préférable à tout autre purgatif. Cette préparation, en effet, où 32 grammes de sulfate de magnésie sont bien dissous dans 800 grammes d'eau, ne peut irriter d'une manière fâcheuse l'estomac ni l'intestin, et produit cependant une excitation suffisante pour y appeler la bile et les concrétions qui obstruent les conduits de cette humeur. Le gaz acide carbonique que cette préparation contient est propre à empêcher le vomissement. Ce n'est pas seulement dans les cas de calculs biliaires que j'en ai retiré un grand avantage, mais encore dans tous ceux où la bile, par une cause quelconque, cesse de couler dans l'intestin, pourvu, toutefois, qu'il n'y ait pas de symptômes inflammatoires ou que ceux-ci aient été calmés.

Cette méthode de traitement, d'abord les calmants et relâchants de toutes sortes, et ensuite les laxatifs, répond aux deux premières indications que j'ai établies, c'est-à-dire : d'abord, calmer les douleurs qui résultent du séjour, de l'engagement et de la marche des calculs dans les voies biliaires ; secondement, dégager ces calculs et favoriser leur évacuation. — On va voir maintenant une autre série de faits dans lesquels la troisième indication, c'est-à-dire celle dans laquelle on essaye de dissoudre des concrétions récemment formées, a pu être remplie.

DEUXIÈME CATÉGORIE D'OBSERVATIONS.

Traitements par les eaux de Vichy.

PREMIÈRE OBSERVATION DE M. CH. PETIT [1] : *Usage des eaux de Vichy ; grande quantité de petits fragments de calculs de matière colorante rendue par les selles.* — « Mme P. W....., appartenant à une famille dans laquelle les maladies du foie sont très communes et se transmettent même héréditairement, vint à Vichy en 1838, après avoir souffert du foie depuis plusieurs années et avoir éprouvé souvent des coliques hépatiques. Elle avait alors la région occupée par la vésicule, et même toutes les parties environnantes beaucoup plus sensibles qu'on ne l'observe dans ces cas, du moins dans les intervalles des crises, de sorte qu'il me fut très difficile d'apprécier exactement l'état du foie.

Elle prit les eaux pendant six semaines, mais toujours avec quelques ménagements, à cause de la sensibilité qu'elle conti-

[1] *Mémoire sur les eaux minérales alcalines de Vichy, 1843.*

nuait à éprouver dans la région hépatique. Cependant, vers la fin de son séjour, son côté était un peu moins tendu et moins douloureux qu'à son arrivée. Elle se trouvait soulagée, mais non encore guérie. Peu de temps après son retour chez elle, elle éprouva des coliques hépatiques très vives, et, ainsi que je le lui avais recommandé, elle fit examiner, avec soin et pendant longtemps, après les crises, les matières rendues par les selles; elle recueillit une quantité vraiment prodigieuse d'une sorte de débris de couleur plus ou moins foncée, dont elle me remit une certaine partie. Ces débris, parmi lesquels on trouve quelques fragments distincts de calculs biliaires, et qui, d'ailleurs, en ont tous les caractères chimiques, sont comme s'ils avaient été broyés.

Cette dame revint à Vichy en 1839, dans un état satisfaisant, et, depuis, j'ai appris qu'elle s'était bien portée. »

Deuxième observation de M. Ch. Petit [1] : *Coliques hépatiques, préservation pendant plusieurs années par les eaux de Vichy.* — « Mme L..., de Vendôme, âgée alors de 33 ans, était venue prendre les eaux de Vichy, en 1829, pour combattre des coliques hépatiques qui s'étaient renouvelées plusieurs fois depuis un an, et qui étaient toujours suivies d'ictère. Après cette première cure, elle fut deux ans sans souffrir; mais ayant négligé tout traitement, les coliques reparurent avec les symptômes les plus violents, et se renouvelaient tous les trois ou quatre mois, lorsqu'elle revint à Vichy le 14 juin 1833.

A l'examen, M. Petit ne trouva aucune tuméfaction du foie, pas même de sensibilité dans la région de cet organe, quoiqu'il n'y eût que quinze jours que la dernière crise se fût manifestée; mais il y avait encore une légère teinte ictérique à la peau.

Mme L... prit les eaux régulièrement pendant cinq semaines, tant en bains qu'en boissons. La dose, à l'intérieur, fut portée graduellement jusqu'à sept verres par jour. Cette quantité ne fut pas dépassée. La teinte ictérique disparut, et la santé générale de la malade s'améliora d'une manière très sensible.

---

[1] *Du mode d'action des eaux minérales de Vichy*, p. 123, 1850.

En 1834, Mme L... revint à Vichy prendre les eaux pendant un mois. Elle n'avait pas souffert une seule fois depuis l'année précédente, et elle se portait parfaitement. Sa santé s'est maintenue excellente jusque dans l'hiver de 1840 à 1841, époque où elle a éprouvé, non pas des coliques hépatiques violentes, mais quelques petits ressentiments de ses anciennes crises, ce qui la détermina à revenir à Vichy en 1841, le 6 juin. Elle prit alors les eaux pendant un mois, et depuis elle n'a pas souffert de nouveau. »

Troisième observation de M. Ch. Petit [1] : *Coliques hépatiques; engorgement du foie; ictère; amaigrissement. Guérison par les eaux de Vichy.* — « Mme la vicomtesse du Pey.... fut adressée, le 24 juin 1839, à M. Petit, par un médecin distingué de Lyon, M. le docteur Polinière. Après un long voyage, fait l'année précédente par le froid rigoureux du mois de décembre, elle était tombée malade peu de temps après son arrivée à Lyon, et son affection avait présenté tous les caractères d'une gastro-duodéno-hépatite intense. Au mois de mars suivant, lorsqu'elle alla habiter son château, près de Bourg, sa santé était encore loin d'être rétablie. Il restait un fond d'irritation sourde dans le duodénum et dans le parenchyme du foie. Tout l'hypochondre droit était sensible à la pression, et l'on trouvait de la résistance le long du bord des côtes, et notamment vers la vésicule biliaire. Il se manifesta alors très fréquemment des retours de douleurs, sous forme de crises, avec teinte ictérique de la peau, qui ressemblaient beaucoup à des coliques hépatiques. Bientôt ces accidents se répétèrent presque chaque jour avec la plus grande violence, et le teint prenait chaque fois une couleur jaune très foncée. La santé de la malade s'altéra alors rapidement et profondément. « Depuis quelques jours que j'observe ici, écrivait M. de Polinière au docteur Petit, l'état chronique et grave de Mme de Pey..., je reconnais différents points tuméfiés et très douloureux, soit vers le foie, soit vers la région iléo-cœcale. La sensibilité est tellement exaltée, que l'exploration en devient difficile et in-

[1] Loc. cit., p. 126.

complète. Amaigrie considérablement, jaune et languissante, Mme du Pey... est à peine reconnaissable, elle qui était remarquable par la beauté de son teint. L'aspect de la langue est d'accord avec la vive sensibilité des organes abdominaux. Cependant le pouls est calme. Les bains prolongés, matin et soir, ont déjà produit une amélioration sensible.

C'est dans cet état que cette dame arriva à Vichy le 24 juin 1839. M. Petit dut, dans l'état de sensibilité où il trouva encore les organes malades, administrer les eaux avec beaucoup de précaution et de ménagement, et il fut même souvent obligé d'interrompre le traitement, à cause des coliques hépatiques des plus violentes et des mieux caractérisées, qui se renouvelaient fréquemment et qui duraient quelquefois deux ou trois jours sans interruption. La malade était alors d'une maigreur extrême, et toute sa peau d'un jaune extrêmement foncé. Quelques concrétions furent recueillies. On aurait pu sans doute en recueillir davantage; mais le mal était si bien caractérisé qu'on ne jugea pas nécessaire de faire continuer les recherches.

Cependant, après six semaines de séjour à Vichy, de bains pris chaque jour, et d'eau en général administrée avec beaucoup de réserve en boisson, la malade éprouva une amélioration assez sensible, et, peu de temps après, elle retourna chez elle, mais toujours très maigre et encore bien jaune.

Le 12 juin de l'année suivante, Mme du Pey... revint à Vichy. Elle n'avait pas éprouvé une seule douleur depuis l'année précédente. Elle avait repris tout son embonpoint, toute sa fraîcheur et sa santé était parfaite. Elle usa des eaux pendant un mois. M. Petit ne trouva plus alors aucune trace d'engorgement.

Depuis plusieurs années, cette dame habite Paris, où ce médecin a souvent l'honneur de la voir. Sa santé ne s'est pas démentie un seul instant. Elle est revenue à Vichy l'an dernier (1845), mais plutôt par précaution que par nécessité. »

Quatrième observation de M. Ch. Petit [1] : *Coliques hépatiques fréquentes, renouvelées par l'emploi des eaux de Vichy; gué-*

[1] Loc. cit., p. 126.

rison par la continuation de ces eaux.— « Mme G... fut adressée
à Vichy, au docteur Petit, le 17 juillet 1841, par M. le professeur Chomel. Cette malade avait, depuis plusieurs années, des
coliques hépatiques qui se renouvelaient fréquemment, et souvent avec une violence extrême, mais sans ictère prononcé. On
ne trouvait qu'une légère tuméfaction dans la région de la vésicule biliaire. Il y avait seulement un peu de sensibilité à la
pression. Cette malade, qui, avant cette affection, avait beaucoup
d'embonpoint, de l'éclat et l'apparence de la plus belle santé,
était arrivée, par suite de ses crises hépatiques, à une maigreur
extrême.

La malade fut soumise immédiatement à l'usage régulier des
eaux, en bains et en boisson. Pendant six semaines qu'elle
suivit son traitement, elle eut deux coliques violentes qui forcèrent à interrompre l'eau en boisson, pendant plusieurs jours,
chaque fois.

De retour chez elle, elle eut encore quelques coliques, un
peu plus rares et moins intenses, mais sa santé générale s'améliora notablement.

Elle revint à Vichy le 2 juillet 1842. Après quelques jours de
l'usage des eaux, il survint une colique hépatique qui dura
près de trois jours, et qui fut plus violente que toutes celles
observées chez cette malade. Indépendamment des bains, dans
lesquels elle restait plusieurs heures par jour, tous les moyens
conseillés en pareil cas furent essayés sans succès pour calmer
la vivacité des douleurs, qui arrachaient des cris perçants à la
malade. Enfin, la crise eut un terme, et Mme G..., après quelques jours d'une fatigue et d'une faiblesse extrêmes, se trouva
un peu mieux.

Au bout de six semaines de l'usage des eaux, elle retourna
chez elle, à la campagne, où le docteur Petit les lui fit continuer transportées; il lui fit prendre aussi des bains alcalins.

Elle eut encore, plusieurs mois après, quelques coliques, dont
une très violente. On ne sait si, à cette dernière crise, elle a
rendu les dernières concrétions qui devaient exister dans les
voies biliaires; mais, depuis, elle s'est parfaitement portée.
Elle a recouvré son embonpoint et sa belle santé, et elle

n'éprouve plus aucun ressentiment de ses anciennes crises. Cependant elle se propose, par mesure de précaution, de retourner à Vichy l'été prochain. »

PREMIÈRE OBSERVATION INÉDITE DE M. CH. PETIT : *Coliques hépatiques disparues par l'eau de Vichy. Récidive ; nouvelle saison qui fait rendre un grand nombre de calculs.* — «Une religieuse, âgée de 49 ans, affectée de coliques hépatiques anciennes, est venue, au mois de mai dernier, prendre les eaux de Vichy, qu'elle avait déjà prises, avec un très grand avantage, pour la même affection, il y a quinze ans.

Pendant longtemps, après son premier voyage à Vichy, elle avait été bien portante, du moins sans retour de coliques hépatiques et n'éprouvant que de légers ressentiments de douleur dans la région du foie. Mais, depuis quelques années, les coliques hépatiques se sont représentées avec une très grande violence, et ont toujours été suivies d'un ictère extrêmement prononcé. Dans l'intervalle des crises, le côté restait toujours un peu douloureux. Lorsque cette malade est arrivée à Vichy, le 15 mai dernier (1850), tout l'hypochondre droit était tendu et tellement douloureux qu'elle ne pouvait supporter la moindre pression. Le teint était d'un jaune très foncé, les digestions très pénibles ; mais il n'y avait pas eu de coliques hépatiques depuis au moins un an. Je l'ai soumise à l'action des eaux de Vichy, en boisson et en bains, mais avec tous les ménagements qu'exigeait la sensibilité vive à la pression de l'hypochondre droit. Elle les a supportées beaucoup mieux que je ne l'espérais ; elle a pu même en augmenter assez rapidement la dose, et bientôt ses digestions se sont rétablies et son teint s'est éclairci. Mais ce qui m'a le plus frappé dans ce fait, c'est qu'après quinze jours de l'usage des eaux, elle a expulsé, sans avoir éprouvé aucune colique hépatique, une très grande quantité de calculs biliaires d'un volume en général petit, mais dont plusieurs cependant avaient au moins celui d'une grosse noisette. La malade en a remarqué ainsi dans ses matières fécales pendant huit à dix jours, et quelquefois en assez grand nombre pour qu'elle ne prît plus à la fin la peine de les recueillir.

Après cette expulsion, l'hypocondre droit est devenu souple

et très peu sensible à la pression. Le teint s'est aussi complétement éclairci, et les digestions se faisaient parfaitement. Tel était son état lorsqu'elle a quitté Vichy, après cinq semaines de séjour et de l'usage des eaux. »

Deuxième observation inédite de M. Ch Petit : *Coliques hépatiques réilérées; ictère presque permanent; gonflement du lobe gauche du foie. Coliques violentes au commencement de l'usage des eaux de Vichy ; après deux saisons, elles ont cessé complétement.*
« Mme D..., de Dôle (Jura), âgée de 30 et quelques années, vint à Vichy, le 30 juin 1838, ayant des coliques hépatiques depuis quatorze mois, qui avaient acquis une très grande intensité et s'étaient rapprochées au point de se renouveler tous les deux jours. L'ictère était presque toujours la conséquence de ces crises, ou plutôt il reprenait de l'intensité à chacune d'elles, car il ne disparaissait plus, tant les coliques se succédaient rapidement. La teinte même de la peau était tellement foncée, que le visage de cette dame était plutôt d'un gris cendré que jaune. Il y avait en même temps des démangeaisons incessantes et des plus vives à la peau, qui l'empêchaient de dormir et étaient pour elle un horrible tourment. Le lobe gauche du foie était tuméfié et dépassait le rebord des fausses côtes d'environ trois travers de doigt.

Pendant les six semaines que cette dame a passé à Vichy, elle a fait usage des eaux toutes les fois que les crises ne l'obligeaient pas à garder le lit et ne la mettaient pas dans l'impossibilité de boire et de se baigner. Pendant près d'un mois, ces crises ont été aussi rapprochées qu'avant de commencer le traitement; elles étaient d'une violence extrême et arrachaient à la malade des cris à empêcher tous les habitants de l'hôtel qu'elle habitait de dormir. Une crise passée, elle se remettait à boire et à se baigner. Enfin, dans les derniers temps de son séjour à Vichy, les coliques s'éloignèrent; mais lorsqu'elles revenaient, elles étaient encore très violentes.

Cette malade est revenue à Vichy le 13 juin 1849. Elle n'avait pas eu une seule autre colique hépatique depuis son départ de Vichy, l'année précédente. La peau avait repris sa couleur naturelle; plus, par conséquent, de démangeaisons. Le lobe gauche du foie était seulement encore un peu tuméfié, mais très peu sensible à la pression. Du reste, les fonctions digestives se faisaient bien, et la santé générale était très bonne. — Je dois dire qu'elle avait fait usage d'eau de Vichy transportée, dans l'intervalle des deux saisons.

Elle a fait encore à Vichy une cure d'un mois, sans qu'aucune crise hépatique se soit renouvelée, et elle est partie très bien portante. »

TROISIÈME OBSERVATION INÉDITE DE M. CH. PETIT : *Coliques hépatiques violentes avec ictères ; à leur suite est expulsé un calcul gros comme une noix. Nouvelles coliques et nouveaux ictères. Rétablissement par les eaux de Vichy.*—«M. P...., de Cordesse, canton de Lucenay-l'Evêque (Saône-et-Loire), avait des coliques hépatiques, suivies d'ictères, depuis plusieurs années, lorsqu'il en survint une beaucoup plus violente et plus longue que les autres. Cette dernière crise dura quinze jours, avec des douleurs atroces, ne laissant au malade que quelques intervalles de calme. Enfin, après des tortures affreuses auxquelles M. P.... ne croyait pas pouvoir survivre, le calme se rétablit, et quelques jours après, il expulsa un calcul biliaire qu'il m'a remis et que je conserve, parce qu'il a le volume d'une noix.

C'est deux ans après avoir rendu cet énorme calcul, le 15 août 1849, que ce malade est venu prendre les eaux de Vichy. Depuis l'expulsion de ce corps, il avait continué à avoir souvent encore des coliques hépatiques, avec ictère; il avait de plus, depuis assez longtemps, une fièvre intermittente, ce qui lui donnait l'aspect d'un sujet gravement affecté. L'exploration de tous les organes m'ayant rassuré sur l'état de ce malade, d'ailleurs fortement constitué, je le soumis à l'usage des eaux, et je m'occupai en même temps de mettre un terme à la fièvre intermittente. Bientôt son teint, qui était très jaune et fortement altéré par la fièvre, s'éclaircit; ses digestions se rétablirent; il survint même un très grand appétit, et les coliques hépatiques ne reparurent plus. Enfin il put quitter Vichy dès le 4 septembre dans un très bon état de santé.

Ce malade est revenu prendre les eaux de Vichy, le 30 mai 1850. Ni les coliques hépatiques, ni la fièvre ne s'étaient renouvelées depuis l'année précédente. Il avait retrouvé son embonpoint et toute sa santé.

Il a pris les eaux pendant une vingtaine de jours, et il a quitté Vichy très bien portant.»

Réflexions. Je ne pouvais choisir les observations de cette catégorie à une source meilleure que dans la pratique de M. le docteur Petit, qui, depuis vingt ans, est chargé du service médical de l'établissement thermal de Vichy, et qui, l'an dernier, a publié, dans un excellent livre, le fruit de ses études sur l'application de ces eaux. Non-seulement j'ai pris dans ses publications les quatre premiers faits que je rapporte, mais je dois encore à son amitié les trois autres qui étaient inédits et qu'il a recueillis pendant la dernière saison. De ces traitements, il faut en rapprocher d'autres qui se trouvent dans diverses observations déjà insérées, en particulier encore celui du général Tib... S..., au chapitre du diagnostic, et celui de Mlle de C..., au chapitre septième, à l'article : symptômes des calculs dans le canal cystique.

Toutes ces observations viennent confirmer les assertions que j'ai émises dans l'exposition du traitement médical de l'affection calculeuse du foie. Elles me paraissent cependant mériter quelques explications.

On a vu, dans la deuxième observation inédite de M. Ch. Petit, que des coliques hépatiques nombreuses et violentes étaient survenues pendant le traitement par les eaux de Vichy. De tels accidents ne sont pas rares ; ils ne doivent pas étonner ni ôter la confiance en ce moyen. Ces eaux ayant la propriété de délayer la bile, de la rendre plus liquide et plus abondante, il y a, d'après cela, grande chance que les concrétions soient entraînées, et qu'elles donnent lieu à des coliques. C'est une circonstance fâcheuse sans doute, mais qui ne contre-indique pas l'emploi du remède.

M. le docteur Durand-Fardel, qui se livre, depuis quelques années, avec beaucoup de soin et de zèle, à l'étude de l'action thérapeutique des eaux de Vichy, croit qu'elles ne dissolvent pas les concrétions biliaires, mais qu'elles se bornent à en provoquer l'expulsion en excitant les fibres contractiles de la vésicule. Sans doute, ce que je viens de dire vient à l'appui de son opinion, et de tout temps pareille chose a été admise. Mais ce premier effet n'empêche pas qu'à la longue il ne s'en produise un autre, sinon pour disgréger de gros calculs, au moins pour modifier la composition de ceux qui sont récents, et surtout pour empêcher qu'il ne s'en forme de nouveaux. Il est certain, et quelques unes des observations de cette catégorie semblent le prouver, que des malades, après avoir eu de fréquentes coliques, ont guéri, par les eaux de Vichy, sans rendre des calculs ; que d'autres, après plusieurs saisons passées à cet établissement ou après avoir fait usage des eaux à domicile, ont cessé d'être en proie à cette terrible affection.

La tendance qu'a la bile, chez certains individus, à laisser précipiter sa cholestérine et sa matière colorante, est telle, que, loin qu'il suffise d'une seule saison pour obtenir la guérison, il faut ne jamais, pour ainsi dire, discontinuer le traitement si l'on veut prévenir les récidives.

TROISIÈME CATÉGORIE D'OBSERVATIONS.

Traitements par le remède de Durande.

PREMIÈRE OBSERVATION DE DURANDE [1] : *Coliques hépatiques réitérées, ictères. Emploi des délayants et de la liqueur d'Hoff-*

---

[1] Cette observation et les suivantes sont tirées de la deuxième partie du mémoire de Durande, inséré dans les Nouveaux Mémoires de l'Académie de Dijon pour la partie des sciences et arts, 2e semestre, 1782.

*mann, puis du mélange d'éther et d'esprit de térébenthine à la
dose de 4 grammes pendant trois mois. Calculs non constatés.
Mort à la suite d'une fièvre maligne.* — « La nommée Foron,
veuve d'un maréchal, âgée d'environ 60 ans, souffrait depuis
12 ans de coliques hépatiques. Elle avait inutilement fait usage
de différents remèdes, et croyait sa maladie incurable. Ayant pris
un purgatif au mois de mars 1774, elle en fut si malade qu'on
m'appela pour la secourir. Les douleurs étaient portées à la
plus grande violence, et presque jusqu'aux convulsions ; la malade vomissait et allait en même temps du ventre ; l'hypochondre était tendu et douloureux, le pouls lent et concentré. Je
conseillai des fomentations, des boissons délayantes , une potion huileuse à laquelle je fis ajouter la liqueur minérale d'Hoffmann, des lavements, etc. Après quatorze heures de souffrances,
les douleurs se terminèrent par la jaunisse, avec des démangeaisons insupportables. Je prescrivis les bains, le petit-lait, les
jaunes d'œuf dissous dans l'eau froide, toujours avec la liqueur
minérale, les lavements. Les douleurs revinrent bien par intervalles, mais elles ne furent que passagères. Au sixième jour, la
jaunisse se dissipa ; les démangeaisons et l'insomnie persistèrent. Après quinze jours, il y eut un nouvel accès de colique
qui fut violent, et suivi seulement d'une jaunisse partielle qui
dura peu. La malade continua les bains et le petit-lait pendant
environ six semaines ; ensuite, elle prit *tous les matins* un mélange d'*éther et d'esprit de térébenthine*, à parties égales, à la dose
d'un gros; elle buvait par dessus une écuelle de petit-lait, à laquelle on ajoutait du suc de chicorée blanche. Elle faisait usage
dans la journée d'une tisane avec la racine de bouillon blanc,
la crème de tartre et la réglisse. Elle *continua l'usage de l'éther
et de l'esprit de térébenthine pendant environ trois mois.* Elle
fut ensuite purgée sans douleur. Depuis ce temps, elle a toujours joui d'une très bonne santé jusqu'en 1781, où elle succomba à une fièvre maligne qui fit bien des ravages à Dijon. Je
ne vis cette femme que sur la fin de sa maladie : elle n'était
point jaune ; elle n'avait le ventre ni tendu, ni douloureux ; elle
ne souffrait point de coliques, mais elle était dans le délire ;
son pouls était très mauvais, la respiration courte. Cette mala-

die ne me parut avoir aucun rapport avec ses anciennes coliques. »

DEUXIÈME OBSERVATION DE DURANDE : *Coliques hépatiques depuis dix ans, ictères. Préparation de deux mois par les adoucissants; puis usage pendant trois mois du mélange d'éther et de térébenthine. Fièvre bilieuse. Rétablissement. Récidive sans jaunisse.*—« Mme L. M*** se rendit à Dijon en 1776 ; elle souffrait de coliques hépatiques depuis dix ans. Elle avait été traitée par plusieurs médecins, mais, entre autres, par deux qui jouissaient d'une grande réputation. Le premier, à l'exemple de Sydenham, avait regardé cette colique comme nerveuse, et avait inutilement prescrit un long usage d'antispasmodiques relâchants. Le second jugea mieux la maladie; mais il employa néanmoins, avec aussi peu de succès, les délayants, les apéritifs doux, les eaux de Vichy, et enfin le lait d'ânesse. Les coliques étaient très douloureuses et très fréquentes, souvent suivies de jaunisse. Dans l'intervalle, la malade avait des douleurs dans différentes parties, surtout à la clavicule et aux cuisses, et on les avait soupçonnées d'être rhumatismales. Cette dame avait passé le temps critique; elle était d'une grande vivacité; elle avait beaucoup maigri; elle frémissait en racontant les douleurs horribles qui accompagnaient ses coliques. Elle voulut voir la veuve Foron, et, satisfaite de l'état de cette femme, elle consentit à faire tout ce que je crus nécessaire à sa guérison.

Elle usa de bains, de boissons rafraîchissantes, enfin de lait d'ânesse. Après environ *deux mois de préparation*, elle prit le mélange d'éther et d'esprit de térébenthine, en buvant par dessus du petit-lait et des sucs d'herbes rafraîchissantes ; elle usait en même temps de bains par intervalles, et interrompait le remède pour quelques jours, lorsqu'elle se trouvait trop échauffée. Pendant environ *trois mois* qu'elle fit usage de ce *dissolvant*, elle n'eut aucune colique.

Il régnait alors à Dijon des fièvres bilieuses, surtout dans le quartier où cette dame était logée. La dame qui l'avait reçue en fut, avec un de ses domestiques, la triste victime.

Mme de L. M.***, dans un temps où l'engorgement des con-

duits biliaires aurait rendu son état très dangereux , soutint
cette fièvre sans accident, et partit très bien rétablie.

Depuis ce temps, quoiqu'elle n'ait pas été fort exacte dans son
régime , elle a joui d'une bonne santé.

Il lui survint tout-à-coup, l'année dernière, une douleur violente au côté droit : le souvenir de ce qu'elle avait souffert autrefois lui rendit peut-être encore cette douleur plus atroce. Elle
m'écrivit qu'elle s'était beaucoup échauffée en élevant des vers
à soie, dont elle n'avait voulu confier le soin à personne, et en
observant peu de régime ; que sa douleur était calmée , que ses
urines n'en avaient pas été plus colorées ; qu'elle n'avait point
eu la jaunisse et qu'elle se portait bien. Je regardai cet accident
comme une suite de la chaleur du foie; je lui conseillai de se
rafraîchir et de se faire saigner. Depuis ce temps elle jouit d'une
très bonne santé. »

TROISIÈME OBSERVATION DE DURANDE : *Coliques hépatiques
anciennes. Emploi du mélange précédent et en même temps d'eau
de Passy, additionnée de tartrate de potasse et de soude. Eva-
cuation de fragments de pierres biliaires.* — « Mme de B.... me
consulta la même année pour des coliques hépatiques auxquelles
elle était sujette depuis très longtemps. Elle se plaignait d'un
resserrement considérable, d'une corde très douloureuse à la région de l'estomac ; ses digestions se faisaient très difficilement
et très mal; ses déjections étaient blanches ; ses douleurs étaient
d'une violence extrème. Je lui conseillai d'insister longtemps
sur les délayants, les humectants, les relâchants, et de prendre
ensuite le dissolvant des pierres biliaires avec les précautions
qu'exige un remède chaud dans la maladie d'un viscère très
disposé à l'inflammation. Son médecin crut devoir entraîner les
pierres biliaires à mesure qu'elles tomberaient en dissolution.
Il joignit à ce remède l'usage des eaux de Passy, aiguisées avec
le sel de Seignette. Cette méthode, qui fut autrefois adoptée par
d'habiles médecins, est très opposée à celle qui m'a réussi.
Mme de B... *rendit des fragments de pierres biliaires*, mais avec
des douleurs que je n'ai jamais observées sur les personnes que
j'ai conduites. Elle conserva, peut-être par une suite d'irritation, plus de disposition à la régénération des calculs biliaires ,

car les coliques revinrent environ deux ans après Quelle qu'en ait été la cause, j'ai cru que l'on ne devait point employer de purgatifs dans le traitement de cette maladie, qu'il convenait d'en être très économe après la guérison ; et que chez les personnes qui, comme Mme de B..., étaient presque nées avec des pierres biliaires, il était à propos de faire observer un régime rafraîchissant, et de prescrire de loin en loin l'usage du dissolvant de ces concrétions. Cette méthode m'a réussi jusqu'à ce jour, comme on le verra par l'observation cinquième. »

QUATRIÈME OBSERVATION DE DURANDE : *Coliques hépatiques, légers ictères ; souffrances diverses. Après de grandes préparations, usage du mélange d'éther et d'esprit de térébenthine pendant trois mois. Amélioration.* — « M. M.... souffrait depuis plus d'un an de coliques très violentes. Cette maladie avait été précédée d'une rougeur très vive que l'on apercevait souvent à la joue droite. Les coliques cessaient par intervalles, et dès-lors le malade se plaignait beaucoup du rectum. M. M.... fit inutilement usage d'un grand nombre de remèdes, et enfin des eaux de Luxeuil. Il eut une fièvre bilieuse dont il guérit, mais la colique revint et fut suivie de la jaunisse. Les douleurs de l'hypochondre droit devinrent très aiguës ; cette partie était même extrêmement sensible au toucher. La fièvre était vive, la peau brûlante. M. Maret voulait faire saigner le malade, qui, vu sa jaunisse, répugnait un peu à ce remède. Je fus appelé. M. M.... fut saigné deux fois ; le sang parut couenneux. La sensibilité du foie diminua avec la fièvre ; mais les coliques continuèrent. Les urines étaient très bilieuses et les déjections blanches. Le malade fit usage de bains, de petit-lait, des eaux de Vals, de sucs de chicorée, de laitue, de bette, de seneçon, de lavements. Les coliques continuèrent à se faire ressentir tous les deux jours, et, dans l'intervalle, M. M.... se plaignait d'une sensation de froid entre les épaules et de douleurs très vives au rectum, sans cependant qu'il parût aucun engorgement aux vaisseaux hémorrhoïdaux. L'application réitérée de sangsues procura un soulagement qui ne fut que momentané. Le malade était affaissé par les souffrances. Nous craignions pour ses jours ; ce qui détermina un usage plus prompt du dissolvant des pierres biliaires que nous n'en avions d'abord eu le projet.

Dès l'instant où M. M.... usa du *mélange d'éther et d'esprit de térébenthine*, les coliques, le froid entre les épaules et les douleurs du rectum cessèrent. Au mois de mars, il survint à l'aine une tumeur qui suppura. Cet abcès se forma au côté droit, et c'était également le côté droit du rectum dont le malade se plaignait le plus. Lorsque les douleurs se répandaient dans d'autres parties, c'était encore à la clavicule droite, au bras droit, à l'épaule droite. Au mois d'avril, le malade se plaignit d'un resserrement douloureux qui s'étendait depuis l'estomac jusqu'au larynx et qui gênait beaucoup la respiration Les antispasmodiques, les calmants apportèrent quelques soulagements; mais le lendemain, le même accident survint avec plus d'intensité et avec de la fièvre. Cette fièvre continua; elle fut peu vive et accompagnée de moiteur à la peau. Les déjections furent toujours bilieuses. Au mois de mai, M. M.... eut une rougeur érysipélateuse autour de la plaie; elle s'étendit sur la fesse. Il prit des sucs d'herbes et de l'eau gazeuse. La fièvre diminua par degrés, puis cessa entièrement. Les douleurs du rectum revinrent, mais elles cédèrent promptement à des bols composés avec dix grains de fleur de soufre, autant de nitre et un peu de sirop.—Le malade usa encore, *pendant trois mois, du dissolvant* des pierres biliaires. Cependant, il se plaignait, au mois d'octobre, de douleurs très aiguës à la région épigastrique. Ces douleurs revenaient par intervalle; l'extrait de laitue épineuse les calmait; mais les saignées réitérées, le petit-lait, les sucs d'herbes rafraîchissantes, l'infusion des feuilles de laurier amandé, enfin le lait d'ânesse, firent cesser ces accidents, qui parurent seulement inflammatoires, car il n'y eut point de jaunisse; les urines ne furent bilieuses qu'un instant et les déjections furent toujours colorées.

Le malade se rétablit; il reprit son embonpoint. Il a cependant été saigné depuis ce temps plusieurs fois et a fait usage de lait d'ânesse. Ces précautions l'ont fait jouir jusqu'à ce jour d'une santé brillante, qui ne paraît nullement disposée à s'altérer. »

CINQUIÈME OBSERVATION DE DURANDE : *Coliques hépatiques,*

ictères ; usage du mélange d'esprit de térébenthine et d'éther.
Malgré les adoucissants donnés en même temps, nécessité de la
saignée pendant le traitement; calculs rendus par les selles ;
même remède continué jusqu'à parfaite guérison. — « Mme P...
avait été, dès son enfance, très incommodée par des aigreurs ;
mais, depuis plus de vingt ans, elle souffrait de coliques hépatiques, qui, après dix ou douze heures de douleurs aiguës, se
terminaient assez souvent par la jaunisse. Elle venait de perdre
madame sa tante, après quinze ans de souffrances pareilles, et elle
n'espérait plus aucun soulagement, lorsqu'elle apprit la guérison de M. M***. Cette dame me manda, et me dit qu'elle avait
fait un long et inutile usage des délayants, des bains, de terre
foliée de tartre ; qu'elle s'était enfin rendue à Luxeuil ; mais que,
depuis son retour, elle avait constamment la colique tous les
quatre à cinq jours ; elle m'ajouta que, depuis quelque temps,
elle n'avait plus ses règles, quoiqu'elle ne fût âgée que de
42 ans.

Je lui conseillai de reprendre les bains, le petit-lait, les lavements. Dès le deuxième jour, il lui survint une colique, précédée du resserrement du pouls, dont les pulsations furent très
gênées et très lentes, pendant tout le temps des douleurs. La
malade fut saignée ; le sang était couenneux, et, le lendemain,
contre l'ordinaire, le sang ne parut point jaune. La saignée fut
réitérée peu de jours après, car je crus devoir encore plus insister sur ce remède, à raison de la suppression des règles. —
Enfin, après trois semaines de préparation, Mme P... fit usage
du dissolvant des pierres biliaires, mais seulement avec 2 gros
d'esprit de térébenthine sur 3 gros d'éther, dose que je crois
plus convenable dans tous les cas. Elle prenait, chaque jour, le
cinquième de ce mélange ; elle buvait par dessus du petit-lait
avec des sucs d'herbes, et, par la suite, des eaux de Vichy
coupées avec le petit-lait. Elle prenait encore chaque jour
deux bains et deux lavements. — Le mélange d'éther et d'esprit
de térébenthine fatigua d'abord beaucoup l'estomac, mais l'u-
sage de ce remède devint infiniment plus supportable dès que la
malade s'astreignit à le prendre dans le bain. Je fus obligé de
revenir plusieurs fois à la saignée pendant le traitement, et j'y

eus recours surtout dès que je m'aperçus que le pouls devenait plus lent et plus serré. Depuis *deux mois*, Mme P... *usait de ce remède* sans avoir eu de colique; mais, tout-à-coup, elle ressentit une douleur violente à l'hypochondre droit. Elle me manda. La douleur était calmée; et, le lendemain, je reconnus dans les selles des *concrétions qui conservaient la forme des pierres biliaires, mais qui étaient très molles.*

La malade en a rendu d'autres depuis ce temps, mais leur sortie n'était précédée que d'un léger malaise au côté droit. Enfin, après 17 à 18 onces de mélange d'éther et d'esprit de térébenthine, Mme P... a été purgée sans aucune douleur, quoiqu'avant ce temps les purgatifs les plus doux, pris avec les plus grands ménagements, l'eussent toujours fait beaucoup souffrir; ce qui prouve que le foie était débarrassé, et qu'il est prudent d'*attendre que les calculs soient dissous* pour employer les purgatifs. La malade usa ensuite des eaux de Vichy et prit du lait d'ânesse.

Comme cette maladie est presque innée, la bile conserve encore de la disposition à l'épaississement, ce qui m'a fait craindre la régénération des calculs biliaires, et m'a engagé à faire prendre, de loin en loin, cinq doses du mélange d'éther et d'esprit de térébenthine.

Quelquefois l'écoulement de la bile s'arrête; l'hypochondre droit devient un peu sensible; mais dès que la malade a usé pendant trois à quatre jours du dissolvant, soit seul, soit aidé de l'usage de l'extrait de laitue, du sirop Violat, et même de la saignée, la bile coule abondamment, et il ne reste plus aucun embarras. — Les règles ne sont pas revenues, ce qui entretient peut-être cet état d'irritation. — Au surplus, Mme P... a repris de l'embonpoint et elle jouit d'une très bonne santé. Il paraît que la précaution de continuer les bains pendant tout le traitement, et les saignées réitérées, ont prévenu, comme chez M. M***, les accidents auxquels elle était exposée après la guérison. »

SIXIÈME OBSERVATION DE DURANDE : *Coliques hépatiques; dépérissement; teint jaune. Usage du dissolvant pendant six semaines; fièvre bilieuse; nouvelles coliques; usage réitéré du remède. Guérison.* — « Le sieur Bonnin, fondeur, aujourd'hui machiniste de l'Académie, souffrait depuis dix mois de coliques hépatiques, qui survenaient presque tous les jours, deux heures après le dîner. Elles étaient précédées d'environ une demi-heure d'angoisses inexprimables, auxquelles succédait un accès de huit à neuf heures. Le malade dépérissait beaucoup ; il conservait constamment de la douleur à l'hypochondre droit ; il était jaune et fort constipé. On me consulta sur cette maladie, et j'indiquai les précautions que l'on devait observer avant et pendant l'usage du dissolvant des pierres biliaires. La violence des douleurs, le dépérissement du malade, engagèrent à accélérer le temps de donner ce remède, dont il n'usa que pendant six semaines. — Cet artiste eut, après ce temps, une fièvre bilieuse dans laquelle je le vis. Il se rétablit très bien. Il a joui, pendant dix-huit mois, d'une très bonne santé. — Mais il y a environ deux mois que deux ressentiments de colique hépatique l'ont fait souvenir qu'il n'avait pas pris une dose suffisante du dissolvant des pierres biliaires ; il a recommencé l'usage de ce remède, et depuis ce temps il se porte très bien. »

Septième observation de Durande : *Coliques hépatiques; ictère ; une fois gonflement de la vésicule. Emploi du dissolvant avec un jaune d'œuf. Guérison incomplète.* — « M. G..., d'une constitution très délicate, souffrait de coliques hépatiques depuis environ dix-huit mois. Plusieurs fois, après les douleurs, il était devenu jaune, et il conservait toujours un peu de cette couleur dans les yeux. Il se plaignait d'une douleur constante à l'hypochondre droit, où j'ai reconnu, dans un accès, le gonflement de la vésicule. Il commença par période l'extrait de saponaire, les bains et le petit-lait. Il fut saigné. Ces remèdes reculèrent un peu les accès. Ensuite, comme ce malade était très délicat et que les calculs devaient être récents, je prescrivis le mélange d'éther avec le jaune d'œuf, que je crus devoir suffire à sa guérison. Il prit ce remède avec les bains ; mais il ne put le continuer plus de dix jours ; il le reprit quelque temps après et l'a continué avec de très longs intervalles. Cependant les coliques ont diminué par degrés. M. G... ressent encore, de loin en loin, de légères douleurs à l'hypochondre droit ; mais je ne doute point que la continuité du dissolvant achève sa guérison. »

Huitième observation de Durande : *Coliques hépatiques ; divers remèdes sans résultat ; emploi efficace du dissolvant.* — « M. Coillot, médecin à Montbason, en Lorraine, m'écrivit que Mme son épouse était horriblement tourmentée de coliques hépatiques, pour lesquelles il avait inutilement employé les bains, les savons, les purgatifs doux, et tout ce qu'une pratique éclairée avait pu lui suggérer. Je lui indiquai les précautions qu'il devait observer dans l'usage du dissolvant des pierres biliaires. Mme Coillot, au moyen de ce remède, s'est parfaitement rétablie. »

Observation de Maret [1] : *Coliques hépatiques à retours fréquents ; ictères. Usage du mélange d'éther et d'esprit de térébenthine. Matières poisseuses trouvées dans les selles et regardées comme l'effet de calculs dissous.* — « Le sieur X..., d'un tempérament sanguin-bilieux, très robuste, accoutumé à un travail très fatigant, sobre et d'une conduite très réglée, mais ayant eu successivement des chagrins très vifs, est le sujet dont la guérison va être consignée dans cette observation.

Ce fut le 26 octobre de l'année dernière que je fus appelé au secours de ce malade. Il éprouvait, depuis sept à huit mois, des coliques dont les retours devenaient de plus en plus fréquents ; ces coliques s'annonçaient par les accidents d'une indigestion et par une douleur sourde au creux de l'estomac ; bientôt les douleurs devenaient très violentes, et se faisaient sentir en différents points du bas-ventre. A ces douleurs se joignaient des envies de vomir, et la colique se terminait par des vomissements et par une irruption considérable de vents par le haut et par le bas.

Dans les premiers temps de sa maladie, il se bornait à prendre une potion composée de vin, de sucre et de cannelle, et des lavements préparés avec la décoction de mauve et quelques cuillerées d'huile d'olive. Comme la colique finissait, après

---

[1] Même volume des mémoires de l'Académie de Dijon.

avoir duré quelques heures, il croyait que le calme était dû aux remèdes qu'il avait employés.

Mais il ne tarda pas à se détromper. La durée de ces coliques, plus longues que dans les premiers temps, le força à recourir aux narcotiques. Comme la constipation devint considérable, surtout à l'approche des accès, et qu'en tout temps les déjections étaient rares, difficiles, et composées de matières grisâtres ; comme la jaunisse accompagnée d'une démangeaison très incommode de tout le corps, suivait les coliques, on lui conseilla des tisanes apéritives de différentes espèces et plusieurs purgatifs.

Ces remèdes ne firent qu'aigrir le mal : les coliques furent si fréquentes qu'il en avait au moins trois par mois. La jaunisse et la démangeaison augmentaient par chaque colique. Elles ne cessaient plus. Les urines, qui, après avoir eu le caractère lixiviel, pendant quelques jours, à la suite des coliques, reprenaient peu-à-peu leur couleur et leur consistance naturelles, ne les reprirent plus, et de jour en jour furent plus épaisses et plus brunes. Les matières fécales, de plus en plus dures et blanchâtres, furent de plus en plus rarement expulsées, et avec des efforts de plus en plus grands. La langue se chargea d'un enduit épais et d'un blanc jaunâtre. Le malade perdit l'appétit, eut du dégoût, et ressentit une pesanteur douloureuse à l'estomac, dès qu'il avait mangé. Il eut de fréquents borborygmes, et rejeta fréquemment aussi des vents par la bouche et très rarement par l'anus. Une douleur au dos, qui se faisait sentir pendant les coliques seulement, et qui disparaissait avec elles, ne cesssa plus, et lui ôta presque entièrement la faculté de se baisser.

Ce fut dans ces circonstances que je fus appelé : je trouvai le malade en l'état que je viens de décrire. Son pouls était fort sans être trop plein, ni trop dur ; il n'avait que la fréquence naturelle. Sa peau était sèche, mais peu chaude ; son ventre boursouflé, mais souple. Il avait rarement la bouche sèche et n'était fort peu altéré.

Il n'était pas possible de méconnaître la nature de la maladie. La cause prochaine conjointe était un peu plus obscure, mais je ne tardai pas à la démêler.

38*

Il était évident que la bile ne coulait pas avec facilité, que l'imperfection des digestions, les douleurs d'estomac, les borborygmes, les ventosités, la constipation, et la qualité blanchâtre et dure des excréments étaient les effets de la quantité insuffisante de ce fluide versé dans le duodénum.

La jaunisse, la démangeaison qui l'accompagnait, la couleur et la consistance des urines, prouvaient que la bile, gênée dans son cours, refluait dans la masse humorale, et que la perte d'appétit, le dégoût, l'enduit de la langue, étaient des effets de ce reflux.

On sait que l'épaississement résineux de la bile peut, en retardant son passage dans les pores biliaires, occasionner ce reflux, que le spasme communiqué à ces vaisseaux est capable de le produire, que des coliques venteuses, quelle qu'en soit la cause, sont capables de déterminer ce spasme; mais les retours fréquents des coliques, la violence des douleurs qui les accompagnaient, et surtout la douleur permanente du dos, à la hauteur où se trouve la vésicule du fiel, ne permettaient pas d'attribuer la maladie à ces causes, et autorisaient à rejeter tous les accidents sur la présence des concrétions biliaires dans la vésicule et sur les efforts que faisait de temps en temps la nature pour les expulser, en les poussant dans le canal cholédoque.

Mon opinion me paraissait fortifiée par l'inutilité des apéritifs dont le malade avait usé. Il ne resta plus de doutes quand j'eus fait prendre, pendant quelques jours, une dissolution de jaunes d'œufs frais, dont j'ai éprouvé l'efficacité quand la jaunisse et les coliques ne dépendent que de l'épaississement de la bile.

Cela me détermina à préparer le mélange d'éther vitriolique et d'esprit de térébenthine. Je l'associai à un régime délayant et aux boissons apéritives savonneuses. Je fis donner beaucoup de lavements froids, ce qui soulagea le malade de ses ventosités. Le dissolvant fut donné d'abord une seule fois par jour, le matin à jeun, puis une seconde fois dans l'après-midi. Le malade buvait dans la journée, par verrées, 3 à 4 livres de petit-lait clarifié.

Il avait à peine usé 2 onces du dissolvant, que la jaunisse

avait en grande partie disparu, que la démangeaison avait cessé, que les urines et les fèces avaient repris leur consistance et couleur naturelles. Il n'y eut plus de retour de coliques, ni de douleur au dos. Avant la fin de 3 onces que j'avais fait préparer, la santé paraissait parfaitement rétablie.

On n'avait point trouvé de calculs dans les selles, mais, de temps à autre seulement, une *matière poisseuse et d'un jaune très brun.* Cela me parut suffisant pour prouver l'heureux effet des dissolvants. L'appétit étant revenu et les fonctions rétablies, je ne crus pas devoir employer les purgatifs. Malgré que le malade ait éprouvé des chagrins de famille, il n'a plus été atteint ni de jaunisse, ni de coliques. Il y a six mois que la guérison est complète. »

Observation du docteur Jacques [1] : *Violente colique hépatique dissipée par la saignée jusqu'à la syncope. Emploi pendant trois mois du remède de Durande comme préservatif. Pas de récidive.*
— « Mme Petit, d'une forte constitution, d'une haute stature, d'un tempérament bilieux, eut, à 16 ans, un rhumatisme inflammatoire qui parcourut presque toutes les articulations, et laissa des douleurs errantes assez fréquentes. Mariée à 18 ans, à 23 ans elle avait eu trois couches. — Elle fut prise, à 26 ans, de coliques hépatiques très vives, qui se renouvelèrent, pendant cinq ans, douze ou quinze fois chaque année: Les antiphlogistiques les avaient fait disparaître chaque fois. Le docteur Jacques fut témoin d'une crise plus forte et beaucoup plus longue que celles qui avaient précédé. L'anxiété était telle qu'elle ne pouvait rester dans la même position; elle criait de manière à se faire entendre au loin, disant qu'il lui semblait qu'une lame rouge traversait son corps du dos à l'estomac. La face était très enflammée, la bouche sèche; elle avait un désir ardent des boissons froides, mais vomissait tout ce qu'on lui donnait. Pouls dur et concentré. On explore avec peine l'abdomen, où l'on trouve une tumeur de la forme et du volume d'un gros œuf, à la partie antérieure et moyenne de l'hypochondre droit, extrê-

---

[1] *Lancette française* du 9 juillet 1833 ; extrait du procès-verbal de la Société de médecine pratique, séance du 2 mai 1833.

mement douloureuse au toucher, assez mobile. (Saignée jusqu'à la syncope, catapl., laudan., pot. calm.) Trois heures après la saignée, la malade était entièrement soulagée.

Le docteur Jacques pensa qu'un calcul avait produit ces accidents ; que ce calcul pouvait être rentré dans la vésicule ; qu'il pouvait, s'il était sorti, y en avoir d'autres ; qu'alors il était prudent de faire un traitement spécial. Il administra le remède de Durande. La malade en prit, à jeun, 4 gros, pendant près de trois mois. On administrait, en même temps, des bains, des boissons et des lavements de nature émolliente.

Depuis ce temps (vingt années), la malade n'a plus ressenti de douleurs qui ressemblassent à des coliques hépatiques, et se porte bien. »

Réflexions. — J'ai voulu rapporter les observations de Durande et de ses partisans, afin de pouvoir discuter, sur les pièces elles-mêmes, la valeur de son remède comme fondant spécial. Si l'on passe en revue ces observations, on peut d'abord remarquer, dans la première, que rien ne prouve l'action dissolvante du mélange d'éther et de térébenthine ; d'une autre part, on n'a pas vu de calculs, et l'on ne dit même pas les avoir cherchés dans les garde-robes. La seule chose qu'on puisse admettre, c'est que les coliques ont pu diminuer par l'action du médicament, et que les calculs (que les symptômes indiquaient être déjà parvenus au cholédoque, puisqu'il y avait ictère) ont dû être évacués par les selles. La seconde observation ne prouve encore rien quant à l'efficacité dissolvante du remède en question. Aucune recherche n'a été faite non plus pour constater l'existence et l'état des concrétions. Des coliques ont eu lieu ; le remède a été pris longtemps après, et pendant trois mois; voilà tout. Je signalerai les précautions dont son usage a exigé l'emploi, puisque Durande y prépare sa malade pendant deux mois par des rafraîchissants.

On voit pour la première fois, dans la troisième observation, que des calculs sont rendus en fragments. Nous convenons que ce résultat pourrait être invoqué en faveur du traitement (quoique celui-ci n'ait pas été dirigé comme le voulait Durande), si le dissolvant avait la propriété de briser les calculs. Ce n'est pas ainsi que le médecin de Dijon entendait son action, puisque dans son mémoire il dit qu'ils sont convertis en une matière blanchâtre ou semblable à de la poix.

La quatrième observation ne prouve pas davantage relativement à l'action dissolvante du mélange d'éther et d'esprit de térébenthine. Il est dit que, après son emploi, les douleurs entre les épaules et au rectum cessèrent, mais que son usage prolongé détermina des douleurs très aiguës à la région épigastrique, et qu'il fallut recourir aux saignées réitérées et à des adoucissants de toute espèce. Il n'est nullement question de concrétions évacuées par les selles, ce qu'il eût été cependant nécessaire de constater pour apprécier l'effet que le dissolvant aurait dû produire sur elles. Voyons si les autres observations nous offriront de meilleures preuves en sa faveur.

Il s'agit, dans la cinquième, d'une malade qui en ingéra pendant deux mois, et qui tout-à-coup fut prise d'une violente colique hépatique. Durande reconnut dans les selles des concrétions qui conservaient la forme ordinaire, mais qui étaient très molles. Etait-ce là l'effet du remède ? Elles étaient molles sans doute comme toutes les pierres qui viennent d'être rendues. N'avons-nous pas donné pour caractère qu'elles se laissent écraser facilement entre les doigts au moment où on les retire de la vésicule des cadavres ? Voici, en définitive, ce qu'on doit voir dans cette observation : des symptômes annoncent que des calculs existent dans le cholécyste ; on administre le mélange d'éther et de térébenthine, et la malade rend quelques-uns de ces corps étrangers par suite des contractions qui ont été provoquées dans les voies biliaires par ce médicament. N'y a-t-il pas lieu d'admirer la placidité avec laquelle le médecin de Dijon conseille d'attendre que les calculs soient dissous pour employer les purgatifs ?

Comme, dans la sixième observation, il n'est question que vaguement de coliques hépatiques et du traitement, il n'y a rien à réfuter. Je n'ai rien de particulier non plus à dire sur la septième, dans laquelle rien encore ne prouve que la dissolution ait pu avoir lieu. De même pour la huitième, où l'on peut remarquer un heureux effet du remède sans que ce soit comme dissolvant des concrétions.

L'observation de Maret, où il est dit qu'on trouvait de temps à autre dans les selles une matière poisseuse et d'un jaune très brun, ne pouve pas plus que les autres la dissolution des calculs ; car il faudrait d'abord démontrer que cette matière était formée par les éléments de ceux-ci; cela est d'autant plus nécessaire qu'une foule de substances se montrent à l'examen du médecin qui étudie les fèces. Enfin le fait rapporté par le docteur Jacques, et qui termine cette troisième catégorie, nous montre bien qu'une malade a fait usage pendant trois mois, à jeun, d'un gros du remède de Durande, et qu'elle ne s'est plus ressentie depuis de coliques hépatiques, mais rien ne fournit la preuve de la dissolution du gros calcul qu'on avait supposé être rentré dans la vésicule.

QUATRIÈME CATÉGORIE D'OBSERVATIONS.

Traitements par le remède de Durande modifié.

OBSERVATION DU DOCTEUR DE GARDANNE [1] : *Coliques hépatiques, cruelles et réitérées; dépérissement; nombreux petits calculs rendus par les selles après le remède de Durande et la magnésie; guérison.* — « Mlle P..., âgée de 26 ans, d'une constitution forte et d'un tempérament bilieux, dont la mère était morte d'une maladie du foie, et dont le père avait subi l'opération de la taille, éprouvait, depuis quelque temps, quelques douleurs dans la région hépatique, du dérangement dans la menstruation, lorsque, dans la nuit du 1er au 2 décembre 1813, M. de Gardanne, appelé pour lui donner des soins, observa les symptômes suivants : vertiges; yeux brillants, larmoyants, quelquefois roulants dans l'orbite; visage animé; souvent paroles entrecoupées, diffuses; douleur dans la mamelle droite, se propageant jusqu'à l'épaule; sentiment de déchirure à l'endroit qui avoisine la vésicule du fiel; gonflement intérieur qui soulevait l'hypochondre droit; pression la plus légère insupportable; ténesme; impossibilité de se tenir étendue dans son lit; position pelotonnée, variánt sans cesse; cris lamentables; forces sextuplées; brisement des articulations; tranquillité de peu de durée, et seulement lorsque le corps, dans certains mouvements convulsifs, se trouvait plié et que le front rencontrait les genoux; véritable emprosthotonos.

Cette crise dura quinze heures. Les potions les plus antispasmodiques ne procurèrent qu'un mieux passager. Les sangsues appliquées aux jambes firent cesser cette affreuse position. Le 2, teint plombé, traits mornes, affaissement général. (Eau de veau, de poulet.) Le 3, un bain opéra quelque bien; apparition des menstrues. Les 4, 5 et 6, assez de tranquillité. Le 7, nouvelle crise pendant la nuit, mêmes accidents, durée comme la première fois. (Mêmes moyens de traitement symptomatique.)

---

[1] Mém. sur les calculs biliaires; *Journ. gén. de Médecine,* t. LIV, p. 209.

Le 10, M. de Gardanne commença le traitement rationnel. A cet effet, Mlle P... prit quelques lavements purgatifs qui lui procurèrent le plus grand bien, se soumit à un régime sévère, fit usage de la tisane de saponaire officinale, du remède de Durande, à la dose de deux scrupules. Ce médicament, occasionnant beaucoup de rapports et de nausées, fut modifié ainsi qu'il suit :

Sirop de guimauve............ 45 grammes.
Eau distillée................. 15   id.
Huile volatile de térébenthine... 6 à 8   id.
Ether sulfurique............. 8   id.

Cette mixture passa facilement, et, chaque matin, la malade en avalait une cuillerée à bouche, sans éprouver de nausées trop fortes. M. de Gardanne fit prendre, en outre, des pilules laxatives de rhubarbe et de magnésie ; quelquefois de la magnésie pure dans de l'eau simple, la tisane de fumeterre, surtout des bains. Ce genre de traitement fut continué pendant cinquante jours, sans qu'on s'aperçût de son effet, étant souvent contrarié par diverses crises, aussi cruelles que les précédentes.

Le 1er mars 1844, à la suite d'une attaque non moins violente que les autres, on recueillit dans les excréments deux petites pierres dont le volume égalait la tête d'une grosse épingle. Elles brûlèrent en répandant une lueur très vive sans flamme et une odeur légèrement musquée ; il ne resta aucun charbon, mais une espèce d'huile sur la pelle. Les matières furent dès lors délayées avec de l'eau tiède et filtrées ; à chaque selle, on trouvait sur le filtre des pierres d'un petit volume.

Le 6 avril, Mlle P... eut une crise épouvantable qui dura trois jours. On administra quelques pilules d'extrait d'opium, à la place de la thériaque déjà prescrite, mais qui répugnait à la malade. On posa des sangsues à l'anus, puis au côté malade. On appliqua des fomentations, des cataplasmes de morelle, de ciguë, de pavot. Ces moyens procurèrent du soulagement. Durant ces jours de crises, le remède de Durande fut suspendu. La malade avait épuisé le reste de ses forces par les longues souffrances et l'emploi des médicaments narcotiques. Il n'y avait plus de mouvements ; les yeux étaient éteints ; la peau du nez froncée sur les os ; les commissures des lèvres ridées ; les lèvres elles-mêmes tendues ; les gencives blanchâtres ; la peau de tout le corps couleur de bistre ; les ongles inanimés ; la sueur glacée et générale ; le pouls à peine sensible. M. de Gardanne administra une potion cordiale et quelques bouillons coupés. Au bout de quinze heures, les traits se ranimèrent un peu. Un lavement légèrement purgatif produisit un bon effet.

Le lendemain on recommença le remède de Durande, et huit jours après, le 19 avril, à la suite d'une crise supportable, Mlle P... rendit par les selles une quantité assez considérable de petits graviers. Après leur sortie, la peau prit une teinte cuivreuse. La langue, les parois de la bouche devinrent très chargées et d'un jaune fauve. Des eaux de Sedlitz amenèrent plusieurs évacuations bilieuses. (On fit prendre des bains savonneux, continuer la tisane de saponaire, le bouillon de poulet ; pour toute nourriture, des bouillons de viande, des épinards et des pruneaux.)

Mlle P... resta une vingtaine de jours assez tranquille ; les forces commençaient à reprendre, lorsqu'une crise très violente la replongea dans de nouvelles souffrances et de nouveaux dangers. Il y eut, cette fois, une hépatite, aggravée par le retard des règles. Le côté droit, gonflé et élevé, était si douloureux que la malade ne pouvait supporter le poids d'une flanelle imbibée d'une décoction narcotique. Les sangsues furent appliquées à la vulve, puis sur le côté affecté. Ces deux saignées, faites à peu de distance l'une de l'autre, procurèrent de l'amendement. On put alors appliquer des flanelles, et, de temps à autre, des cataplasmes de riz, arrosés de laudanum. Le remède de Durande fut suspendu le premier jour de l'hépatite (12 mai). Des pilules d'extrait d'opium et de musc produisirent beaucoup de soulagement. La malade ne voulut que de l'eau de poulet. Ses règles reparurent très-peu. L'hépatite dura quinze jours, au bout desquels il survint une évacuation abondante de matières fécales et de graviers, mêlés ensemble.

Dès ce jour, 27 mai, le ventre devint souple, le côté moins douloureux. De la magnésie anglaise dans de l'eau produisit diverses selles encore chargées de graviers, gros comme de petits

39

camions. On reprit les bains savonneux. — Mlle P..., après une quinzaine de jours, recouvra ses forces. Elle ne reprit plus de mixture, mais de l'eau de Sedlitz et de Vichy, et, pendant quatre mois, tous les deux jours, un bain de cette dernière eau, préparée artificiellement.

Mlle P... a joui d'une assez bonne santé jusqu'en 1845, où les affaires politiques dérangèrent les menstrues et la menacèrent d'une rechute. Mais une saignée du bras borna le mal, et les eaux de Sedlitz firent le reste. »

Première observation de M. Duparcque [1] : *Douleurs violentes à l'hypochondre droit ; secousses convulsives dans tout le côté droit du corps ; rétention de bile ; vésicule facile à reconnaître au toucher; guérison par une potion d'huile de ricin et d'éther; corps soi-disant adipocireux trouvés dans les garde-robes.* — « Une domestique de 26 ans fut prise subitement, le 2 mars 1820, de douleurs aiguës et violentes qui cessèrent pour revenir à de courts intervalles, avec éructations, nausées, vomissements, anxiétés extrêmes, alternative de frisson et de chaleur sèche ; urine claire; pouls serré et fréquent. L'époque des règles était arrivée sans résultat. La vésicule biliaire était pleine, tendue, saillante de près de deux pouces au-dessous du rebord des côtes. (Vingt sangsues à la partie supérieure des cuisses, cataplasme émollient sur la région hépatique, potion anti-émétique, boissons délayantes, lavements, etc.)

Les accidents persistèrent, et, dans la nuit, les accès s'accompagnèrent de secousses convulsives qui, d'abord bornées à une partie des parois abdominales, s'étendirent successivement à tout le membre inférieur, pour, ensuite, suivre une progression inverse et gagner la moitié supérieure correspondante du corps ; puis la malade tomba dans l'affaissement. Les accidents, par leur forme épileptique, par l'assoupissement qui les terminait, avaient quelque chose d'inquiétant et d'effrayant. (Une forte saignée fut pratiquée au milieu de la nuit; potion diacodée.)

[1] La première de son Mémoire, *Revue médicale*, avril 1841.

Le 3, la malade était décolorée, faible et toujours en proie aux mêmes accidents ; les accès étaient aussi intenses. L'assoupissement ne durait que quelques minutes ; la malade reprenait ensuite entièrement sa connaissance et se plaignait de ses douleurs de côté. La tumeur cystique était plus volumineuse et plus étendue en bas que la veille. Présumant que cette rétention de bile et les autres symptômes étaient dus à l'engagement des concrétions biliaires dans les canaux excréteurs , M. Duparcque prescrivit la mixture suivante, qu'il avait déjà employée en remplacement du remède de Durande :

Huile de ricin. . . . .   60 grammes.
Ether..   4   —
Sirop de sucre...   15   —

Le médicament fut administré par cuillerées à bouche de demi-heure en demi-heure. Les vomissements furent arrêtés après les premières cuillerées. Il y eut ensuite une selle abondante, sans caractère notable. Elle fut suivie, de midi à deux heures, de plusieurs évacuations de matières liquides verdâtres, dont la surface était couverte de larges yeux, huileux, comme la graisse sur le bouillon chaud, d'un vert émeraude, et au centre desquels surnageaient aussi des débris de concrétions de la même couleur, *adipocireuses*, dont quelques-unes cédaient à la pression entre les doigts, tandis que d'autres offraient une certaine résistance. Le volume de ces concrétions variait depuis un grain de millet jusqu'à celui de très gros pois. »

DEUXIÈME OBSERVATION DE M. DUPARCQUE [1] : *Coliques hépatiques ; convulsions dans tout le côté droit du corps ; gonflement de la vésicule ; guérison rapide par l'huile de ricin éthérée.* — « Une fruitière du marché des Blancs-Manteaux, âgée de 27 ans, très maigre, sujette à l'ictère, lequel survenait assez fréquemment pendant des accès de colère auxquels la malade se livrait facilement, mais disparaissait sans qu'on fît rien pour combattre cet accident, n'avait jamais éprouvé de douleur dans la région hépatique. Elle en ressentit subitement, sans cause appréciable,

[1] La quatrième de son Mémoire.

le 15 juin 1833, au point du jour, au moment où elle allait sortir, et d'une telle violence qu'elle poussa des cris et tomba sans connaissance.

Ces douleurs revinrent par crises et présentèrent tous les signes des coliques hépatiques : vomissements spontanés, irradiation de douleurs à l'épigastre, à l'épaule, et particulièrement dans la direction de la colonne épinière dorsale. Ces coliques, qui laissaient entre elles un sentiment de douleur insupportable vers l'hypochondre et le flanc droits, duraient de 10 à 20 minutes au plus et se reproduisaient dans l'espace d'un quart-d'heure à une heure. Dès leur éveil, l'estomac rejetait les boissons qu'il avait pu recevoir; une potion calmante, dans laquelle entraient des eaux distillées et du sirop diacode, ne fut pas mieux gardée. Les crises devinrent plus violentes, et vers dix heures parurent des convulsions qui, d'abord bornées au côté droit de l'abdomen, s'étendirent successivement au membre inférieur du même côté, à la poitrine et à l'épaule. La respiration et les cris arrachés par la douleur étaient alors saccadés.

Il était deux heures quand M. Duparcque fut appelé. La vésicule représentait à peu près le volume et la forme allongée d'une poire de bon chrétien. Elle était saillante et se dessinait sous la peau, parce que les parois abdominales, qui étaient maigres et minces, rentraient au-dessous des côtes. Le ventre était plat et les flancs rentrés; pouls fréquent et concentré; urines peu colorées. Pendant que M. Duparcque écrivait sa prescription d'huile de ricin éthérée, une crise des plus violentes revint. La malade lui dit que les douleurs de côté, d'abord atroces, étaient à la fois effacées par celles qu'elle ressentait dans la jambe et le pied pendant les mouvements convulsifs de ces parties, et qu'elle appelait ses crampes. La potion fut prise en deux heures. Dès les dernières cuillerées, le ventre se ballonna, la malade se plaignit de coliques intestinales, et plusieurs évacuations alvines eurent lieu coup sur coup.

Dès cet instant, les crises n'ayant plus reparu, et, à la visite du soir, M. Duparcque n'ayant plus retrouvé la vésicule gonflée, crut la malade, et avec raison, débarrassée. »

TROISIÈME OBSERVATION DE M. DUPARCQUE[1] : *Coliques hépatiques ; gonflement du foie et de la vésicule ; ictère ; guérison par suite d'évacuations produites par un mélange d'huile de ricin et d'éther.* — « M. M... „ fabricant de bijoux, âgé de 36 ans, d'un caractère sombre , est devenu très replet depuis peu de mois, après avoir été toujours maigre. Le 27 septembre 1840, après quelques jours de douleurs sourdes dans le côté droit, de perte d'appétit, de malaise général et de soif, il ressent des nausées, des éructations et des vomissements. Ces accidents se dissipent dans la nuit, sans autres évacuations , mais il reste valétudinaire, frissonnant.

Le 1er octobre, les douleurs de côté devinrent plus intenses, surtout après le repas. Les aliments passaient, quoiqu'avec peine.

Le 3, deux heures après que M. M... eut mangé un vermicelle au lait assez copieux, une douleur extrêmement violente se déclare. Le malade est pris de tremblement, d'oppression, de pesanteur à l'estomac. Bientôt des efforts de vomissement finissent par expulser le vermicelle, mêlé à beaucoup de liquide visqueux. Le calme qui succède à cette évacuation n'est pas de longue durée. Les crises de colique hépatique viennent par accès de plus en plus intenses. A une heure de l'après-midi, M. Duparcque constate , 1° une sensibilité très vive à la région hypogastrique et sous le bord des côtes à droite, où le foie débordait ; 2° la distension de la vésicule qui descendait jusqu'au-delà du milieu de l'espace compris entre le bord saillant du foie et la crête iliaque. Le malade se plaint d'alternative de chaud et de froid. Il vomit, dans l'intervalle des crises, le peu de boisson qu'il ingère. Pouls concentré, mais fréquent et dur. (Trente sangsues au côté, puis bain de deux heures, eau de Seltz, lavements huileux.) — A sept heures du soir , le malade est un peu affaissé. Une sensation extrêmement pénible d'embarras , d'engourdissement douloureux, en même temps dans les régions hépatique et épigastrique, qui sont très sensibles à la pression, se fait remarquer. La tumeur vésiculaire est plus large et plus allongée. Les exacerbations douloureuses avec vomissements

---

[1] La cinquième de son Mémoire.

se renouvellent à chaque instant. Le pouls est plus élevé, plus large. Urines épaisses et très foncées en couleur. (Saignée de quatre palettes, cataplasmes, sinapisme aux jambes.)

Le 4, à six heures du matin, les traits sont profondément altérés. La nuit a été très anxieuse. Les extrémités sont plus froides que chaudes. Pouls petit et fréquent. Urines rares, fortement ictériques. Eructations fatigantes, continuelles. Efforts de vomissements sans résultat, le malade refusant obstinément de boire. Il n'y a pas eu de selles depuis trois jours, malgré les lavements huileux, qui étaient rendus comme ils étaient pris. (Potion avec huile de ricin, 64 grammes ; éther, 4 grammes ; sirop de sucre, 32 grammes ; une cuillerée à bouche toutes les deux heures.) La première fut seule rendue quelques secondes après son ingestion. La quatrième fut bientôt suivie d'une évacuation stercorale ordinaire très copieuse. L'estomac put ensuite supporter les boissons, et le malade, très altéré, but abondamment de l'eau de chiendent miellée, coupée avec de l'eau de Seltz. Après la sixième et dernière cuillerée, des selles liquides se répétèrent jusqu'à cinq fois dans l'espace de deux heures. Les matières, conservées d'après la recommandation de M. Duparcque, étaient séreuses, d'un vert un peu jaune, et contenaient en suspension une grande quantité de flocons verdâtres. A leur surface existait un grand nombre d'yeux huileux, dont les plus étendus étaient seuls d'un vert émeraude et tenaient en suspension des fragments de la même couleur, comme à demi-vitreux.

Le 5, M. Duparcque ne retrouva plus de trace de la vésicule, mais le foie était hypertrophié et douloureux au même degré. Il existait un ictère général. Les yeux étaient rentrés et cernés ; respiration fréquente ; peau sèche et brûlan'e ; urines ictériques et très rouges ; pouls plein, de 115 à 120 pulsations ; subdélire, hoquet douloureux. (Saignée de 2 pal., frictions sur le côté droit de l'abdomen avec un scrupule d'onguent napolitain, toutes les deux heures ; chiendent et eau de Seltz, seule boisson que l'estomac supporte ; sinapismes promenés le long des extrémités inférieures.) A six heures du soir, la face est plus animée, le pouls plus élevé, plus mou. Le malade est plus tranquille.

Le 6 au matin, le côté est moins douloureux; le foie est réduit et ne dépasse plus le rebord des côtes que de quelques lignes A dater de ce jour, l'hépatite marche toujours vers la résolution.

QUATRIÈME OBSERVATION DE M. DUPARCQUE [1] : *Ancienne hépatite avec rétention de bile; coliques hépatiques des plus violentes; bons effets de la potion huileuse éthérée; concrétions crues, adipocireuses.* — « Mme B..., âgée de 44 ans, de haute taille et de forte constitution, a été en proie, il y a dix ans, à des coliques hépatiques, dues à une hépatite subaiguë, avec rétention de bile dans la vésicule, laquelle avait acquis un développement considérable et s'étendait jusque dans la fosse iliaque. Il est vrai que ce réservoir y avait été en partie poussé par l'hypertrophie du foie qui dépassait d'un pouce le rebord des côtes. Un traitement actif amenda les symptômes sans les faire disparaître. La vésicule ne commença à diminuer que le huitième jour, et le douzième on la sentait encore. L'hypertrophie du foie ne céda qu'à la longue à l'établissement de deux larges cautères sur la région hypochondriaque, aux frictions mercurielles et à l'usage prolongé des eaux de Vichy.

Depuis lors, et malgré que Mme B... eût pris de l'embonpoint, des forces et une apparence de santé florissante qu'elle n'avait pas avant ces accidents, elle fut cependant tourmentée, à de longs intervalles, par des douleurs de côté, analogues à celles qui avaient marqué sa première maladie. Elles survenaient principalement après des écarts de régime ou des émotions morales, mais cédaient à la saignée et à la soumission à des précautions hygiéniques sévères.

Ces accidents se renouvelaient plus souvent depuis une quinzaine de mois. Il y en avait cinq à six que la malade changeait beaucoup, lorsqu'au commencement de novembre 1843, elle fut affectée d'ovarite aiguë gauche qui céda au traitement antiphlogistique. Mais quelques jours après sa guérison, la malade ayant enfreint le régime sévère prescrit pour sa convalescence, elle fut prise subitement d'une colique hépatique d'une

---

[1] La sixième de son Mémoire.

violence telle que M. Duparcque dit n'en avoir jamais vu de semblable.

Les crises ne laissaient entre elles que peu d'intervalles, et malgré deux saignées copieuses, des sangsues sur l'abdomen, un bain prolongé, les lavements stupéfiants, l'estomac ne pouvait rien recevoir, rien supporter. Les douleurs étaient devenues générales dans tout l'abdomen, qui se météorisa bientôt. Les vomissements amenèrent en abondance des matières stercorales. Ce ne fut que vingt-deux heures après l'emploi d'un traitement antiphlogistique et dérivatif soutenu, que ces symptômes effrayants cédèrent. L'abdomen, détendu, permit de reconnaître que le foie avait dépassé ses limites ordinaires, qu'il était sensible à la pression et que la vésicule était distendue.

Les vomissements, après un jour de suspension, se renouvelèrent, mais seulement sous l'influence des boissons. La *potion huileuse éthérée* ayant été administrée, la malade eut plusieurs évacuations de consistance de purée claire, d'un vert foncé. L'huile qui la surmontait était d'un vert émeraude, et avec elle surnageaient des concrétions d'un vert foncé et d'une consistance assez ferme pour résister à une forte pression entre les doigts. Ces concrétions étaient opaques, comme adipocireuses. La vésicule n'était plus accessible à l'inspection, mais la maladie du foie n'en persista pas moins, et se compliqua plus tard d'accidents graves, mais étrangers à cette maladie. »

Réflexions. Les cinq observations de cette catégorie paraissent prouver que, sous l'influence du remède de Durande modifié, des calculs peuvent être évacués. Je n'ai point nié, on peut s'en souvenir, que ce remède et ses modifications fussent capables de favoriser leur sortie : ces moyens, en effet, en excitant le duodénum, font sécréter beaucoup de bile, et celle-ci entraîne les concrétions; mais je leur ai contesté de pouvoir agir comme fondants. M. Duparcque, dans sa deuxième observation, parle de débris de concrétions adipocireuses, sans autre détail. Je ne puis admettre que ce soit là le résultat d'une action fondante. Qui nous prouve que ces prétendus débris étaient de la cholestérine, laquelle, d'ailleurs, ne se présenterait pas sous cet aspect ? Si l'éther, ainsi que je l'ai déjà dit , peut, dans quelque cas, faire cesser les spasmes, il ne peut être pris en assez grande quantité pour arriver dans la vésicule et y dissoudre les pierres biliaires que cette poche peut contenir. Quant à l'huile de ricin , on a vu qu'elle n'avait sur elles aucune action dissolvante. Au milieu du traitement, on peut remarquer, dans la première obser-vation, que des calmants et la magnésie à dose purgative sont employés concurremment avec le remède de Durande modifié.

CINQUIÈME CATÉGORIE D'OBSERVATIONS.

Traitements par des moyens variés.

OBSERVATION DU DOCTEUR LOLATTE [1] : *Coliques hépatiques ; ictère ; emploi de la belladone ; issue par les selles de plusieurs calculs ; guérison.* — « Un jeune homme de 15 ans, d'un tem-pérament excitable, après avoir dormi plusieurs nuits dans un lieu humide, fut pris , le 20 mars 1833 , de vomissements. Quand j'arrivai près du malade, dit le docteur Lolatte, les vo-missements avaient cessé et il était sans fièvre. Ils avaient duré trois heures , quoique j'eusse administré la potion de Rivière, et, peu après, du laudanum.

Le troisième jour, la scène reparut une demi-heure plus tôt et plus alarmante. L'acide hydrocyanique échoua, comme avaient fait les autres remèdes. Pensant avoir affaire à une fièvre inter-mittente larvée, je prescrivis le sulfate de kinine, qui coupa aus-sitôt le quatrième accès.

Le cinquième jour, le malade, contraint par la nécessité, re-prit, contre mon gré, ses occupations et s'exposa aux mêmes causes. Aussi, dix jours après, il fut saisi d'une douleur très aiguë, avec tension dans l'hypochondre droit; le pouls était fort, serré et fébrile. (Une saignée fut incontinent pratiquée, et des

---

[1] *Gazette médicale de Paris,* 1834 , tome II , n° 1.

lotions furent faites sur la région douloureuse avec de l'eau cohobée de laurier-cerise ; puis on y mit dix sangsues et autant à l'anus; le tout sans soulagement.)

Le troisième jour, je vis avec surprise la peau et les conjonctives se colorer en jaune d'or. La douleur persistait avec la même intensité. L'abdomen était gonflé et douloureux. La constipation ne put être vaincue par 2 onces d'huile de ricin et 10 grains de résine de jalap. N'ayant point d'huile de croton-tiglium, on administra un scrupule de gomme-gutte, des demi-bains et des lavements avec le tabac; le tout en vain. — Le cinquième jour, il y eut deux selles de matières dures et cendrées ; ce qui me révéla l'absence de bile dans le canal intestinal. Le sixième jour, la douleur disparut ; mais elle revint le neuvième. Les selles continuaient toutes les vingt-quatre heures, toujours sans traces de bile.

Dans l'espace de quarante jours, tous les remèdes que la médecine recommande en pareil cas furent employés sans résultat, et les coliques hépatiques revenaient toujours avec plus ou moins d'intensité. Leur retour périodique et les moments de trève m'ayant donné à soupçonner la présence de calculs, ce fut alors que j'appliquai à l'extérieur la pommade de belladone ; et dès lors les coliques devinrent moins fortes et moins fréquentes.

Encouragé par ces bons effets, j'administrai encore, intérieurement, l'extrait de belladone, et, dès le premier jour, j'en donnai un grain, divisé en trois pilules à prendre, une toutes les deux heures. Cela fut répété le lendemain avec un soulagement très sensible.

Le cinquième jour, outre l'usage externe, je prescrivis 3 grains d'extrait tout récent en six pilules, une chaque deux heures, en buvant par dessus un peu de café. Peu de temps après avoir pris la cinquième pilule, le malade éprouva un léger narcotisme, et la douleur disparut complétement. Il alla à la selle et rendit des matières toujours cendrées. Après la sixième pilule, le narcotisme reparut ; mais il s'ensuivit deux selles de matières fécales bilieuses, avec lesquelles furent rendus trois calculs de la grosseur d'un petit pois, dont l'un représentait un sphéroïde aplati, et les autres étaient triangulaires.

Le septième et le huitième jour, les douleurs disparurent pour revenir le neuvième. Je recourus encore à la pommade et aux pilules avec 3 grains d'extrait comme la première fois. Dans le narcotisme qui suivit l'administration de la dernière pilule, les douleurs s'évanouirent, et il y eut trois petites selles bilieuses dans lesquelles je recueillis cinq petits calculs. Après quoi, il survint un flux bilieux abondant qui dura trois jours, et dès lors la peau reprit peu-à-peu sa couleur naturelle, et le malade recouvra sa santé accoutumée.»

Réflexions. Je me bornerai à rapporter ici cette observation du docteur Lolatte, où l'on voit, par suite de l'emploi de la belladone, que les douleurs ont été calmées, et que des évacuations de bile et de quelques calculs ont suivi le narcotisme. Mais je rappellerai, comme pouvant se rapporter à la catégorie actuelle, divers faits qui ont été déjà relatés dans le cours de cet ouvrage. Encore au sujet de la belladone, il faut noter celui de M. Cayol (V. page 360), dans lequel ce médicament, conseillé par M. Bretonneau, détermina la sortie d'une pierre biliaire.

On n'a pas dû oublier l'observation si remarquable qui concerne le général Tib. S..., et dans laquelle une colique hépatique, qui durait depuis plusieurs jours, cessa tout-à-coup par l'effet d'un bain de vapeur (V. page 351). Dans une circonstance où M. Bricheteau avait épuisé tous les moyens ordinaires, il eut recours à l'application d'une vessie remplie de glace sur le lieu d'où partait la douleur, et ce moyen produisit deux fois un soulagement instantané (V. page 249). Ce même praticien parvint, chez un autre sujet, à calmer les douleurs en insérant de l'opium par la méthode endermique (V. p. 261). Enfin, M. B. Voisin rapporte qu'un malade, en proie à des douleurs atroces et à l'ictère, fut subitement délivré par suite d'une promenade dans une voiture non suspendue, et d'où résulta, après une crise violente, le dégagement d'un calcul gros comme une aveline (V. p. 385).

§ III. Résumé du traitement médical.

Dans le rapport qui a été présenté à l'Académie de médecine sur le travail qui a obtenu le prix en 1846, M. Bricheteau a reproché au traitement que j'avais établi de manquer de précision. Je n'ai pas cru devoir changer l'exposition que j'en avais faite à cette époque ; mais, pour chercher à me justifier, je vais résumer en quelques mots, dans ce paragraphe, les principes que je me suis efforcé de faire prévaloir dans les développements du paragraphe précédent, et je ferai en sorte de leur donner toute la netteté désirable.

I. Dès que des cholélithes , par leur présence dans la vésicule, leur engagement, leur arrêt ou leur progression dans les voies biliaires, détermineront des douleurs vives, on s'empressera de faire placer le malade dans un bain, et on l'y laissera le plus longtemps possible. Quand il en sera sorti, on fera des frictions, avec les huiles narcotiques, sur les parties qui seront le siége des douleurs ; puis on recouvrira ces mêmes parties avec de larges cataplasmes émollients ; en même temps on administrera des boissons adoucissantes, rafraîchissantes, ainsi que des potions où l'on fera entrer des eaux distillées antispasmodiques avec diverses préparations opiacées.

II. Si, malgré ces premiers moyens, les douleurs ne sont pas apaisées, et si l'on a lieu de craindre l'inflammation, on aura recours à la saignée du bras ou à une application de sangsues, moyens qui seront réitérés suivant les circonstances. Pour prévenir l'inflammation, un ou plusieurs vésicatoires volants pourraient encore être employés. La fougue des symptômes peut être telle qu'on se trouve obligé de ne pas se borner à la thérapeutique précédente. On essayera donc la belladone, le castoréum, le bain de

vapeur, l'application de vessies de glace pilée, le chlorhydrate de morphine par la méthode endermique, les
frictions avec l'éther, le chloroforme, et, en désespoir de
cause, les remèdes perturbateurs dont l'emploi pourra
paraître sans danger.

III. Dès qu'on aura suffisamment calmé l'acuité des
souffrances, on cherchera à dégager les calculs des voies
biliaires au moyen de purgatifs doux. On ne se pressera
pas de les administrer, car ils ne pourraient atteindre leur
but si les concrétions n'étaient pas encore arrivées dans
le canal cholédoque, ce qu'on reconnaîtra par la diminution des douleurs, leur changement de place et surtout par
l'apparition de l'ictère, ainsi que par le gonflement de la
vésicule. Le purgatif que j'ai coutume d'employer, et le
plus souvent avec succès, c'est l'eau de Sedlitz. On en
renouvelera l'usage suivant le besoin et de manière à ne
point réveiller ou produire trop d'excitation. Si l'on ne
réussit pas au moyen de ce sel, on ne perdra pas courage;
on aura recours à un autre laxatif, à l'huile de ricin, à la
cassé, etc., et successivement à plusieurs autres médicaments pouvant augmenter le mouvement péristaltique des
intestins, ou déterminer une excitation légère sur leur
membrane muqueuse. L'expérience prouve que le remède
de Durande a produit de bons résultats pour remplir l'indication du dégagement des pierres. On pourra donc
l'employer, mais toujours avec une grande réserve, en
raison des symptômes d'irritation qui, sans cela, en seraient la suite.

IV. Lorsque les calculs sont arrivés dans le canal intestinal, les laxatifs sont encore utiles pour les pousser avec
les garde-robes et déterminer leur évacuation, puisqu'on
a vu qu'ils peuvent s'amasser dans quelque point de l'intestin et y former des masses, dont la sortie devient
ensuite très difficile. Dans les cas où de gros calculs ont

obstrué l'intestin grêle et y ont déterminé tous les accidents de l'étranglement, on peut encore essayer de les
déloger au moyen des laxatifs; mais si ceux-ci ne sont pas
supportés, il ne reste plus qu'à pallier les symptômes au
moyen des antiphlogistiques et des narcotiques prudem-
ment administrés.

v. Lorsque, des calculs ayant déjà été vomis, il y aura
lieu de soupçonner, au retour de nouvelles crises, que
d'autres concrétions sont disposées à profiter de la même
issue, ce serait peut-être le seul cas, après l'emploi des
antiphlogistiques et des calmants, de se servir de quelques
légers vomitifs.

vi. Dans le but de dissoudre les calculs qui restent dans
les voies biliaires, deux méthodes principales ont été propo-
sées. Je crois avoir démontré que, si le remède de Durande
contribue à attirer les concrétions dans l'intestin quand
elles sont parvenues dans le canal cholédoque, il ne pouvait pas être administré en assez grande quantité pour aller
attaquer ces productions morbides dans l'intérieur des
conduits de la bile. J'ai préconisé, au contraire, le traitement par les alcalins, parce que ceux-ci, s'emparant des
matières grasses du sang, sont de nature à en empêcher le
dépôt dans la bile; parce que ces médicaments, pouvant
être pris en grande abondance, vont atteindre la matière
colorante déjà formée et dissoudre le mucus, ce qui permet à la cholestérine de s'échapper plus facilement, séparée qu'elle est de cette manière des deux premiers
principes. Si les sucs d'herbes, vantés de tout temps
contre les concrétions de la bile, ont en réalité de bons
résultats, c'est qu'ils contiennent des alcalins unis à leurs
bases organiques.

vii. Enfin, pour prévenir la formation de nouveaux calculs, on fera faire un usage abondant de boissons délayantes et apéritives composées avec les plantes qui contien-

nent des sels alcalins ; on conseillera des eaux minérales de la même nature , afin de tenir la bile liquide et d'empêcher la précipitation de la matière colorante. On évitera, au contraire, avec soin, les boissons acides, alcooliques qui pourraient augmenter la concrescibilité des fluides. Les amers et les balsamiques seront surtout convenables pour redonner du ton à la vésicule lorsqu'elle aura été distendue par la bile. La sobriété sera recommandée ; on conseillera de restreindre la proportion de la viande et surtout des corps gras, d'augmenter celle des légumes ; on proscrira les mets épicés. Quelques purgatifs seront de temps en temps nécessaires. Les malades se vêtiront chaudement, feront un exercice journalier, prendront quelques bains, voyageront utilement sur mer, éviteront toutes les occasions de tristesse.

ARTICLE TROISIÈME.

TRAITEMENT CHIRURGICAL.

Lorsque la vésicule contient une grande quantité de calculs, et, ce qui est très rare, lorsqu'on les sent à travers les parois abdominales, doit-on chercher à les extraire ? Non, sans doute, car leur présence dans cette poche ne produit jamais des accidents qui puissent autoriser à tenter une opération qui ne serait pas sans danger.

Le cas est différent lorsque les concrétions, en mettant obstacle au cours de la bile, déterminent la rétention de cette humeur, et par suite une grande distension de la vésicule. L'ictère qui survient alors, le dépérissement qu'il produit, et surtout la crainte fondée d'une rupture du réservoir biliaire dans le péritoine, ne doivent-ils pas déterminer le médecin à agir ? Celui-ci, en présence du malade voué à une mort certaine, restera-t-il inactif ?

Ne devra-t-il pas, au contraire, chercher à prolonger la vie, en établissant une fistule, s'il ne se manifeste pas une inflammation éliminatoire ?

C'était l'avis de J.-L. Petit. Il avait été frappé de ce que l'ouverture d'une tumeur biliaire, ouverture à laquelle il s'était opposé, n'avait pas été suivie de mort comme dans d'autres cas, et il avait pensé que la raison devait en être dans les adhérences qui existaient entre la tumeur et les parois abdominales, puisque la fistule biliaire s'était établie. Mais l'embarras de ce célèbre chirurgien était de reconnaître si des adhérences existent entre les deux feuillets péritonéaux, cette condition étant indispensable pour tenter l'opération. Aussi s'est-il efforcé d'établir les signes de cette adhérence par les considérations suivantes :

1° Si la maladie est ancienne, et si le malade a eu, à plusieurs reprises, des coliques hépatiques avec des symptômes inflammatoires, surtout si l'inflammation a occupé les mêmes endroits, il y a probabilité que des adhérences existent.

2° En faisant coucher le malade sur le côté gauche, les cuisses pliées et rapprochées du ventre, et poussant alors la tumeur d'un côté et d'un autre, si on ne peut l'éloigner du point où elle fait bosse, c'est une marque qu'elle est adhérente ; et, au contraire, on sera certain qu'elle n'est point adhérente, si cette tumeur fuit l'impression des doigts et si l'on peut la porter d'un côté et d'un autre.

3° Si, à l'extérieur de la tumeur, il y a bouffissure, œdème ou rougeur (il suffit même que les symptômes aient paru dans quelques attaques précédentes de coliques hépatiques), alors on peut être certain que la vésicule est adhérente.

Boyer [1] fait observer, avec raison, que ces signes ne

Traité des malad. chirurg., t. VII, p. 597.

sont pas à beaucoup près aussi décisfs qu'on pourrait le
croire au premier coup d'œil: d'abord, les coliques hépatiques, accompagnées de symptômes inflammatoires, ne
sont qu'une très légère probabilité, car l'inflammation,
étant le plus souvent produite par des calculs qui s'engagent dans les canaux, se développera autour de ceux-ci,
plutôt que dans la partie de la vésicule qui touche aux
parois abdominales ; d'une autre part, la vésicule tenant
naturellement au foie dans toute l'étendue de sa face supérieure, ne jouit pas d'une mobilité assez grande pour qu'on
puisse la déplacer en la poussant de côté et d'autre ; et,
lorsqu'elle est fortement distendue par la bile et qu'elle
dépasse beaucoup le bord antérieur du foie, son déplacement est d'autant moins possible, qu'elle exerce sur les
parties voisines et que ces parties exercent sur elles une
pression réciproque. Enfin, à l'égard de l'œdème, de la
bouffissure et de la rougeur des téguments, ces phénomènes peuvent bien annoncer qu'il y a un engorgement
profond dans l'endroit qui correspond à la vésicule ; on
peut même supposer qu'il y a adhérence, mais cela ne
permet pas de connaître son siége ni son étendue d'une
manière assez précise pour qu'on puisse se déterminer
à opérer.

Boyer, donc, pense, ainsi que de Gardanne, que l'incertitude où l'on est de l'existence des adhérences doit
engager à attendre que la nature, qui cherche à porter au
dehors l'humeur dont la présence la fatigue, se soit prononcée d'une manière plus claire en produisant un abcès.
Mais, selon J.-L. Petit, il ne faut pas toujours attendre que
cette nature fasse des miracles, et c'est au chirurgien à
l'aider s'il croit qu'elle ne peut achever seule ce qu'elle a
commencé en produisant des adhérences.

Nous croyons que, si la vie du malade est en danger en
temporisant, il faut agir ; et que, si l'on a des doutes sur

l'existence des adhérences, il faut chercher à en produire. On y parviendra, d'une manière à peu près certaine, par un procédé analogue à celui que M. Récamier a mis en usage avec succès pour les kystes hépatiques. Nous n'hésitons pas, d'après cela, à donner le conseil d'appliquer de la potasse caustique ou le caustique de Vienne, sur la partie centrale de la tumeur fluctuante, de manière à obtenir une escarre d'un centimètre à un centimètre et demi de diamètre, et assez profonde pour arriver près du feuillet péritonéal. Ce même moyen a été conseillé daus la thèse d'un jeune médecin, M. Carré[1]. Il a été mis en usage heureusement dans deux cas où il n'y avait pas eu de symptômes inflammatoires, ainsi qu'on l'a vu à l'article des fistules biliaires externes.

Faut-il, après avoir fendu cette escarre, si l'on s'apercevait qu'elle ne pénétrât pas assez loin pour déterminer les adhérences, introduire dans l'incision un nouveau morceau de potasse caustique, ainsi que l'a pratiqué M. Récamier? Cette nouvelle application ayant l'inconvénient d'être très douloureuse, elle pourrait provoquer quelques accidents. Peut-on se borner à plonger un trois-quarts dans l'incision de l'escarre? La ponction, alors, n'ayant pas la peau à traverser, ne produit aucune secousse. Elle suffit pour l'écoulement de la bile et peut faire disparaître les symptômes produits par la rétention de cette humeur. Les parois abdominales suivent le retrait de la vésicule à mesure qu'elle se vide. La canule, qu'il faut avoir soin de laisser en place, retient la vésicule contre ces parois abdominales et déterminerait des adhérences entre les deux parties dans le cas où il n'y en aurait pas eu d'abord et dans celui où l'escarre n'en aurait pas non plus produit.

---

[1] *Considérations sur le traitement de la tumeur biliaire.* Paris, 1833.

Je n'ose pas dire qu'on doive toujours se borner à cette simple manœuvre, qui a réussi quelquefois, et que j'ai employée moi-même une fois avec succès dans un cas analogue. Ici j'invoquerai encore le tact du praticien qui lui fait préférer tel ou tel procédé après en avoir pesé les avantages et les dangers, suivant l'examen des circonstances.

Mais si l'inflammation s'est emparée de la vésicule et qu'un abcès se porte au dehors, des adhérences s'établissent à coup sûr. Si, en attendant que l'ouverture se fasse spontanément, on peut craindre pour la vie du malade, soit à cause d'une rupture intérieure, soit en raison d'une prolongation dans la rétention de la bile, on doit se hâter de pratiquer l'ouverture. Il suffit alors d'une simple ponction avec le bistouri pour vider la vésicule de la bile et du pus qu'elle contient.

Quelle que soit la manière dont l'ouverture ait lieu, on devra porter avec précaution une sonde dans la vésicule, afin de reconnaître si elle contient des calculs. Dans ce cas, on chercherait à agrandir l'ouverture par des sondes de plus en plus grosses ou par l'éponge préparée, jusqu'à ce qu'il soit possible d'y introduire un petit lithontripteur. Cet instrument sera, sans contestation, préférable aux tenettes conseillées par J.-L. Petit. La lithrotripsie des calculs biliaires se ferait d'autant plus facilement qu'on a vu qu'ils ont peu de cohésion à l'état frais, et qu'il suffit alors le plus souvent d'une simple pression des doigts pour les écraser. Des injections entraîneraient les fragments.

Si l'ouverture n'était pas assez grande, soit pour faire jouer l'instrument, soit pour retirer les fragments, il serait possible de l'agrandir en pratiquant une incision d'un côté ou des deux, suivant le besoin ; et, dans le cas où l'on ne serait pas certain de l'existence des adhérences, on pourrait mettre en usage une pince analogue à l'entérotôme de Dupuytren pour mortifier les parties qui entourent l'ouverture et déterminer leur adhésion.

On conçoit, du reste, le soin et la délicatesse avec lesquels on doit exécuter ces opérations. Il ne faut pas perdre de vue que, si ces pierres ne produisent aucun accident, il vaut mieux les abandonner à elles-mêmes que de tenter une opération qui pourrait être dangereuse.

L'ouverture de la vésicule, sa conversion en une fistule permanente qui donne issue à la bile à mesure qu'elle est sécrétée, ne sont qu'un palliatif, d'où il résulte seulement une prolongation de la vie. L'ictère peut bien diminuer, mais, la bile n'arrivant pas à l'intestin plus qu'auparavant, les digestions languissent, se détériorent, et la mort finit par arriver. On doit, dans ces cas, chercher à déblayer avec la sonde l'obstacle des conduits. Ce conseil ne s'applique pas à des cas imaginaires ; on a vu, en effet, que, dans les rétentions de bile, les conduits sont extrêmement dilatés, que le conduit cystique peut même disparaître. Une sonde portée alors jusque dans le cholédoque, ne ferait-elle pas passer dans l'intestin un ou plusieurs calculs, qui produiraient l'occlusion de ce canal biliaire ?

Dans les cas où le passage de la bile dans l'intestin n'a pas été interrompu ou a été rétabli, la crevasse de la vésicule peut se cicatriser promptement, en faisant rester le malade couché sur le dos et incliné légèrement à gauche. Il suffit, en général, de pratiquer quelques cautérisations avec le nitrate d'argent sur l'ouverture extérieure. La guérison serait encore plus facile si le canal cystique était obstrué et ne permettait plus l'entrée d'une nouvelle bile dans la vésicule ; car cette poche, une fois vidée, tend à revenir sur elle-même.

Des calculs engagés dans des trajets fistuleux peuvent mettre obstacle à la guérison. Si ces calculs sont petits, on peut les entraîner au moyen d'injections ; s'ils sont volumineux, il devient nécessaire d'employer une pince pour en opérer l'extraction. On peut être obligé, d'avoir recours à l'incision. On conduirait alors le bistouri sur une sonde cannelée, et l'on agrandirait l'ouverture assez pour dégager le calcul, en prenant toutefois les précautions convenables pour ne point s'exposer à dépasser les adhérences.

Il est des cas où la nature a pris, en quelque sorte, l'habitude de se débarrasser par la fistule, et où l'on remarque que l'occlusion de celle-ci produit des accidents. Pour la maintenir ouverte, il est un moyen simple et efficace que j'ai vu mettre en pratique par M. Civiale sur le capitaine dont j'ai plusieurs fois parlé; c'est de faire un petit séton dont l'ouverture inférieure donne dans celle de la fistule et sert toujours à l'évacuation de la bile.

On a vu, dans les faits rapportés à l'article des fistules biliaires externes, que, dans plusieurs circonstances, on a fait les diverses opérations que je viens d'indiquer, pour retirer les calculs de la vésicule ou des trajets fistuleux. C'est ainsi que, dans l'observation de Despines (p. 300), une incision, faite sur la partie saillante de la tumeur, mit à découvert un calcul, de la grosseur d'un œuf de pigeon, qui fut détaché avec des pinces à pansement; que, dans celles des docteurs Klemm (p. 316) et de Meersmann (p. 310), une incision ayant fait reconnaître avec la sonde un calcul du volume d'un œuf d'oie, on agrandit la plaie pour le retirer; ce qui fut fait par le dernier de ces médecins au moyen de tenettes ordinaires; que, dans celle de Saureau (p. 306), la pierre s'étant introduite dans un trajet fistuleux sous-cutané, on fût obligé de faire une incision depuis l'entrée de la fistule jusque sur le corps étranger, qui ne fut enlevé qu'avec peine, parce que sa partie la plus profonde, creusée de petites cavités où s'étaient logés des bourgeons charnus, était devenue ainsi très adhérente. Dans l'observation du docteur Dassit et dans celle concernant M. T... (p. 312 et 317), la tumeur formée par la vésicule avait été ouverte au moyen de la potasse caustique. Enfin, dans celle de M. Piorry (p. 319), l'abcès vésiculaire ayant été ouvert par le bistouri, on plaça une canule dans l'ouverture et on la remplaça par une éponge préparée ; ce qui permit à trois énormes calculs biliaires de sortir. C'est par une observation de ce dernier genre, mais bien plus remarquable par ses détails, et que je n'ai mentionnée que pour mémoire à l'article des fistules, que je vais terminer ce chapitre. Je la dois à l'obligeance extrême de mon honorable et savant confrère, M. le docteur Levacher.

OBSERVATION COMMUNIQUÉE PAR M. LE DOCTEUR LEVACHER : *Abcès fistuleux du foie ayant communiqué avec la vésicule biliaire ; dilatation et cautérisation du conduit fistuleux; sortie de quatorze calculs petits et à facettes, et de deux gros sans facettes; guérison.* — « En avril 1838, M. le docteur Levacher fut appelé pour donner des soins à Mme J..., âgée de 23 ans, blonde, colorée, d'une taille assez élevée et d'un embonpoint remarquable, paraissant au premier abord d'une santé parfaite. Elle lui dit qu'elle avait éprouvé, trois ans auparavant, à la suite d'un coup violent reçu sur le côté droit, d'abord une douleur continue, accompagnée de frissons et de fièvre, puis des élancements ; que, enfin, au bout de plus d'un mois de souffrances, un abcès s'était ouvert naturellement et avait été jugé provenir du foie. La guérison de cet abcès avait été fort longue, et, pendant plus de deux mois, il s'y était établi un suintement purulent. La malade ne pouvait donner aucun renseignement sur la nature du pus, auquel elle n'avait porté tout d'abord aucune attention. Elle ajouta que, depuis deux à trois mois, elle avait éprouvé de nouvelles douleurs lancinantes dans le côté droit, avec quelques accès de fièvre, et que, à la suite de cette rechute, bien moins douloureuse que les accidents antérieurs, elle s'était aperçue d'un petit abcès, situé au dessous de la première cicatrice ; que ce petit abcès n'avait pas tardé à s'ouvrir et à laisser suinter une humeur claire ; et que, inquiète alors sur sa position, elle n'avait pas hésité à quitter son pays pour venir à Paris chercher, s'il était possible, une guérison.

La malade, couchée en supination, présentait un bassin d'une ampleur peu commune ; le développement du ventre était en proportion de celui du bassin. Le tissu cellulaire de cette région était considérablement développé. Il existait, près de la ligne blanche, du côté droit, à trois travers de doigt au dessous de l'ombilic, un point fistuleux. On voyait la cicatrice profonde et étoilée de l'ancien abcès, à environ deux travers de doigt au-dessus de l'ombilic et à sa droite. L'embonpoint considérable du ventre ne permettait pas un examen rigoureux du foie ; cependant cet organe paraissait, au toucher, assez sensiblement hypertrophié. Le toucher et la percussion ne déterminaient aucune douleur vive, mais un sentiment de gêne. Les selles arrivaient naturellement et offraient une coloration normale ; les urines étaient de bonne nature. Il n'y avait pas de fièvre.

Un pus séro-purulent sortait par la pression du trajet fistuleux ouvert. M. Levacher passa dans ce trajet une sonde cannelée, qui suivit sans obstacle une ligne transversale droite, et s'arrêta franchement à 4 centimètres d'étendue. Il existait là manifestement un coude comme on le verra plus tard. Il débrida immédiatement sur la sonde et porta le débridement jusqu'un peu au delà du point d'arrêt. Le pansement fut établi convenablement. Au bout de quelques jours, M. Levacher put s'apercevoir que le conduit fistuleux existait toujours. Il engagea sa sonde, qui, cette fois, pénétra de bas en haut, en côtoyant l'ancienne cicatrice, et, après quelques difficultés en cet endroit, plus avant encore. Il débrida de nouveau jusque vers ce dernier point. Là, quelques sinuosités qui gênaient le parcours de la sonde furent successivement détruites. Dès lors cet instrument, après un à deux pouces de trajet, s'enfonça librement et s'engagea dans la direction de la partie supérieure du foie vers l'épigastre. On percevait par le bout de la sonde, dont l'extrémité pouvait décrire aisément un certain circuit, une crépitation assez manifeste. On eût dit qu'elle touchait plutôt à un fond crayeux qu'à un corps calculeux résistant.

Seul, devant ce fait qui lui semblait grave, M. Levacher voulut s'éclairer des conseils d'une de nos illustrations chirurgicales, et appela en consultation M. X.... Ce professeur vit la malade, l'examina, sonda le trajet fistuleux, et pensa qu'il n'existait aucune affection du foie, mais que la sonde se trouvait engagée dans le trajet d'un vieil abcès situé profondément, et dont le siége ne pouvait être bien précisément déterminé ; que la crépitation transmise par la sonde devait provenir de concrétions calcaires anciennes, developpées, comme la chose a quelquefois lieu, dans le fond du kyste. Il fut, du reste, d'avis d'entretenir la fistule et d'en essayer la dilatation graduelle à l'aide d'éponges préparées. Son pronostic fut grave. Il annonça que, malgré l'embonpoint et l'apparence de santé dont jouissait Mme J..., des accidents consécutifs ne tarderaient pas à survenir, et ne laissa point ignorer au mari qu'il regardait ce cas comme infailliblement mortel, dans un avenir plus ou moins éloigné.

M. Levacher sollicita une nouvelle consultation. On n'en voulut plus entendre parler, et la malade lui fut entièrement confiée, avec prière de diriger le traitement comme il l'entendrait, et avec l'assurance qu'à tout événement on serait reconnaissant de ses soins.

Il soumit la malade à un traitement à la fois général et local. Il recommanda le repos absolu sur un lit ou sur un plan horizontal. L'alimentation fut diminuée, réglée et appropriée aux affections du foie. Il fit prendre alternativement des bains émollients entiers et de siége, des lavements mucilagineux. La liberté complète du ventre était provoquée, lorsqu'il y avait lieu de le faire, par des minoratifs. Les boissons étaient délayantes et nitrées. Il entreprit la dilatation graduelle du conduit fistuleux à l'aide d'éponges ficelées et gommées, et parvint, non sans peine, à obtenir dans toute l'étendue du trajet fistuleux, à l'aide aussi de cautérisations légères, une dilatation du volume du petit doigt. Malgré ce degré de dilatation, déjà bien raisonnable, les éponges qu'il introduisait se trouvaient constamment resserrées, et quelquefois retenues fortement dans la portion du conduit qui correspondait à l'entrée dans le péritoine. Il existait

là un collet que le gonflement des éponges ne maîtrisait qu'imparfaitement. Plusieurs fois les éponges avaient été déchirées,
divisées, et ce n'avait été qu'avec assez de difficulté et qu'à
l'aide de petites pinces droites qu'il avait pu parvenir à en extraire les fragments.

Arrivé à ce point de dilatation, la sonde transmettait distinctement un son tel que l'on ne pouvait douter de l'existence d'un
calcul. Au centre de la direction de la sonde, on ne percevait
point de bruit ; à sa droite et à sa gauche, le bruit était rendu.
Il y avait plusieurs jours que M. Levacher n'avait fait usage de la
sonde, lorsqu'en retirant l'éponge, il s'échappa un cacul biliaire
noirâtre, à facettes, et d'un volume à peu-près d'un pois ; puis
un flot de bile verte ; puis deux autres calculs de même dimension. Le diagnostic s'éclaircissait : on arrivait à la vésicule biliaire.

M. Levacher introduisit de nouveau sa sonde : au centre et
au bout du conduit, il ne sentait toujours rien ; mais, à droite
et à gauche, il percevait bien évidemment un corps calculeux,
résistant et d'un volume beaucoup plus étendu que celui des
petits calculs qui venaient d'être rendus.

Aucun accident n'était survenu dans la santé générale de la
malade, et, sauf un peu de douleurs dans la région supérieure
du foie, les fonctions s'accomplissaient toujours bien. Le sommeil surtout était excellent.

Décidé qu'était M. Levacher à porter la dilatation à peu près
au double du volume qu'il avait obtenu, il eut recours à l'emploi des cordes à boyau. Il en fit établir d'abord du volume du
petit doigt, de l'annulaire et de l'indicateur. Il comptait que
chaque morceau de corde donnerait par son imbibition et par
son ramollissement, durant douze heures, dans le trajet fistuleux,
un volume du tiers à peu-près de sa propre grosseur.

Il commença de suite l'usage de ce nouveau mode de dilatation. A chaque pansement, il s'écoulait un peu de bile, et il se
présentait un, deux, trois et quatre petits calculs. Cinq à six
jours après l'emploi des cordes à boyau, il avait obtenu une
dilatation du diamètre environ du pouce. Quatorze petits calculs assez exactement semblables les uns aux autres avaient été

évacués. La dilatation fut maintenue au même degré, et il y avait déjà quelques jours qu'il n'arrivait point de petits calculs ni de bile, lorsque, passant la sonde, M. Levacher sentit engagé dans le fond du trajet un calcul d'une forte dimension. Il augmenta sa dilatation d'un numéro plus fort, et eut le soin, après avoir pris mesure avec la sonde, de ne donner au nouveau morceau de corde à boyau que l'étendue qui existait du calcul à l'extrémité du conduit fistuleux. Le surlendemain, le calcul était aux deux tiers du conduit. Le quatrième jour, il n'était plus retenu que par le collet péritonéal, qui existait toujours, malgré la forte dilatation produite par les cordes.

Craignant l'action de resserrement et de résistance de ce collet, ainsi que le rétrécissement de la partie inférieure du trajet, M. Levacher se munit d'une pince droite à polype et tenta l'extraction de ce calcul. Il écarta progressivement les bords du conduit, en introduisant d'abord la pince, puis en l'ouvrant peu-à-peu. Il put de cette manière arriver sur le calcul, l'embrasser, le saisir en pressant très légèrement et chercher à l'entraîner; mais il ne put vaincre la résistance du collet, et le calcul fut divisé en trois ou quatre fragments, qu'il amena successivement dans leur entier, à l'aide d'une pince droite plus petite. En réunissant ces fragments, il forma un calcul de la grosseur et de la forme d'un œuf de pigeon. Ce calcul n'avait point de facettes. Sa couleur n'était pas non plus la même que celle des autres petits calculs à facettes; elle était d'un jaune brunâtre; mais son organisation intérieure était la même : c'était un composé de cholestérine cristallisée et de matière colorante.

La sonde de femme introduite ne laissait plus sentir de calcul du côté gauche, mais il existait encore un son calculeux de plus en plus manifeste du côté droit. La dilatation fut continuée et maintenue aux mêmes dimensions. Trois ou quatre jours après la sortie de ce dernier calcul, il s'en présenta un second qui se comporta de la même manière, qui fut également brisé en plusieurs fragments, lesquels réunis offraient une forme et un volume à peu de chose près semblable à ceux du précédent.

De ce moment, la malade éprouva un bien-être indéfinissable et un soulagement complet. M. Levacher maintint encore la

même dilatation pendant une huitaine de jours, et, au bout de
ce temps, la sonde ne transmettant plus aucun son calculeux, il
fit usage de bouts de cordes à boyau moins gros. En quelques
jours, la dilatation n'était plus que de la grosseur d'un fort tuyau
de plume. L'émission de la bile n'avait plus lieu. L'appétit de la
malade augmentait. Ses forces s'accroissaient rapidement. Son
embonpoint, qu'elle avait un peu perdu, revenait également. Elle
demandait à se lever, et pensait qu'elle pourrait aisément faire
un tour de promenade.

M. Levacher crut néanmoins devoir continuer pendant une
quinzaine de jours la même dilatation. Il cautérisa de nouveau
plusieurs fois et avec le plus grand soin toute l'étendue du trajet fistuleux, en y passant et en retirant une corde à boyau imbibée légèrement dans une solution de pierre à cautère. Il permit
que la malade se levât du lit pour aller sur un sopha, où elle
passait une partie de la journée. Il sonda de nouveau, et ne
rencontrant aucun soupçon de corps calculeux, il diminua encore la dilatation. Pendant ce temps, il fit faire quelques frictions légères sur la région du foie avec l'onguent napolitain
double; on couvrait ensuite cette partie avec des cataplasmes
émollients. Il prescrivit dès lors l'usage des eaux de Vichy et
celui de la flanelle. Il abandonna bientôt la plaie à elle-même,
et, au bout de quelques jours, la cicatrisation était complète. Il
y avait alors trois mois que la malade avait été confiée à ses
soins.

En 1844, six ans après, il eut le plaisir de revoir Mme J.....
qui habitait encore Paris. La guérison était parfaite. Depuis l'é-
poque de son traitement, elle n'avait cessé de jouir de la santé
la plus complète; elle n'avait surtout jamais éprouvé ni la moindre colique, ni aucune de ces crises qui caractérisent l'affection
calculeuse du foie. »

Je ne puis m'empêcher de faire suivre cette intéressante
observation de quelques remarques. D'abord, il faut féli-
citer M. Levacher de la persévérance avec laquelle il a
employé la dilatation, persévérance à laquelle il a dû un
aussi beau succès. Ce succès est encore rehaussé par le

diagnostic funeste qui avait été porté par un célèbre professeur de clinique chirurgicale. Il est probable, ainsi que le pense l'auteur, qu'il y a eu un abcès superficiel du foie, ouvert à deux reprises au dehors. Peut-être la présence des calculs dans la vésicule en avait-elle été la cause? Ces calculs auront rompu peu-à-peu la cloison qui séparait cette poche du foyer de l'abcès. Les calculs étaient sans doute engagés dans l'ouverture de communication lorsque la sonde les sentait, car le flot de bile, qui suivait leur sortie, annonçait bien qu'ils venaient du réservoir de cette humeur. La guérison, que tout annonce être radicale, prouve, du reste, qu'il n'existe plus de concrétions dans les voies biliaires.

APPENDICE.

CHAPITRE QUATORZIÈME.

DE L'AFFECTION CALCULEUSE DU PANCRÉAS.

Le pancréas, accolé, en quelque sorte, au foie, et versant son produit sécrétoire dans un conduit qui, le plus souvent, se réunit à celui de la bile avant d'arriver à l'intestin, se trouve dans une liaison si intime avec le foie, qu'on est tout naturellement porté à rapprocher les quelques faits que l'on possède sur les calculs pancréatiques

de ceux, si nombreux, dont on vient de voir l'exposition.
Je suivrai, à cet effet, un ordre analogue à celui que j'ai
adopté pour l'affection calculeuse hépatique. Dans un premier article, je m'occuperai du pancréas et de son fluide,
et, dans un second, des concrétions de cet organe.

ARTICLE PREMIER.

DU PANCRÉAS ET DE SON FLUIDE.

Après quelques considérations sur cette glande, j'indiquerai la disposition et la structure de son conduit excréteur, puis je traiterai de l'humeur qu'elle sécrète.

§ Ier. Quelques considérations sur le pancréas.

On a toujours trouvé que le pancréas avait la plus
grande analogie de structure avec les glandes salivaires;
on a remarqué également une espèce de solidarité entre
les affections de ces divers organes. L'importance de cette
glande est attestée par son existence chez tous les mammifères. Chez les oiseaux, elle est ordinairement double
et elle est proportionnellement plus volumineuse que chez
les mammifères. Chez les reptiles, elle se rencontre constamment; on y observe des lobes distincts, et les canaux
excréteurs sont réunis en faisceaux. Dans les différents
genres de la classe des poissons, la décroissance du pancréas est successive; après eux, on n'en retrouve plus aucune trace.

§ II. Disposition et structure du conduit pancréatique.

Le conduit excréteur du pancréas naît des grains glanduleux de cette glande par des radicules très fines qui se

réunissent pour former un canal unique, du diamètre d'une petite plume, et qui grossit en s'avancant vers le duodé- num, à mesure qu'il reçoit des branches collatérales. Ce canal marche en serpentant un peu, de gauche à droite, dans l'épaisseur du tissu pancréatique, un peu plus près du bord antérieur que du bord postérieur, et plus rapproché de la face supérieure que de l'inférieure. Avant de se ter- miner à l'intestin, il reçoit ordinairement un canal moins grand, qui vient du prolongement connu sous le nom de petit pancréas. Ensuite, il perce obliquement, de haut en bas, les tuniques du duodénum, et s'ouvre, vers le bas de la seconde courbure de cet intestin, à cinq travers de doigts environ du pylore. Tantôt cette insertion se fait par un ori- fice particulier, très voisin de celui du conduit cholédoque, tantôt elle a lieu par un orifice commun avec ce dernier, au- quel le conduit pancréatique vient alors s'unir à angle aigu ; cette disposition est la plus ordinaire. Quelquefois, enfin, le conduit pancréatique se divise en deux branches qui s'insèrent séparément dans l'intestin, ou bien l'une d'elles s'unit avec le conduit cholédoque et l'autre pénètre seule dans le duodénum. — Le conduit pancréatique a une couleur blanchâtre. Ses parois, qui ont peu d'épaisseur, sont formées de deux couches membraneuses; l'extérieure, ré- sistante, d'apparence fibreuse ; l'intérieure, muqueuse, est un prolongement de la membrane muqueuse intestinale.

§ III. Du fluide pancréatique.

Le fluide pancréatique, comme la salive, est incolore, inodore, filant, gluant. Il mousse quand on l'agite avec de l'air ; il se coagule par l'alcool. Il paraît contenir de l'al- bumine, car il se coagule aussi à la chaleur, ce qui le diffé- rencie de la salive, qui ne s'y coagule pas. Ce caractère est essentiel, la matière qui a cette propriété étant la partie active du suc pancréatique. Lorsqu'on laisse déposer ce suc, il s'y forme des cristaux d'acide stéarique. Mis dans un tube chauffé à la lampe, il se concentre, devient blanc, caractère qui le fait surtout complétement distinguer de la salive. Il est constamment alcalin : il suffit d'une goutte pour ramener au bleu le papier de tournesol rougi par un acide.

Si l'on mélange, à froid et à parties égales, de l'huile ou de la graisse avec du suc pancréatique, le corps gras surnage d'abord ; mais, en remuant, l'émulsion s'opère et persiste; au contraire, si l'on mêle l'un ou l'autre de ces corps gras avec la bile, ils se séparent dès que l'agitation cesse d'avoir lieu. Malgré que l'huile et la graisse soient neutres, le mélange de ces substances avec le suc pancréatique conserve pendant quelque temps la nature alcaline ; plus tard, il devient acide, parce qu'il y a décomposition en acides gras et en glycérine. Si le corps gras est de l'huile, c'est de l'acide oléique; si le corps gras est du beurre, c'est de l'acide butyrique, etc. Aucun autre liquide de l'économie n'a de propriétés semblables.

Le fluide pancréatique subit des altérations suivant les divers états nerveux que peuvent éprouver les animaux dans les opérations auxquelles on les soumet pour le retirer de leur corps. On lui trouve alors des propriétés différentes, surtout chez les animaux doués d'une grande sensibilité. Les chevaux, les moutons, les lapins sont impropres à cette expérience ; la plaie qu'on est obligé, dans ce but, de leur faire au ventre, enflamme le péritoine, et ils succombent. Le suc pancréatique qu'on retire a cessé d'être coagulable. C'est par cette cause que MM. Leuret et Lassaigne, dans leurs expérimentations sur les chevaux, avaient trouvé le fluide pancréatique non coagulable et ne produisant rien sur les graisses. Il n'en est point ainsi si l'on tue un cheval sans le faire souffrir, en l'assommant en pleine digestion ; on trouve alors le pancréas très volumineux , offrant un liquide coagulable et dissolvant parfaitement la graisse. Cette rectification a été faite de la même manière sur un âne , qui', dans une première expérience , avait offert un suc pancréatique ne se coagulant pas par la chaleur. Les chiens n'ont pas une aussi grande susceptibilité ; on peut leur ouvrir le ventre, placer un tube à demeure dans le canal du pancréas, faire des points de suture, sans qu'il survienne d'accidents inflammatoires. Les oiseaux supportent aussi très bien l'ouverture de leur abdomen, témoin l'opération pratiquée si communément et si grossièrement pour *chaponner*. C'est donc sur ces deux espèces d'animaux qu'il faut prendre le suc pancréatique, sur les gros chiens surtout, où l'on peut en recueillir environ deux grammes en une heure. Parmi ces derniers on devra choisir les plus vulgaires, parce qu'ils sont moins sensibles que les chiens de chasse et que ceux qui reçoivent les soins de la domesticité.

Pour trouver au suc pancréatique ses véritables propriétés , il est nécessaire qu'il soit recueilli immédiatement après l'opération. Si l'on attend au lendemain , malgré le peu de gravité qui résulte de l'opération chez les chiens, il ne se coagule plus. A mesure que le pancréas s'enflamme, son produit devient sanguinolent et s'altère.

C'est à une matière organique spéciale , analogue aux ferments, et connue sous le nom de *diastase*, que le suc pancréatique doit sa propriété d'émulsionner les graisses. Cette matière n'est pas détruite par les acides. En émulsionnant les matières grasses, elle les dédouble, comme on l'a vu, et les transforme, à la température de 50° centigrades, en acides gras et en glycérine. Cet effet, qu'on obtient artificiellement par de la potasse caustique, se produit de la sorte très doucement dans l'économie. Ce changement est la condition qui rend possible l'absorption de la graisse par les chylifères.

J'ai puisé les détails qui précèdent dans les leçons de M. Bernard au Collége de France, leçons que j'ai recueillies et publiées dans l'*Union médicale* [1] ; j'y joindrai le résultat d'expériences dues à M. Lassaigne [2], et qui complètent les faits physiologiques. L'action du suc pancréatique sur les huiles s'exerce même à la température de 12 à 15° centigrades en moins de quelques heures. A la température de 15°, le mélange du suc pancréatique et d'huile d'olive s'acidifie, après un temps égal, dans les vases qui le contiennent. Cette acidification se produit dans divers gaz, tels que l'oxigène, l'hydrogène, l'azote et l'oxide de carbone. L'air ne semble pas participer à cette singulière réaction, qui est peut-être due à une force de la même nature que celle désignée par Berzélius sous le nom de *catalyse*. Le suc pancréatique peut conserver pendant plusieurs jours son alcalinité faible et sa propriété d'agir sur l'huile. Dans les conditions où l'huile est modifiée par le contact du suc pancréatique, le sucre et la gomme, dissous dans ce fluide, conservent leur neutralité, ce qui dénote l'action toute spéciale sur le corps gras.

Des recherches plus anciennes de MM. Gmelin, Lassaigne, Blondlot, ont fait découvrir dans le suc pancréatique des matières solubles dans l'eau, d'autres dans l'alcool, de l'albumine, divers sels, tels que les carbonate, sulfate, hydrochlorate et phosphate de soude, et de l'acide lactique.

Aucune des circonstances qui concernent ce suc ne m'a paru devoir être omise, car c'est par ce moyen qu'on arrivera à quelques notions sur la formation des calculs du pancréas.

---

[1] Voyez le numéro du 15 août 1850.

[2] Faits pour servir à l'histoire du suc pancréatique ; séance de l'Académie des sciences du 25 novembre 1850.

ARTICLE DEUXIÈME.

DES CALCULS DU PANCRÉAS.

Je n'ai pu en rassembler que cinq exemples, qui sont dus à Baillie, Graaf, Portal et un autre auteur inconnu. Je crois devoir d'abord les transcrire ; je chercherai ensuite à les rapprocher entre eux.

§ I. Observations relatives aux calculs pancréatiques.

OBSERVATION DE BAILLIE [1]. — « Les calculs, dont cet auteur dit avoir vu un exemple, avaient la grosseur d'une amande de noisette ; ils offraient une surface très irrégulière et avaient une couleur blanche. L'un d'eux, mis dans l'acide muriatique, s'y est dissous en laissant dégager beaucoup d'air. »

OBSERVATION DE GRAAF [2]. — « Graaf a touvé des pierres dans le pancréas d'un homme de 30 ans qui avait éprouvé des vomissements et un flux de sang opiniâtre. »

PREMIÈRE OBSERVATION DE PORTAL [3]. — « J'ai trouvé, dit Portal, une douzaine de concrétions pierreuses dans le pancréas d'un homme attaché à un ambassadeur de Venise, lequel homme était mort subitement d'une anévrisme de l'aorte. Quelques unes étaient aussi grosses qu'une noisette. Elles étaient légères, arrondies, blanchâtres. En ayant réduit une ou deux en poudre grossière, et ayant jeté cette poudre dans de l'eau bouillante, elle s'y est dissoute facilement ; examinée au goût, elle était fade et insipide comme la salive. Le canal pancréatique était si dilaté qu'on eût pu y introduire une très grosse plume, ce qui m'a fait croire que le malade avait rendu par les selles plusieurs de ces concrétions. Le pancréas lui-

---

[1] *Traité d'anatomie pathologique du corps humain*, page 263.
[2] V. Lieutaud, *Hist. anat. méd.*, t. I, obs. 1062.
[3] *Cours d'anatomie médicale*, t. V, page 336.

même, très-tuméfié, comprimait si fortement l'aorte contre la colonne vertébrale, que la partie de cette artère qui était au-dessus, s'en était fortement accrue ; le volume de ce vaisseau était augmenté jusqu'au cœur, dont le ventricule gauche était très dilaté ; la portion de l'aorte qui était au dessous laissait à peine y introduire le petit doigt. »

DEUXIÈME OBSERVATION DE PORTAL [1] : *Abcès du foie; calculs biliaires, pancréatiques et rénaux.* — « M. Manoury, abbé et général de l'ordre des Prémontrés , était parvenu jusqu'à un âge assez avancé sans avoir d'autres incommodités que quelques légers catarrhes. Ces catarrhes augmentèrent et il s'y joignit de la dyspnée. Cet état se compliqua de coliques , de douleurs dans la région épigastrique, de jaunisse, de troubles dans les excrétions et dans la nature des selles, et quelquefois de douleurs dans la région des reins. Le malade rendait souvent des urines bourbeuses, chargées de matières muqueuses et membraniformes, et on y reconnut quelques concrétions pierreuses. A tous ces maux vint se réunir encore une affection rhumatismale goutteuse, qui s'était déjà plusieurs fois manifestée par des douleurs dans les muscles et les articulations. Les urines devinrent rares, et il y eut en même temps un gonflement du bas-ventre qui paraissait et disparaissait subitement.

Lorsque Portal fut appelé à donner ses soins au malade, le marasme était complet; les jambes étaient œdématiées, la peau de tout le corps était d'un jaune clair, le pouls était serré et inégal, la région épigastrique paraissait soulevée par le foie, et l'on sentait au tact que ce viscère était très gonflé et fort dur. Il prescrivit les pilules savonneuses avec les extraits amers, la poudre de scille et quelques grains d'aloès, les boissons apéritives, les sucs de plantes chicoracées , borraginées et anti-scorbutiques, avec l'oxymel scillitique et la terre foliée de tartre.

Ce traitement fut long et ne fut point heureux. M. Manoury éprouva des coliques fréquentes et rendit par les selles plusieurs calculs biliaires de divers volumes; il en expulsa même un de la grosseur d'une noix. Des vomissements survinrent plu-

[1] *Maladies du foie*, obs. f., page 300.

sieurs fois. La toux se renouvela avec expectoration d'une grande quantité de matières glutineuses et blanchâtres, ce qui soulagea beaucoup. Le malade avait soif et buvait souvent. Il éprouvait parfois des palpitations de cœur violentes ; son pouls était ordinairement dur et avec quelques irrégularités. Ses urines, qui étaient presque toujours rouges et peu abondantes, éprouvèrent encore une prompte diminution. L'enflure des jambes augmenta rapidement et elle s'étendit dans toute l'habitude du corps. Malgré les remèdes employés, l'hydropisie alla toujours en augmentant. La difficulté de respirer fut extrême. Le malade éprouva plusieurs syncopes de plus en plus intenses et mourut.

A l'*autopsie*, qui fut faite le 17 juillet 1780, par M. Lafite, chirurgien, on trouva le foie volumineux et compacte. Il contenait diverses concrétions rondes comme de petites noix, d'une couleur grisâtre, et si dures qu'on avait beaucoup de peine à les couper avec le scalpel. Dans l'intérieur de ce viscère était un abcès considérable. La vésicule du fiel était très dilatée et pleine d'une bile noire, dans laquelle il y avait plusieurs petits calculs biliaires, dont trois, assez gros, étaient cunéiformes ; la pointe de l'un d'eux était engagée dans l'endroit où cette vésicule est réunie au canal cystique. A l'extrémité du conduit cholédoque et à l'embouchure de ce conduit dans le duodénum, ainsi que près de la partie droite du pancréas, il y avait une espèce de kyste qui faisait partie de cet organe et qui communiquait au duodénum. Ce kyste était plein d'une matière purulente contenant plusieurs concrétions granuleuses, dures et inégales, dont quelques unes parurent à Portal être des *calculs pancréatiques* et d'autres des calculs biliaires. Le *pancréas* était atteint d'ulcération dans son extrémité droite ; le reste de sa substance paraissait plus ferme, plus compacte que cette substance n'est ordinairement ; elle avait dans quelques endroits la densité d'un cartilage. Le tronc de la veine porte était prodigieusement élargi. La veine cave inférieure sur laquelle était le kyste, était dilatée. Le rein droit contenait une pierre du volume d'un œuf de pigeon ; le gauche renfermait plusieurs petites pierres. Il y en avait une de la grosseur d'une amande dans l'extrémité de l'urètre qui lui est contiguë. Un peu d'eau était épanchée dans les plèvres, qui offraient çà et là des adhérences; tissu pulmonaire ramolli et infiltré. La membrane muqueuse du larynx, de la trachée et des bronches, contenait un très grand nombre de concrétions pisiformes, dures, dont les unes étaient rouges et les autres blanchâtres. »

OBSERVATION EXTRAITE DE LA REVUE MÉDICALE [1] : *Abcès du pancréas ouvert dans l'estomac; calculs au milieu de l'abcès.* — « Un jeune homme de 26 ans avait été sujet, depuis son enfance, à des inflammations de la poitrine et du bas-ventre, et était dernièrement tombé malade sans cause connue, par suite d'obstructions qui lui avaient laissé un sentiment de pesanteur dans le bas-ventre. Afin de se débarrasser, il avait pris une quantité considérable de sel amer, lequel avait produit une diarrhée abondante, traitée par l'usage d'un bon vin de Bourgogne. L'incommodité qu'il ressentait augmentant de jour en jour, ce malade fut contraint d'appeler un médecin, qui remarqua qu'il présentait l'aspect général et les signes appartenant à une fièvre pituiteuse. Les remèdes administrés d'abord parurent adoucir un moment les souffrances; mais, plus tard, un gonflement œdémateux considérable envahit les extrémités supérieures et inférieures du côté gauche, et, au milieu des signes d'un abattement général des forces, le malade dut succomber à la violence des douleurs.

L'autopsie cadavérique présenta les résultats suivants : A la superficie du corps, taches cadavériques et œdème indiqué plus haut; dans la cavité du thorax, des traces de l'inflammation antérieure et de la sérosité. — Lorsqu'on eut ouvert la cavité abominale, on trouva l'estomac avec les dimensions et dans la situation normales, régulièrement distendu; son fond offrait de nombreuses plicatures, et dans presque toute sa circonférence, il adhérait intimement, au moyen d'une substance lardacée, à l'extrémité gauche du pancréas. La muqueuse de l'estomac, particulièrement aux points d'adhérence avec le pancréas, était fort amincie, dans un état de complet ramollissement et d'une

[1] N° de décembre 1844, p. 576, d'après les journaux étrangers.

couleur brune jaunâtre. Au même endroit, dans la cavité stomacale, on trouva une quantité considérable de véritable pus qui jaillissait d'une ouverture de la largeur d'un pouce, et formée dans la partie inférieure du pancréas.

Après qu'on eut enlevé avec soin ce dernier organe de la cavité abdominale, on vit, en l'examinant, que toute son extrémité gauche était très tuméfiée et indurée, tandis que sa partie moyenne renfermait une cavité du volume d'une grosse noix, remplie de matière purulente, à laquelle aboutissaient d'autres foyers qui s'étendaient dans la moitié droite de l'organe. On rencontra aussi dans cette cavité une quantité considérable de pus, mêlé à des *concrétions calcaires de grosseurs variées, depuis celle d'un grain de sable jusqu'à celle d'une lentille.*

Le gros intestin et l'intestin grêle offraient une dilatation régulière et contenaient des matières fécales liquides. Enfin, la vessie urinaire était vide et contractée sur elle-même. »

§ II. Résumé des observations relatives aux calculs pancréatiques.

Les calculs trouvés dans le canal pancréatique ont offert des dimensions diverses. Dans deux cas, on indique le volume de noisettes; dans un autre, celui de pois chiches; dans le dernier, ce volume variait depuis un grain de sable jusqu'à une lentille. Deux fois ils avaient une couleur blanchâtre; une fois, une surface irrégulière; une autre fois, une surface arrondie. Dans une seule observation, on dit qu'ils étaient légers. Le nombre, qui n'est noté que dans deux des observations, était de 7 à 8 et 12. Dans le fait de Baillie, ces calculs, mis dans l'acide muriatique, s'y sont dissous avec dégagement de beaucoup d'air; dans le deuxième de Portal, ayant été broyés, la poudre en a paru fade, et, placée dans l'eau bouillante, elle s'y est dissoute. L'âge et le sexe, dont il n'est mention que deux fois, montrent un homme de trente ans et un autre d'un âge assez avancé. Les symptômes n'ont pu être recueillis au point de vue de l'existence de ces calculs ; dans l'observation de Graaf, on parle de mélancolie, de vomissements, de flux de sang, sans qu'on puisse affirmer que ces symptômes soient le résultat de la présence de ces concrétions. Dans la première observation de Portal, le canal pancréatique était si dilaté que ce célèbre médecin avait pensé que le malade avait dû rendre quelques uns de ces corps par les selles. Dans l'observation tirée de la *Revue médicale,* on peut supposer que la présence des concrétions dans le canal excréteur avait donné lieu à l'abcès du pancréas. Enfin, dans la deuxième observation de Portal, il faut remarquer, avec ce savant auteur, la coïncidence des calculs du pancréas avec ceux du foie et des reins, coïncidence qui peut s'expliquer jusqu'à un certain point en considérant que le malade avait éprouvé une affection rhumatismale et arthritique.

Ainsi qu'on peut le voir par le vague de ce résumé, les observations si peu nombreuses que la science possède sur les calculs pancréatiques laissent à désirer une étude plus complète. Il faudrait que quelques médecins fixassent spécialement leur attention sur ce point. Ils ne manqueraient pas alors de recueillir de nouveaux faits, d'étudier les caractères chimiques et physiques de ces productions, ainsi que les lésions pathologiques qu'elles occasionnent. Rapprochant ensuite ces recherches de l'état général des sujets, ils arriveraient à soupçonner, sinon à établir positivement, les causes productrices et les symptômes. Un traitement rationnel pourrait ensuite en être déduit. Ce serait un bon sujet de thèse pour un élève qui, en suivant assidûment les hôpitaux, voudrait se livrer à ces investigations.

FIN.

TABLE DES MATIÈRES.

APPENDICE.

EXPLICATION DES PLANCHES.

PLANCHE I.

CARACTÈRES MICROSCOPIQUES DE LA BILE.

(D'APRÈS M. BOUISSON.)

Figure 1re. Goutte de bile vue au microscope. Grumeaux de matière colorante; paillettes de cholestérine; globules muqueux. (Voir page 36 et suiv.)

Fig. 2e. Examen microscopique d'une goutte de bile dépouillée en grande partie de son mucus.

Fig. 3e. Examen de la couche muqueuse qu'on isole de la bile en la traitant par l'alcool.

Fig. 4e. Fragment de calcul biliaire écrasé et vu au microscope.

Fig. 5e. Le même fragment écrasé, traité par de l'éther sur une lame de verre, et vu après l'évaporation de l'éther.

Fig. 6e. Examen spécial du résidu de l'évaporation de l'éther qui a pris de la cholestérine en dissolution.

PLANCHE II.

DISPOSITION EXTÉRIEURE DES CALCULS BILIAIRES.

Figure 1re. *a*, *b*, *c*, *d*, forme et volume des calculs les plus ordinaires, à facettes; ces calculs sont en général très nombreux. (Voir page 94 et suiv.)

Fig. 2ᵉ. *a*, *b*, *c*, forme et volume des gros calculs, alors en petit nombre, et offrant encore des faces résultant de leur contact. (Id.)

Fig. 3ᵉ. Aspect des calculs mamelonnés ou *muraux*. (Voir page 97 et 165.)

PLANCHE III.

CALCULS BILIAIRES D'UN VOLUME EXTRAORDINAIRE.

Figure 1ʳᵉ. Calcul qui a pris la forme de la vésicule. (V. p. 163.)

Fig. 2ᵉ. Calcul qui remplissait toute la vésicule ; il se compose de deux pièces, dont la plus volumineuse, arrondie en forme de tête, est reçue dans une excavation de la pièce contiguë. (V. p. 96.)

Fig. 3ᵉ. Calcul qui a acquis le volume et la forme d'un œuf de poule. (V. p. 163.)

PLANCHE IV.

STRUCTURE INTÉRIEURE DES GROS CALCULS BILIAIRES.

Figure 1ʳᵉ. Coupe verticale d'un gros calcul dont les lamelles concentriques sont composées de cholestérine presque pure. (Voir page 105.)

Fig. 2ᵉ. Coupe semblable d'un autre gros calcul, dont les lamelles cholestériques sont mêlées à beaucoup de matière colorante. (Voir page 105.)

Fig. 3ᵉ. Aspect intérieur d'un calcul très allongé, dont la cristallisation a lieu au centre, et dont le pourtour de celle-ci est formé d'une grande quantité de matière colorante pure et disposée par couches concentriques, puis superposées. (V. p. 107.)

Fig. 4ᵉ. Structure intérieure du calcul gros comme un œuf de poule, de la planche précédente ; la cristallisation cholestérique est à une extrémité, tandis que des couches abondantes de matière colorante se sont superposées à l'autre extrémité pour lui donner son volume. (V. p. 107.)

PLANCHE V.

DIVERS MODES DE FORMATION DES CALCULS BILIAIRES.

Figure 1ʳᵉ. *a*, un calcul petit ; *b*, *c*, deux calculs volumineux, dont l'organisation est très confuse. (V. p. 101.)

Fig. 2ᵉ. *a*, poudre charbonneuse trouvée dans la vésicule (voir p. 162); *b*, agrégation de petits grains noirs de même nature (voir page 121); *c*, calcul affectant une forme rameuse (v. p. 154); *d*, calcul résineux. (V. p. 123.)

Fig. 3ᵉ. *a*, *b*, deux calculs anguleux trouvés dans la vésicule biliaire et composés de carbonate de chaux. (V. p. 124.)

Fig. 4ᵉ. Gros calcul allongé, dont le noyau est formé par un ver ascaride-lombricoïde : *a*, le ver desséché; *b*, *c*, fragments du calcul. (V. p. 104.)

Fig. 5ᵉ. Coupe longitudinale d'une vésicule remplie d'une matière compacte qui, à l'analyse, s'est trouvée contenir, sur 100 parties, phosphate de chaux et de magnésie 28, cholestérine et matière grasse 22, gélatine 42.

Planche 1.

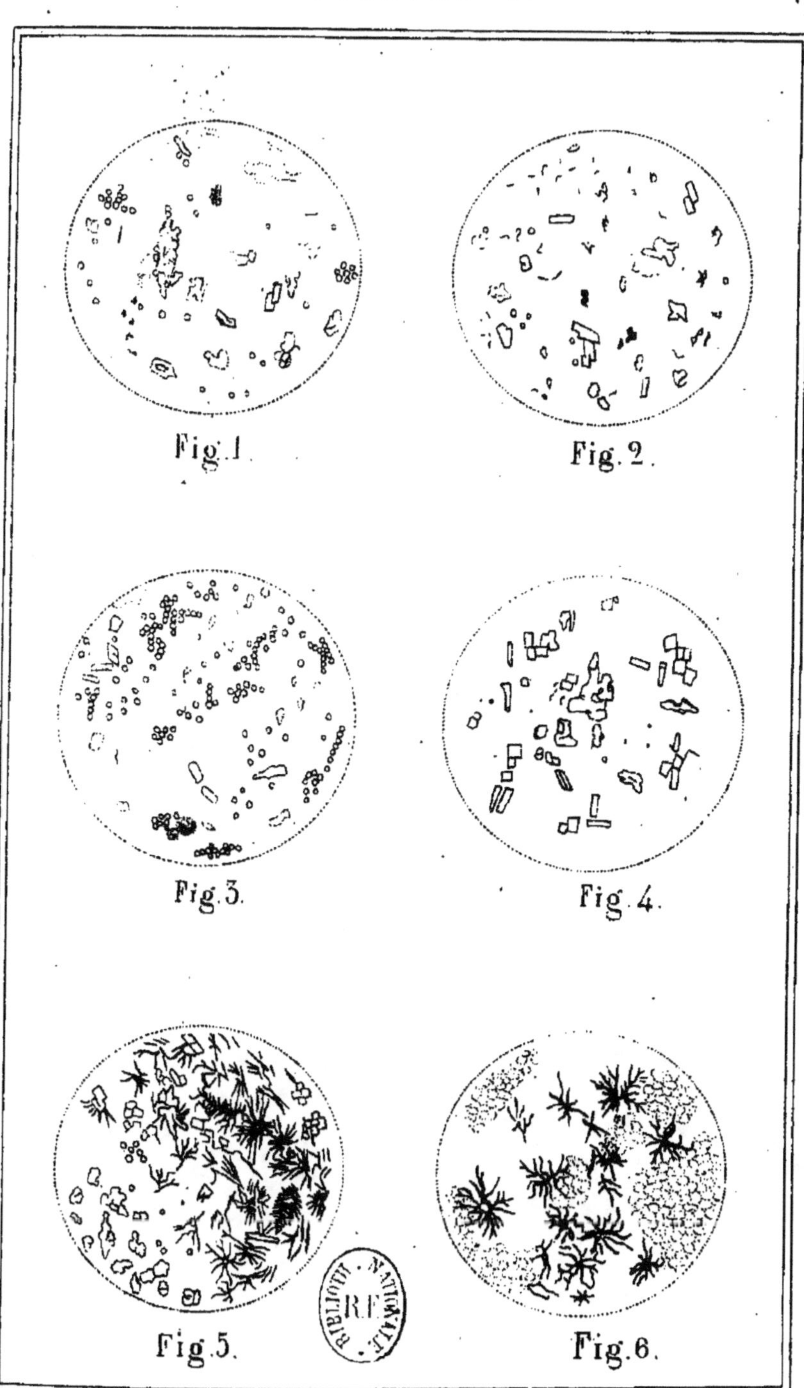

Fig.1.

Fig.2.

Fig.3.

Fig.4.

Fig.5.

Fig.6.

Lith Napoléon Chaix et C.ᵉ r. Bergère 20.

Planche II

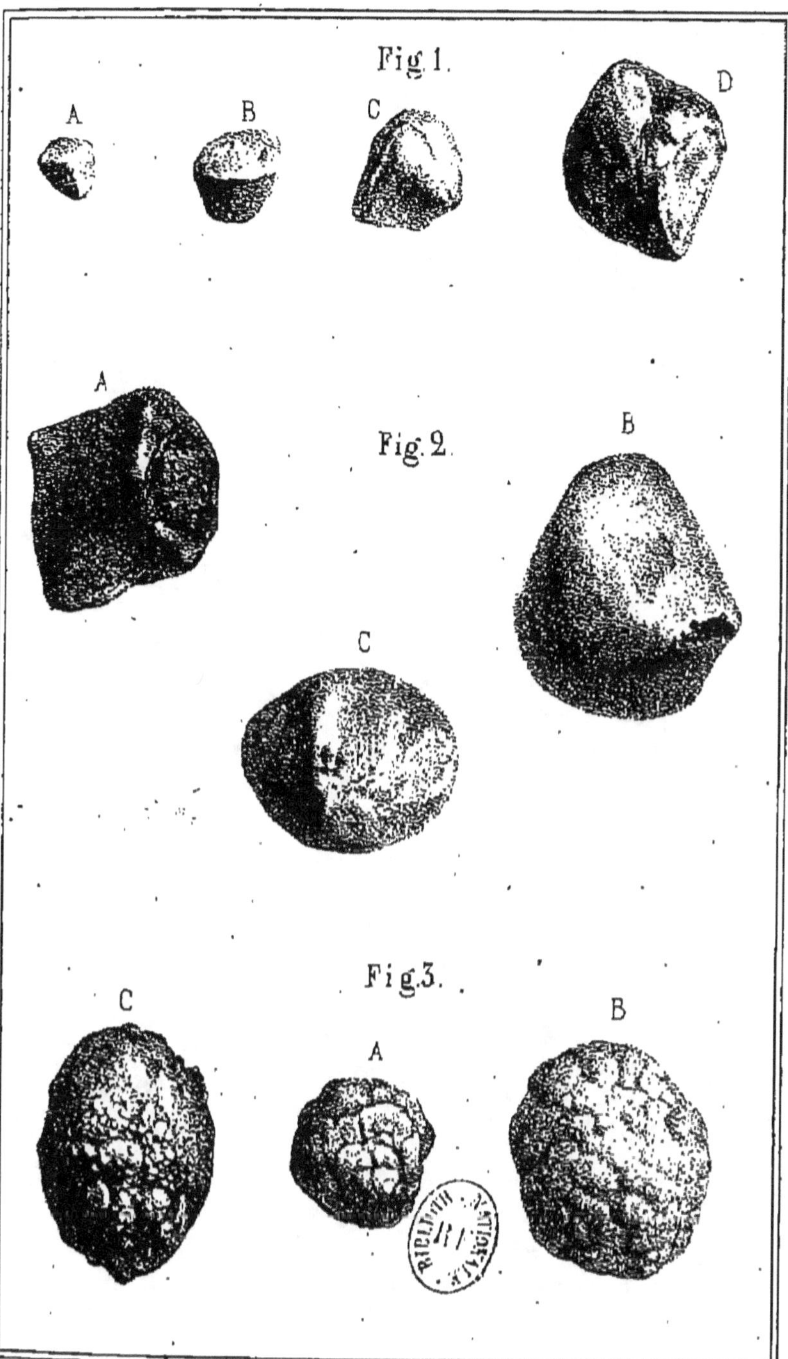

Lith. Napoléon Chaix et Cie rue Bergère, 20.

Planche III.

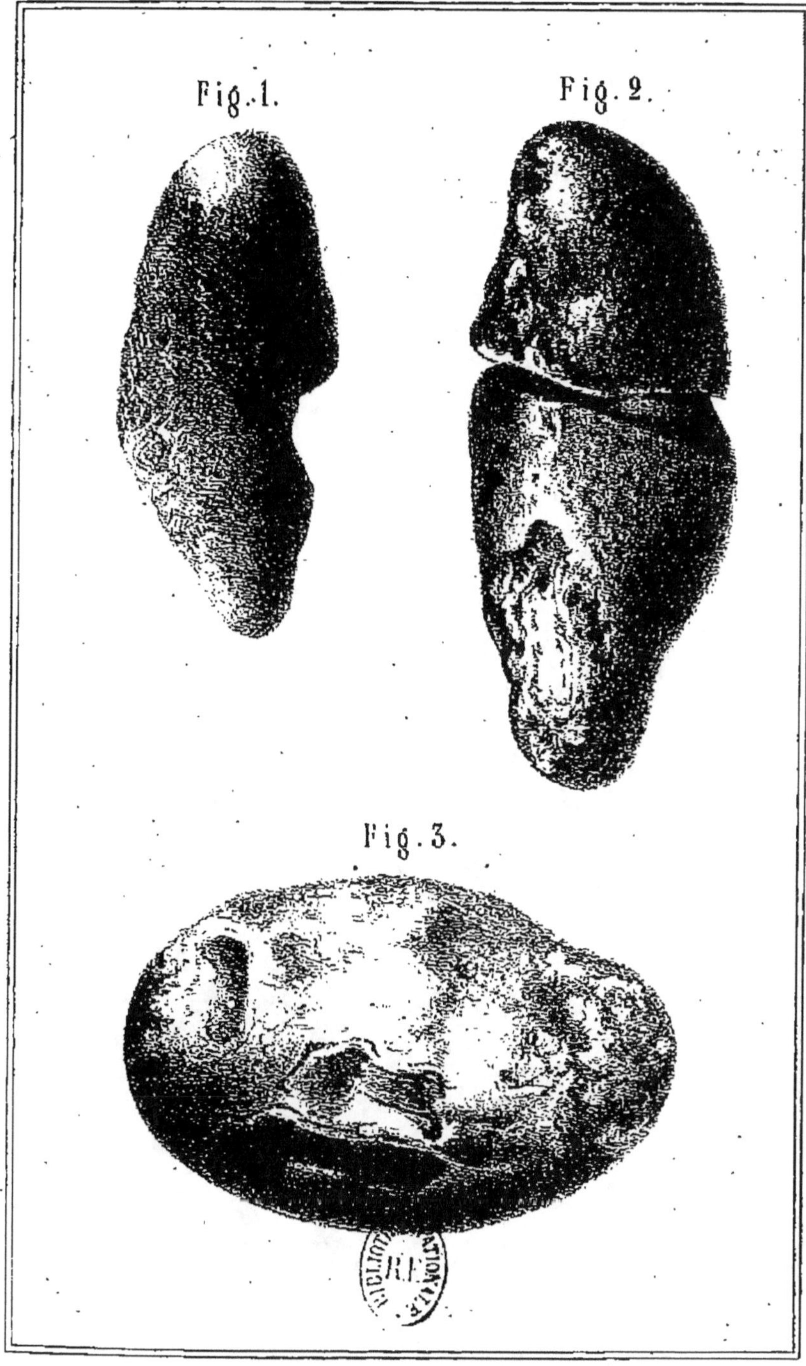

Lith Napoléon Chaix et Cie r. Bergere. 20.

Planche IV.

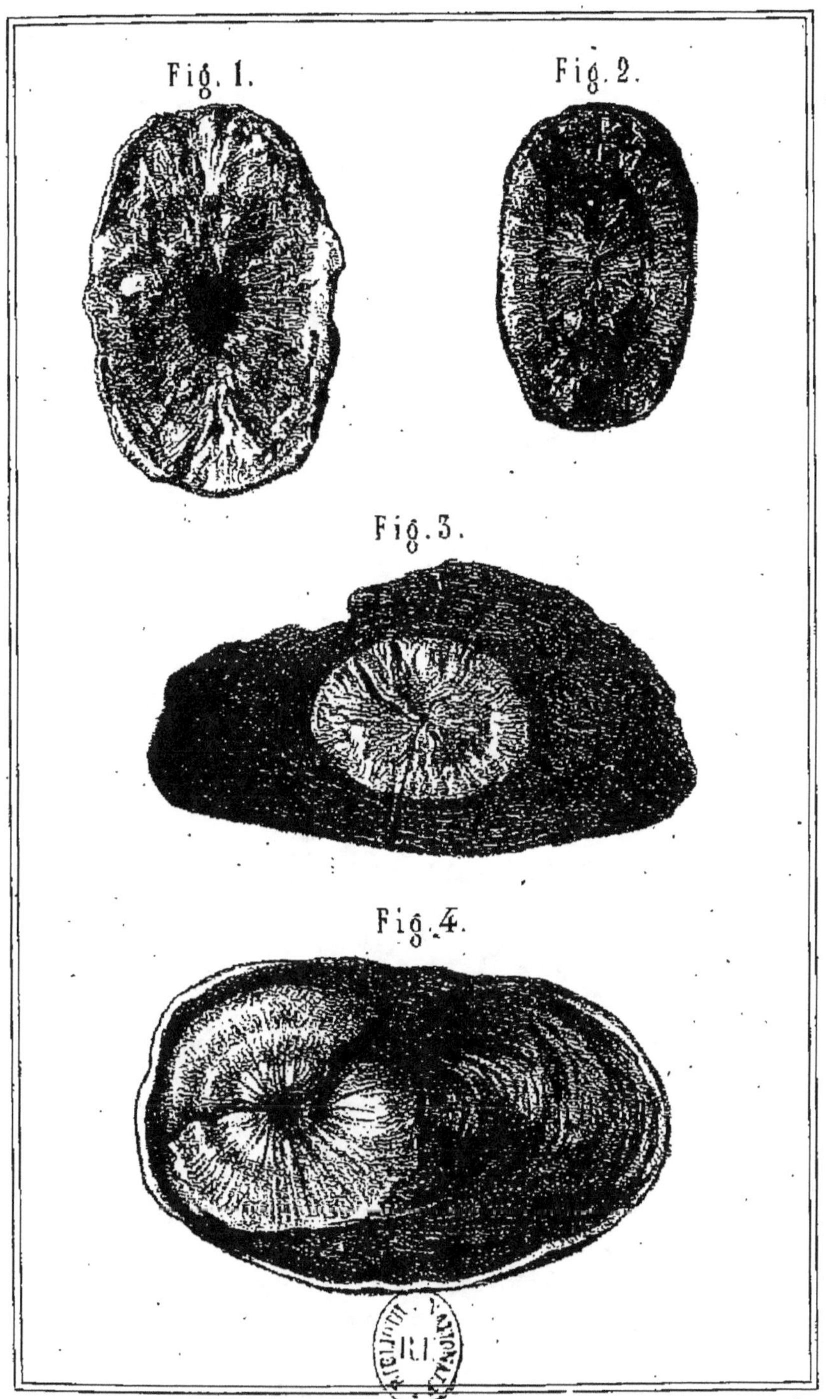

Lith. Napoléon Chaix et Ce r. Bergère, 20.

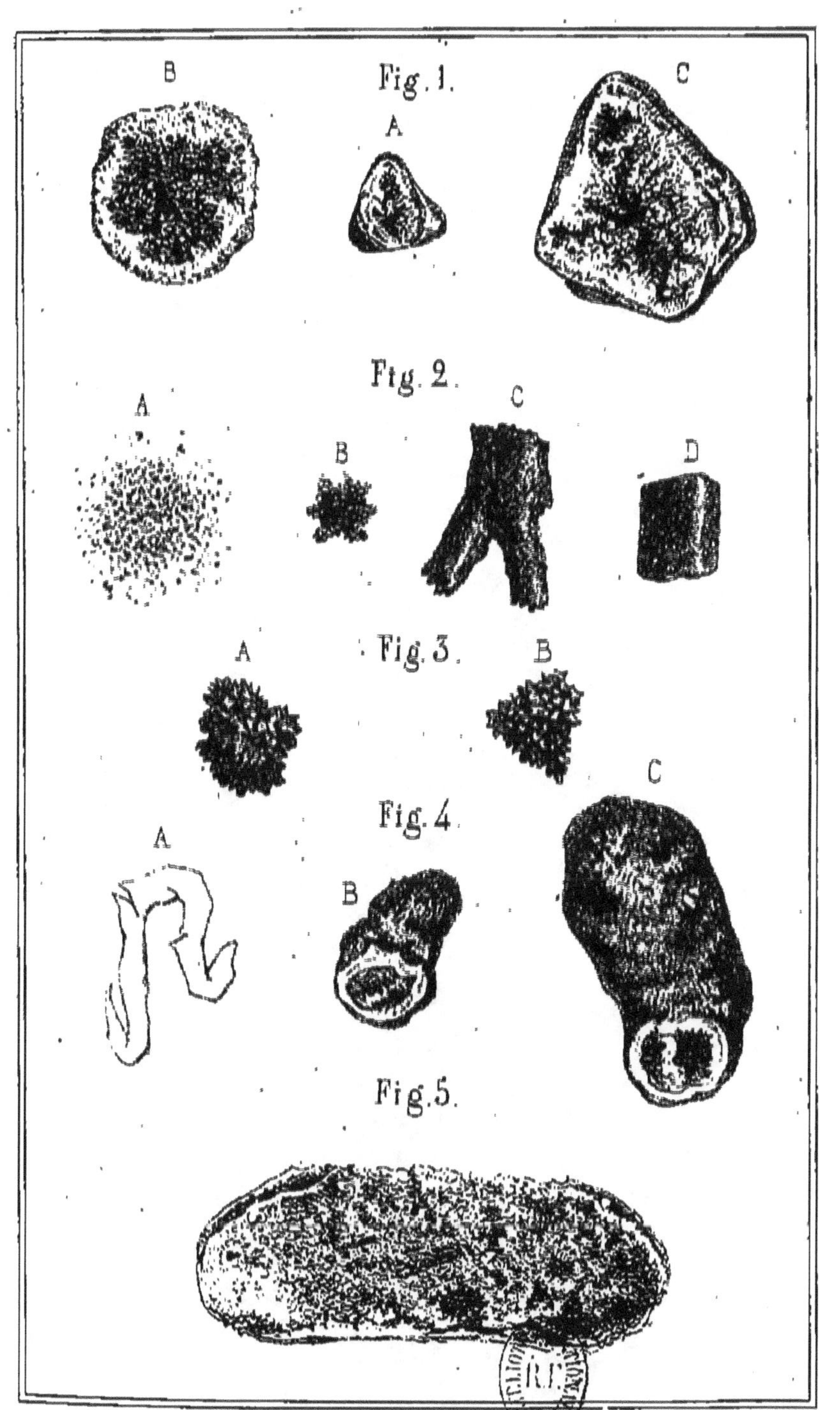

Planche V.
Fig. 1.
B
A
C
Fig. 2.
A
B
C
D
Fig. 3.
A
B
Fig. 4.
A
B
C
Fig. 5.